圖解一次到位推拿簡易書

推推按按病痛消！

★★★ 篇篇實證體驗，個個神奇速效！

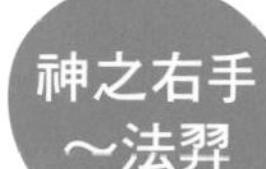

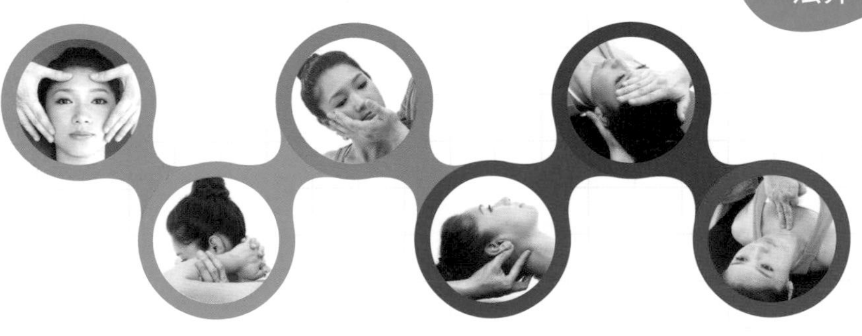

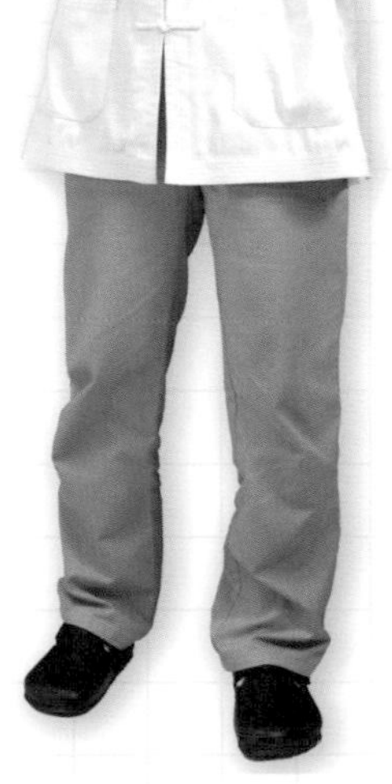

翁氏傳統整復推拿創始人 翁國霖——著

一「推」見效，大病小痛立馬消！

我會走進推拿這一行，可說是無心插柳柳成蔭！這一路上，我充滿感激！「翁氏傳統整復推拿」是我在被威盛電子資遣後創立的。正所謂「塞翁失馬，焉知非福」，沒想到當初職場失利，竟讓我習得中國幾千年前就存在的善知識、好技術，能有今天的成果，最要感謝的應該就是威盛電子的老闆了！

從工程師變成推拿師，從接觸冷冰冰的電腦到熱呼呼的人體，雖看似兩個完全不同的領域，卻有著密不可分的關聯性！而人體與電腦構造其實也是相呼應的，這就如同大腦指揮身體所有器官的運作，電腦的中央處理器負責管理所有資訊；如同人的神經系統負責所有的訊號傳遞與處理，南北橋晶片專司各種工作的分工與執行；如同人體各臟器負責不同的機能，主機板上亦有專屬的單元功能。

電腦的運轉複雜縝密，人體的運作亦是如此，兩者的功能邏輯非常相似。在國外客服部從事電腦硬體除錯工作長達八年半的我，在如此高壓、高標的環境下都能遊刃有餘，轉到推拿這一行，自然是如魚得水；我經常開玩笑地說：「做電腦會經常改版比較累，做推拿比較輕鬆！」因為在我有生之年，人體應該都不會改版，如果不轉行到推拿實在是太可惜了！

從事電腦工作只能生產電腦，但從事推拿卻能幫助許多人找回健康，我認為人的一生只要能真正做好一件事就夠了，而且最好是一件利益眾生的事，推拿正是我想投注一輩子心力的事業！

雖然初踏入這行時，我信心滿滿，但剛開始其實並不順利，幾乎過著「週休六日的生活」——因為一週只有一個客人，這與當年工程師的一週只休六日有天壤之別。為了打發漫長的六天假期，我經常帶著孩子們遊山玩水、增廣見聞。

這段時間，孩子印象最深刻的，莫過於到台北二二八公園旁合作金庫改建的博物館看恐龍展了，當時台灣之光李安導演因電影《臥虎藏龍》而聲名大噪，於是我以李安的故事為例，跟我太太說：「如果妳能像李安的老婆一樣養我六年，我一定也能像李安一樣，立足於推拿界，有能力養妳一輩子！」這幾年，我有幸闖出了自己的一片天，終於讓太太卸下職業婦女的身分，回歸家庭！

人人都能成為自己的理療師

近年來，患者年年有增無減，我的時間卻永遠只有24小時，因不忍心辜負預約不到時間、只能繼續受苦的患者，我開始想方設法，希望找出其他方式幫助他們，故而決定出書與教學，傳承徒手推拿的技法，讓大眾能自救救人！

關於整脊技術，教條式的專業書籍已有太多經典，不容我在此大放厥詞；但坊間買得到的推拿書籍，對一般人來說，有如無字天書，雖然專業卻難以理解，不但無法立刻上手、解決問題，甚至還會讓人懷疑擁有這項技術的推拿師，不是武林高手就是天賦異稟者，讀者就算勉強習得一招半式，也無法完全解決困擾。

然而，我寫這本書的目的，其實就是用「最簡單的方式」讓普羅大眾都能認識中醫外科，並且馬上應用到自己或他人身上。實際上，中醫外科很親民、容易學，簡單到只要雙手健全的人都能學會徒手推拿，讓每個人在家都可自我保健，成為自己最佳的理療師！

本書編排以單一問題為中心，有案例參考，逐一解釋問題的原由，以及目前普遍的處理方式，並說明身體的機轉，提供最簡易的徒手推拿技巧，我平時就是利用這些技巧，幫助患者「恢復正常」！

為什麼說是「恢復正常」而不是「治癒疾病」呢？因為很多人都有以下的困擾：並沒有生病，但身體卻一直不舒服，就算吃藥也無法解決，只能長期為此受苦。其實這只是身體的運轉機能出現障礙，只要徒手調整就能恢復正常，自然就沒有病痛！

用「簡單」打造最大價值

目前我所做的工作，在台灣現有的法規分類中，與畫符咒解決問題的神通者屬同一類，都被稱為「民俗療法」。這麼說並不是要貶低相關行業的從業人員，但目前在台灣確實有這種現象，且似乎還是沒有什麼改變。

如果訓練課程能如書中分類簡化，經由勞動力發展署認證的傳統整復推拿職業工會教授，再由國家考試發給技術士執照，依照國稅局的規定「JF01010傳統整復推拿業」行業別成立公司行號，申報稅務繳交，國家就能有稅收，這個行業便會有所規範，才不會任由技藝不精的從業人員製造問題而見拙於報章雜誌！

雖然現在制度未明，但那又何妨？早在三十多年前，人們就知道汽車只要裝上觸媒轉化器，就可以減少空氣汙染，卻沒有多少人知道轉化器裡的鈦金屬如何運作，直到三十年後，現代科技的實驗室才證明出這樣的機轉。當引擎燃燒不完全會產生一氧化碳(CO)，這對人體與環境都有害，觸媒轉化器中的鈦金屬會切斷碳(C)與氧(O)的連結，而碳是燃燒完全後的無害產物，氧(O)與一氧化碳(CO)結合後，會變成二氧化碳(CO2)，也是無害的氣體，如此對人與環境就不會產生危害了！

所以，即便大家不懂徒手推拿的精髓與機轉，但只要會用、能調整出效果就行了。長此以往，人們總有一天會認同它的價值！如果真有興趣進一步學習，我也能提供相關的心得與進修管道！

我的學習主要來自「台灣傳統整復推拿員職業工會聯合總會」，這十幾年來，我至少已經學會九套不同的技術，也向許多名師鑽研技法，他們共同的特色就是「徒手調整」，不靠任何外敷藥物，也沒有任何侵入性手法，更不會要求患者打針、開刀、吃藥，因為沒有必要！如果可以徒手解決問題，又何必勞民傷財？簡單就是好，既可節省資源，又可環保救地球！

由於我幫助的患者愈來愈多，能解決的問題也就愈來愈廣，因而得天之幸，蒙母娘賜我「神之右手」的封號，希望我能不斷努力學習，幫助更多人，以達利益眾生的目的。

走在這條路上，我受到母娘的眷顧特別多，但仍然需要努力再加強，每年持續進修、學習新技術，就是我不斷前進的方法，而各種技術在經過我改良之後，會昇華到什麼境界，我也不知道，因為在我心中，「進步」永遠沒有終點，我只知道透過努力，一定可以讓它不斷呈現新風貌！

這就如同阿姆斯壯登月時說的第一句話：「這是我的一小步，卻是人類的一大步。」對我來說，撰寫本書只是個人成就的一小步，卻是我以傳統整復推拿助人的一大步！

如果說這只是「推廣舊酒裝新瓶的技術」之開始，那麼究竟要達到什麼樣的境界才算成功呢？母娘也給了我一個清楚的目標：「你必須不斷努力，盡所有可能將這項技術發揚光大，讓更多人受益於這項技術，才能讓眾生免於病痛之苦，當所有人都稱呼你為『現代神醫』，你才能算成功，才算完成了這個志業！」這就是我持續前進的動力來源，一個真正利益眾生的目標，值得我努力一輩子的志業！

神之右手～法羿

前言 以推拿為天命，以助人為己任

以推拿之手，醫人身、療人心

我生長於雲林虎尾的小農村，我們村子有一個很美麗的名字——新吉里，村名雖美，卻有一段辛苦沉重的歷史。新吉里原本並不在現今的位置，日據時代它位於現在的廉使里北方，是極佳的戰略位置，卻也因此被強制遷村，原地被改建為軍事機場，現在則是雲林高鐵站的所在地。

當年有兩個村子被劃入遷村範圍，日本軍隊那時給了村民一道命令：「房子要就自己扛走，不然就全部燒掉。」當時村民居住的都是竹筒屋，為了要有一個家，村民們便以人力將竹筒屋一間間扛到幾公里之外的新村莊，我們家就是我的祖父這樣扛來的。後來這兩個村子合而為一，稱之為「新結里」，經過時代的演變，成了現在的「新吉里」！

純樸團結的故鄉民風

由於是遷村重劃的村莊，道路均呈現極有條理的井字格，所有房子都是ㄇ字形的三合院，整齊劃一地坐北朝南，村莊外面則是農田，時至今日，村外依舊是一片綠油油的稻田呢！

當年村與村之間都有相當的距離，為了防範盜賊，村內通常會設有民防團，每週有一個晚上，會聚集村內的壯丁一起練武術及陣頭。當寧靜的農村響起鼓聲，村裡的相關人員就會開始集合，當時年紀還小的我很好奇，經常跟著父親去看熱鬧。

我父親算是現在村內僅存的厲害拳腳師傅之一，應該就是這份機緣，讓我對相關的技藝特別感興趣；當年的民防團發展到最後，出現了實力不同的團體，虎尾地區的團體特別龐大、團結，所以早年才會有「過得了西螺溪，過不了虎尾橋」的俗諺，意指虎尾地區的居民具有特別團結的精神！

國中畢業後，我考上了台南崑山工專（現為崑山科技大學），於是離鄉到外地求學，讀了五年的電子科之後，又插大三在新竹中華工學院念了兩年資工系，本來還打算到花蓮東華大學念兩年研究所，後來評估未來應該用不到碩士學歷，就直接當兵去了。在澎湖當了兩年防砲兵，退伍後就進入台北的威盛電子，前後在國外客服部當了八年半的工程師。

雖然我在外地的時間很長，卻一直有返鄉孕育下一代的想法，生長在如此美麗農村的我，希望自己的下一代也能在這樣的環境下生長，沒有城市的人工渲染，徜徉在大自然中，如同一張白紙，隨自己的喜好加上色彩，為自己譜出絢爛的未來！

為回鄉定居充實自我

為了回鄉下定居，我必須具備在農村謀生的能力，過去鄉下的老人種了一輩子的田，也不曾富有過，我不認為以我的資質，種田能種出什麼成就，於是學習各種謀生技能，就成了我必須面對的課題。

我原先想考些在鄉下用得到的執照，例如：農耕機駕照、推土機執照、堆高機執照、山貓車駕照、吊車執照等等，尤其吊車執照非常吸引我，因為我父親就是開吊車的老手，擁有三十幾年的經驗，曾經參與高鐵工程，是少數能開百噸以上巨型吊車的好手。身高不到160公分的父親，竟能駕駛如此巨型鐵獸馳騁於田野之間，在我心中，他已是個偉大的巨人！

後來我發現必須先拿到大貨車駕照，才能開大型重機，於是先考了職業大客車駕照；不久，我看到村口有駕訓班，趕緊再考駕駛教練證及大型重型機車紅牌駕照；忙著考這一堆證照的同時，我也不忘隨時評估各種可能的發展，機車維修、水

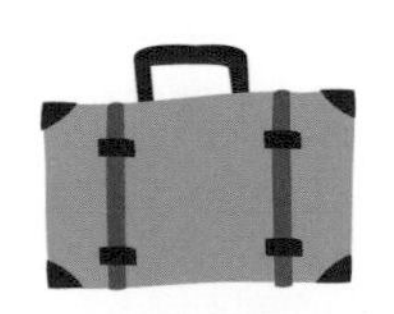

電維修、冷氣維修等能力，我都一一具足了，大家可知道二十年前，光是水電維修工作，一個月我就已經能領六萬塊的薪水！

直到有一天，我發現年近六十的母親，為了應付隔天的考試，居然在晚上捧書苦讀，我很好奇到底是什麼課程，可以讓母親認真到這種程度，打聽之下才知道，原來是推拿職業工會協助職訓局開辦的「傳統整復推拿在職訓練班」。

經過幾天的查詢與聯絡，確定真的有管道可以學推拿，童年崇拜武俠小說人物飛簷走壁的畫面，在我腦中如跑馬燈般地閃過，心想：「如果我能學會推拿，一定能成為超強的人！」因此，我決心學會這項技能，以增加自己返鄉謀生的籌碼，這也是無心插柳柳成蔭的開始。

在威盛電子工作的期間，我開始利用下班時間學推拿，每年都在推拿工會學習不同的技術，只要有錢、有時間，就一定去上新的課程，當年國外客服部工程師的收入雖然很高，但為了精進自己的技術，我幾乎花光所有積蓄，甚至必須跟太太借錢才能去上課。

從國中畢業到我決定要轉業之前，一直過著週休二日的愜意生活，假日總是到處爬山旅遊，增廣見聞，但學習推拿的那三年半，我沒有任何假期，白天是工程師、晚上要到醫院實習當學徒、半夜必須照顧剛出生的大女兒、假日則要去學校上課或參加慈善義診，就在這種高壓的環境下，強迫自己面對一個不確定性的未來！

撥雲見日，苦盡甘來

經過三年多的學習，我的技術已能獨當一面，卻在此時遇上經濟不景氣。或許是老天安排的時間到了，沒多久我就被威盛電子資遣，於是決定全心投入推拿這個行業，不再回頭。當時我的大女兒再兩年就要念小學，我知道自己必須加緊腳步，才能在回鄉之後有足夠的收入維持生計。

也許是上天看見了我的努力，2009年，《Smart智富》雜誌竟因緣際會找上了我，並採訪我這一路走來的艱辛過程，於是有了126期〈工程師變推拿師，兩年能返鄉築退休夢？〉的採訪。是的，只有兩年，在當時什麼都不確定的時空背景下，選擇推拿這一行，確實是個很大的挑戰，但事實證明：我成功了！

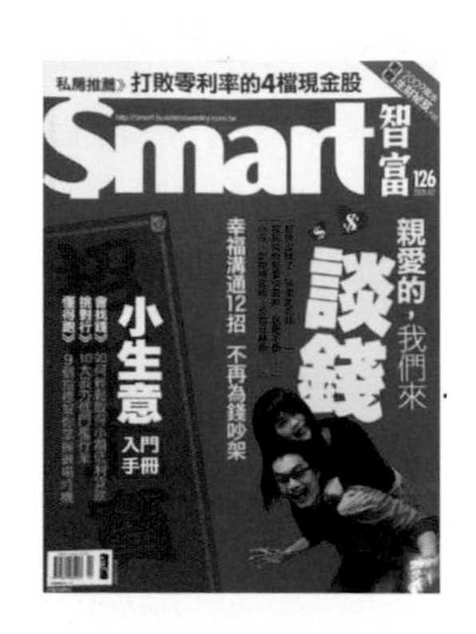

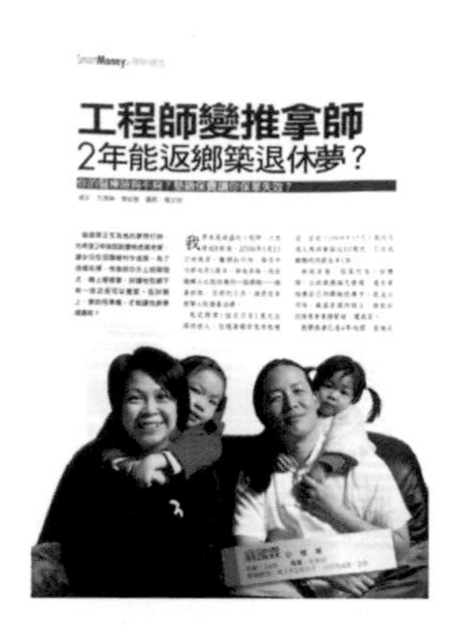
工程師變推拿師
2年能返鄉築退休夢？

由於不能失敗的壓力再加上縝密的計劃，總算讓我熬過那段一無所有的日子；我此刻的現身說法，就是要鼓勵每個想改變自己、想學習推拿、甚至想單純幫助別人的人，勇敢追求自己的夢想，只要堅持不變的信念，最後一定能達成心願。

此刻寫這本書也不是為了賺版稅，而是希望有更多人學會這項技術，然後能幫助更多人、賺更多錢、過更好的生活。就像母娘對我的開示：「你過得好，也要讓認識你的人過得跟你一樣好，甚至比你更好！」

現階段的我，計劃大力推廣這項技術，並傳授給有興趣或有需要的人，讓更多人不必經歷痛苦的治療過程就能恢復健康！所有相關訊息我會定期公布在〈翁氏傳統整復推拿〉的臉書粉絲團，有需要的讀者只要上去按個「讚」，就能收到最新的相關資訊。

徒手推拿——簡單，治本，沒病痛！

徒手推拿技法最注重手感的訓練，雖然我從小在農村長大，卻遺傳母親的手部特質：不容易長繭。就算粗活做多了長些繭，沒多久也會自動掉光，甚至每年固定有兩次季節性換皮，逐步蛻去稍微粗糙的表皮，所以我手上的皮膚總是特別細嫩，或許這也是我適合從事推拿的一種天賦吧！

很多患者和同行都懷疑我為何年紀輕輕就有這麼高深特殊的徒手技法？其實，為了要在短時間內有所成就，這十多年來我真的睡得不多，省下睡眠時間，全用來學習不同的推拿技術，才能讓我在極短的時間內，達到異於常人的成就。

切身之痛是最佳良師

除了過人的毅力，「切身經驗」也是幫助我學習的好老師，因為很多疑難雜症的解答，都來自我的生活經驗。最早的體驗始於二十年前，我第一次遭遇車禍時，腳脫臼了，父親帶我到鄉下的國術館治療，那段粗暴與痛徹心腑的治療經驗，即使現在想來，都有一種腦門要炸開的恐懼。

沒想到禍不單行，就在第一次受傷的幾個月後，另一隻腳居然也遭受了一模一樣的傷。我很清楚腳傷若不治療，整隻腳恐怕就會廢掉了，但上次治療的恐怖經驗卻一直讓我裹足不前……

猶豫了老半天，最後我還是硬著頭皮進了國術館，雖然再次經歷了相同的痛苦治療，腳傷也逐漸恢復功能，但治療前的天人交戰，至今我仍印象深刻——在國術館門外與師傅足足對望了半小時之久，可見我內心的恐懼有多大了！

又有一次，我因為拔牙造成下顎脫臼，嘴巴無法正常開合、吃東西，只能喝米漿、稀飯等流質食物，過著跟難民一樣的生活，成天餓得要命。可惜醫生也束手無策，只能開止痛藥及肌肉鬆弛劑給我。

為了正常吃東西，我只好自己想辦法，最後又是在一陣天人交戰下，我狠下心來，動手強迫將自己的下巴拉開，再設法矯正回去，當時簡直是痛爆了，但我也終於能吃東西！經此一痛，我也徹底了解如何矯正下巴脫臼。當然，為了撫慰我餓了好幾天的痛苦，矯正好下巴的第一件事就是衝出去買漢堡和炸雞，狠狠地大塊朵頤一番啦！

還有一次是我在工作時，為了練習新技術，不小心傷到了手腕，為了解決這個問題，我花了不少時間研究，當然也痛了好幾天。其實，真正會精準調整手腕關節的人少之又少，最後是我自己在書上找到相關資訊，才單手修好自己受傷的手腕。

而像是足底筋膜炎一直困擾著很多人，我自己也曾遇過這個惱人問題。坊間不太容易找到一勞永逸的解決方法，但這種毛病反反覆覆的發作，簡直教人不勝其煩。當時我只要跑步或走路一段時間，腳底就開始疼痛，為了找回健康的雙腳，我請教了好多老一輩的師傅，最後終於讓我研究出一個十分簡單且能徹底解決的方法。

不知是我自己倒楣，還是上天有意安排，我受傷的種類相當多元，除了上述例子之外，舉凡頭痛、閃腰及各類運動傷害，我幾乎無一倖免。由於大痛小痛不斷，使我在學習推拿期間，經常問自己：「既然受傷已經這麼痛了，難道就沒有無痛的治療方式嗎？如果不能無痛，那能不能少痛一點呢？」

如果沒有現存的無痛推拿法，那我就自己創造，於是我立下宏願，一定要將學到的技術改良成無痛推拿，讓上門求助的患者不必像我一樣，忍受治療的劇痛與恐懼。

幸運的是，每次我都能從自己身上找到調整的方法，多虧這些疼痛的教導，這幾年下來，我學習、研究了各種技術，終於改良出無痛的徒手推拿，也是我個人的獨門技術——神之右手，並且廣受眾人支持。

「神之右手」是在既有的技術基礎下，發展出來的無痛推拿法，目的不在治病，而是讓不健全的身體機能恢復正常，維持健康的生理循環，以及人體應有的活動機制，減緩生理機能衰退，讓許多疾病與酸痛因此消失。而這些技巧與訣竅，都將在本書中分享。

為了將這些簡單又速效的方法，傳遞給更多同業人員，我開始在「台灣傳統整復推拿員職業工會聯合總會」擔任理事及教學的工作，如今執筆寫書也是希望能多一個推廣管道，讓大家了解中醫外科可以從根本解決問題，達到無病無痛的終極目標！

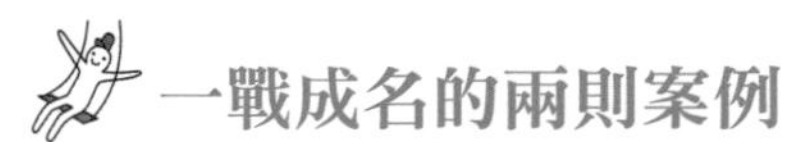

一戰成名的兩則案例

很多從業人員都會處理局部損傷，但如果以現代醫學分科治病的角度來檢視身體問題，很難達到全面性的治療，因為只做局部處理，難以根除病痛。其實我在離開威盛電子之前，就已開始設計整套的全身調整技法(本書P.446有詳細介紹)，目的就是解決根本問題，使之不再復發。這樣的技巧對重症個案特別有效，在此提供兩則案例：

案例一

我還在威盛當工程師的時候，就曾幫助過創世基金會新店分院的一位植物人，這名植物人從10歲就躺在床上長大，遇到我的時候，已經31歲了，我之所以接這名個案，是因為他還有「神經反應」！

雖然當時他的狀況真的很差，但經過每週一次、連續兩年的調整之後，復原狀況出乎意料地好，除了能靠支架在院裡走路之外，還能踩復健腳踏車。當年他受傷時，應該有傷到大腦的前額葉語言功能區，造成語言能力無法恢復，但現在能坐在輪椅上看電視，甚至會因節目中的有趣笑料而出現大笑反應，但這種大笑並非腦部創傷後的無意識傻笑，而是發自內心真實的笑！

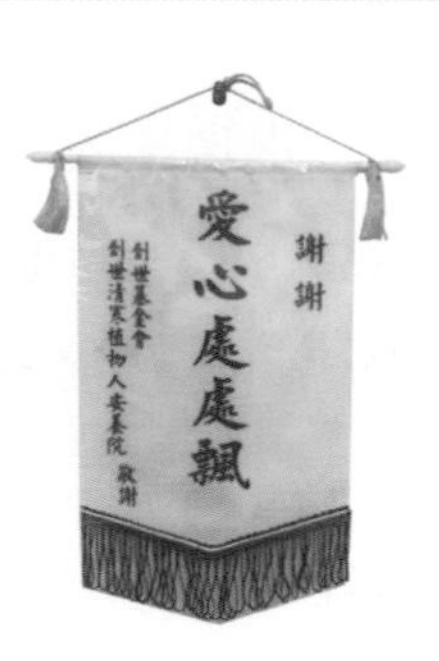

後來創世基金會還邀請我到分院演講，教導家屬如何照顧植物人，並贈送我一面創世基金會的「愛心處處飄」黃色錦旗，這就是我工作室裡那面錦旗的由來！

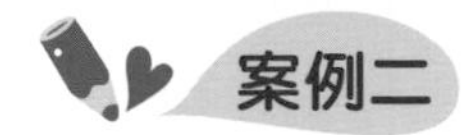

案例二

這則個案是一位因車禍重傷造成癱瘓的大學生，在昏迷了七天後才清醒，他的下顎在強烈撞擊下斷裂成五節（如左下圖所示），且神經嚴重受損，一側的手腳已失去正常功能，輾轉在幾家醫院住院復健好幾個月，卻仍不見好轉，還好癱瘓的手腳都有知覺，表示神經機能還有反應，故仍有恢復正常的機會。

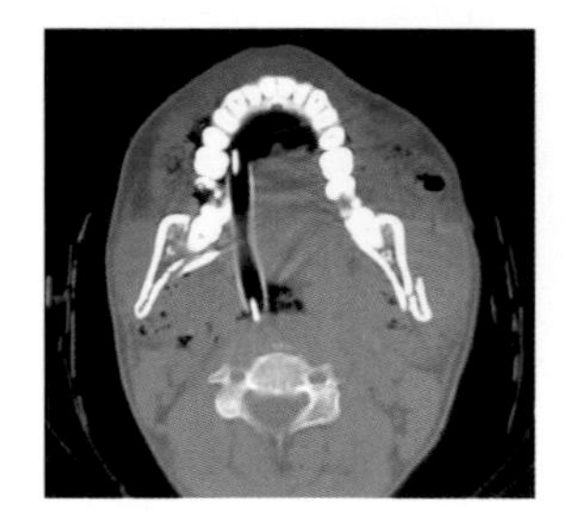

還記得他第一次來找我時，是坐著輪椅，一隻腳的活動功能正常，但另一隻腳會有10秒的動作延遲；手則是一隻正常，另一隻像得了帕金森氏症一樣抖個不停。雖然問題來自於車禍重創與神經壓迫，但在經過第一次的調整之後，他能在旁人的攙扶下稍微走路，而就是這個改變，讓他決定再度嘗試！

隨著一次又一次的徒手調整，身體機能漸漸恢復，同時也一邊回診讓醫生判斷病程，就在第十次調整時，原本慢慢恢復笑容的他，卻在當天完全消失了，只見他眼神空洞、了無生氣，一問之下才知道，醫生告訴他：「身體機能恢復到這樣已是奇蹟，服藥控制就好，不會再有進展了！」

但我只是鼓勵他：「只要你願意給自己一個機會，也給我一個機會，我們一起創造奇蹟！等你好了，再回診讓醫生見識什麼是真正的奇蹟！」

之後，我陸續幫這位個案調整了37次，那時他已恢復到能小跑步及騎機車的程度，原本連腦神經外科都放棄的個案，最後不靠任何藥物，只透過徒手技就能復原，也真的算是一項奇蹟了！

這兩則案例成了我出道之後，眾人嘖嘖稱奇、廣為流傳的事蹟，很多人第一次聽到這兩個故事，以及這項調整技術時，都覺得難以置信。雖然這門古老的技術如此神奇，但因西方醫學的興起，這項技術幾乎已是日薄西山；一般人只要生病或受傷，第一個反應就是拿起健保卡往醫院跑，完全不知道這樣的技法一直在健保體制外流傳著。

還好擁有這項技術的同業人員，多半抱持「幫一個是一個」的態度，持續在自己的崗位上服務眾生。台灣的整脊先驅荀亞博教授一直提倡「不打針、不吃藥、不開刀」的觀念深植我心，所有調整技術發展也遵循這樣的原則，如今「翁氏傳統整復推拿」已經達到不靠藥物、沒有機器、只有徒手的標準！因為我相信：「唯有全身調整，才能得到身心靈一致的效果，也才能徹底根除病痛！」

事實上，許多醫生束手無策的宿疾，都有機會透過徒手推拿獲得改善，可惜國內因為缺乏醫學院推廣及訓練這樣的徒手技術，以致於徒手推拿對國人來說十分神秘，甚至被歸類到傳統民俗療法中。

加上沒有專業的訓練單位及國家專業認證執照，使很多有志向學的人只能遠赴他鄉求教，尤其以美國為最。而國內民間單位發給的執照，又因為台灣不是聯合國會員國，無法被國際認可，對徒手技術在台灣的推廣，無疑是雪上加霜。因此希望透過本書的分享，能讓普羅大眾對徒手推拿有更客觀的認識，在這條推廣與學習的路上，有更多人相伴相挺，攜手連心，共同創造優質健康的生活！

目 錄

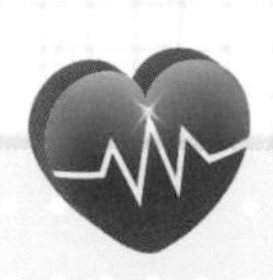

作者序 一「推」見效，大病小痛立馬消！／神之右手～法羿 003

前　言 以推拿為天命，以助人為己任 007

第一章 「橋」一下，頭頸病痛全掃光

1. 頭痛～調動頭骨，跟頭痛說Bye Bye 022
　▸▸ 推拿套路A

2. 面癱～移骨換位，解決病症換容顏 040
　▸▸ 推拿套路B

3. 下巴脫臼～橋正骨頭，下巴歸位 057
　▸▸ 推拿套路C

4. 落枕～頸椎調正確，落枕抹擱來 073
　▸▸ 推拿套路D

第二章 推推轉轉，上肢酸痛立馬退散

5. 肩頸酸痛～調移椎骨，肩頸酸痛閃邊去 088
　▸▸ 推拿套路E

6. 肩關節痛～調好肩關節，肩痛遠離你 102
　▸▸ 推拿套路F

CONTENTS

7. **手肘痛**～美式整脊，輕鬆解決手肘痛 119
▸▸ 推拿套路G

8. **手腕痛**～拉移腕骨，拆除手腕不定時炸彈 134
▸▸ 推拿套路H

9. **手指痛**～指骨拉移，手指痛轉瞬消失 147
▸▸ 推拿套路I

第三章 「推」走惱人的軀幹疾患

10. **胸悶・心悸**～推移肋骨，胸悶心悸趨於平穩 162
▸▸ 推拿套路J

11. **背痛**～推移椎骨，不怕背痛來侵擾 177
▸▸ 推拿套路K

12. **駝背**～脊椎挪移，抬頭挺胸不再駝背 188
▸▸ 推拿套路L

13. **胃痛**～拉移胸椎，脫離胃痛苦海 201
▸▸ 推拿套路M

14. **肋骨痛**～接合移正，剷除肋骨痛夢魘 214
▸▸ 推拿套路N

15. **腰痛**～推移腰椎，腰痛頑疾閃邊去 225
▸▸ 推拿套路O

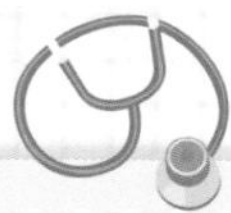

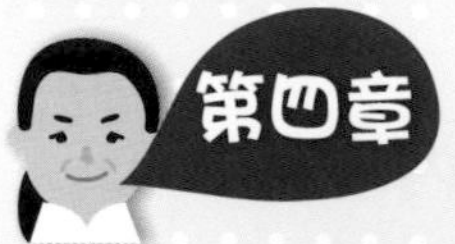

輕鬆推壓，下半身病痛免藥病除

16. **骨盆傾斜**～壓移骨盆，從此端正不斜......238
▸▸ 推拿套路P

17. **鼠蹊痛**～推移大腿股骨，鼠蹊痛徹底消失......256
▸▸ 推拿套路Q

18. **屁股痛**～推移薦椎，輕鬆根治屁股痛......270
▸▸ 推拿套路R

19. **膝關節痛**～調移髕骨與脛骨，膝關節輕鬆重現......283
▸▸ 推拿套路S

20. **腳踝痛**～調正距骨，再現腳踝完美姿態......297
▸▸ 推拿套路T

21. **腳跟痛**～推移正確痛點，從此與腳跟痛絕緣......310
▸▸ 推拿套路U

22. **腳抽筋**～調正骨盆，免受腳抽筋之擾......319
▸▸ 推拿套路V

23. **長短腳**～調整骨盆和腿骨，長短腳也能對等......334
▸▸ 推拿套路W

24. **扁平足**～扳移舟狀骨，足弓當場現身......346
▸▸ 推拿套路X

25. **足底筋膜炎**～調正腳骨，足底筋膜炎瞬間根治......359
▸▸ 推拿套路Y

CONTENTS

第五章 推拿套路組合技，常見病Get Out！

26. **脊椎側彎**～調正骨盆，脊椎側彎消弭於無形......374

27. **青蛙腿**～矯正骨盆，下蹲不再往後倒......388

28. **高血壓**～胸腔、頸椎、頭骨全調好，高血壓消聲匿跡......399

29. **經痛**～調正骨盆，經痛成為過眼雲煙......408

30. **不孕**～調正骨盆與腰椎，沒有生不出來的小孩......419

31. **變臉**～調正頭骨，免花錢微整型......431

附錄 神之右手終極大揭密！

* 學會全身調整技巧，醫生拿你也沒轍！......446

* 推拿小物！輔助道具，效果倍增！......470

來～橋幾哩～
第一章
CHAPTER 1
「橋」一下，
頭頸病痛全掃光

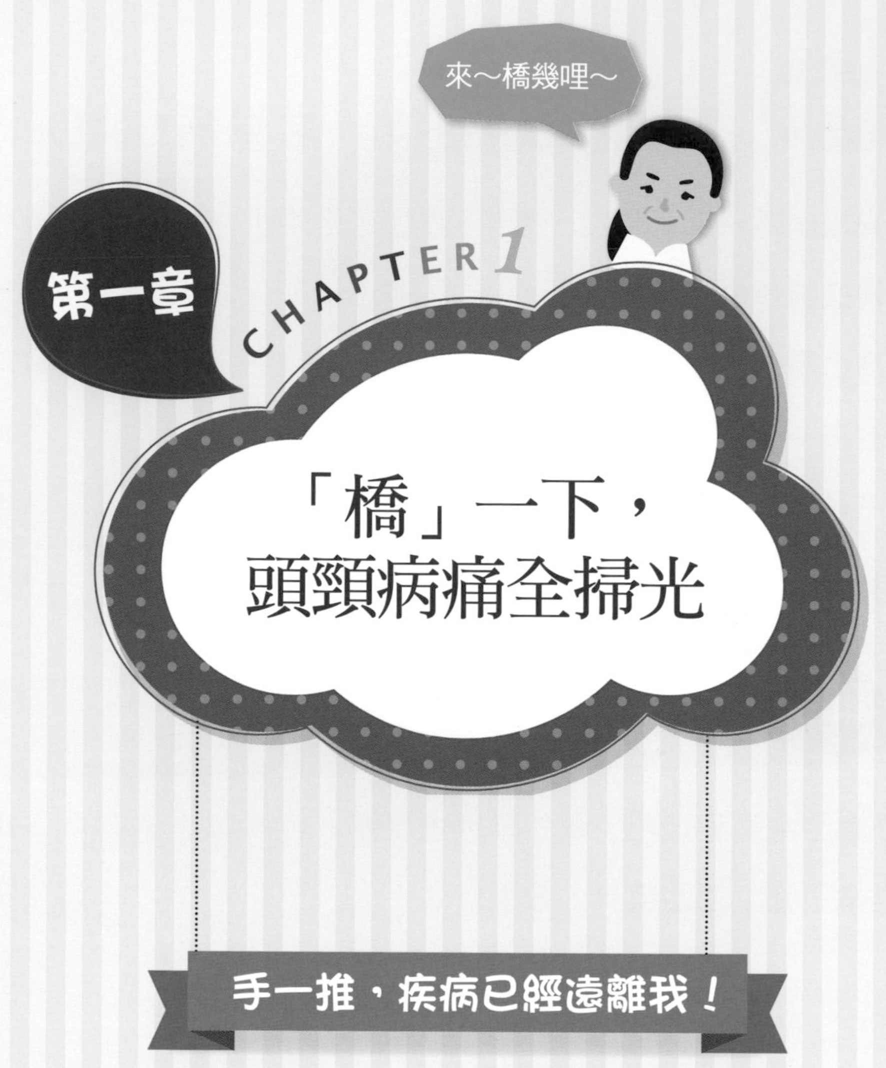

手一推，疾病已經遠離我！

我們所知道的病痛，並非倚賴吃藥打針才能解決！
有時骨頭移位，壓迫到神經，才是引起疼痛的根源！
本章包括頭痛、面癱、下巴脫臼、落枕等頭部以上的問題，
其實透過雙手推推，就能立馬搞定！

翻翻就「推」速查表

適應症	適用套路	頁碼
頭痛	推拿套路A	P.32
面癱	推拿套路B	P.51
下巴脫臼	推拿套路C	P.66
落枕	推拿套路D	P.81

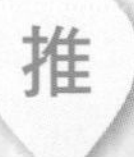

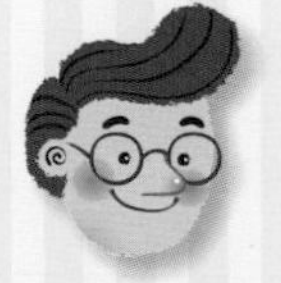
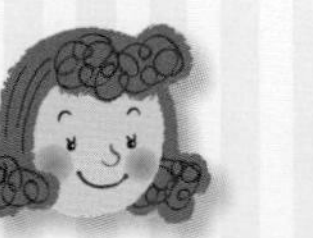
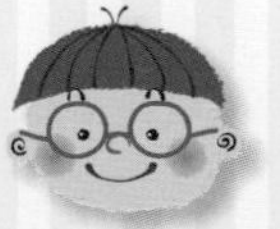
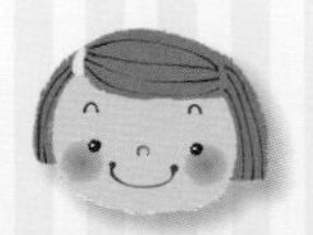
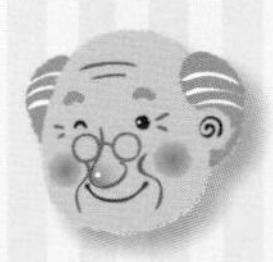
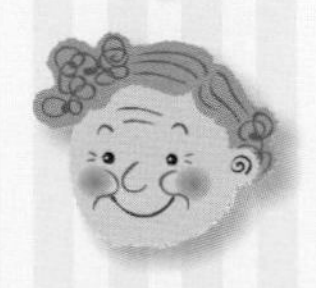

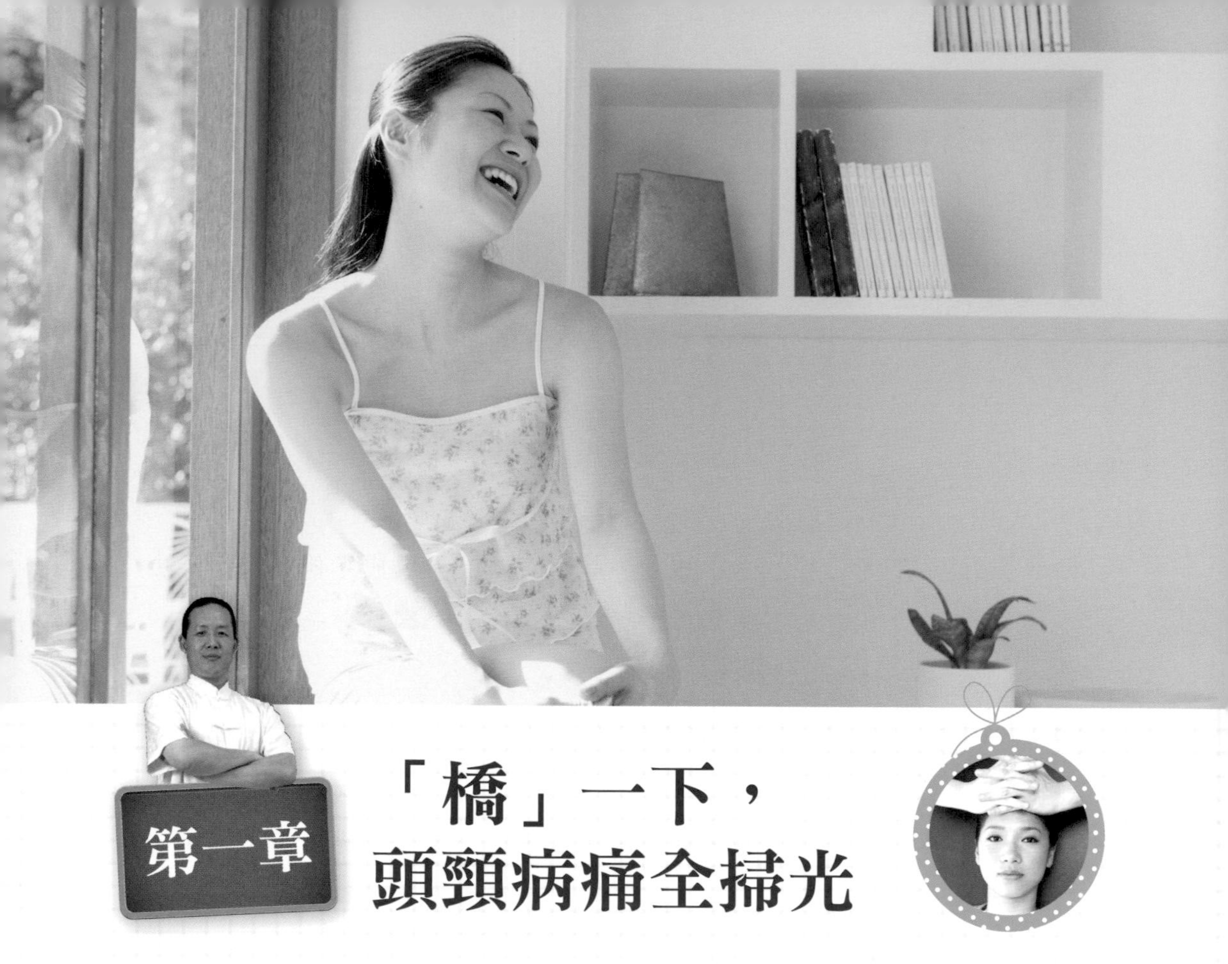

第一章 「橋」一下，頭頭病痛全掃光

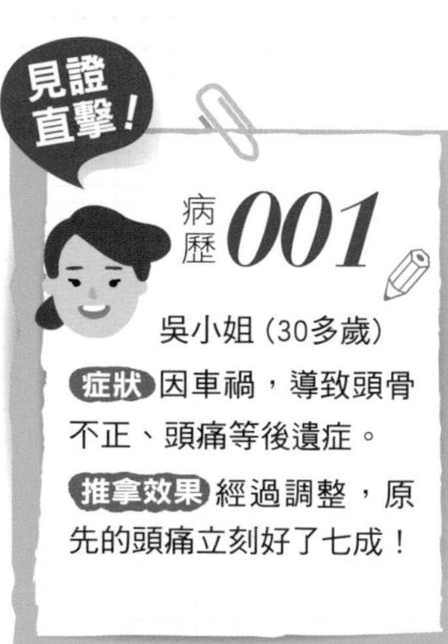

1.頭痛

～調動頭骨，跟頭痛說Bye Bye～

記得多年前，我還在雲林的虎尾鄉下執業時，就曾遇過一個案例：一位三十多歲的吳小姐，因為一次嚴重車禍，撞傷頭部，送醫治療後，頭部外觀雖然沒有明顯變形，但只要是專業人士一看，很容易就發現出她的頭骨不正。

即便身上的外傷治癒了，但吳小姐卻留下

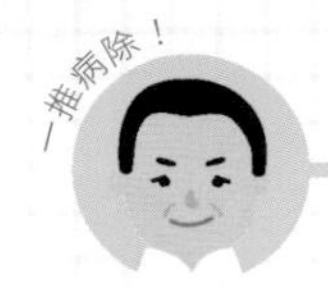

後遺症——頭痛。這幾年來，她一直飽受頭疼的困擾，且一天內還會發作數次，讓她過得苦不堪言；她看遍各地中西醫、吃過各種止痛藥，不僅完全無效，更查不出任何病因。甚至，只要有人介紹偏方，她也會不辭辛勞地一一嘗試，可惜病情依舊沒有起色，之後她也不得不放棄求醫，就這樣得過且過。

由於吳小姐有時會整日頭痛不已，導致脾氣極度暴躁，跟老公還會發生爭執、甚至一不高興就打罵小孩……等，這些情形已成了他們家每天上演的戲碼，吵得左鄰右舍不勝其擾。而吳小姐的一位鄰居曾是我的客人，他很同情吳小姐的遭遇，於是便向她大力推薦了我。

當時，吳小姐抱著「死馬當活馬醫」的心態前來找我，在仔細檢查後，我發現她的頭骨因當年的外力撞擊，有輕微偏移，一般人雖看不出什麼異樣，但其實只要這邊的頭骨差一點、那裡的頭骨偏一點，加總起來，病情就會變得很嚴重！

由於頭骨的偏移，造成吳小姐頭部血液循環不良，再加上腦部長期缺氧，自然會大痛小痛不斷。後來我以徒手推拿的技法一一「橋」回偏移的頭骨。結束後，原先的頭痛立刻減了七成，吳小姐對此感到非常驚訝，並雀躍不已。雖然還有三成尚未改善，但因是在吳小姐能接受的範圍內，所以就沒再來做第二次的調整！

之後，有一次在調整吳小姐的鄰居時，我從他的口中聽到吳小姐的近況：「翁師傅，吳小姐被你調整完後，整個狀況好很多喔！最近都沒聽見他們家在吵架了！哈哈！而吳小姐如今也不再時時深鎖眉頭，現在遇到她都經常笑臉迎人呢！」

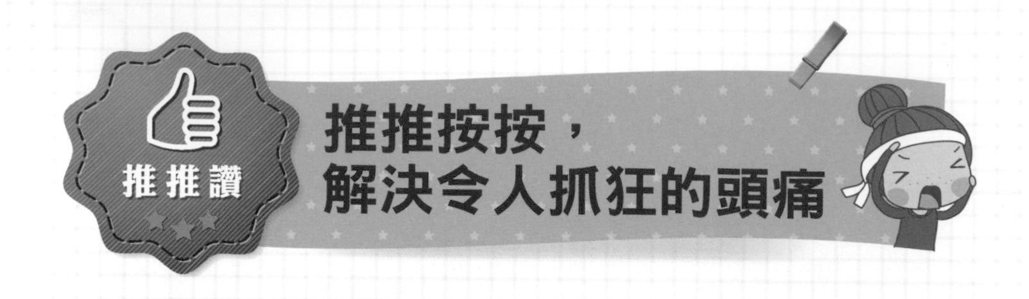

推推按按，解決令人抓狂的頭痛

引發頭痛的原因非常多，甚至連痛法都各有不同，例如抽痛、痛到想吐、生理期前後的疼痛……等，對部分人來說，頭痛可說是習以為常，但長期下來卻會影響生活與工作品質。數年前，我還在電子公司上班，幾乎過著不眠不休的生活，工作壓力之沉重，絕非一般人所能想像。除了產品品質要好之外，設計與生產速度更要搶快，誰的進度超前，生意就落到誰手上，因此熬夜加班根本是家常便飯！

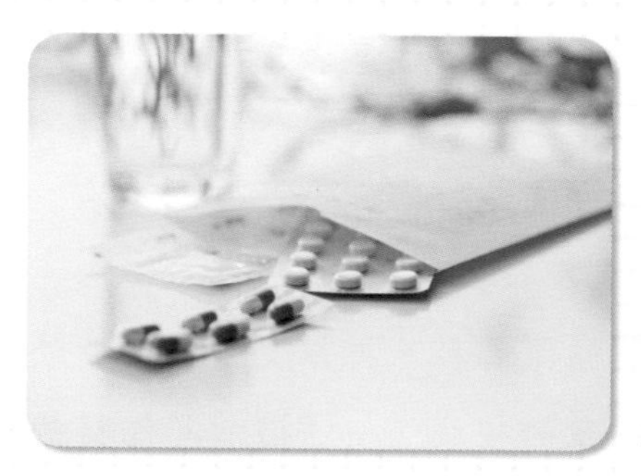

但工程技術這種東西很難拿捏，有時就是沒辦法準時完成，工作壓力再大，也只能硬著頭皮面對，所以辦公室裡永遠有一群人聚在一塊兒傷腦筋、討論解決問題的方法，以致於許多工程師都有頭痛的毛病。

而財會單位的同事就更慘了！生意興隆時，每天進出貨的款項非常繁雜，公司又要求財會人員必須當天處理完所有帳務，使他們經常壓力大到頭痛難忍。而剛進公司的新人或許還不會有這個問題，但只要工作一段時間，頭痛的症狀就如影隨形了。

當時吃止痛藥的經驗，幾乎人人都有，諸如哪一種牌子的藥有什麼特性、什麼狀況吃哪種牌子的藥比較有效等等，早已成了我們必備的「工作常識」，甚至只要看到藥丸，就知道它是哪個牌子，如今想起來，令人不寒而慄！

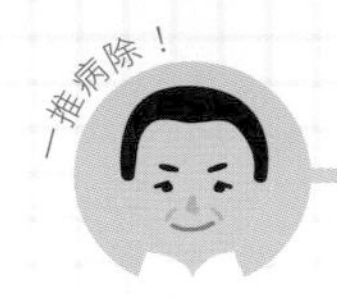

頭痛不是病，痛起來要人命！

「高速公路發生嚴重連環車禍」的報導時有耳聞，其肇事原因不是酒駕，就是「駕駛人因身體不舒服、頭痛等還勉強開車，導致注意力不集中而發生車禍。」

這些意外一再告訴我們：只要有頭痛、睡眠不足、身體不適、喝酒等狀況，千萬不要勉強開車，否則容易造成意外，不僅人身和財產都會受到損失，還可能危害他人！

➔常見頭痛種類

科技進步帶來忙碌的生活壓力，現代人或多或少都有頭痛的毛病，常見的頭痛種類可約略分為下列五種，而這五種頭痛皆可透過徒手推拿解決：

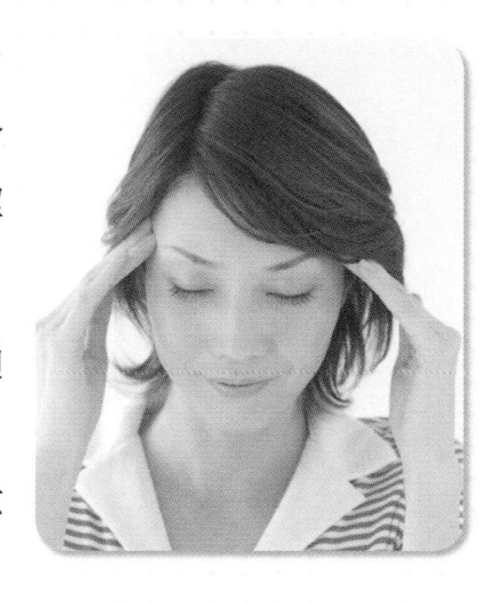

1. **偏頭痛**：這類頭痛幾乎每個人都領教過，通常是一側或兩側搏動性的劇烈疼痛。嚴重時，甚至還會有噁心、嘔吐、畏光、畏聲、視線不清等症狀。
2. **緊張性頭痛**：因情緒緊張或壓力所造成的頭痛，其表現為腦袋昏沉、身體疲倦等，尤其在女性經期時特別明顯，但只要稍作休息、按摩或熱敷頭部，即可緩解不適。
3. **三叉神經頭痛**：三叉神經源於耳下莖乳突孔，負責支配臉部、口腔、鼻腔的感覺和咀嚼肌的運動，並會將頭部的感覺訊息傳送至大腦。而三叉神經頭痛通常來得快去得也快，諸如洗臉、吃飯、講話都可能誘發這種電擊般的刺痛，雖然只有幾秒鐘的不適，卻會因反覆發作，令人難以招架。

❹ **高血壓頭痛**：這類頭痛會出現一種搏動性的鈍痛和頭部緊繃感，當頭部用力或搖頭時，不僅會使疼痛加劇，還會伴隨頭暈，甚至引發腦血管意外，故高血壓患者應特別注意這類頭痛。

❺ **運動性頭痛**：當運動或勞動過量時，很容易引發兩側顳部的疼痛，此時應立即休息，並加以治療。

除了上述頭痛的類型外，炎熱夏季也是頭痛的好發時期，尤其進出冷氣房或百貨公司，身體在感受冷熱交替的瞬間會無法馬上調節適應，這時頭痛便很容易發作。甚至嚴重者還會中暑，出現如頭昏眼花、頭痛、四肢無力等症狀，但只要經由推拿，頭痛便立刻消失！然而，頭痛情況若是異常持續，且休息也無法改善時，應至大醫院檢查，以免忽略了其他嚴重疾病所發出的警訊。

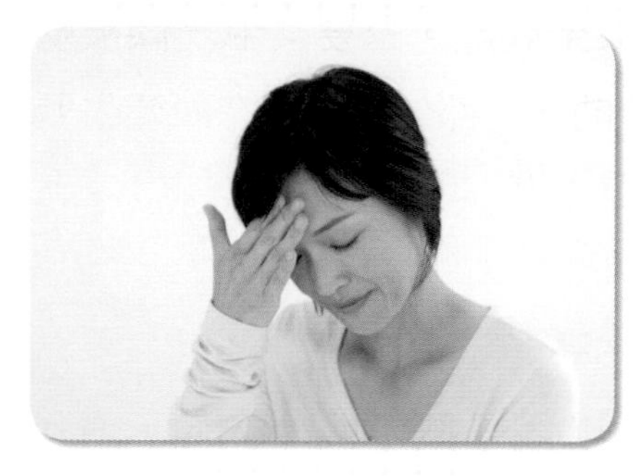

此外，還有一種是高度突然改變所造成的頭痛，「高山症」即為常見例子。因為高度上升，氣壓突然下降，所以容易造成人體不適，輕則耳鳴，重則頭痛，而最快的緩解方法就是降低高度，症狀就會馬上消失；或者無法降低高度時，藉由本單元的推拿技巧亦可改善。

至於像是感冒、疾病感染、腦膜炎、頭部外傷、中風、腦瘤、腦動脈瘤破裂、脫水、急性青光眼、顳顎關節疾病、精神緊張、電腦螢幕症候群，甚至是咖啡因戒斷，都可能引發頭痛；其餘如偏頭痛、**竇性頭痛**（註❶）、**叢帶性頭痛**（註❷）等慣性頭痛，也都是棘手問題。但這些源自於疾病所產生的頭痛，無法經由推拿徹底解決，只能暫時性的緩解，唯有根治疾病才能獲得改善。因此，只要不是疾病所引發的頭痛，都可透過徒手推拿來治癒。

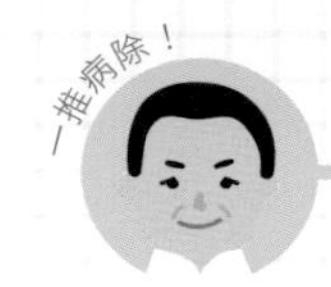

翁師傅名詞小教室

註❶ **竇性頭痛**：鼻竇炎或鼻竇相關疾病引起的頭痛。

註❷ **叢帶性頭痛**：一種好發於男性的特別頭痛，會有十分嚴重的單邊疼痛，位置通常在眼睛或是顳側區域，還會伴隨面部腫脹、眼睛紅、流淚、流鼻涕以及鼻塞。經常一痛就是半小時到三小時，一天會發作一到三次。

➔外力造成的頭痛

除了因上述精神壓力與疾病所併發的頭痛外，還有兩個常見原因：一是頸椎歪斜壓迫到頸動脈，另一個是外力創傷留下的後遺症。這兩種情況所引起的頭痛，也可利用本單元的徒手推拿解決！

以前者來說，頸椎有四條動脈輸送血液至腦部，只要其中一條被壓迫，另外三條動脈就會將傳送上來的血液往缺血的部位擠壓，進而產生頭痛，這類問題大多發生在頸椎第一節環椎移位，此時只要將環椎歸位，即可解決。

另外，因外力創傷所留下的後遺症也會造成頭痛，有些人甚至只是轉頭就會疼痛，而大部分的推拿從業人員都不知道如何解決這個問題，但其實只要降低腦部壓力即可，除非頭骨嚴重到變形，否則本書提供的方法可根除大部分的頭痛。而有關頭骨變形的調整技法，將在第2單元的「面癱」中詳述。

在我治療的病患中，多數人的頭痛都可利用推拿解決且不復發，而在本單元我將分享這項技法給讀者，希望大家在學得這個推拿技巧後，不僅自救，也能進一步助人！

中西醫如何治療頭痛？

事實上，一般人舒緩頭痛的方法跟我們一樣是吃止痛藥，雖說種類繁雜，但特性都差不多，說穿了就是「神經阻斷劑」，意即阻止神經正常傳導各種感覺的藥物。此外，也有人利用喝熱茶或咖啡來降低腦壓，緩解頭痛，但效果因人而異。最簡單的方法就是立刻躺平休息，以減輕腦壓，消除頭痛。

通常西醫看診，都會先了解病患的頭痛程度，或進行神經性功能檢查、腦波檢查、電腦斷層掃瞄，甚至是核磁共振，以釐清腦部是否有特殊病變。假使是緊張性頭痛，或非特定的病理性原因，便會開立止痛劑、肌肉鬆弛劑、抗憂鬱劑等藥方，並建議病人放鬆情緒、多加運動或改變生活環境等。

若是慣性偏頭痛，則只能服用預防性藥物，避免食用刺激性飲料或食物；而頭部外傷所引起的頭痛，則會施以腦部引流手術；腦瘤所造成的頭痛，則可藉由外科手術切除患部，或做放射線治療，但若是腦動脈瘤破裂，則會以手術夾除腦動脈瘤。以上病症所引發的頭痛皆有跡可循，一旦遇到查不出特定病因的頭痛問題，便只能倚賴藥物控制。

而以中醫的角度分析，可將頭痛分為兩種類型：一是外感頭痛，二是內傷頭痛。前者又分為風熱型、風寒型、風濕型三種，後者則是身體臟器或氣血異常所引發的頭痛。

中醫雖然沒有西醫先進的精密儀器，但遇到醫術精湛的中醫師，仍可透過問診和把脈，開立適合患者頭痛的處方。以外感頭痛來說，會以祛風、散寒、化濕或清熱等祛邪活絡的藥方為主。內傷頭痛則會以補腎、益氣、養血、化痰或祛瘀等恢復臟腑氣血功能的藥方為主；最後再視病情輔以針灸治療，但所需時間較長，效果也因人而異，並非皆能完全根治！

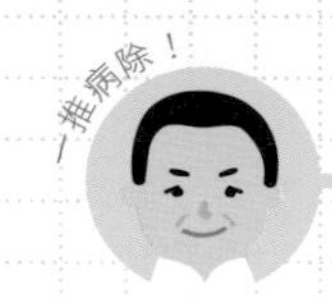

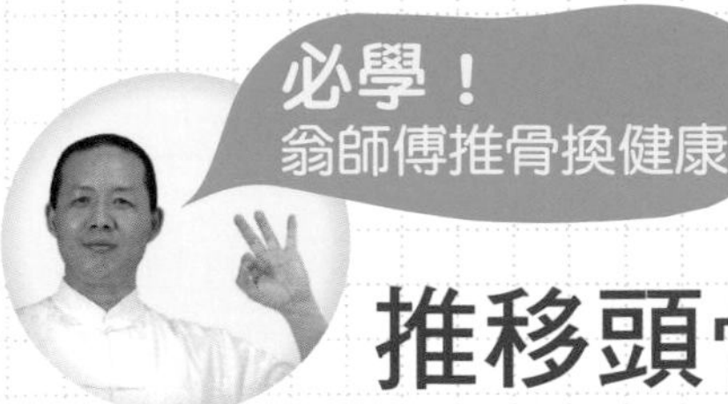

推移頭骨，頭痛不見！

在台灣早期的整脊先驅中，最享富盛名者莫過於曾任斯里蘭卡的國際交流醫科大學校長——荀亞博教授（1930年~2006年），在西班牙由史坦利·柯克公爵冊封為「馬爾他爵士」。在其著作《整脊醫學》，及另一位國際交流醫科大學傳統醫學博士王文鶴所著的《顱骨和面骨的矯正手法》講義中，都曾提到頭骨對人體有極大影響。

醫學上對於頭骨能否移動，一直有兩派說法，雙方各有各的論述，但在WTO附屬國際交流醫科大學的整脊教科書中，早已明確指出每塊骨頭活動的功能與方式。

人的頭骨是由二十二塊骨頭組成：額骨一塊、頂骨兩塊、顳骨兩塊、枕骨一塊、蝶骨一塊、篩骨一塊、鼻骨兩塊、上頷骨兩塊、顴骨兩塊、下頷骨一塊、腭骨兩塊、下鼻甲兩塊、淚骨兩塊、犁骨一塊（各骨頭位置標示如下，唯篩骨、腭骨、下鼻甲、淚骨、犁骨皆是在頭骨內部無法標示），而頭痛多半就是頭骨間的壓力差所致。

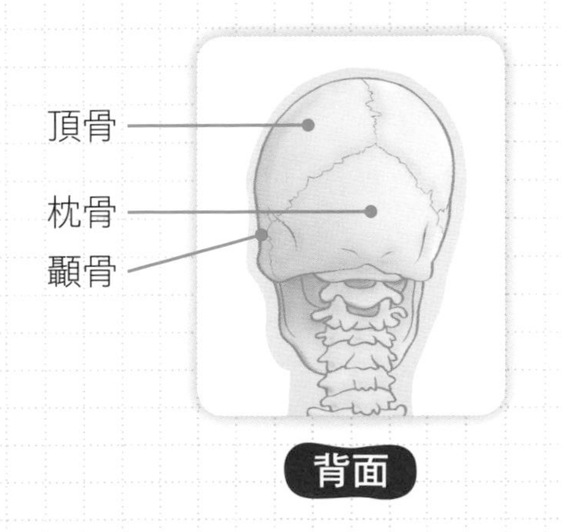

背面

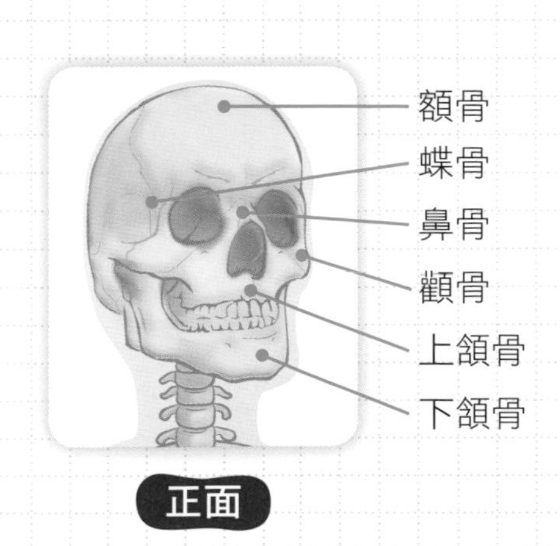

正面

頭骨結構雖然只有二十二塊，但因外部有韌帶與肌肉保護我們最重要的腦組織，所以活動性非常低，幾乎每一次的移動距離，都只有1釐米，其距離之小讓大家誤認為頭骨是不活動的，甚至國內許多醫療從業人員也不了解頭骨具有這樣的活動機制。但在美國的頭薦骨療法技術中，卻因深植「頭骨會移動」的觀念，利用「吸氣時，頭骨間隙會變大再推移」的原理，來改善頭痛問題。此法對於非疾病所引發的頭痛，有明顯效果，並能徹底根除外力創傷造成腦壓異常的頭痛！

腦是神經的源頭，就好比電腦的中央處理器，只要頻率或溫度太高，都會當機！所以腦壓一旦過高就會頭痛，使得思緒紊亂，因此只要利用頭骨間的活動特性，順勢推移至適當位置，腦壓就能馬上下降，頭痛當然也就跟著消失！

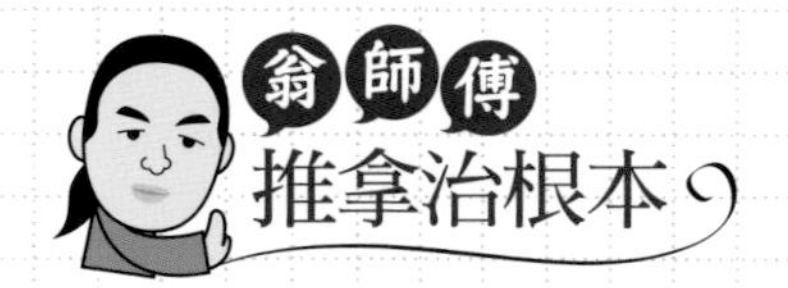

坊間的整骨書籍描寫了不少調整方式，在此提供一套我經常臨床施作的手法，只要操作時搭配患者吸氣，就能一次改善令人煩惱的頭痛，甚至有些人一次就可以根除！

▸ 主要推整骨骼透視區 ◂

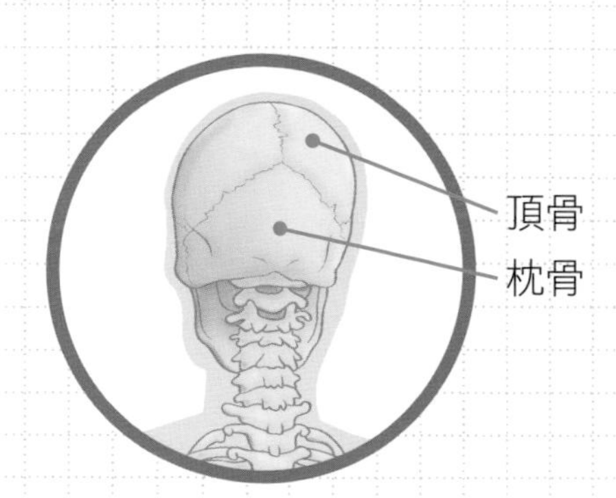

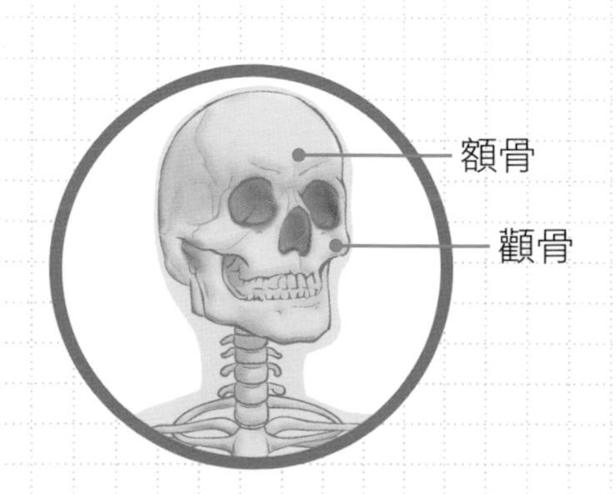

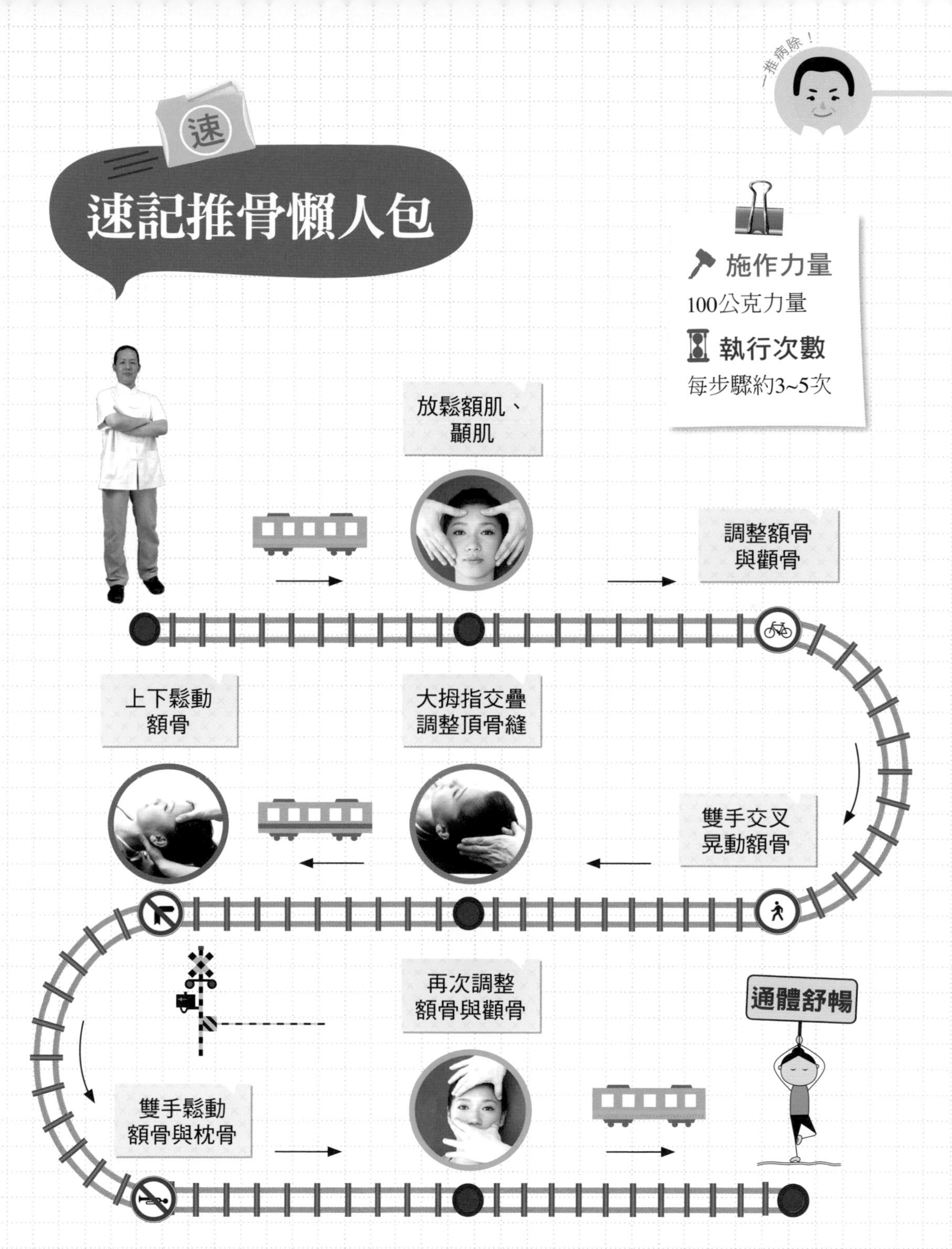

一推病除！
速
速記推骨懶人包
施作力量
100公克力量
執行次數
每步驟約3~5次
放鬆額肌、
顳肌
調整額骨
與顴骨
雙手交叉
晃動額骨
大拇指交疊
調整頂骨縫
上下鬆動
額骨
雙手鬆動
額骨與枕骨
再次調整
額骨與顴骨
通體舒暢

推拿套路A

適應症：頭痛

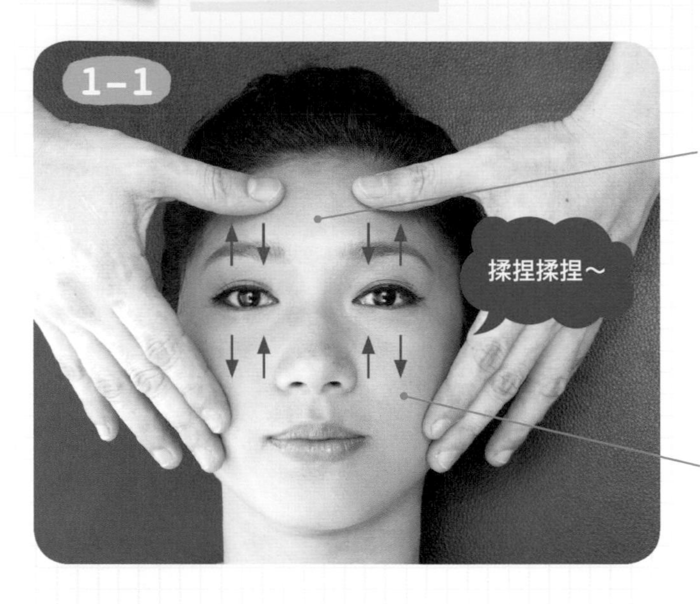

操作者的大拇指置於患者額骨，食指與中指放在臉頰，兩手一邊揉捏一邊向頭頂方向移動。接著，放鬆患者的額肌與顳肌，在幾次揉捏之後，可感覺到臉部肌肉變軟。

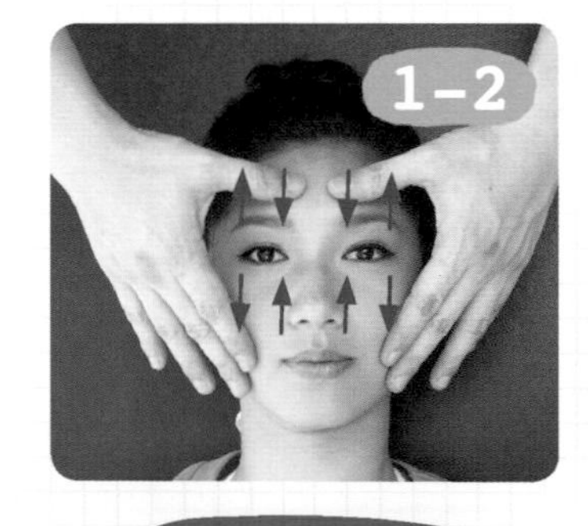

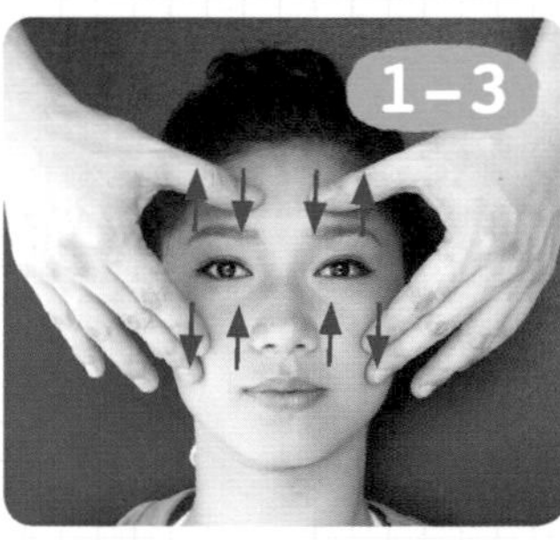

手指慢慢揉捏！

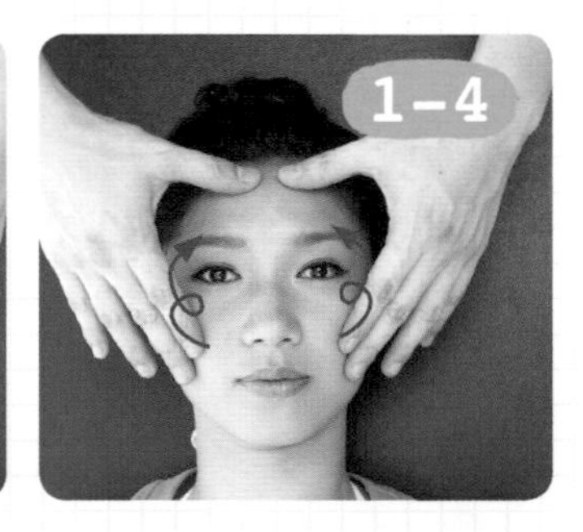

手指邊揉捏邊往上移！

翁師傅推拿NOTE

大拇指揉額肌，食指與中指揉顳肌，雙管齊下，效果加倍！

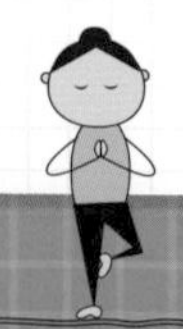

一推病除！

2
右手虎口扶著額骨，左手虎口扶著顴骨！

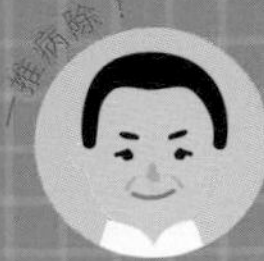

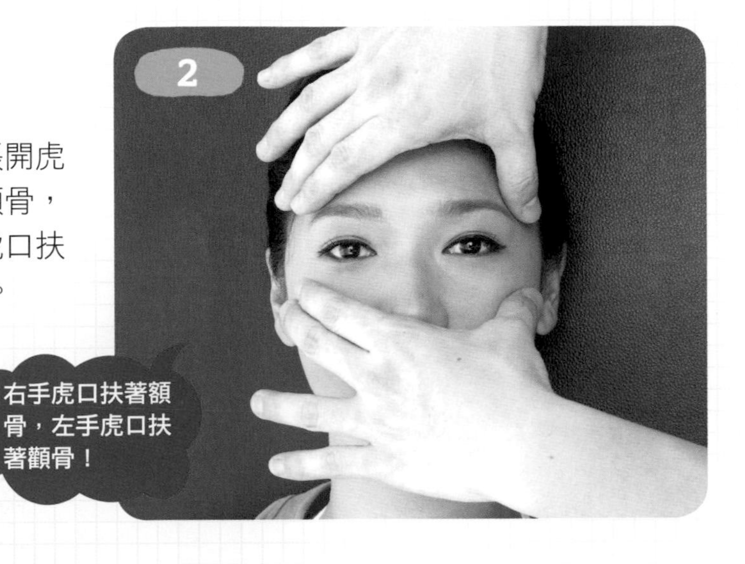

2 操作者右手張開虎口扶著患者額骨，左手也張開虎口扶著患者臉部兩側顴骨。

3-1

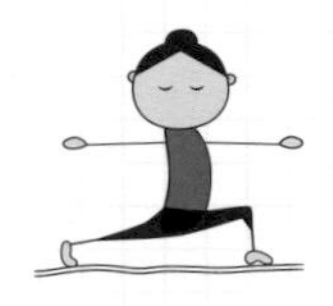

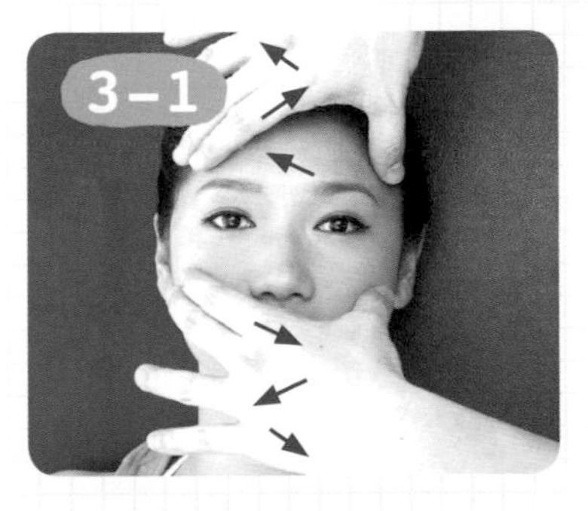

3 兩手輕推額骨與顴骨往頭部左右兩側晃動，同時也順勢往頭頂及下顎移動，可藉此調整患者的額骨與顴骨。只要操作正確，這兩塊骨頭的活動度就會增加！

翁師傅推拿NOTE

將患者的頭部往左右晃動時，雙手務必同時晃動額骨與顴骨！

3-2
右手邊晃動邊往上，左手則是邊晃動邊往下！

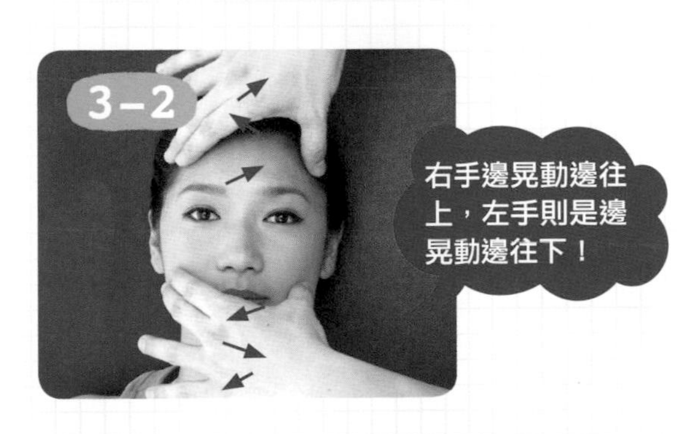

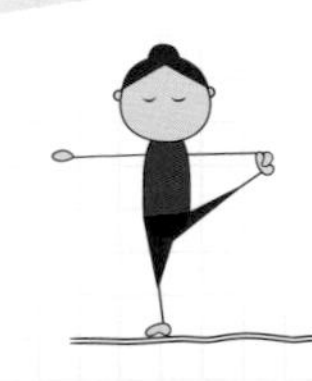

推拿套路A

適應症：
頭痛

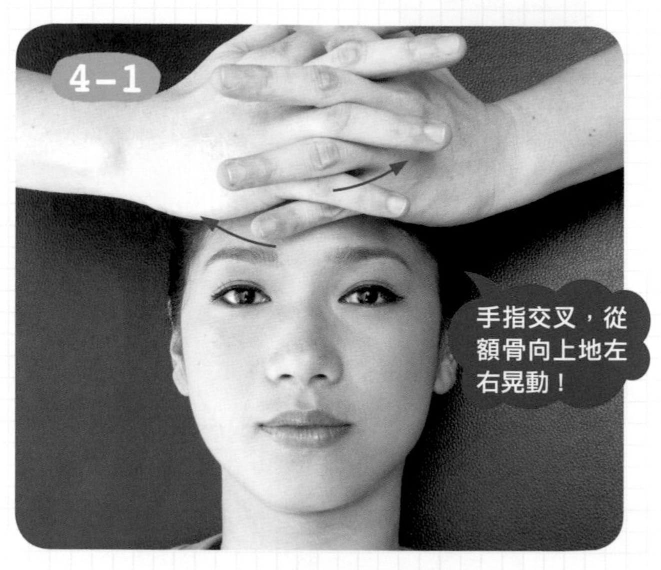

操作者雙手手指交叉放在患者額骨位置，双手一邊向頭部兩側左右晃動，一邊慢慢向頭頂移動以調整額骨。只要動作正確，前額壓力就會驟減。

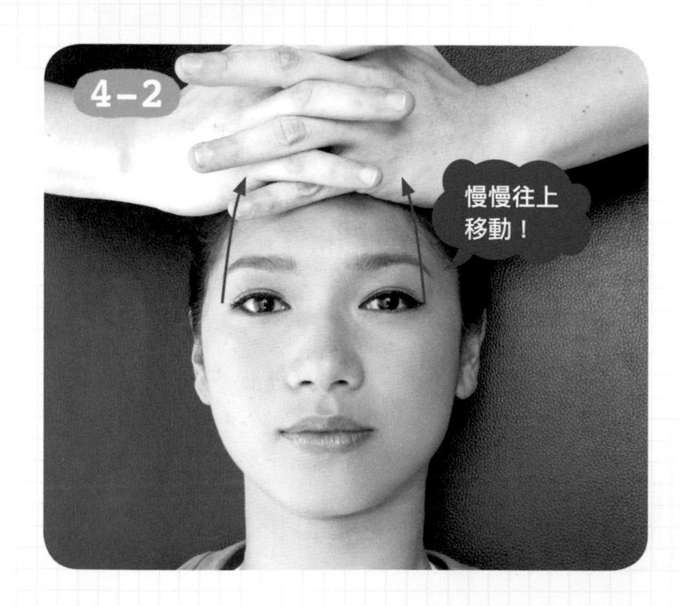

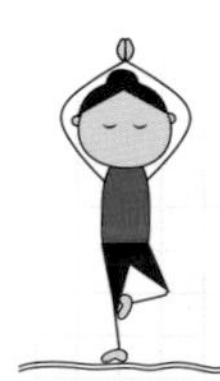

5 操作者兩手大拇指交疊，放在患者頭頂的頂骨縫兩側，一下一下地推兩側頂骨，同時兩手也順勢往額骨方向移動以調整患者的頂骨縫。只要動作正確，頭頂肌肉就會變柔軟。

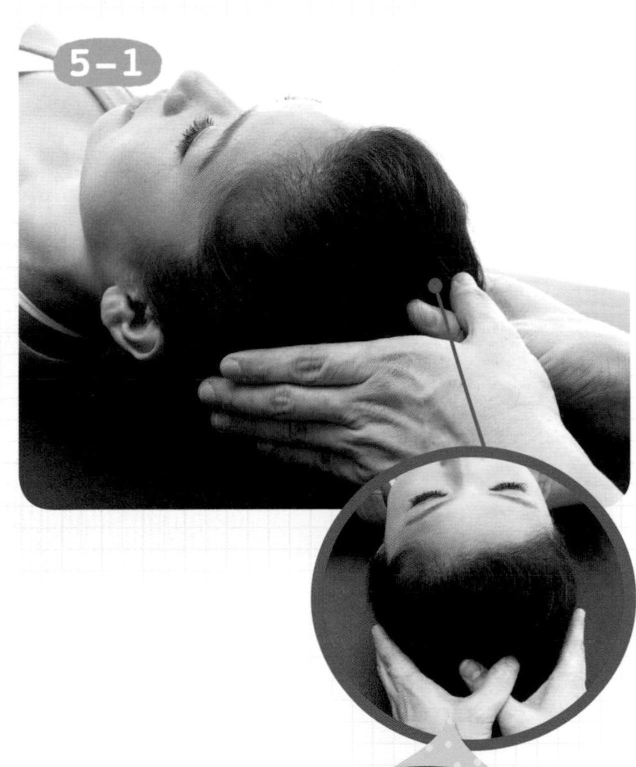

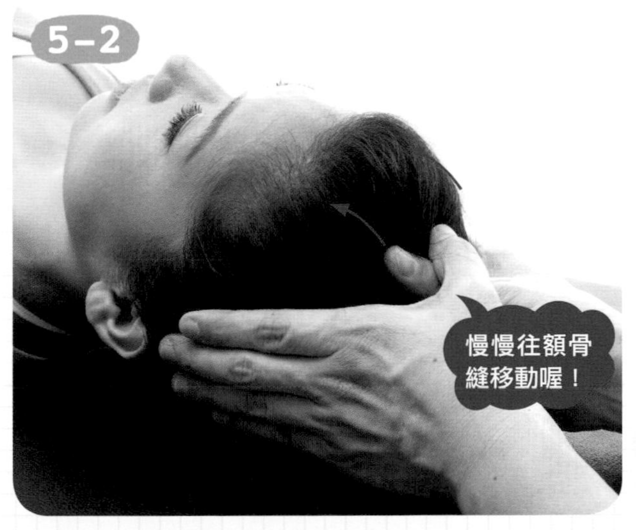

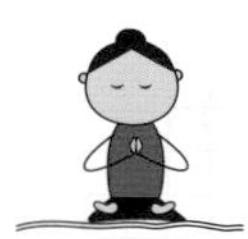

推拿套路A

適應症：
頭痛

6-1

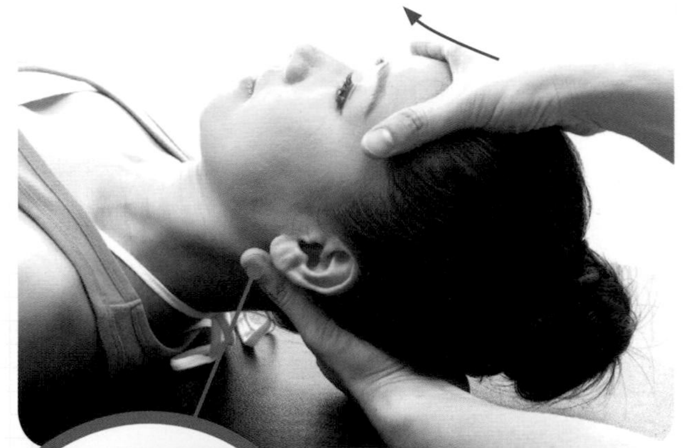

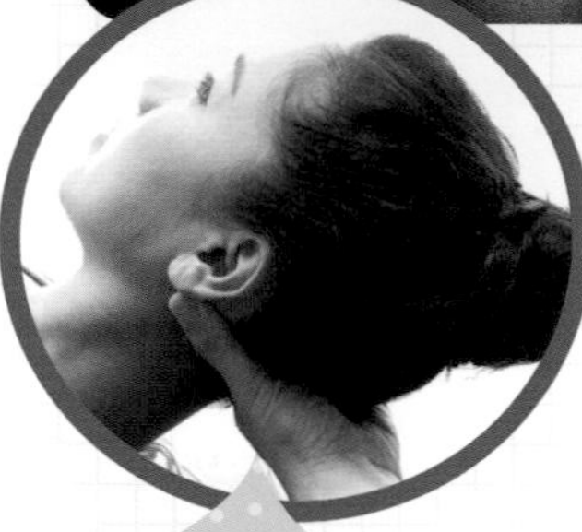

Point

左手扶住的枕骨在這裡！

6 操作者左手固定並扶在患者枕骨下方，右手虎口放在前額，施力並上下來回鬆動患者的額骨，以增加額骨與頂骨間的活動度。

6-2

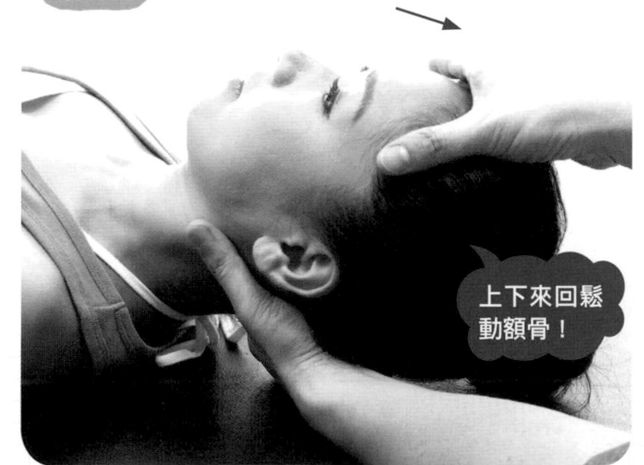

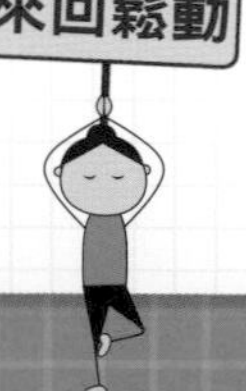

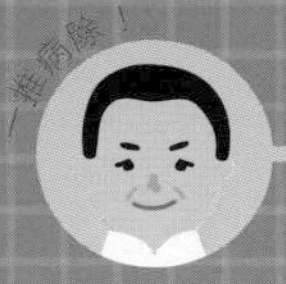

7

7 操作者左手扶著枕骨向頸椎方向推，右手扶著額骨向頭頂方向拉，兩手同時操作向外鬆動患者的額骨與枕骨。

左手推、右手拉，鬆動患者的額骨與枕骨！

8 操作者左手扶著枕骨向頭頂方向拉，右手扶著額骨向前推，兩手同時操作向內鬆動患者的額骨與枕骨。

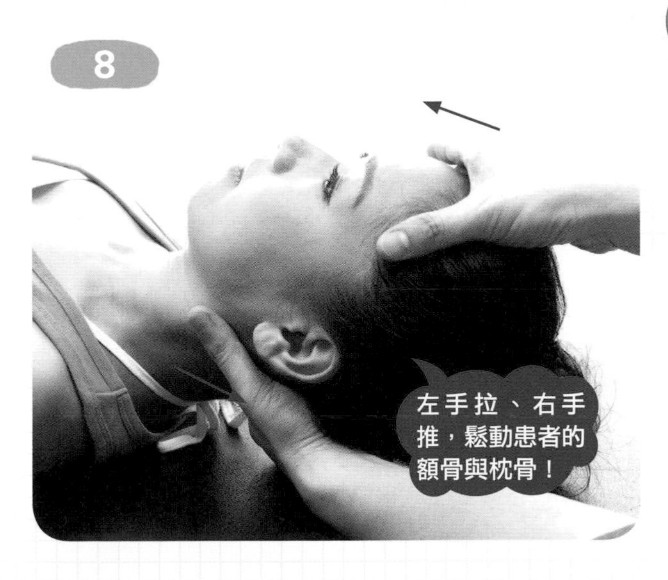

翁師傅推拿NOTE

步驟7、步驟8動作相反，要分開做喔！

適應症：頭痛

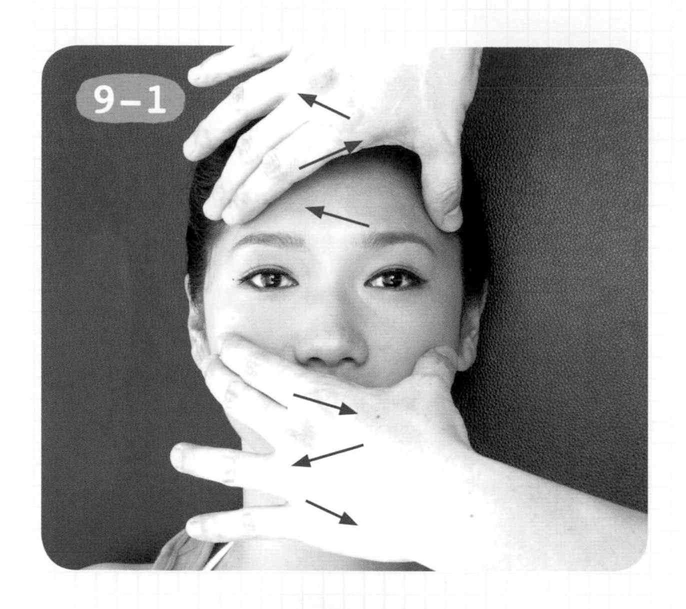

9 重複步驟3，再次調整患者的額骨與顴骨，以確保腦部的壓力減輕與促進頭顱內的血液循環加快即可。

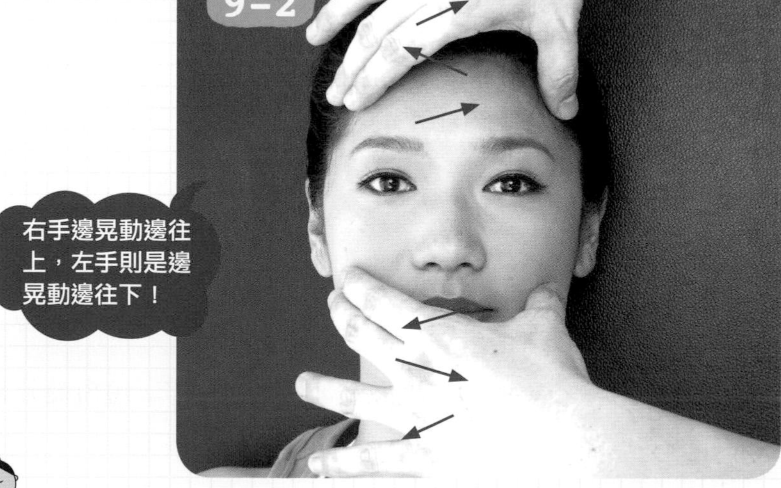

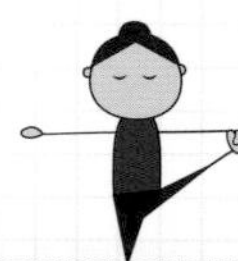

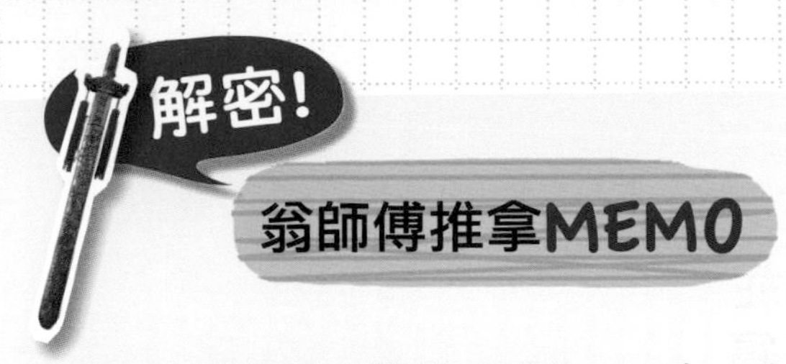

上述每個步驟都只要做3～5次，力量宜輕且節奏緩，若做完後效果不大，請患者將兩膝彎曲，雙手環抱在胸前，以增加頭顱內部的壓力，此時再將全部步驟重複一輪即可！

通常在正確調整頭骨後，患者眼睛會因淚液的滋潤而變得明亮，眼球轉動也會更加靈活。但在施作後，因腦壓與眼壓都會下降，故患者需先平躺休息幾分鐘，待腦壓穩定後，才能自由活動，否則容易出現暈眩。舉凡腦壓異常所出現的頭痛，只要使用上述方法，均可徹底根除。

或許有人會好奇地問：「為什麼一定要在患者吸氣時才能操作？」這是因為人在吐氣時，所有頭骨都會閉合，既然沒有間隙，當然就沒辦法調整。因此，只有當我們吸氣時，頭骨間隙才會打開約1釐米的間距，而趁此機會操作，才能調動頭骨間不平衡的壓力以解決頭痛。

此外，或許還有讀者擔心：「我又不是相關從業人員，也沒有受過任何訓練，這樣做安全嗎？」不必懷疑，絕對沒問題！因為操作者使用的力量非常小，只有100公克，很難造成傷害。其次，就算調整的位置不準，頂多就是純按摩，效果也只有一點點罷了。

事實上，只要多加練習，反覆做好這幾個動作，就能漸入佳境。而且多做也不會有任何傷害，因身體的調整機制會自動將骨骼對正。但須記住：使用的力量應輕柔和緩，如此便不會衍生其他問題！

在此也勉勵正在閱讀本書的讀者，期望你也能成為解決頭痛的高手，不僅可以幫助自己，也能解決身邊人的煩惱！由於我本身很少頭痛，久久才會偶發一次，所以只要找個地方坐下來，幫自己調整，短短幾分鐘就解決了。只要動手正確做，現在就能跟你的頭痛說拜拜囉！

見證直擊！
病歷002
林婆婆（70多歲）
症狀 頭骨移位壓迫到顏面神經，導致臉部癱瘓。
推拿效果 調整三次後，塌陷的臉恢復正常！

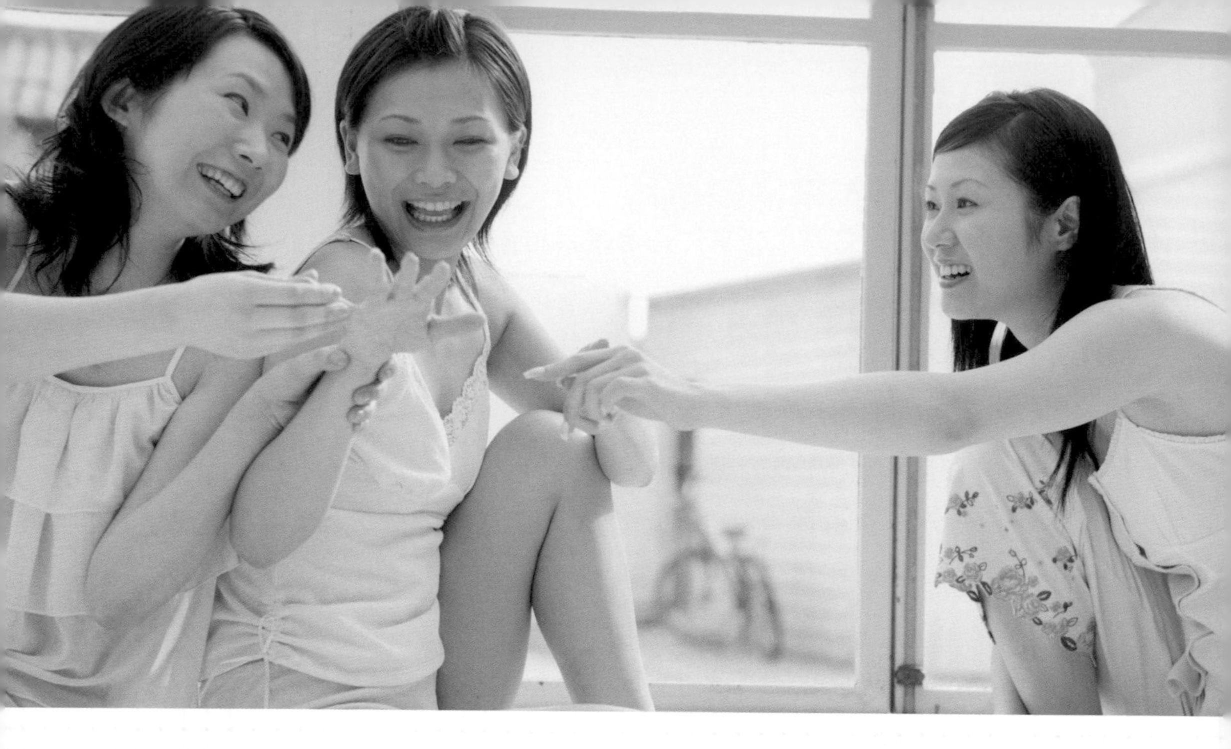

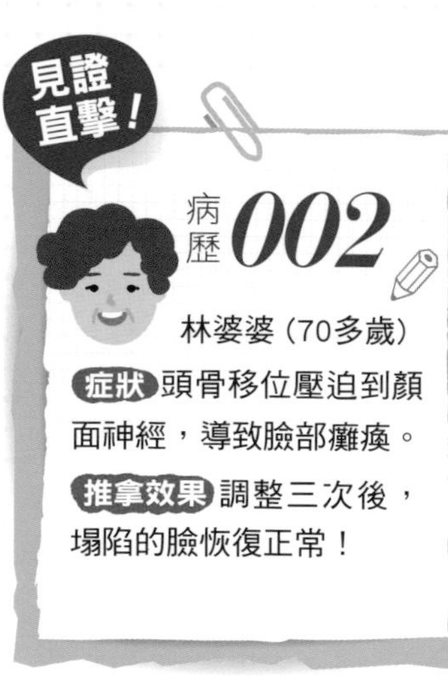

2.面癱

～移骨換位，解決病症換容顏～

早在六年多前，我就遇過一位頗有年紀的面癱個案，她是七十多歲的林婆婆。由於器官和骨骼老化，身上出現大大小小的酸痛毛病，最重要的是，她左半邊臉幾乎垮下來，且左眼不僅要閉不閉、還無法睜大，正常人每分鐘眨眼次數大約10～20次，但林婆婆的左眼卻明顯比右眼多了兩、三倍，也因為頻繁眨眼，使得左眼變小許多。而左臉也看似一直在抽搐模樣，讓人看了十分不忍。

正因為左臉肌力不足，導致林婆婆吃東西或喝水時，常會食物外漏。由於這類現象已持續二十多年，已無法得知當初的致病原因，所以即使林

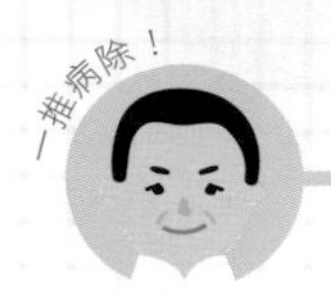

婆婆一家人多年下來遍尋中西醫，始終無法根治，讓林婆婆困擾不已。後來，她的親友介紹我，便抱著「姑且一試」的心態前來調整。

當我仔細檢查後發現，林婆婆是典型的顏面神經壓迫所造成的臉部癱瘓，使得眼睛異常敏感、畏光，才會眨個不停。而其根本原因在於頭骨移位壓迫到顏面神經，才會讓臉部肌力不足，導致半邊臉下垂。

雖然林婆婆也曾到過醫院照X光，但醫生卻沒有察覺是頭骨移位所致。除非是骨頭斷掉、出現裂痕或破損，才會深入治療！否則只是不明顯的輕微移位，也沒有造成患者疼痛或不適，醫生根本不會仔細診斷。因此，當時的醫生只能開些神經功能控制的藥物給林婆婆服用，以減輕臉部抽搐及左眼眨不停的症狀。

我還記得，當時只調整了一次，就解決林婆婆多年來身體酸痛的問題，只不過顏面神經失調就有些棘手，前後共調整了三次才搞定。那時，我先以本單元介紹的技法將林婆婆的頭骨和眼眶骨拉開，在調整完第一次後，林婆婆的眨眼次數立刻少了一半；在第二次調整時，我繼續將林婆婆的額骨往上拉、顴骨往下拉、顳骨往外拉，以加大眼球四周的空隙，結果左眼當場變大，兩眼大小終於一樣。

在所有頭骨都回到正常位置後，顏面神經的壓迫源便消失，臉部功能及肌肉拉力也逐漸恢復，這不禁讓林婆婆看了嘖嘖稱奇，在經過一段時間的調養，林婆婆的左臉終於回歸正常。而她也成了促使我研究面癱調整技法的第一人，甚至還發展出「變臉」（或曰「無痛整形」）的技法！

林婆婆在恢復正常容貌後，不忘「好康道相報」，帶著親朋好友找我調整，使得林婆婆一家人，也因為我的推拿而重拾健康！

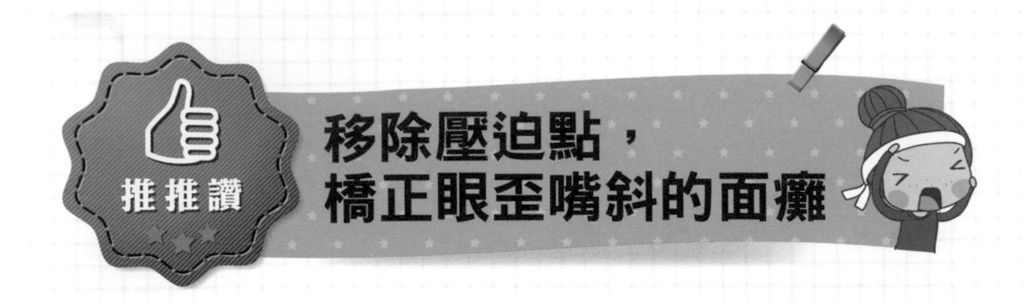

面癱形成的原因，除了上述頭骨移位外，大多是因為顏面神經遭受壓迫，才會讓臉部肌肉失去控制，大致上可分為顏面神經麻痺和顏面神經失調兩種。

顏面神經麻痺起因多，小心駛得萬年船

顏面神經麻痺乃因人體免疫力降低或病毒感染，使得供給臉部神經營養的血管，因受風寒而發生痙攣，導致該神經缺血、水腫、受壓迫，最後功能失調而引起麻痺。此疾可能發生在任何年齡層，但以20～40歲區間者最常見，且男女的致病機率都一樣，只是絕大部分患者是臉部單側麻痺，少見雙側麻痺患者。

顏面神經麻痺的症狀十分難纏惱人，患者通常會出現如眼皮無法閉合、流眼淚、嘴歪、失去味覺、喝水會從嘴角流溢、耳朵疼痛、耳塞耳鳴、微小聲音進入腦中成巨響、說話含糊不清，甚至走路時失去平衡等症狀，這些不僅會影響病人健康，對心靈與自信更會產生嚴重打擊。而其發生原因如下：

❶ 生理疾病和手術後遺症

例如免疫力降低、病毒感染、水痘、帶狀疱疹病毒，以及外傷、腫瘤、中耳炎手術等後遺症，甚至是腦出血、腦血管栓塞或腦腫瘤等嚴重腦部疾病，都有可能出現顏面神經麻痺的附帶症狀。

如果有以上疾病或動過相關手術的讀者，不僅要配合醫生指示治療，平日更要小心照顧自己及注意術後的保養，才能免於顏面神經麻痺的威

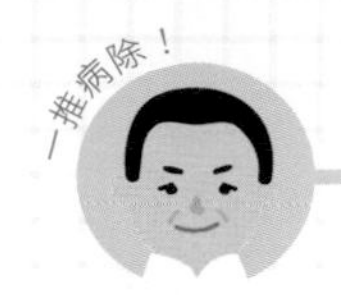

脅。

❷季節交替

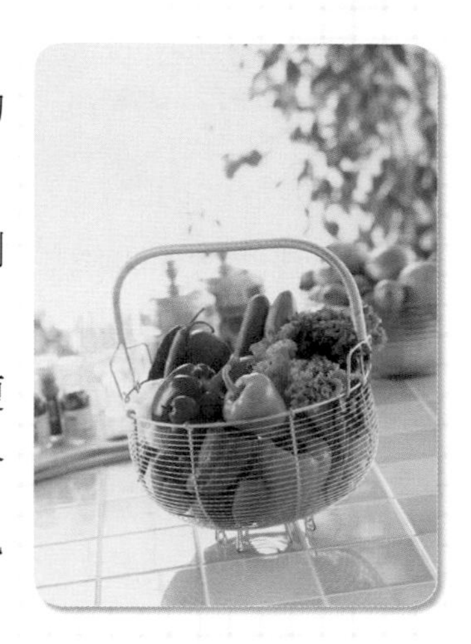

冬春季節交替因溫差大，是顏面神經痲痺的發作高峰期，若再加上過勞、熬夜、超量飲酒，容易併發顏面神經痲痺，使得臉部突然發生單側肌肉痲木、口眼歪斜的狀況。

所以，此時應提升自己的抵抗力，多補充瘦肉、魚肉等優良蛋白質，以及番茄、柑橘等富含維生素C的蔬果，再加上規律的作息，才能避免疾病找上身！

❸外力創傷

除了溫差、生活習慣不正常等原因外，還有人是在嚴重的外力創傷之後，留下半邊癱瘓的問題，輕則一邊眼睛眨不停，或臉部肌肉痲痺；重則嘴角下垂，難以喝水；有人甚至會眼皮半垂，眼睛無法完全睜開，而被醫生診斷為「重度肌無力症」。

因此，無論是行、走、坐、臥，我們都應以自身健康為重，才不會讓意外有機可乘，造成遺憾。

情緒拉警報，顏面神經失調找上門

顏面神經失調起因於**自律神經**（註❶）失去平衡，其症狀為無法控制、無意識地連續收縮眼皮，眼周肌肉不自主地頻繁抽動及痙攣，眼皮被迫連續閉合引起的視覺障礙等，尤其好發於三十歲上下，從事競爭激烈行業等族群。

翁師傅名詞小教室

註❶ 自律神經：人體肌肉分為隨意肌和不隨意肌。隨意肌乃指能隨心所欲控制的肌肉，就像對人眨眼睛或微笑，其肌肉動作是大腦下達指令所為。不隨意肌也稱為「自律神經系統」，是指人體不需大腦指令，肌肉就會自動產生動作，例如眼睛因疲累而不自覺地眨一下就是如此。

而致病原因則有下列四項，讀者應小心避免，才不會被突如其來的顏面神經失調侵擾：

❶ **休息不足**：諸如長期失眠、經常熬夜、睡眠不足、過度疲勞者，顏面神經失調罹患率就會相對提高。

❷ **高度的生活壓力**：像是生活忙碌、工作壓力大、長期熬夜加班，也是顏面神經失調常見的病因。

❸ **情緒問題**：我在臨床上遇過一位顏面神經失調的患者，因故與家人起了爭執，怒氣一時直衝腦門，導致半邊臉突然發麻，而隨著時間的流逝，症狀愈來愈嚴重，從一開始的臉麻，惡化到眼角、臉部肌肉、嘴角等都一一下垂；經過一段時間後，半邊臉完全垮下來，而這全是情緒失控所致。

情緒經常緊張、激動、焦慮者，容易造成臉部肌肉急速收縮，引發顏面神經失調，而這類人的致病機率比一般人高；此外，像是憂鬱症、躁鬱症、自閉症患者，也都是神經功能異常所致，因此要特別留意情緒上的管理。

❹ **生理疾病**：其他也有因中風而造成的顏面神經失調，這是由於急性中風損害神經系統所致，亦為常見病因之一。

無論是顏面神經麻痺或失調，都需要有一定的條件才能復原。首先，

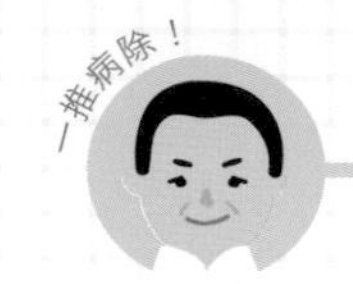

我們可輕觸患者的皮膚，如果對方有被觸摸的感覺，表示神經功能健在，經由推拿復原的機率極高；如果皮膚毫無感知，則神經功能已經喪失，想要康復的機會也就很渺茫了！

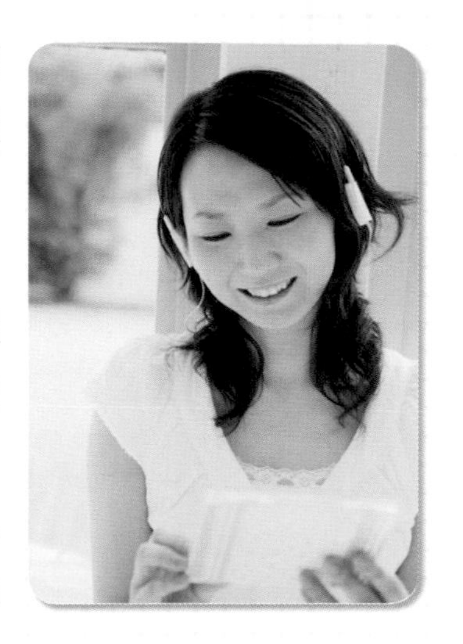

其實，不僅僅只有治療面癱才需要神經功能存在的條件，身體的任何問題與病症也都是如此，一旦神經尚有反應，就不要輕言放棄治療，如同上述兩種顏面神經疾病產生的症狀雖大同小異，但均可透過本單元介紹的徒手調整技法獲得大幅改善。

中西醫如何治療面癱？

當病患出現面癱（指顏面神經麻痺、顏面神經失調）問題時，求助西醫是多數人的首要選擇。經過醫生的診斷及儀器檢查確定病因後，部分患者會轉診至中醫，做長期而溫和的治療。

一般來說，顏面神經麻痺患者若無明顯的病理性原因，通常會先進行抽血檢查，以確定是否為病毒感染。待確診病因後，則視情況開立活性維他命、血液循環改善劑、類固醇等藥物，再適時搭配物理療法，如超短波、超激光雷射、按摩、紅外線照射、顏面肌肉運動練習等。

若病因為供給顏面神經營養的血管出現病變，則會開立改善血液循環的藥物。不過，藥物治療的效果有限，目前仍以「星狀神經節阻斷法」較好。因星狀神經節位於第七頸椎及第一胸椎旁，用於控制上胸部及頭頸部的血液循環，一旦星狀神經節出現興奮，便會引起血管收縮，阻礙血液循環，導致顏面神經麻痺；這時若以藥物局部麻醉，則會暫時阻斷星狀神經節的作用，血管便能因此擴張，進而改善血液循環，此為西醫針對顏面神經麻痺所進行的療法。

至於治療顏面神經失調最好的方法就是：學會紓解壓力，儘量讓身體放鬆，並好好睡上一覺，若能做到上述步驟，顏面神經失調也可能不藥而癒。

若是病情嚴重者，就必須尋求藥物治療，通常都會開給病人肌肉鬆弛劑、神經安定劑、抗焦慮藥、助眠劑等藥物，讓病患達到放鬆情緒、安眠的目的。

以中醫觀點來看，顏面神經麻痺和失調均稱為「面癱」，並認為兩者皆起源於正氣不足，導致風寒、風熱之邪侵襲面部經絡，阻礙氣血運行，肌肉因而急速收縮，即使之後痊癒了，仍有復發的可能。

其治療方式會視病況開立祛風散寒、通經活絡的藥方，輔以熱敷、針刺、透刺與耳針取穴治療，並請患者勤於按摩合谷、足三里等穴位或臉部，以緩解症狀。

除此之外，患者的頭面部應避免直接吹電扇或冷氣，可戴帽子、圍巾保暖，並用溫水洗臉；平時則可戴眼鏡保護雙眼，睡前則可點眼藥水或戴眼罩；多做提眉、皺眉、眨眼、緊閉雙眼，或扮鬼臉、吹氣球、吸吮、嚼口香糖等動作，以活絡臉部肌肉；並可多攝取香蕉、苦瓜、芝麻、絲瓜、木耳等食材，以養肝護肝、增強體質！

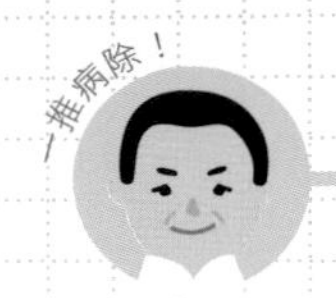

必學！
翁師傅推骨換健康

推推頭骨，搞定臉部歪垮的面癱！

顏面神經失調的發生，除了前文探討的各種致病源，亦有因壓力異常造成骨骼移位壓迫到神經的情形，而通常會有以下兩個壓迫點：

第一是耳後的三叉神經出孔，因下頷骨移位而出現壓迫性癱瘓。由於頸椎偏歪會壓迫到頸神經，下顎活動的相關肌肉便會因神經的控制能力不足，形成下顎兩側肌肉拉力不均。長期下來，下頷骨逐漸移位，形成了三叉神經遭受壓迫而出現顏面神經失調。

第二是顴骨外側的三叉神經分支點，由於三叉神經以此分為三條神經，分別從上、中、下分布，上部為額頭到眼睛為「眼神經」，中部則是眼睛到嘴巴為「上頷神經」，下部則為嘴巴到下顎為「下頷神經」。

三叉神經分支點因壓迫角度不同，會出現上、中、下三種臉部癱瘓。上部癱瘓主要會影響眼睛機能，中部癱瘓則是影響眼睛到嘴巴的肌肉作用，下部癱瘓則會造成嘴角下垂，使其無法閉合，導致進食出現障礙。

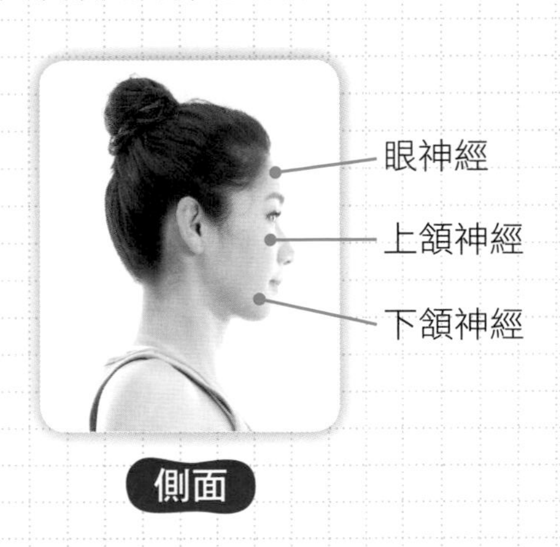

側面

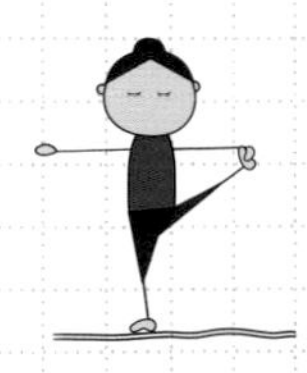

我在臨床上，遇過一位玩滑板摔跤的患者，他因為臉部直接撞向地面，導致顴骨弓斷裂凹陷而壓迫到三叉神經，於是整張右臉變得一片平坦，掌管五官功能的三叉神經受到壓迫後，半張臉立刻垮下來，並且失去知覺，除了外傷的皮肉腫脹外，患者從右眼到下巴都在發麻。

這位患者先是透過針灸治療了一段時間，狀況只有些微改善；後經骨科醫生診斷，表示須開刀矯正才能恢復，但他很排斥頭部動刀，所以透過朋友的介紹才會找上我。

而我的治療方式是先用小號的拔罐杯吸在斷骨兩側，將患者凹陷的骨骼拉出來，再將壓迫神經的頭骨調正，顏面神經失調的問題便當場解決。其實，治療顏面神經失調並不難，只要了解壓迫點在哪，正確分析病因，就能出手如有神，將患者調整到最佳狀態。

這就好比中醫內科分為南派與北派，南派為溫病派，一開藥就是一大包，只要與該病相關的藥物就會提供給患者，有多少種就下多少種，抱持著「散彈打鳥總有一個會中」的僥倖觀念，但效果當然也只有十分之一，所以患者必須服用很久的藥才會痊癒。

而北派則是下藥神準，主張依病症使用療效相當的藥物。因為擁有幾千年的臨床經驗，所以開的藥方，功效奇佳，故中醫裡也流傳了一句「一劑知，二劑已」的標語，意即只吃了一帖藥，病情就好了一大半，再吃第二帖就幾乎痊癒了，這便是對症下藥的神奇。治療面癱也是如此，只要精準調整患處的移位問題，疾病就能痊癒！

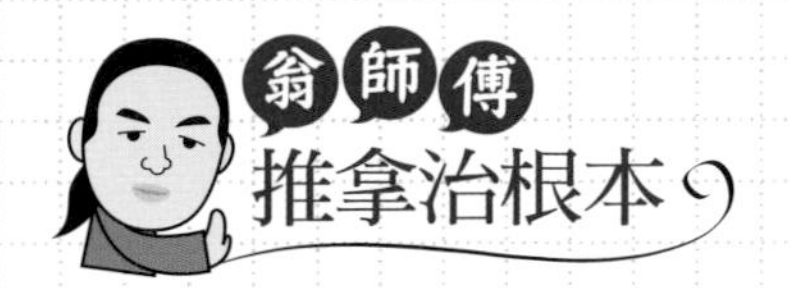

在顱薦骨整脊資料中，曾提過許多解決面癱的手法，在此我提供臨床上最簡易、有效、且普羅大眾都容易上手的技巧。執行時，一定要配合患者「吸氣」，才有明顯療效。

很多人稱此技法為「徒手整形」，雖說步驟只有少少六個，但經過我調整的病患，不僅解決了原先的症狀，外貌也變得更嬌美、俊帥。不過，我必須強調，所有骨頭的推移都是為了治療面癱，外表的改變只是調整後的附加作用！

俗話說「相由心生」，心地善良的人，看起來總是較為柔美、親和力高；而一個人身體健康與否，也會反映在面相上，所以身體較少疼痛的人，通常也擁有祥和的容貌，或許這兩個道理是相通的吧！

▶主要推整骨骼透視區◀

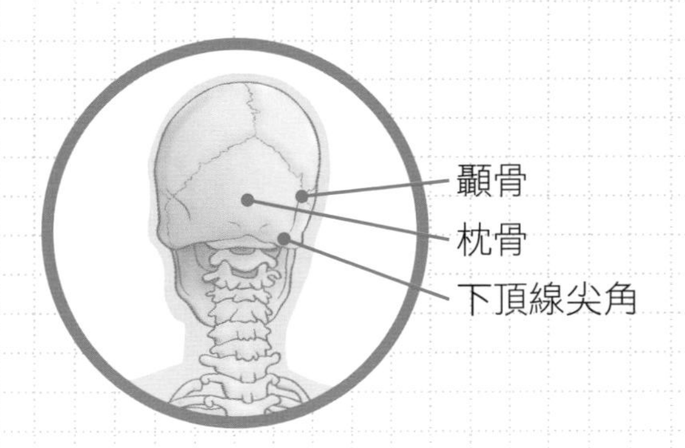

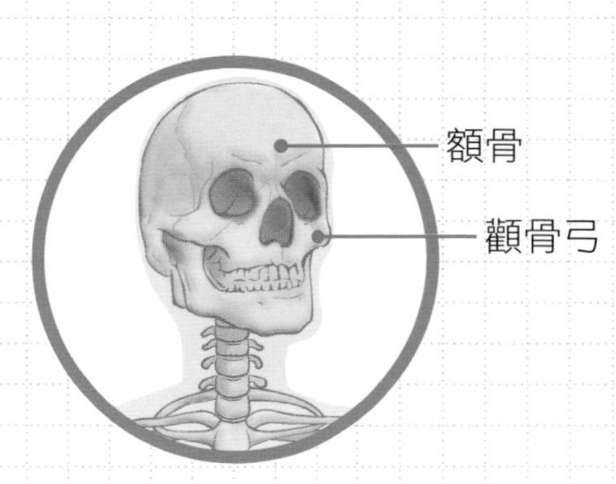

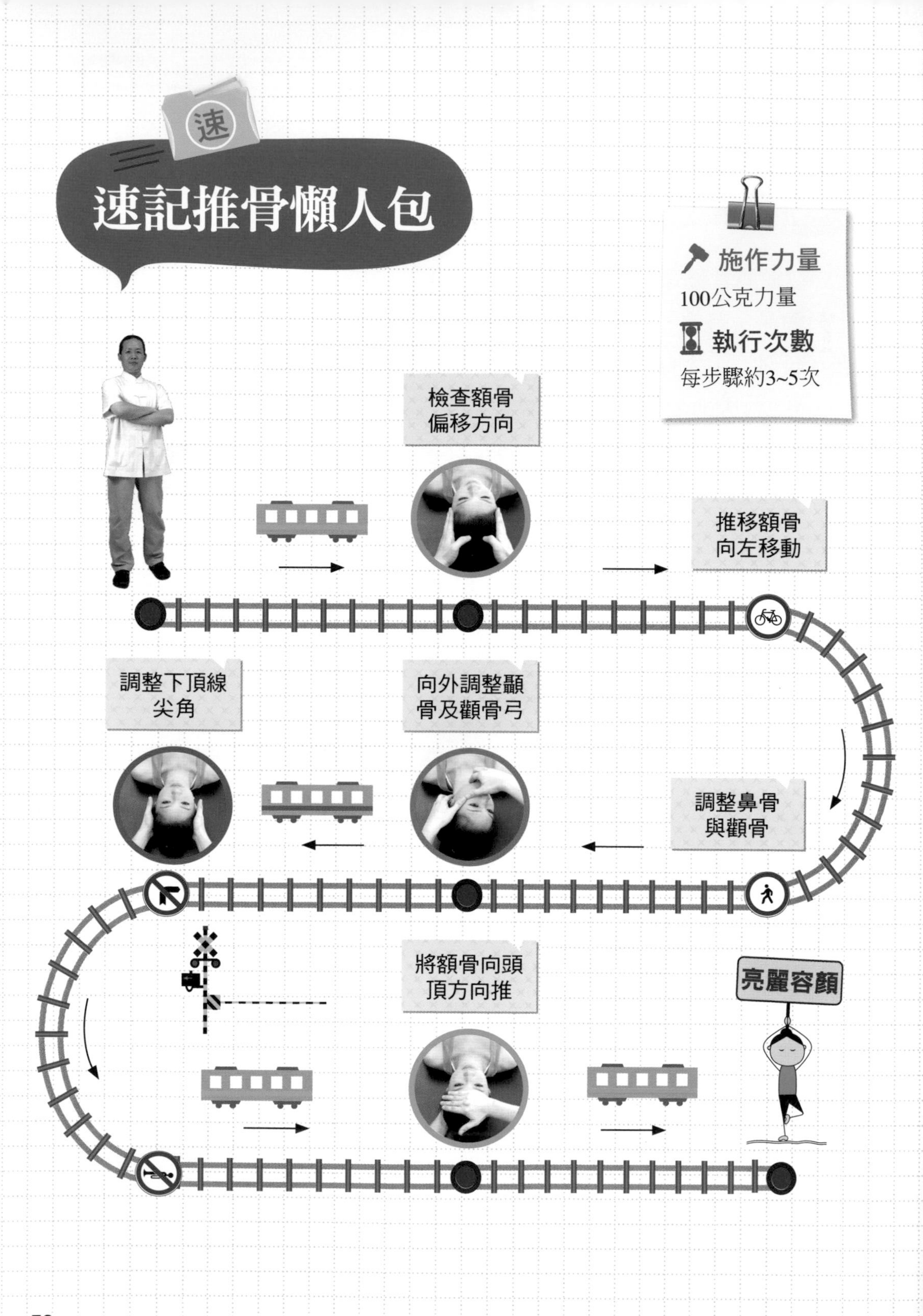
速
速記推骨懶人包
施作力量
100公克力量
執行次數
每步驟約3~5次
檢查額骨
偏移方向
推移額骨
向左移動
調整鼻骨
與顴骨
向外調整顳
骨及顴骨弓
調整下頂線
尖角
將額骨向頭
頂方向推
亮麗容顏

推拿套路 B

適應症：面癱

1 先以鼻樑為中心基準點，操作者兩手放在太陽穴位置，檢查患者額骨是向左還是向右偏移。而其偏移的一方所佔面積較大，若在此確定後，便能執行後續的動作。

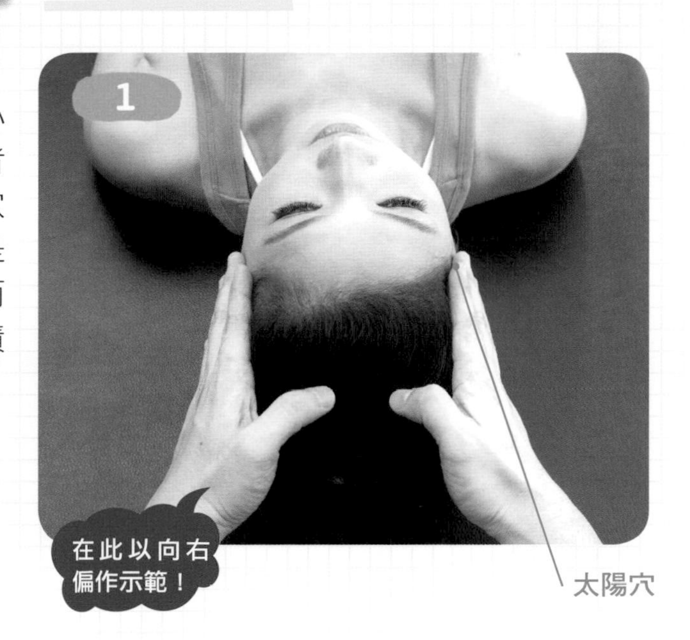

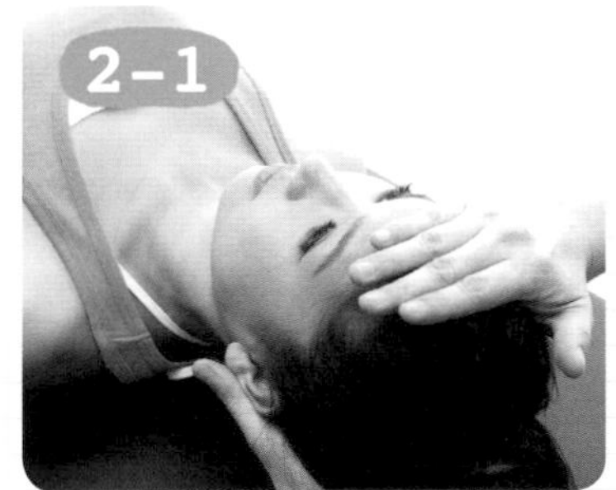

2 操作者左手虎口托住患者枕骨部位，右手以掌根將患者額骨從右側推向左側，使患者的額骨向左移動。

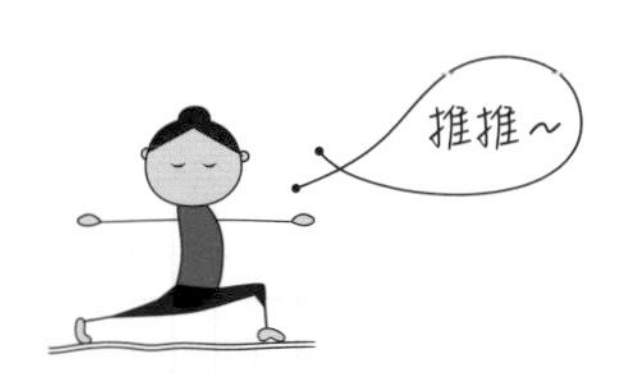

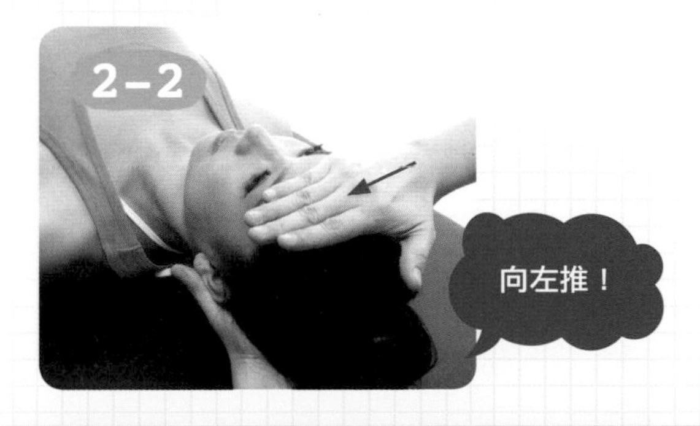

推拿套路B

適應症：面癱

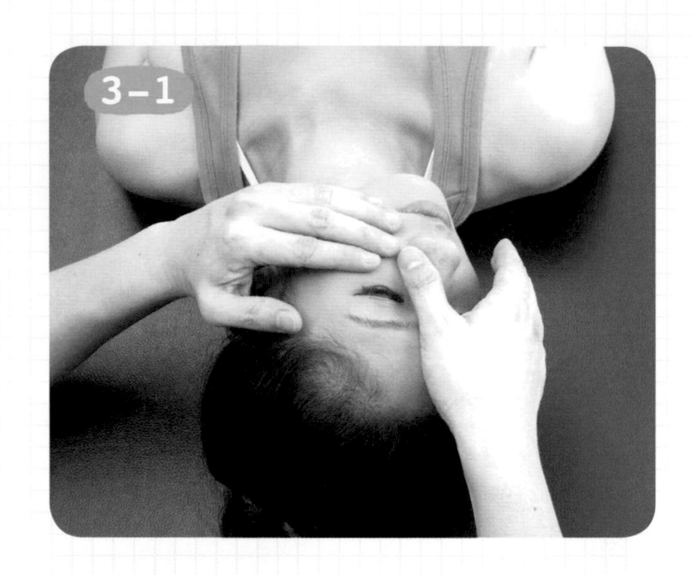

3 接著，將患者的頭部往右轉45度，操作者右手將患者鼻骨向上向內、左手則將顴骨向下向外調整，之後再把患者頭部轉向另一側，以同樣的手法調整之。

3-2

翁師傅推拿NOTE

右手將患者鼻骨向上向內、左手則將顴骨向下向外調整！

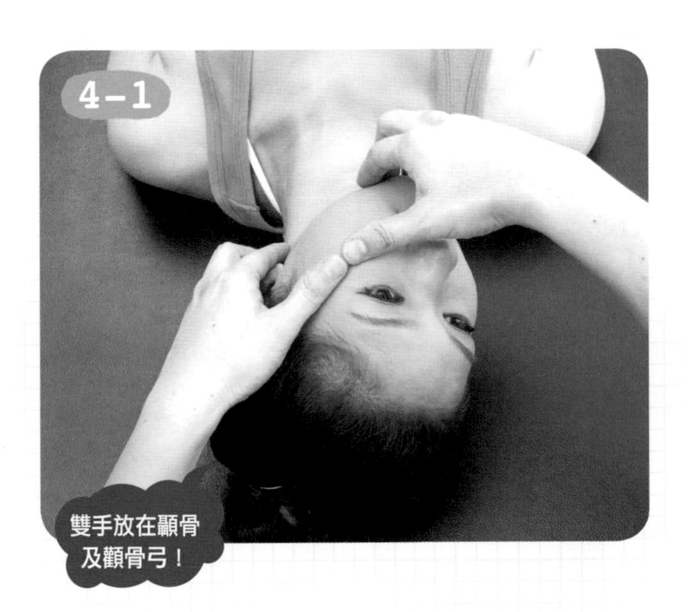

4 患者頭部右偏45度不動，操作者以雙手向外調整其顳骨及顴骨弓。接著，再將患者的頭部轉向另一側，以同樣的手法調整之。

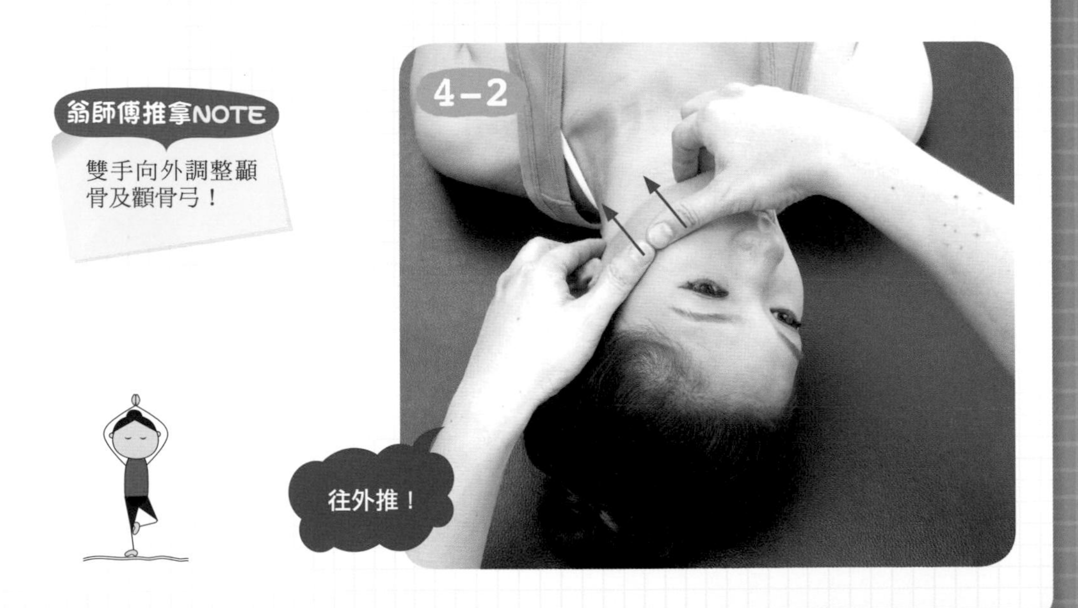

推拿套路B

適應症：
面癱

5 操作者將手掌放在患者頭部兩側，以左手中指及無名指，將患者左側的下頂線尖角往下往內推，另一側的右手中指及無名指，則將右側的下頂線尖角向上向外拉。而下頂線兩側的尖角，就是指枕骨兩側最突的尖角。

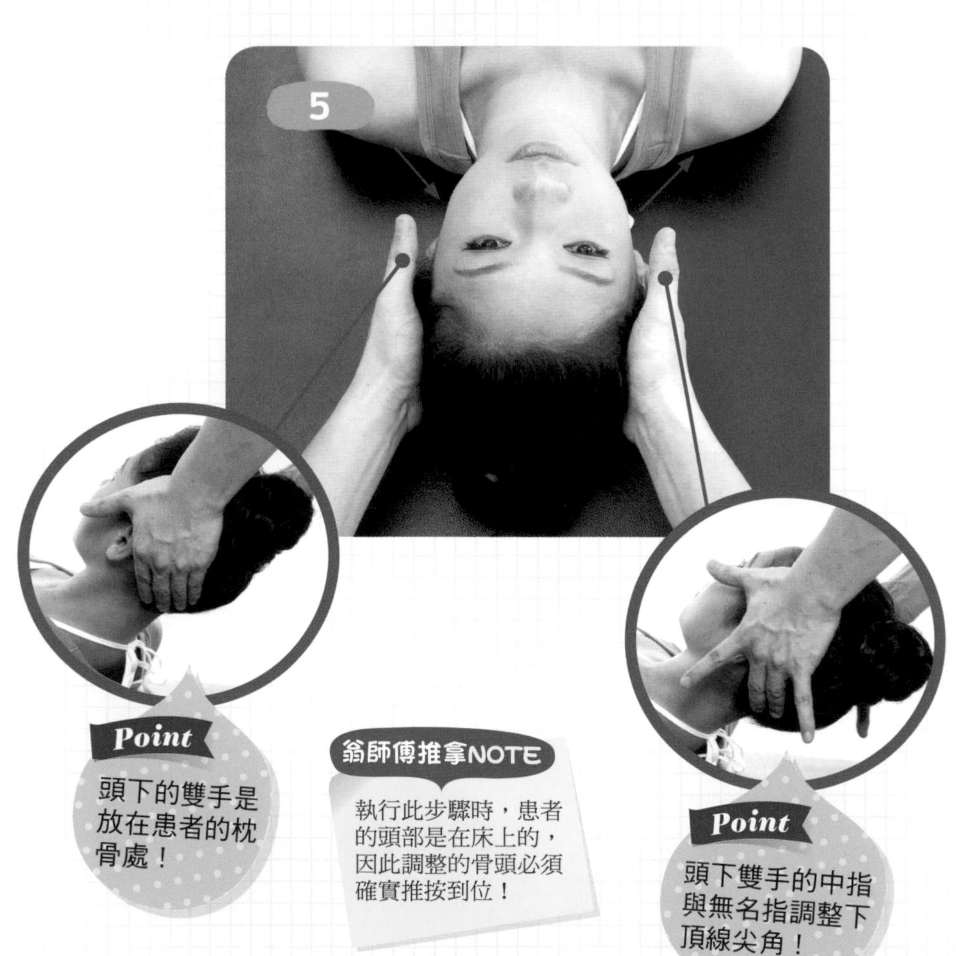

Point
頭下的雙手是放在患者的枕骨處！

翁師傅推拿NOTE
執行此步驟時，患者的頭部是在床上的，因此調整的骨頭必須確實推按到位！

Point
頭下雙手的中指與無名指調整下頂線尖角！

6-1
手刀位置放在
額頭上！

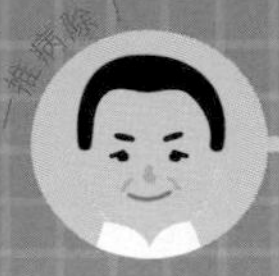

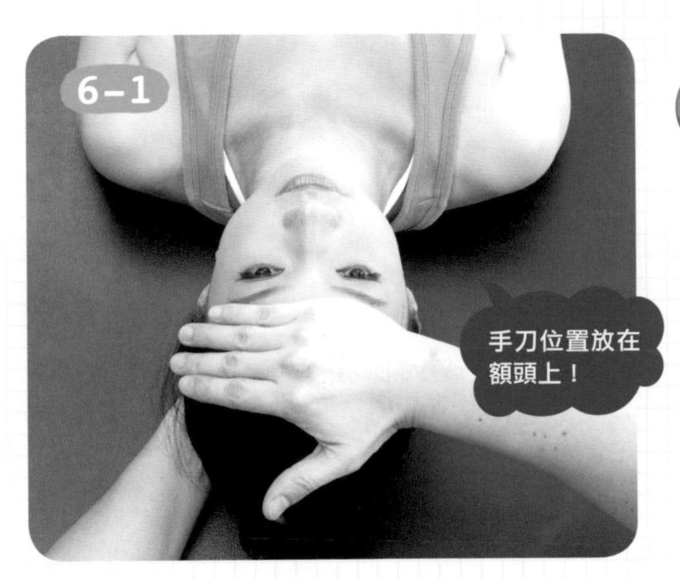

6 操作者左手扶在患者頭部後方，固定頭部調整位置，右手以手刀（也就是手掌靠近小指與手腕側的部位），將患者的額骨向頭頂方向推即可。

6-2
從額骨向頭
頂方向推！

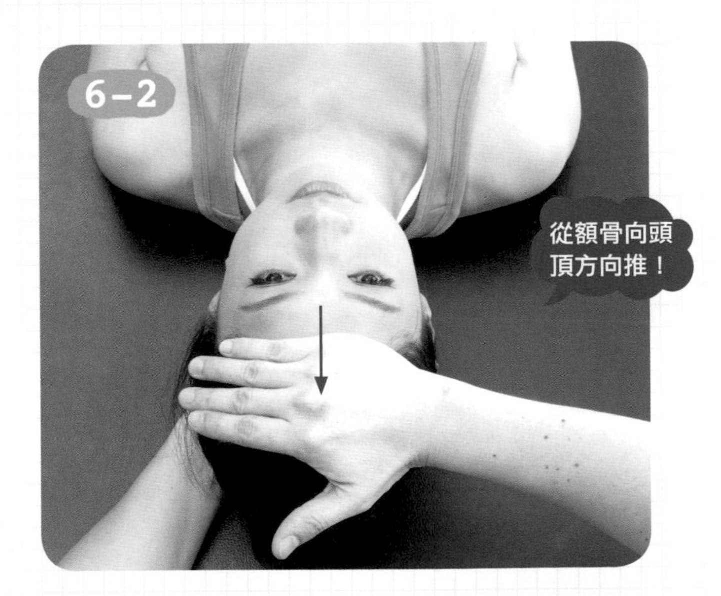

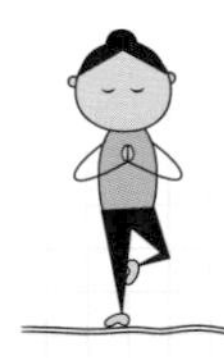

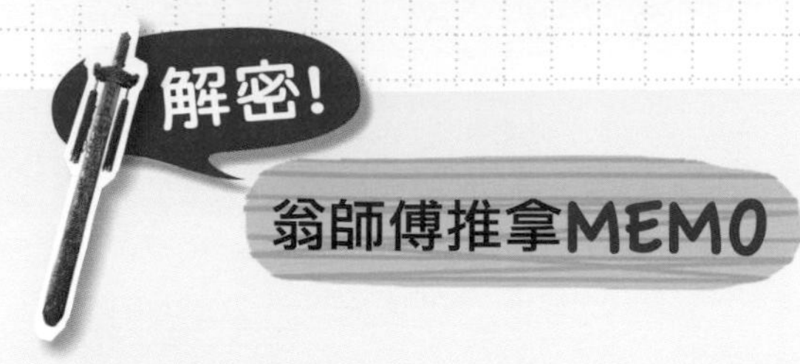

以上推拿步驟，請反覆進行兩個循環，效果會更好！雖然這些調整的動作較小，影響部位卻各有不同，只要施力恰當，便不會造成傷害。

本單元以示範推移整個頭骨為例，額骨向右偏，枕骨下頂線的尖角通常就會向左偏，所以頭型會呈現由右上角向左下角傾斜的現象。而在徒手調整頭骨後，其外型會有些變化，讀者實施前可以此作為參考：

❶ 調整額骨的橫向及縱向，可讓額骨平衡對稱，減少前額頭痛的機率，兩側太陽穴的凹陷也可因此拉平。在外貌上，會有額頭變高、平滑等改變。

❷ 將鼻骨向上、向內拉，可讓鼻腔的內徑變大，不僅呼吸時的進氣量倍增，還可減少因過敏所產生的鼻塞。至於臉部的改變，是會使鼻樑山根部位增高。

❸ 將顴骨向下、向外拉，主要能解決眼睛受到壓迫後所產生的不適，例如眼壓過高、眼睛畏光、不停眨眼等問題。而在調整後，眼睛會有變大，以及單眼皮變成雙眼皮等好處。

❹ 將顳骨及顴骨弓向外調整是為了增加頭部循環，避免腦壓因外部環境改變、適應不良所引發的頭痛。在經過調整後，非但能解決前述症狀，還有使臉變小、變窄，甚至成為瓜子臉等附加作用。

❺ 調整枕骨下頂線的尖角，可治療許多人兒時因頸椎單側拉力過大所產生的頸椎偏歪、下巴脫臼及歪斜等問題。在將骨頭調整到正確位置後，不僅能雕塑臉型，還可使原先扁平的頭型變圓。

面癱的徒手推拿治療，其先決條件就如同前一單元的頭痛一樣，只要不是病毒感染造成的病變、神經組織沒有斷掉，都可透過本單元的技巧恢復正常。且調整後的神經功能，復原率幾乎也都接近百分之百！

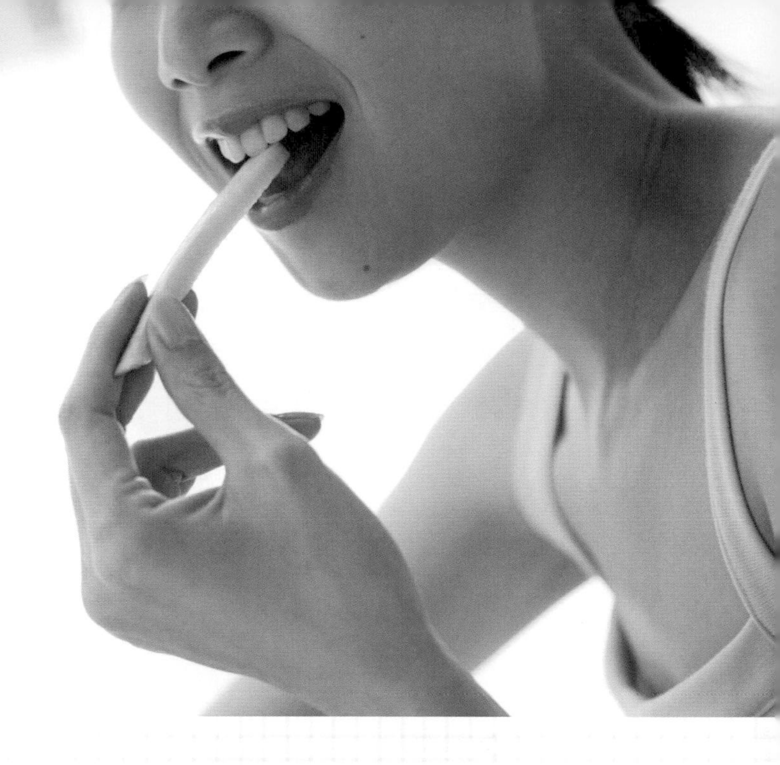

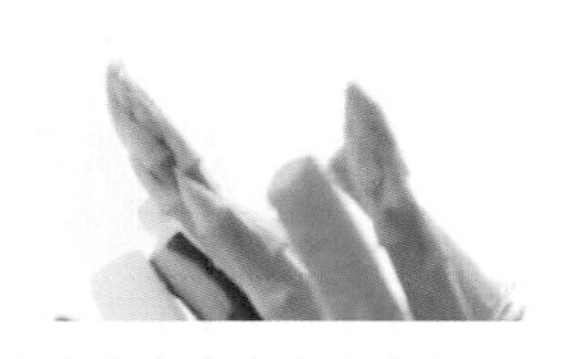

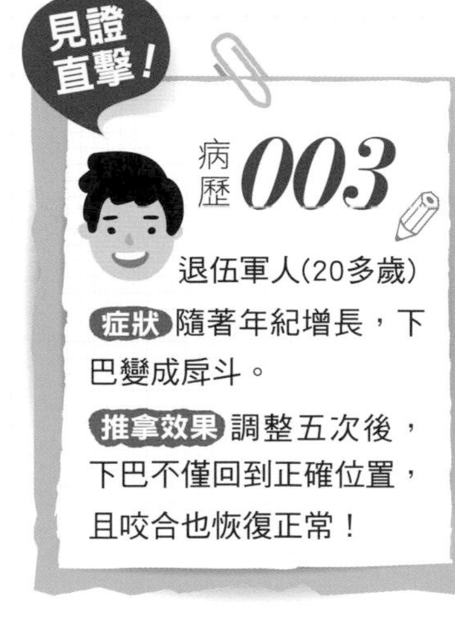

3. 下巴脫臼

～橋正骨頭，下巴歸位～

我曾遇過一位下巴脫臼的個案，他是一位二十幾歲、剛退伍的年輕人，臉部最大特徵就是有一個長長的下巴，其顴骨凹、下巴突，從側面看起來就像是一輪上弦月。

但他並非天生「戽斗」，因他表示小時候，下巴都很正常，但不知什麼原因，隨著年齡的增長，下巴竟愈來愈突，甚至連牙齒都往內斜著長，致使下巴更為明顯，但事實上這也是下巴脫臼的一種！

此外，他的上下兩排門牙也因下巴的關係無法接合，即便勉強完全咬合，牙齒前後都還留有1公分的間距，舌頭甚至還能從縫隙中伸出去活動，簡直令人覺得不可思議！

在仔細觀察他的牙齒後，我發現他的門牙表面看起來特別健康、漂亮，這是因為全部的咬食動作均以臼齒代替，所以門牙根本無用武之地，因此沒有絲毫磨損。但事實上，前述這些情況都讓他十分困擾，而最令他在意的莫過於「特殊」外貌，使他感到自卑！

其實，所有戽斗都是下巴脫臼使然，意即下頜骨過於突出，當然這名個案也不例外。那時，我先以第二單元〈面癱〉所述的推拿套路B，幫他調整了頭骨，再以本單元的推拿套路C將下巴拉正對準，接著一次次地慢慢往後拉，但因考慮到顳頜關節的相對位置，所以推移速度不能太快，否則患者會疼痛難耐。

後來，經過這五次的推拿療程，他的下巴不但回到正常位置，還擁有了正常容貌，牙齒的咬合問題當然也順利解決！

其實，調整下巴有一個關鍵點必須注意，那就是「顳骨位置」的調整！下巴活動的軸心連結點在顳骨的下頜窩，而大部分的下巴問題多是來自於頸椎壓迫所造成的頸椎兩側肌肉拉力不平衡，使得下巴活動時朝單側移位，以致於臉部看起來歪斜不正，但只要先調整好頸椎，再處理下巴便能輕鬆解決！

然而，比較特殊的狀況就是顳骨不正形成的咬合問題，因為無論你怎麼調整下巴都不會正常！這時，必須先檢查兩側顳骨歪斜的角度及方向，再向頭骨中間調整對稱，只要下頜窩的角度正確，兩側的距離也必須對稱於下頜骨髁狀突的距離，才能解決。

此外，顳骨向前及向後旋轉都會直接影響下巴的內縮及外突，所以下巴要調得好、角度要對得正，千萬不能忽略顳骨的調整！

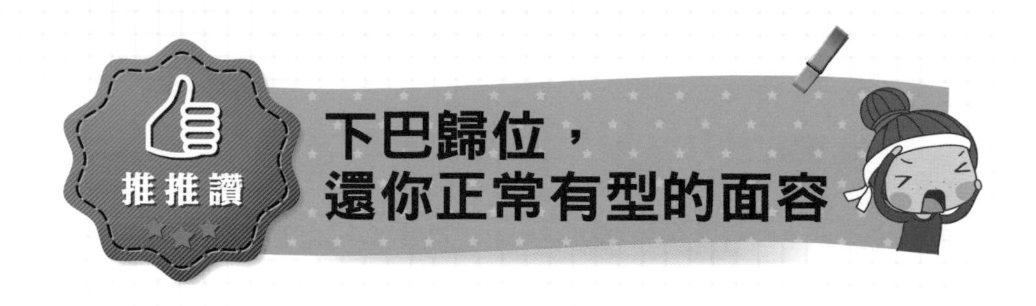

下巴歸位，還你正常有型的面容

下巴脫臼也就是閩南語俗稱的「落ㄟ頷」，許多人常把它當作笑話，直到自己有一天也身受其苦時，才知道事態的嚴重！下巴脫臼有時是突如其來，有時則是長期累積的惡果，無論是哪一種，均不可等閒視之，否則必定後患無窮！

曾有一則報導指出：一名25歲的年輕女子，睡覺時習慣磨牙。某天睡夢中，忽然感覺下巴疼痛，醒來後竟發現下巴整個歪掉，不但嘴巴合不攏，還痛到掉淚，緊急送醫才發現下顎軟骨已經移位，經醫生急救與顳頷關節的矯正，才逐漸恢復正常。

除了磨牙導致的下巴脫臼，平時三五好友相聚喝酒聊天，一時開心咧嘴大笑也是常有之事，但悲劇往往就這樣發生——下巴突然一陣酸痛，就再也合不起來！不過，只要學會本單元的推拿套路C，不必掛急診，自己「橋」一下，下巴也能馬上歸位！

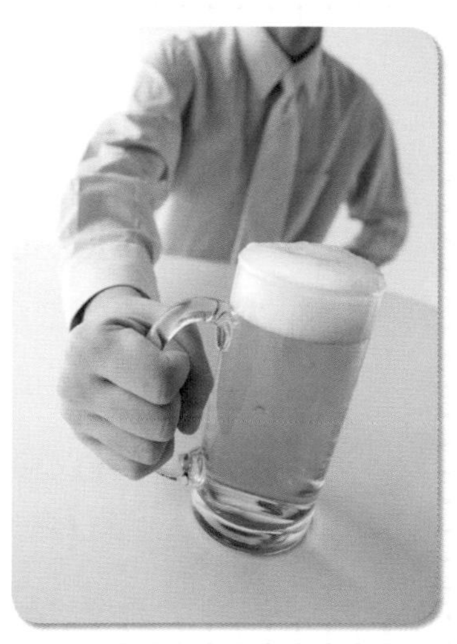

甚至，我們也常聽到有人這麼說：「這個人的臉怎麼看起來歪歪的？」追根究柢，其原因不外乎是臉骨不正，抑或下巴脫臼，才會造成一個人臉型歪斜，但實際上當事者沒有任何感覺，所以不會積極改善。而這類型的下巴脫臼，並非是「完全」脫臼，因為很多時候只是骨頭輕微移位而已，所以嘴巴依然有開合功能，咬合也沒有異常，唯獨吃東西時習慣以單邊咀嚼。

此外，像是身體不小心著涼，也有可能不小心「落ㄟ頷」，例如有些風濕症患者一旦身體受寒，就容易發病，影響到關節內部的平衡；嚴重的話，還可能出現顳部疼痛、頭暈、耳鳴等症狀。

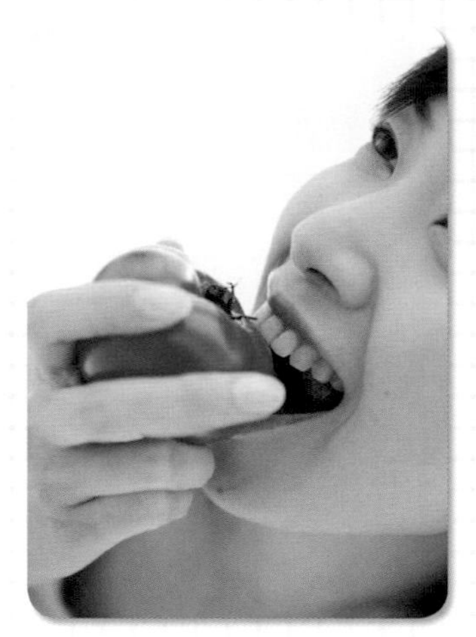

雖說下巴脫臼原因很多，但其實都是骨性結構移位造成，只要透過徒手推拿，將下頷骨移回原來的位置，就可解決下巴脫臼的問題。而在我過往的臨床治療上，也有遇過下頷骨斷裂的案例，不過只要將骨骼接正，使其癒合，之後再以本單元的技巧調整，同樣也能恢復正常。

下巴脫臼的原因

以上所述的脫臼狀況，都還不致於影響健康或造成生活上的困擾，但下述的下巴脫臼卻會讓人極度疼痛，若不趕緊治好它，將影響後續的日常生活！

➔日常生活中的外力，讓下巴掉了

因意外或運動時遭受撞擊而導致下巴脫臼者，是常有之事。而這一類的下巴移位會比較嚴重，且會附帶外傷腫痛，例如拳擊選手或橄欖球員，就常在比賽中因強力衝撞而傷及下巴。

當然也有人像我一樣，拔牙拔到下巴脫臼；或者突然咬到硬物、夜間磨牙、習慣單側咀嚼食物，使得關節出現挫傷或勞損；還有人只是因為經常單手托腮，便造成下巴歪斜；甚至有些人只是呵欠打得太用力，最終也搞到下巴脫臼！

因此，平常應注意下巴和脖子的保暖，盡量少吃太硬或冰冷的食物，若有單側臼齒咀嚼食物或單手托腮的習慣，也必須加以修正，千萬別輕忽「落ㄟ頷」的問題。

➔牙齒咬合不正，小心下巴脫臼

多數人可能不太知道，牙齒的咬合問題也是造成下巴脫臼的原因之一，例如牙尖過高、牙齒過度磨損、不良假牙、顎間距離太低等，都會破壞關節內部結構的平衡。

例如幾年前台中有一位19歲的女學生，因為有「顳頷關節解剖構造先天異常」的毛病，從小就經常下巴脫臼，9歲起就學會了自己「橋」下巴，只要大笑、打呵欠、大口吃東西，就有下巴脫臼的危險。

這名女學生是由於先天因素，破壞了關節內部的平衡，導致下巴脫臼；但大部分關節內部的不平衡，多因牙齒咬合不正使然，故牙齒保健是維護下巴的首要防守員。

➔情緒有問題，下巴跟著有問題

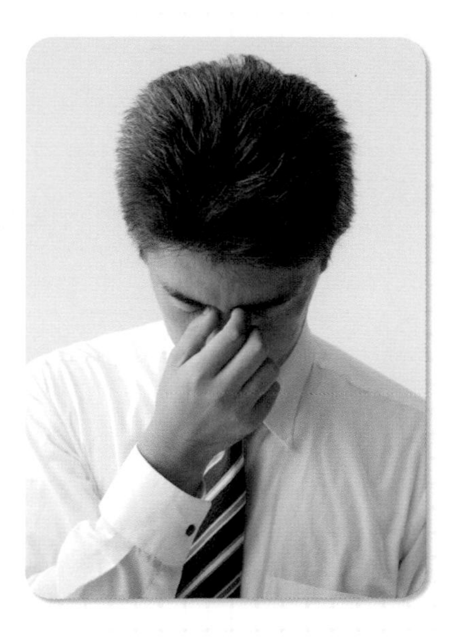

別以為只有外在因素會讓下巴脫臼，內在的情緒焦躁、精神緊張、易激動的性格，也是主要元凶。例如情緒壓力過大者，容易有夜間磨牙的習慣，會使關節內部的平衡遭到破壞，進而導致下巴脫臼。

雖說下巴脫臼不是大病，卻一點也不能忍。因為只要上下顎開合就會出現疼痛，且張口、閉口還會發出「喀喀」雜音。特別是張嘴時，下巴歪一邊，咀嚼食物時會出現疼痛感，就連說話也有困難，如果放著不管，容易形成發音障礙，甚至上下排牙齒還有可能再也無法正常閉合！

因此，一旦發現下巴有任何異狀，建議先到牙科診所，確認是否為牙齒咬合的問題。或者，可至骨科、復健科或耳鼻喉科等，詳細檢查脫臼原因，再展開一系列的治療，以免錯過黃金治療期。

下巴脫臼怎麼治療？

大多數人下巴脫臼都會到醫院求診，最常見的治療方法就是讓患者服用止痛劑及肌肉鬆弛劑。經過半小時後，待肌肉鬆開，醫生會將兩手大拇指伸進口腔，拉開下頷骨橋正。

但若是嚴重者，則要照X光或關節造影，甚至是用關節內窺鏡做檢查，過程不僅勞師動眾，花費時間也長，當然患者還要再忍受一段下巴疼痛的日子，實在是有苦說不出啊！

雖說下巴脫臼多為外力造成，但也反映出骨骼脆弱的事實。因此，我們除了避免意外的發生，還可透過飲食補充有益骨骼的營養素！因鈣不足及缺乏膠原蛋白，很容易造成下頷骨移位，故平時應多攝取蛋白質、維生素C及鈣，甚至經常按摩下巴關節處，如此都有輔助改善的效果。

若是習慣性的下巴脫臼，則要改變飲食習慣，避免食用太硬的食物，平均使用左右臼齒咀嚼、保持口腔清潔、定期做口腔檢查；此外，像是適度的運動、規律的生活作息等，都能大幅降低下巴脫臼的機率！

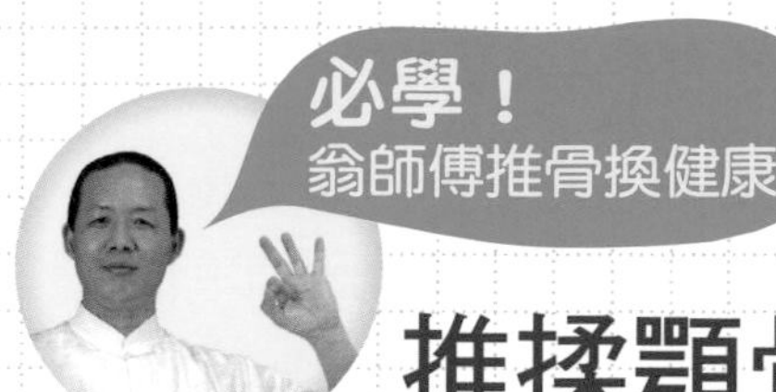

推揉顎骨，不怕「落ㄟ頷」！

下巴脫臼屬於顳頷關節的疾病，會使下巴附近的肌肉或韌帶經常拉傷，但在大部分人的觀念裡，下巴脫臼無非是「嘴巴張得很開，合不起來」，似乎不太嚴重，但實際上並沒有這麼單純，它所造成的傷害往往超出我們的想像。

因外力造成的下巴脫臼，嘴形會出現很明顯的開合不良。假使有長期磨牙或單手托腮等習慣，容易造成慢性損傷，導致下巴脫臼。雖然單手托腮的患者，平時依然有咀嚼功能，但咬合不正的情形一久，牙齒就會逐漸磨損，使得臉部歪斜而改變下巴周圍肌肉的施力方式，進而牽引頸部和頭部的角度，造成頭痛、肩膀酸痛、腰痛、失眠、聽力障礙、視力減退等問題！

此外，我們常見的戽斗，就是下頷骨過度前突所致，這時只要將下頷骨往後移動，戽斗不僅會慢慢消失、咬合功能也會變正常。雖然調整下頷骨，並不是一次就能解決，但只要多操作幾次、角度調整正確，就能大幅改善戽斗問題，甚至是完全根除！

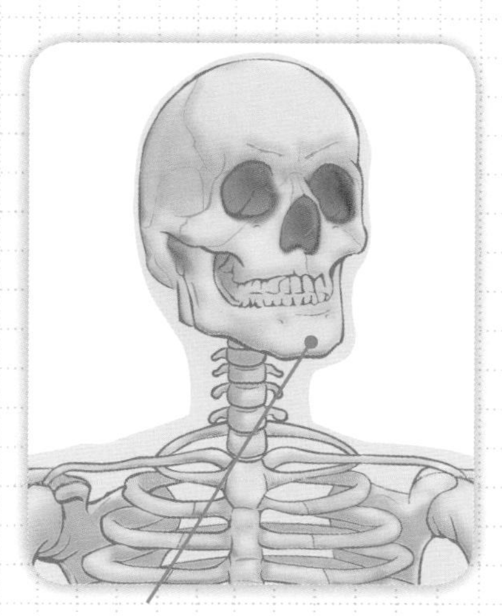
「戽斗」是因下頷骨前突

然而，下巴太短的人恰好相反，因其下頷骨往內凹，所以只要將下頷骨拉出即可。不過，在推拿下頷骨前必須注意牙齒有無磨損，否則下顎調整對位、咬合功能正常，卻因為先前的牙齒磨損而失去咀嚼功能，那就白費工夫了！因此，在牙齒沒有磨損到變形、內外相崁（也就是牙齒咬合時，下排牙齒會咬到上排牙齒內側牙齦）的情況下，只要透過徒手推拿都能解決！

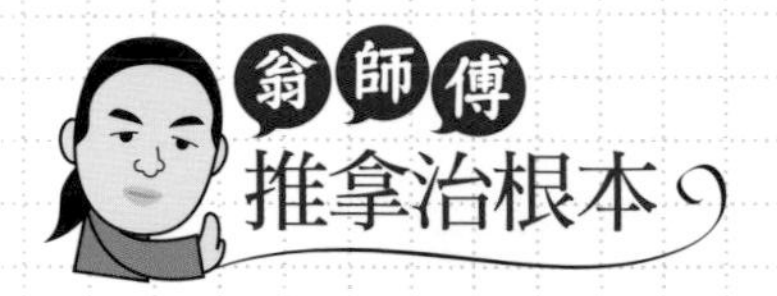

各位讀者請注意，若有人要將手指伸入嘴巴中調整下顎，最大的前提就是必須擁有醫師執照；否則，不能進行任何侵入性治療（除了人體汗水以外，只要會碰到患者體液的方式，都算是侵入性治療）與整骨，如此將會吃上一張罰單，更甚者還可能讓患者被「橋」到骨頭移位，得不償失！

在此要介紹一個不須將手伸進嘴巴、也不必害怕患者咬到操作者手指，更不用擔心衛生或感染疑慮的徒手推拿下顎法，讓患者能在快速又有效的方式下安心治療！

▶主要推整骨骼透視區◀

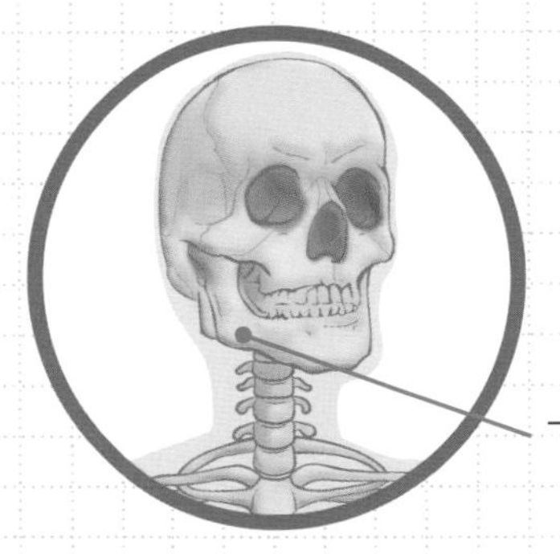

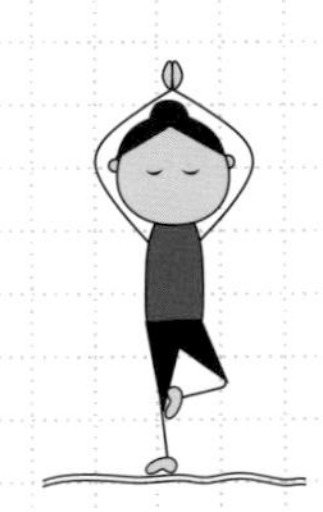

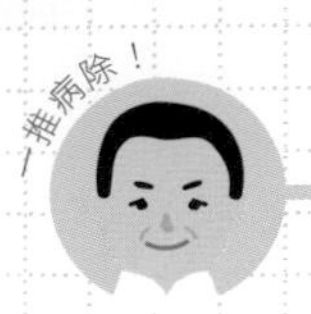

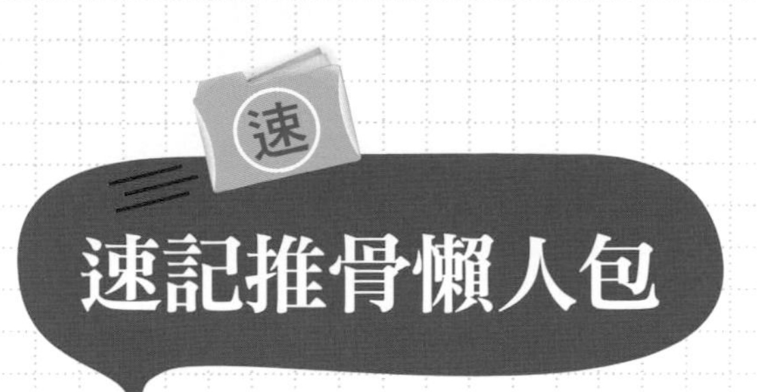

速記推骨懶人包

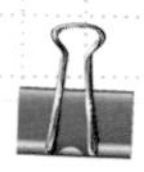

施作力量

500公克力量

執行次數

每步驟1次

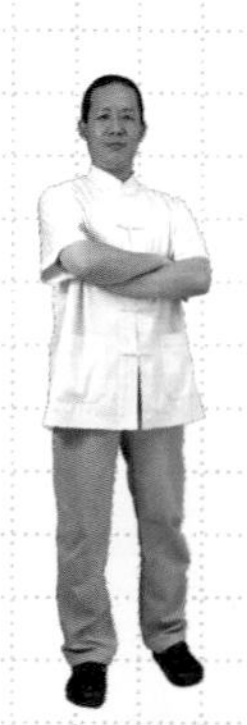

揉鬆顳頜關節附近肌肉

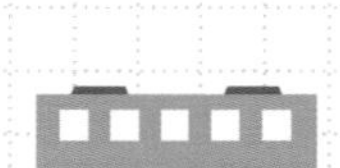

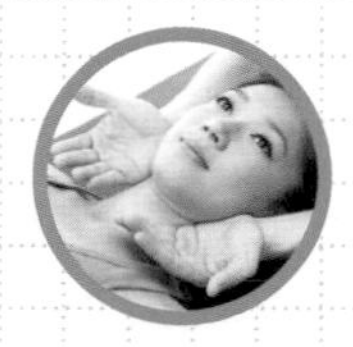

推左下頜骨角，下巴往右上推

下顎骨往上推後揉鬆顳頜關節

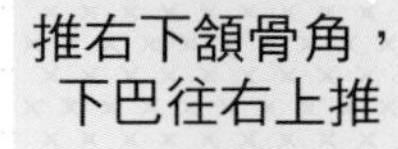

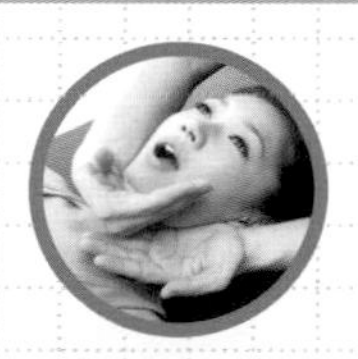

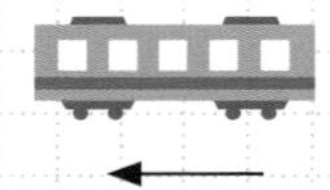

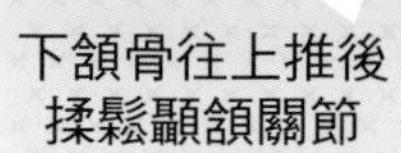

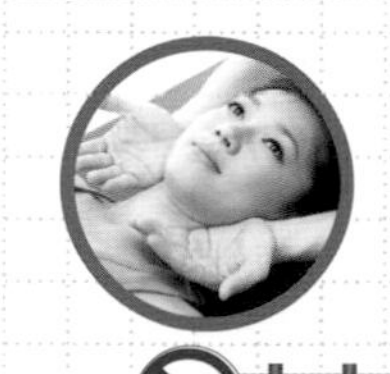

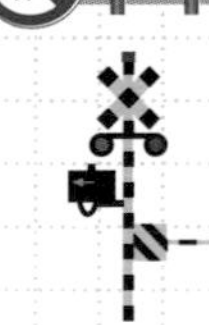

患者張嘴，下巴往下壓

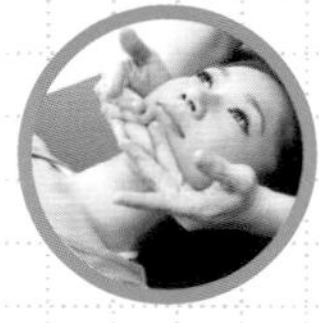

將兩側下頜骨角推上對準

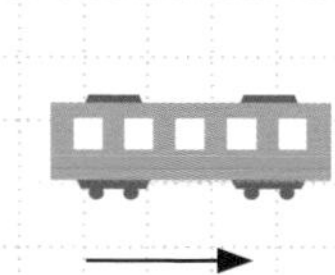

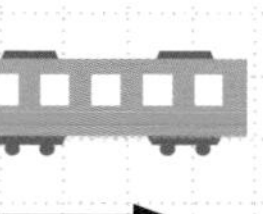

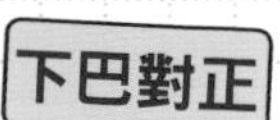

推拿套路C

適應症：
下巴脫臼

1 首先，檢查下巴的傾斜方向，這可從兩邊的下顎轉角確認。先用兩手手指在患者兩側的下頷骨角，往下、往內凹的部位輕觸，凹陷程度較淺，表示有傾斜現象，需要拉出來。

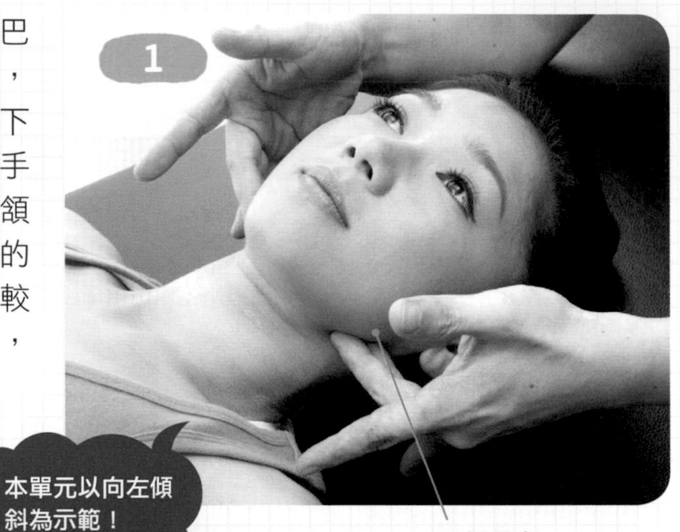

2 在調整前，操作者先用兩手掌根揉鬆患者臉部兩側的顳頷關節周圍肌肉。

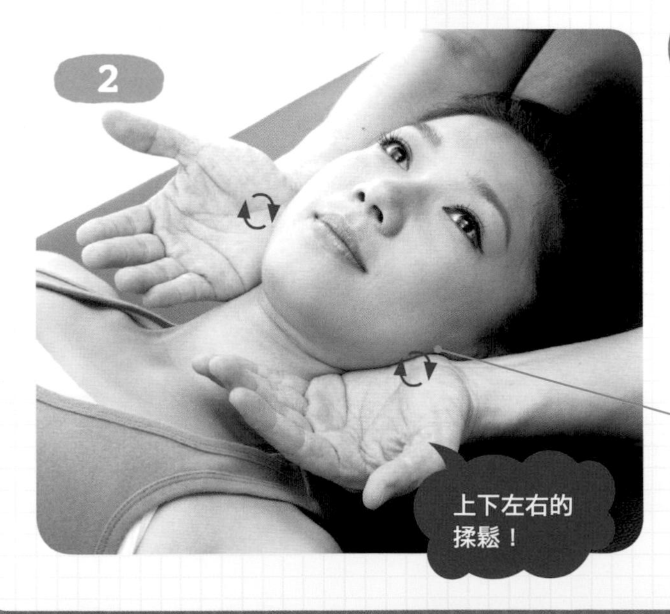

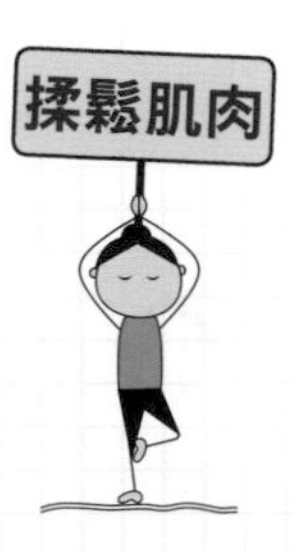

3 然後，請患者張開嘴巴，操作者以左手掌根將左下頜骨角推出，右手同時將患者下巴往右上推。

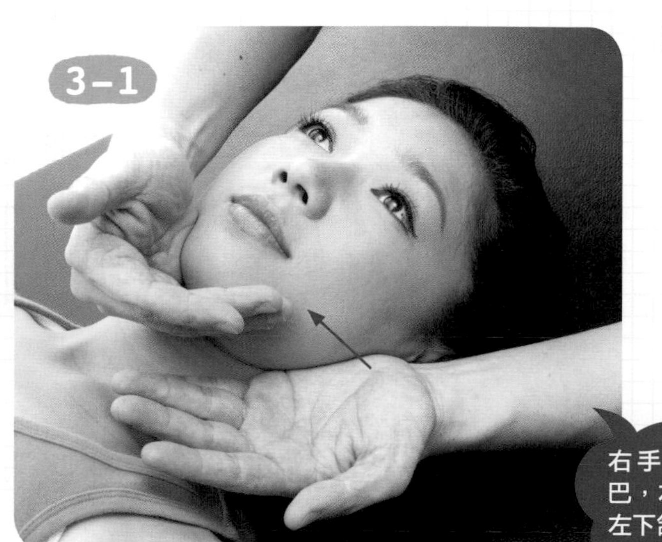

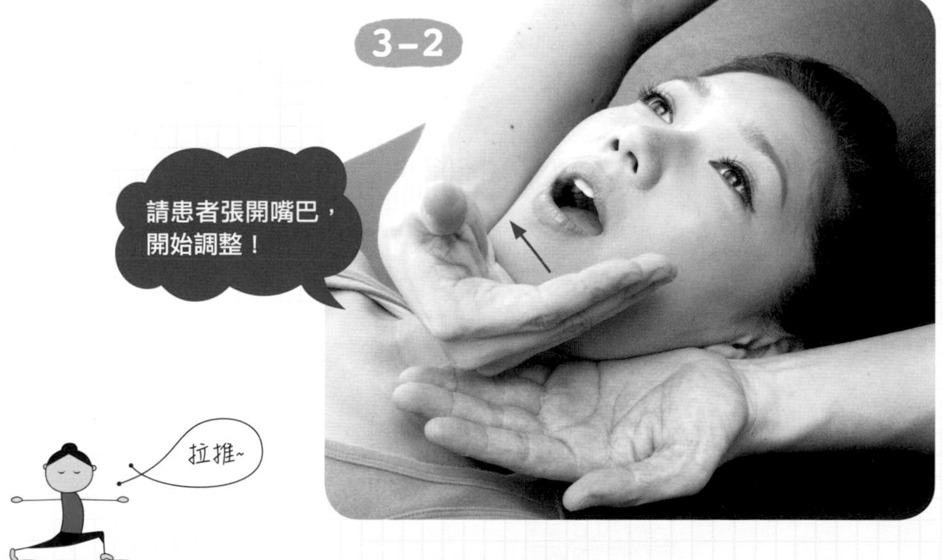

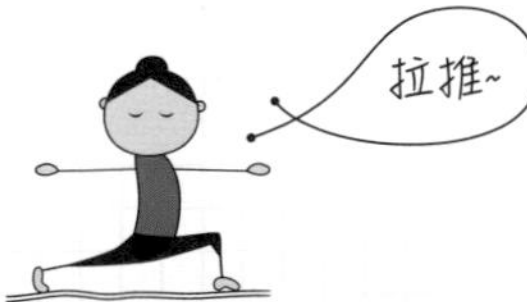

推拿套路C

適應症：下巴脫臼

4

4 接著，請患者咬合下顎，操作者順勢將下頜骨往頭頂方向推，就可將左顳頜關節推出對正了。

右手將下顎骨往頭頂方向推！

5 同步驟2，操作者再一次用兩手掌根揉鬆患者臉部兩側顳頜關節的周圍肌肉。

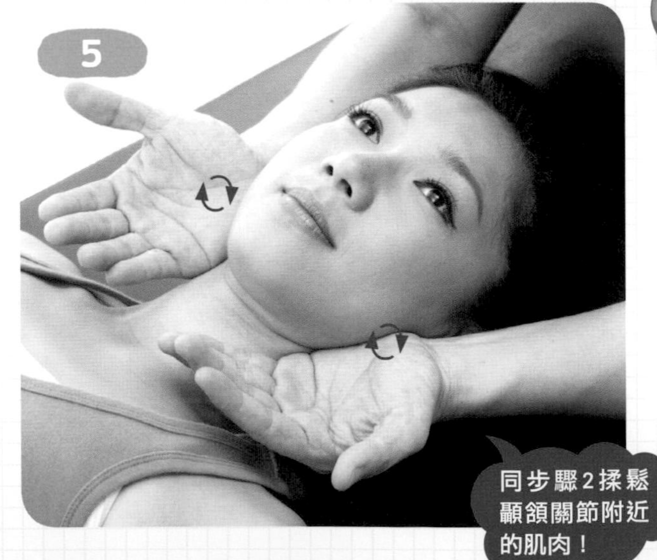

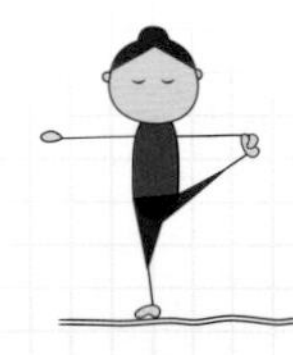

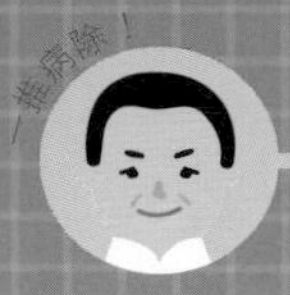

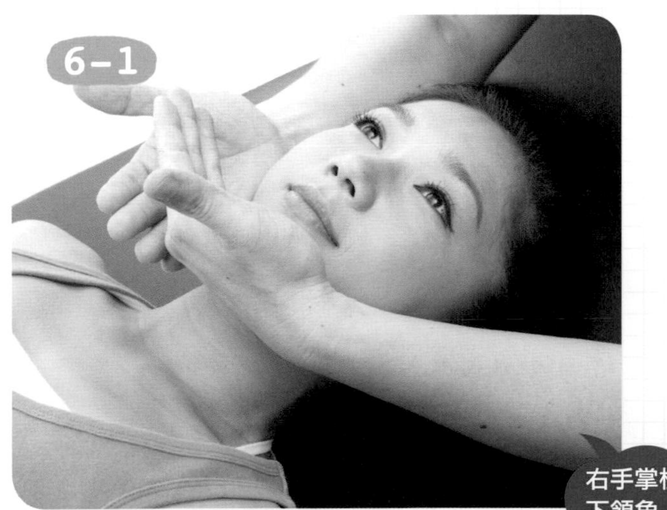

6 接著，請患者張開嘴巴，操作者以右手掌根將右下頜骨角推入，同時左手將下巴往右推。

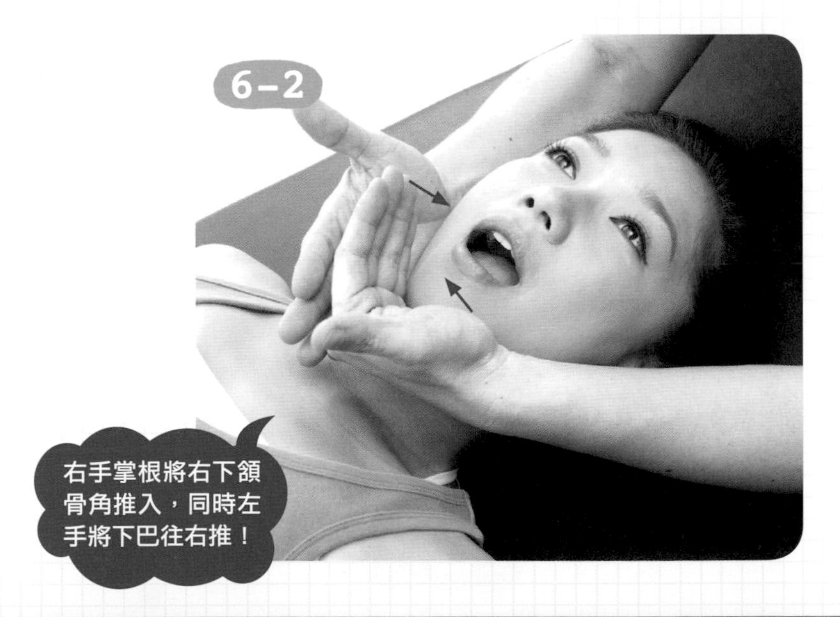

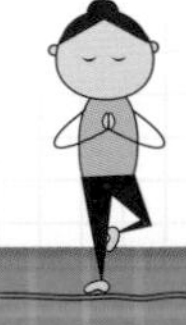

推拿套路 C

適應症：
下巴脫臼

7 接著，請患者咬合下顎，操作者再次順勢將下頷骨往頭頂方向推，就可將右顳頷關節推入對正。

左手將下顎骨往頭頂方向推！

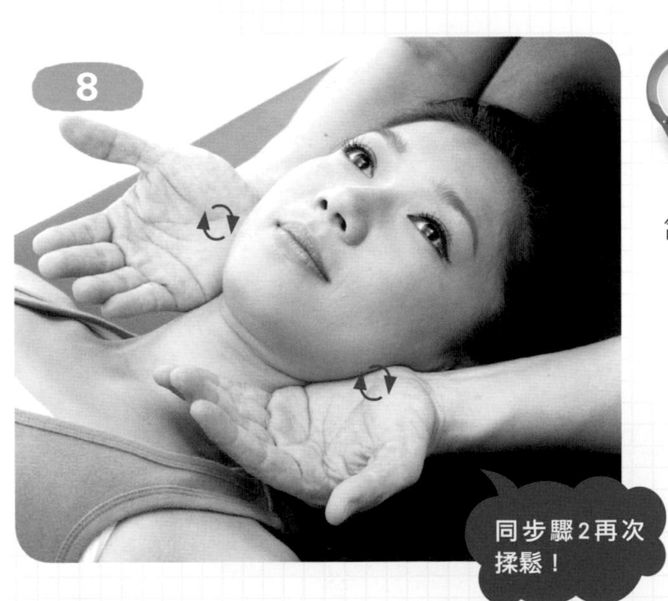

8 同步驟2，操作者再次揉鬆患者臉部兩側顳頷關節的周圍肌肉。

同步驟2再次揉鬆！

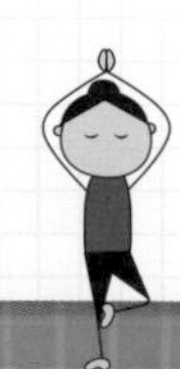

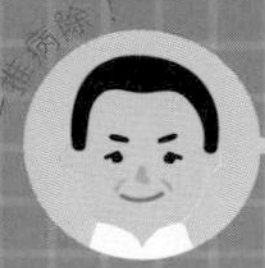

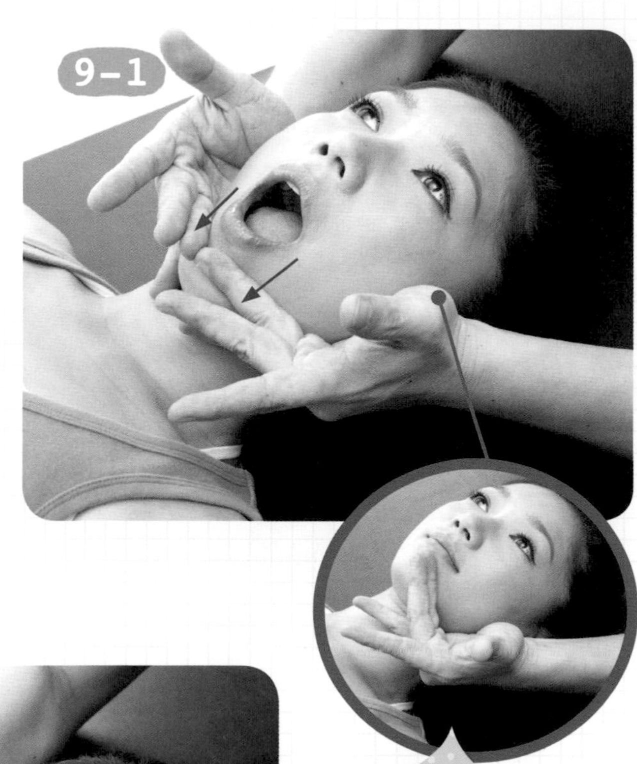

9

請患者張開嘴巴，操作者兩手無名指在患者嘴巴張開時，將下巴往下壓住，再請患者咬合下顎，此時操作者以掌根順勢將兩側的下頷骨角推上來對準，此套路即成。

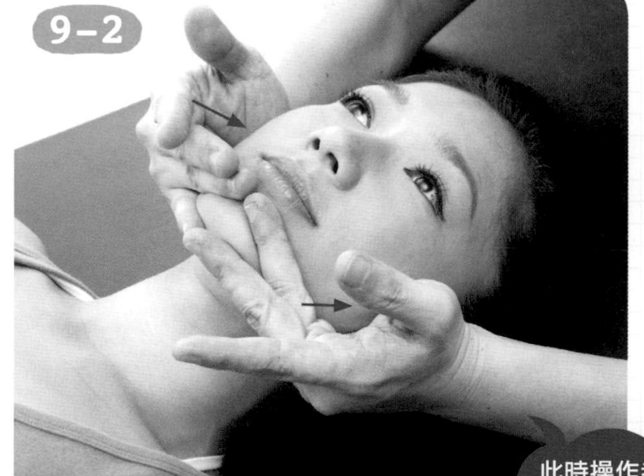

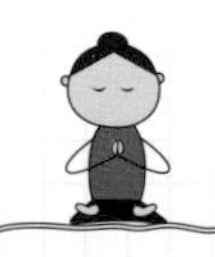

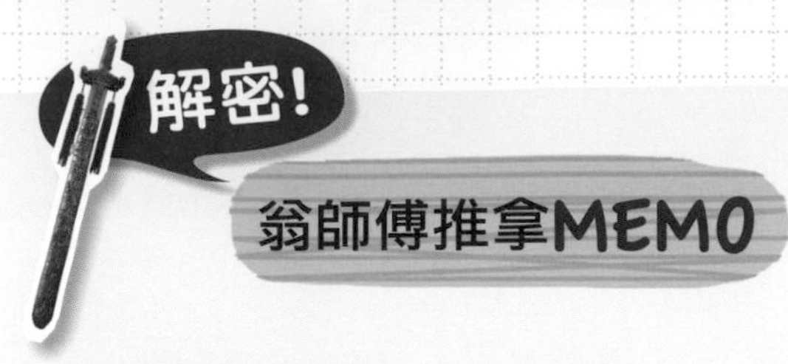

雖然下巴脫臼的症狀輕微，但也有可能造成無法挽回的後果。由於下顎稍稍移位，多數人都不會有太大感覺，但每天吃飯、說話都會因咬合不正而磨損牙齒，屆時才去看牙醫，已為時晚矣。而時下流行的齒列矯正，其實多數只要藉由推拿，即能解決！

下巴脫臼雖看似是骨性結構移位的問題，但實際源頭卻是在「頸椎」！當頸椎不正而壓迫到頸部神經時，下顎兩側的肌肉拉力就會不平衡，而日常生活的飲食與說話都會增加下顎活動的次數，到了一個臨界點後，下顎就會移位並出現下巴脫臼的現象。

然而，除了外力導致的下巴受傷無法調整以外，如果要徹底根除下巴脫臼再次發生的可能性，可先利用第四單元〈落枕〉的「推拿套路Ｄ」將頸椎調好，解決頸神經壓迫的問題，再使用第一單元〈頭痛〉的「推拿套路Ａ」降低腦壓，接著以第二單元〈面癱〉的「推拿套路Ｂ」來對正頭骨位置，最後再使用本單元的「推拿套路Ｃ」來調正下頷骨位置，如此一來，便可不必擔心下巴脫臼的問題。

當然，各位讀者也不用害怕自己操作會調壞下巴。只要操作時，力道不要過大，就一定安全。即便只是做錯程序或使力的時機不對，頂多就是沒效果。但如果是相關的從業人員多學這一招，定能有助於治療效率的提升，故在此推廣這助人又不損己的妙方，分享給所有需要的人！

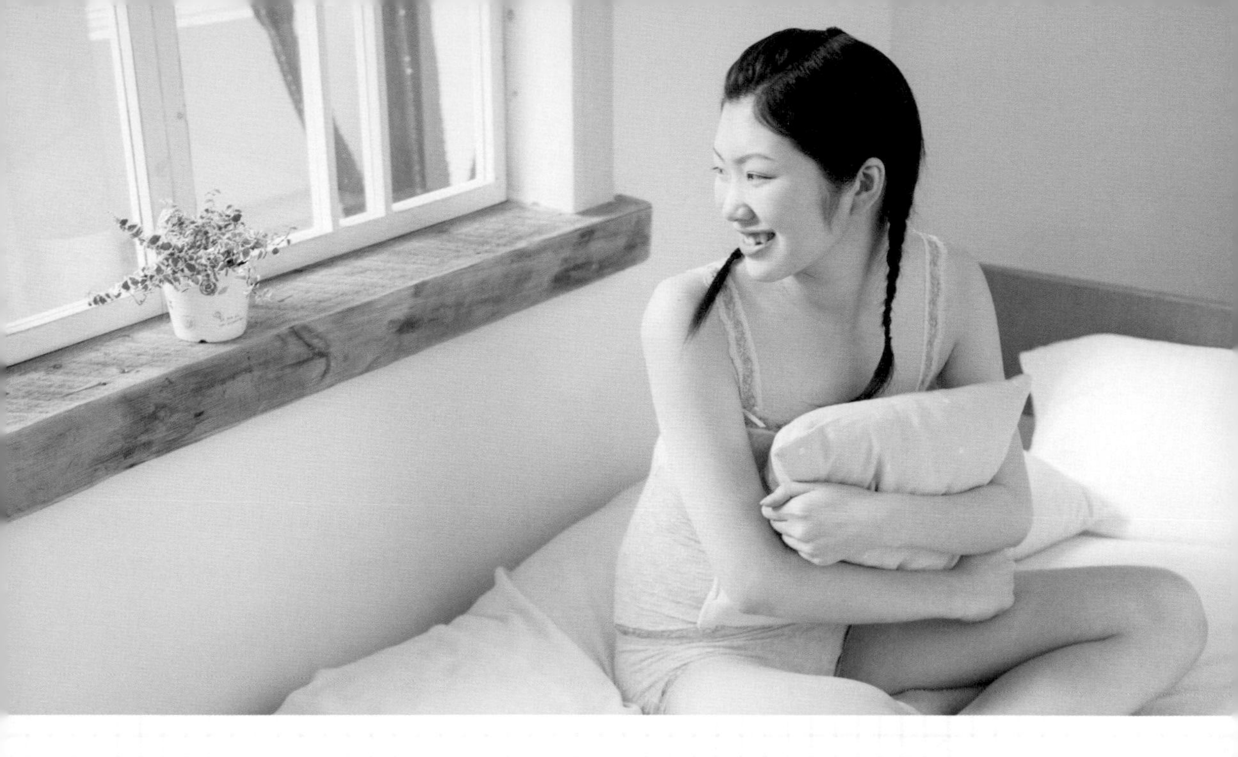

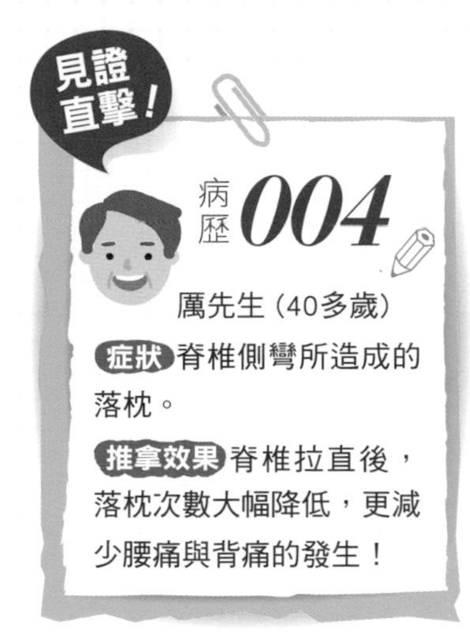

4.落枕

～頸椎調正確，落枕抹擱來～

我接過最嚴重的落枕個案，當屬一位四十多歲的厲先生了，他的落枕頻率高得驚人，平均一個禮拜發生一次。

即使厲先生每天都很注意睡姿，但落枕問題還是不斷，且狀況並非只是「針灸、貼塊藥布，過兩三天就會好」的那種，而是要花很長一段時間才能恢復的病況，最嚴重的一次甚至高達一個半月，當時他的頭也就這樣歪了一個多月！

厲先生是成衣貿易公司的超級業務，經常要出國採購，或至各地工廠協調事務，但卻因全身疼痛而天天睡不好覺，造成厲先生身心極大痛苦；

即使努力復健，效果也十分有限，使得厲先生這些年只能吃藥止痛度日。

俗話說「無巧不成書」，因厲先生老闆一家子都是我的客戶，再加上老闆十分心疼愛將，於是便介紹他來找我調整，老闆甚至還特地致電請託我：「翁師傅，厲先生是我們公司不可或缺的超級戰將，而且跟了我很多年，你一定要幫我治好他啊！」

當我第一次看到厲先生時，不禁有些嚇到，他脊椎側彎竟有三十幾度，身上所有骨骼幾乎都歪歪斜斜。而且頸椎、胸椎、腰椎也都出現問題，罪魁禍首原來就是脊椎側彎所致。由於身體嚴重扭曲，使得厲先生全身疼痛不已，相較之下，落枕只不過是其中的芝麻小事！

由於脊椎側彎過於嚴重，導致不同程度的併發症，唯有解決側彎問題，才能根除厲先生的全身病痛。於是，我將重點擺在脊椎的調整！

經過第一次的療程，厲先生的睡眠品質立刻提升，體力也因此增強不少，長年的頭痛亦跟著消失，落枕機率更是大幅降低，從一個禮拜發作一次，延長為一個月才出現，光是這一點，就讓厲先生驚喜萬分！

相較於以往厲先生因經常性背痛、腰痛而幾乎無法搬運任何重物的狀況下相比，隨著一次次的調整，脊椎慢慢地被拉直，厲先生的背痛和腰痛逐漸減少。

我前後大概幫厲先生調整了十幾次，最後他的脊椎逐漸恢復正常，全身疼痛也因此消失無蹤，當然落枕的情形也大幅改善，時至今日，已無這方面的煩惱！

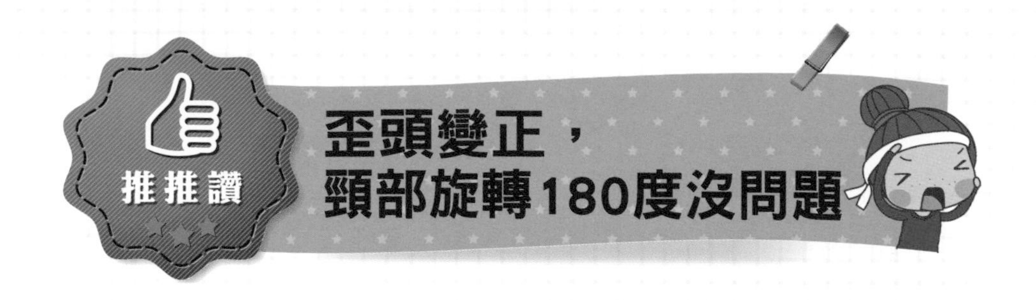

歪頭變正，頸部旋轉180度沒問題

還記得，在我以前上班的電子公司，只要有同事一直歪著脖子走路，十之八九就是落枕！而這些深受落枕之苦的人，通常模樣很滑稽，讓人忍不住看了想笑。只是，當事人肯定笑不出來，因為實在是太痛了！

想睡安穩，先避免落枕誘發原因

落枕是一種因急性頸部肌肉痙攣、僵直、酸脹、疼痛，以致於轉動失常的病症。好發於春冬兩季，尤其又以高工作量的青壯年為高危險族群。

落枕可分為頸部單側或雙側不能轉動，假使是頸部單邊落枕，頭部就只能朝患側傾斜，並且稍一轉頭，就會牽拉受損的肌肉而疼痛加劇；如果是兩側都落枕，那更是一動也不敢動，若稍有閃失就會痛到呼天搶地！

造成如此恐怖的落枕問題，原因還真不少，大致可歸類成以下三點，還請讀者們小心避免：

❶ 睡相太差，脖子轉不動

說到落枕，一般人的首要反應就是睡姿不良，若頭頸長時間處於過度偏轉的位置，或是枕頭太高、太低、太硬，都會讓頭頸在過伸或過曲的狀態，進而引起頸部單側肌肉緊張，使頸椎小關節面發生扭錯位，否則怎麼會稱其為「落枕」呢？然而，不只是睡姿不當這個原因，很多狀況都會造成落枕！

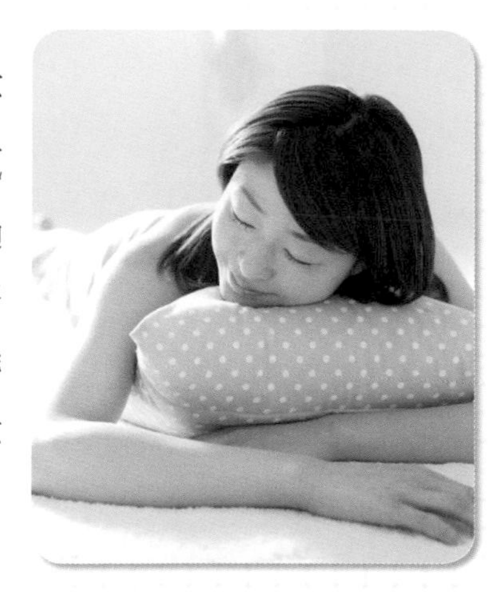

❷ 體虛過勞，脖子容易出事

體質虛弱或過度疲勞、經常低頭伏案工作、睡覺時受寒，都會使頸背部氣血凝滯、僵硬疼痛，故容易落枕；抑或是運動之前暖身不足、運動時進行的動作超過體能極限、維持同一姿勢太久……等等，也都可能產生落枕，最常發生在跑步或三鐵運動員身上；甚至，有些人在開車時突然急煞，也可能造成頸部肌肉受傷，而形成落枕。

平時工作應有適當休息，不要經常讓自己過勞；睡覺時則要注意保暖，以免寒氣入侵身體；運動之前要先暖身，適量但不要過度，以免讓運動變成勞動；同一姿勢也不可維持太久，每隔一段時間就要變換姿勢或稍做休息，才不會造成勞動損傷。

❸ 脊椎側彎，增加落枕機率

從前文厲先生的案例得知，脊椎側彎者即便是以正常的姿勢睡覺，也很容易落枕，那是因為脊椎側彎引起頸椎歪斜使然。而嚴重的落枕，不僅會使頸部僵硬疼痛，痛感甚至會延伸至上背部，令患者行動受阻、苦不堪言！

冰凍三尺，非一日之寒，無論上述哪種原因導致的落枕，多半是因為頸椎早已有許多毛病，日積月累之下才逐漸發酵，一待時機成熟，病症便瞬間爆發，最後一發不可收拾。因此，平時就要注意自己各種動作是否恰當，別讓不良姿勢有機可乘！

中西醫如何治療落枕？

雖說落枕就如同牙痛一般，好像不是什麼大毛病，但痛起來卻總讓人無法忍受；有些運氣好的落枕患者，只要早上起床後，身體慢慢活絡起來，肌肉便會鬆開，患部就會自動痊癒；但情況嚴重者，頸椎就會一直歪

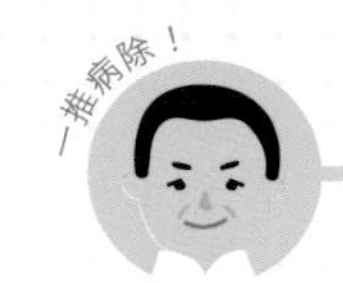

著，並伴隨疼痛與腫脹，若多天都不見好轉，那就一定要求助專業人員了！

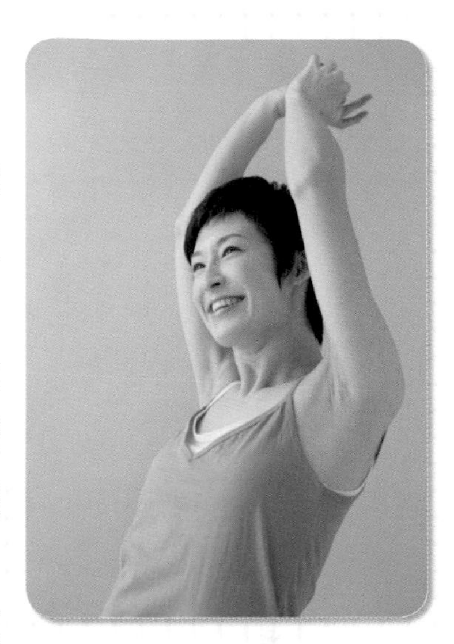

以西醫來說，多半會採取按摩、熱敷、遠紅外線等溫熱療法，並配合病情開立止痛藥及肌肉鬆弛劑，或做局部注射來止痛。

中醫則以針灸、推拿、拔罐、電療、**向量干擾儀**（註❶）、用耳針埋穴頸枕區等治療方式，狀況輕微者，約2～3小時即可恢復；嚴重的話，需要一週或更長的時間。

此外，還應使用合適的枕頭，不宜太高或太低，中間最好有部分內凹，以防頭部滑落，而且不能太輕或太寬，寬度最少要大於兩肩的距離；枕頭高度一般以8～10公分為宜，每個人適合的枕頭高度，可透過**O環檢測法**（註❷）得知。其方法為受測者躺在枕頭上，將右手舉起並以大拇指與食指相觸，比一個OK的手勢，在旁輔助測試的人，以兩手將受測者的大拇指與食指用力向外拉開，受測者要用最大的力量抵抗並保持OK的手勢；接著更換不同高度的枕頭繼續做測試，讓手可以保有最大力量維持OK手勢的那顆枕頭，就是最適合你的枕頭！

翁師傅名詞小教室

註❶ **向量干擾儀**：一種治療身體酸痛的儀器，設定好使用的波頻、速度及時間後，於酸痛部位貼上電擊片並接上儀器的電擊線，而該儀器所發出的向量干擾波，可幫助身體止痛、使肌肉收縮，以達到按摩效果。

註❷ **O環檢測法**：O環檢測法是由日裔美籍醫學博士大村惠昭獨創，其方式為透過手指比出OK手勢，就能產生如儀器般的檢測作用。

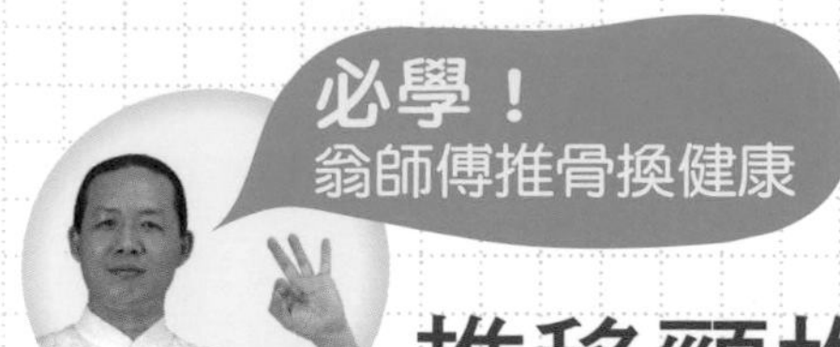

推移頸椎，頭頸靈活！

頸椎是一段牽一髮而動全身的骨骼，若受到損傷便會影響人體。輕則落枕，使患者痛到只能歪著脖子，或是低頭時頸椎出現疼痛、頸椎左右旋轉角度小、手部特定位置出現不明疼痛，甚至是耳鳴、高血壓、腦壓高、眼壓高、頭痛等；而嚴重者，則會因椎間盤突出，壓迫到神經，造成麻痛，其範圍從雙手或肩部以上到頭頂等都是延伸的部位。

我曾遇過一位頸椎間盤突出壓迫到神經，導致雙手以上出現又麻又痛的患者。當時，醫院的骨科醫生認為該患者的治療方式只有開刀一途，但實際上我僅徒手推拿了幾次，患者就恢復正常。其實，只要移位的骨骼歸位，椎間盤的異常壓力就會跟著消失，突出的椎間盤便會慢慢縮回原處，疾病當然也就煙消雲散！

而本單元介紹的方法，算是最簡單易懂的調整原理。只要在被壓迫的患部製造一個壓力的開口，在旋轉頸椎時，就能將移位的椎體推回正確的位置。

例如下頁上圖中的凹陷壓迫點在左側，所以頸椎右側就會摸到突出、不舒服的壓痛點。這時只要將頸椎向右傾斜，在左側製造一個壓力的開口，當頸椎旋轉時，椎體便會很容易地向左移動，而歸回原位。

由此延伸同樣的觀念與手法，將每節偏移的頸椎都歸位對正，調整成與標準骨骼的相同角度，便能解決任何由頸椎錯位而衍生出來的疾病，包括因神經受到壓迫而產生麻痛、需要開刀的患者等，也都能透過徒手推拿調整。此外，若是手部有外傷或骨折，以致於手部功能癱瘓者，也都要從頸椎開始調整，才能根除問題！

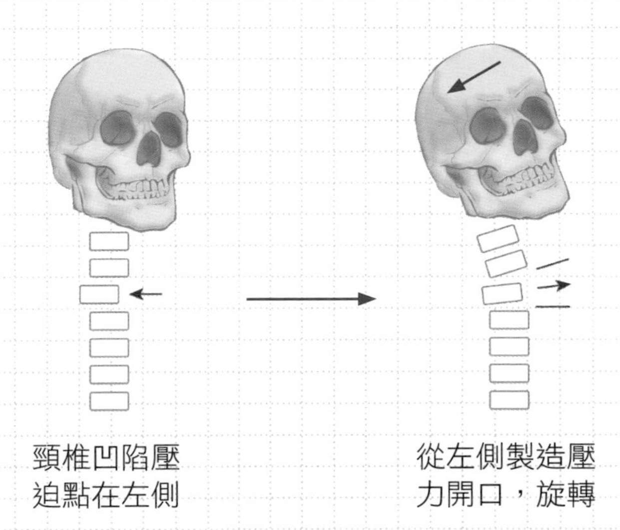

頸椎凹陷壓迫點在左側

從左側製造壓力開口，旋轉

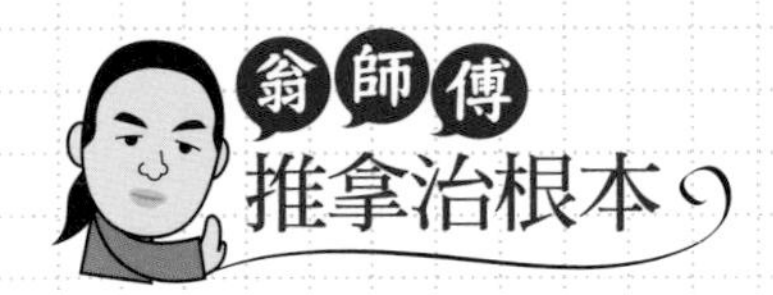

在進行頸椎的調整時，只要力道輕柔，就不會有任何風險，即便是操作錯誤，也不至於引起後遺症。但遇到較嚴重的患者，力道太輕或許會難以處理，但只要多試幾次就好，如果太用力，反而會容易造成收拾不完的後續問題，例如手臂麻痛與無力或頸椎歪斜等問題都可能會出現喔！

▸主要推整骨骼透視區◂

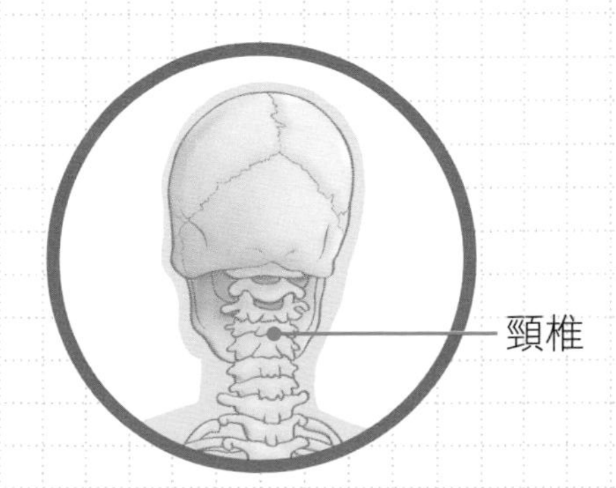

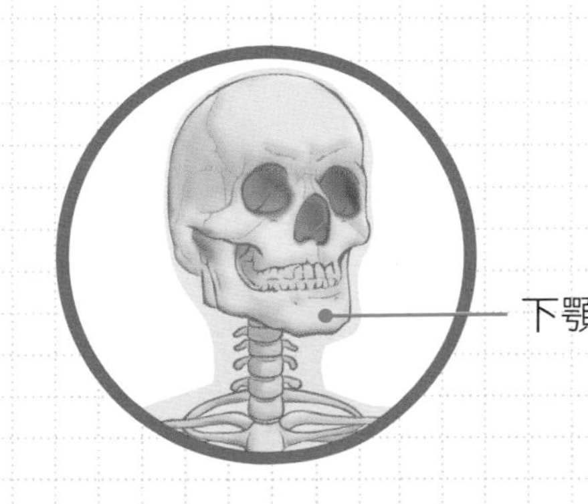

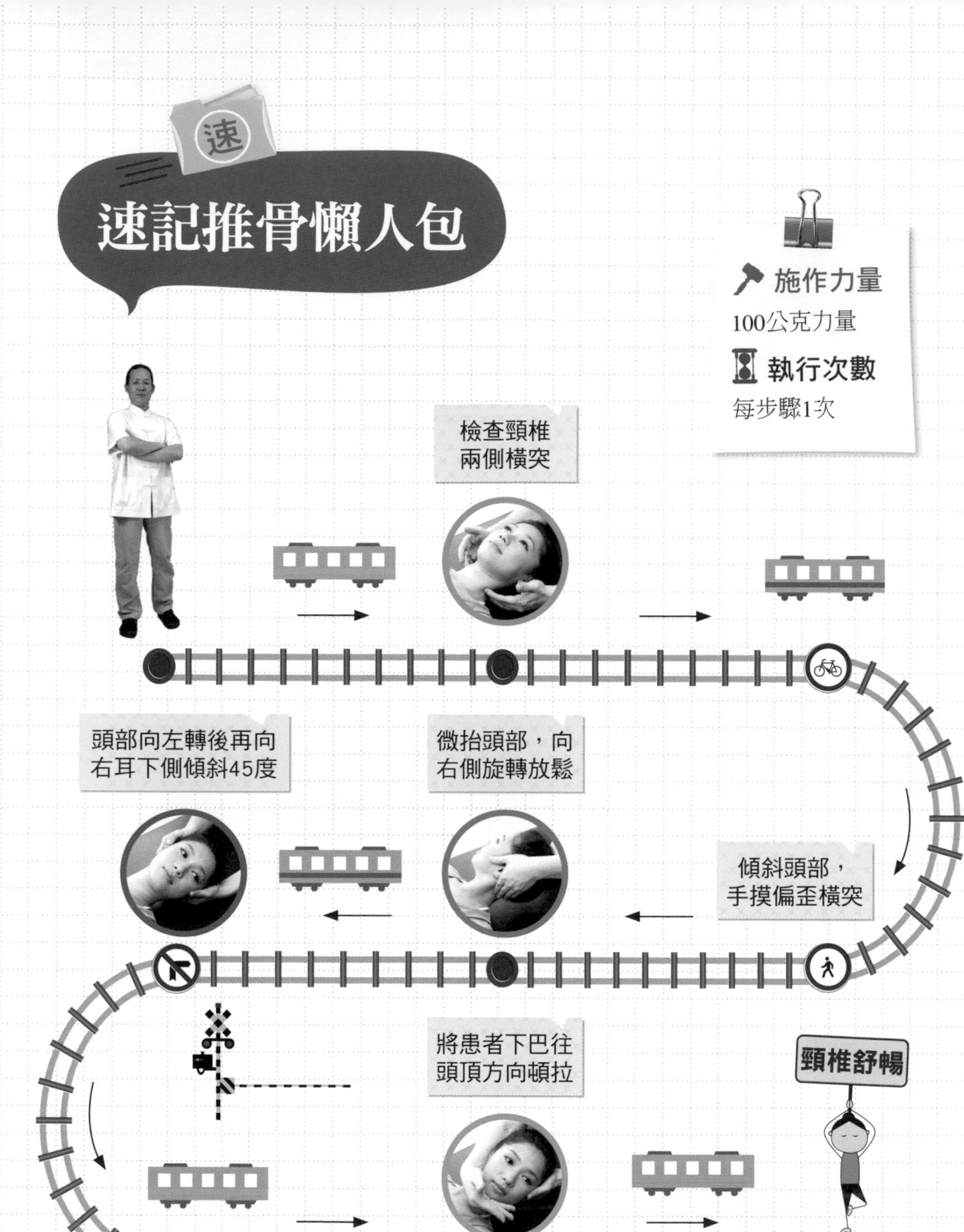
速
速記推骨懶人包
施作力量
100公克力量
執行次數
每步驟1次
檢查頸椎
兩側橫突
傾斜頭部，
手摸偏歪橫突
微抬頭部，向
右側旋轉放鬆
頭部向左轉後再向
右耳下側傾斜45度
將患者下巴往
頭頂方向頓拉
頸椎舒暢

推拿套路D

適應症：落枕

1 此技法分成兩段，第一段先做第3椎至第7椎的調整，並從第3椎開始依序調整。首先操作者在患者頸椎兩側檢查偏歪的橫突，確定調整放鬆的方向，以雙手指尖輕觸患者頸椎兩側，這時手指會摸到患者頸椎側面突出的橫突，或特別緊繃的肌肉。

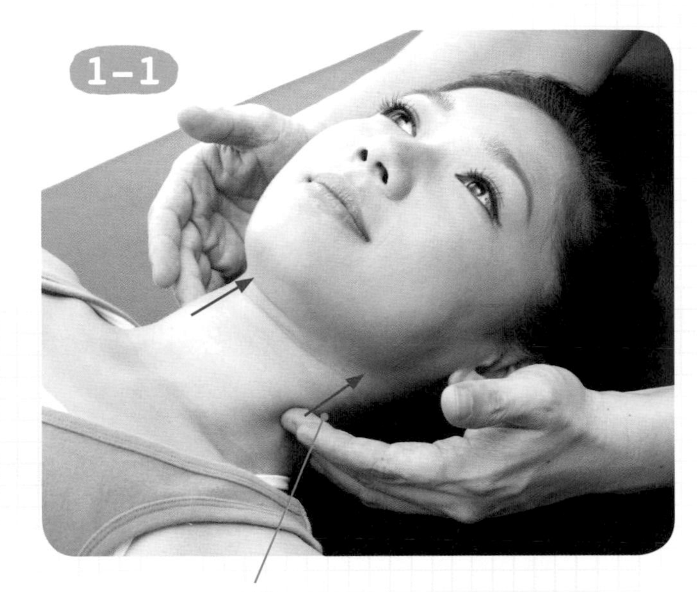

頸椎

翁師傅推拿NOTE

操作者以雙手指尖輕觸患者頸椎兩側，若是摸到橫突、緊繃的肌肉，即為調整側！

1-2

由下慢慢往上觸診頸椎！

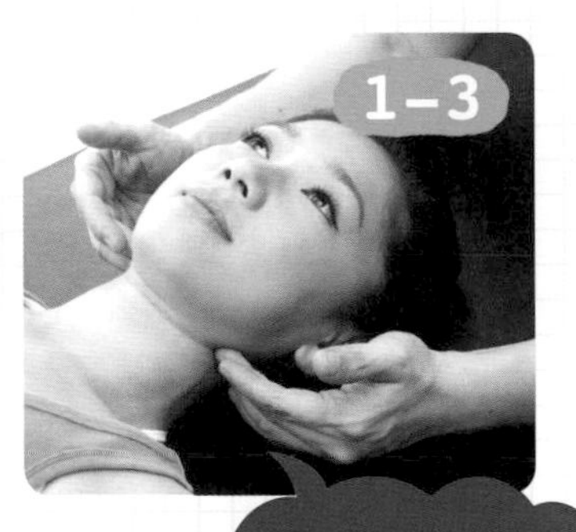

一直檢查到第二椎頸椎！

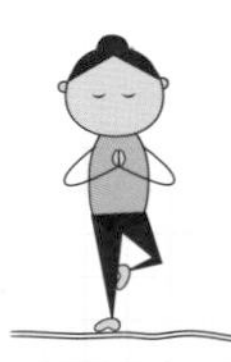

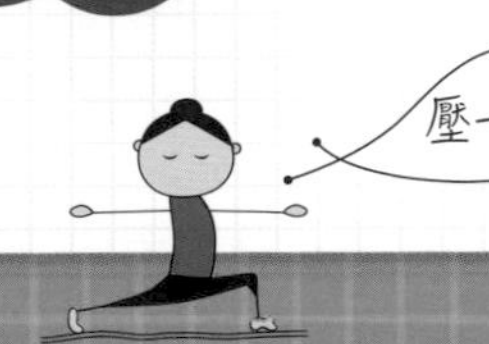

推拿套路D

適應症：
落枕

2 在此以患者頸椎向左突出作為示範。將患者頭部向左側傾斜，左手手指要摸在偏歪的橫突，以確定傾斜的角度在正確的橫突位置上。

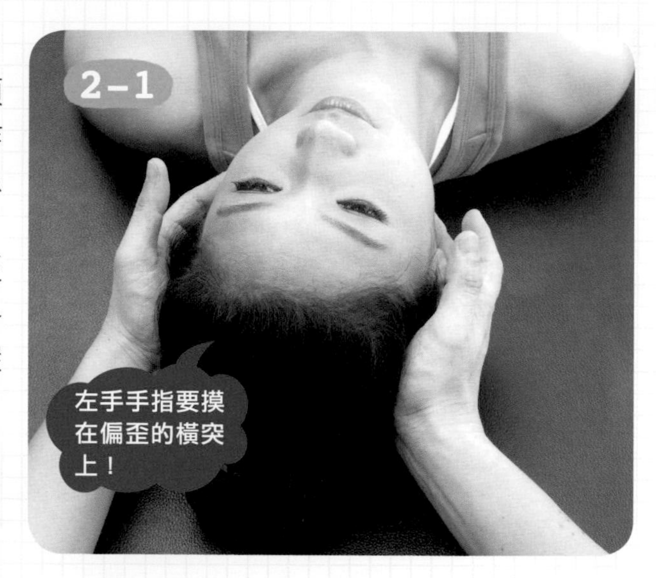

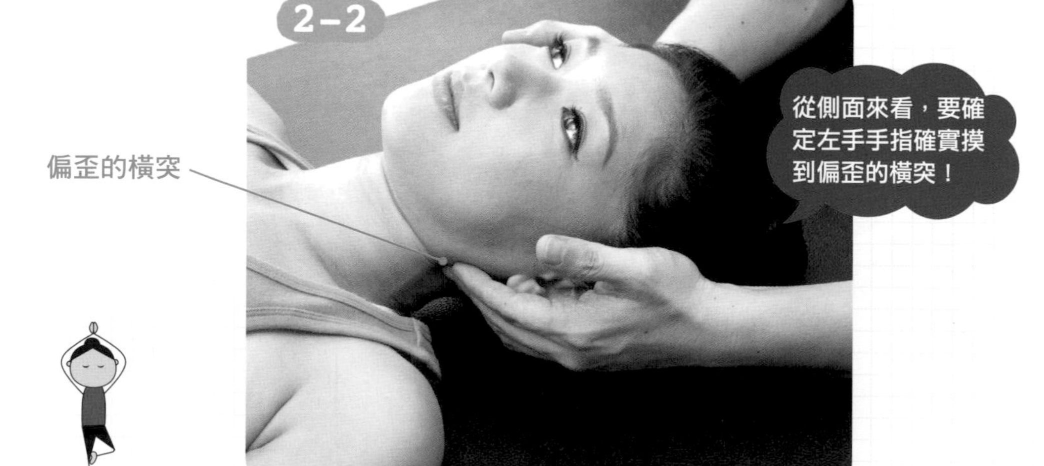

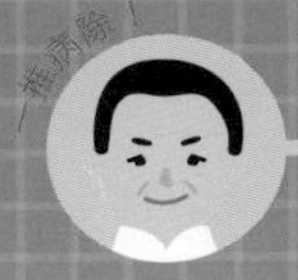

3 再將患者頭部微微抬高至該椎的旋轉平面，左手手指一樣要摸在患者偏歪的橫突，以確定抬高的角度在正確脊椎位置上，然後在這平面上向右側旋轉調整放鬆。

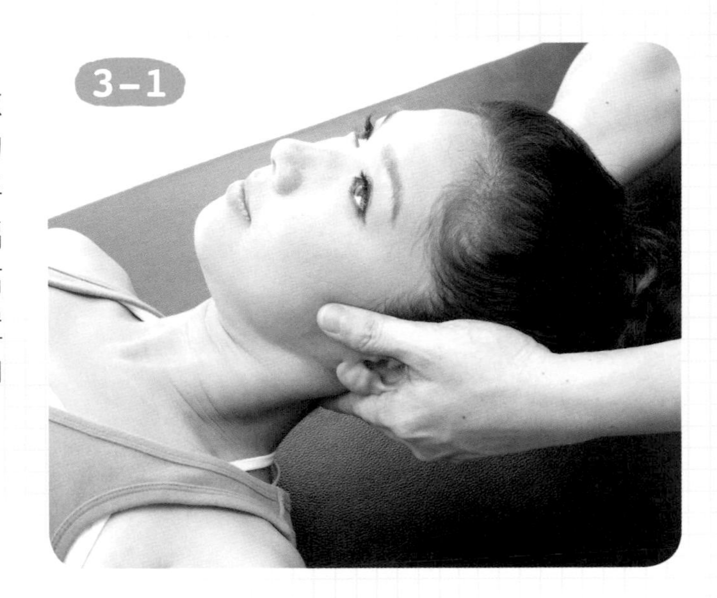

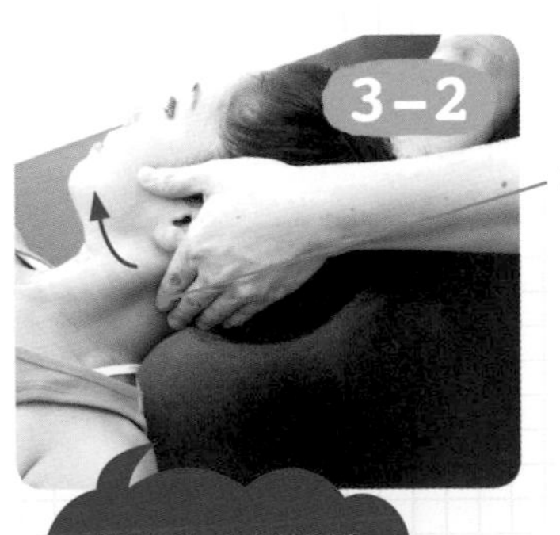

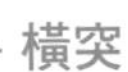

橫突

將頭向右側旋轉放鬆！

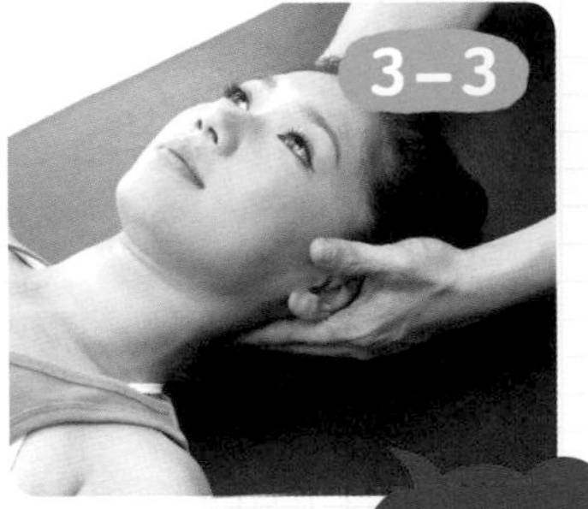

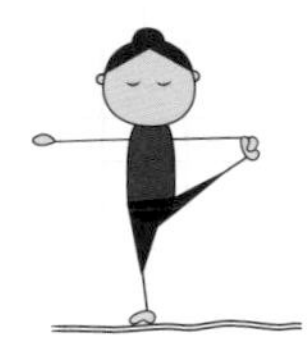

回到正中央放下！

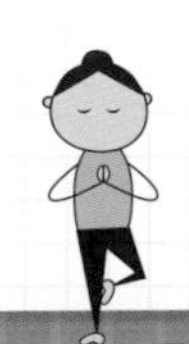

推拿套路D

適應症：
落枕

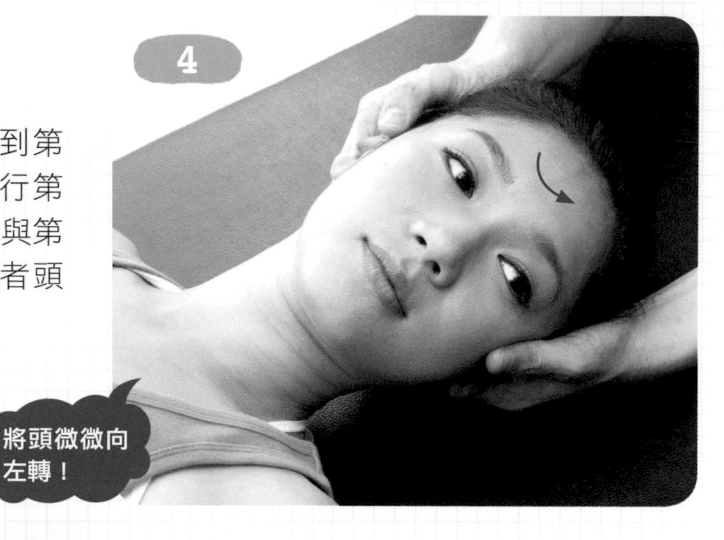

4 調整完第3椎到第7椎之後；進行第二段的第一椎與第二椎的調整。先將患者頭部向左轉45度。

5-1
右手扶著患
者下巴

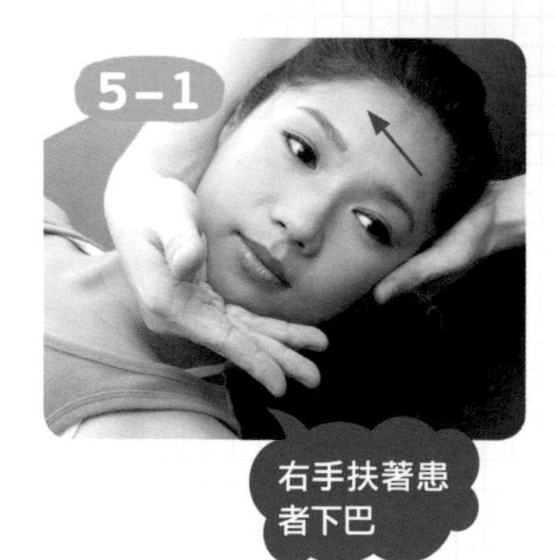

5 在此角度，將患者頭部向右耳下側傾斜45度，操作者右手扶在患者下巴，將頭部固定好在這個角度，往患者頭頂方向稍微頓拉兩下放鬆；之後將患者頭部轉向另一側，再做一次相同的調整即成。

5-2
右手將下巴往頭
頂方向頓拉！

轉動靈活

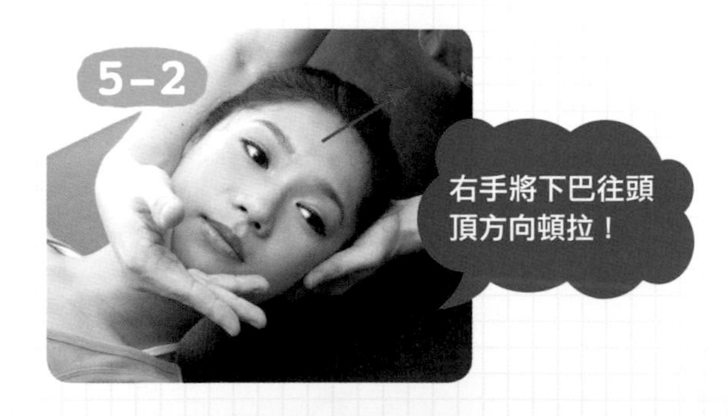

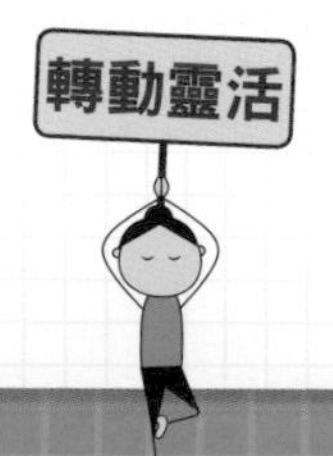

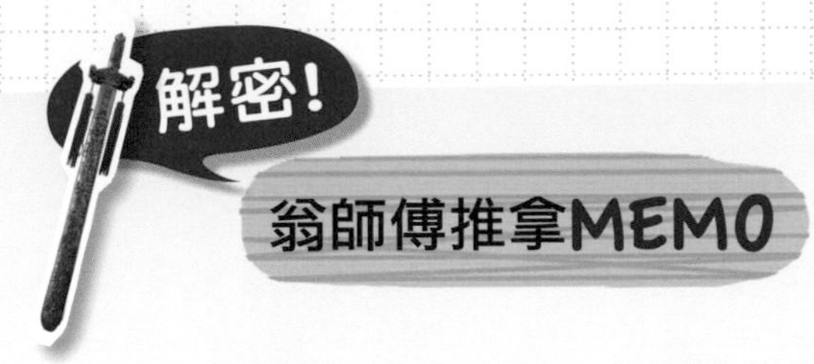

本單元談的雖是落枕，但實際上所有頸椎偏歪及不正，抑或是外力、脊椎側彎引發的各種問題，都適用於此法。

如果頸椎是前後方向出現彎曲，則手法只在於前後調整角度的不同，其餘手法皆一樣：

舉例來說，頸椎向後突者，只要用手指摸在患者頸椎後方後脊突的位置，將患者頭部稍微向後仰至該椎角度，再做旋轉調整的動作即可；若是向前突者，只要用手指摸在該椎來確認，並將患者頭部抬高至該椎角度後，再做旋轉調整的動作即成。

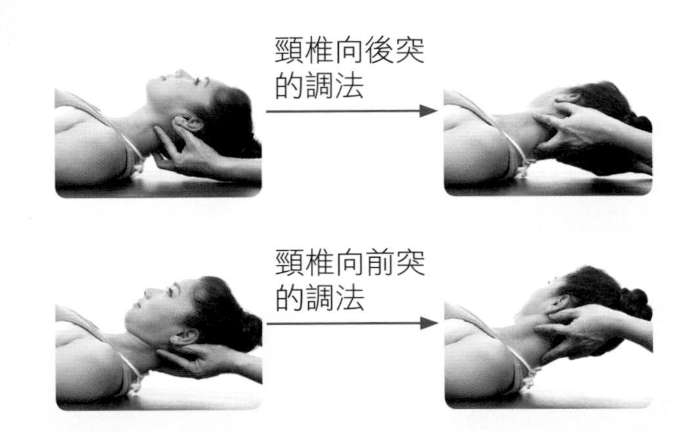

其實，推移頸椎的力道只要輕柔，就不容易造成傷害。坊間許多調整技巧都強調瞬間出力及彈響聲，但實際上那與成效無關！彈響聲越大，不見得療效越強；相反地，還可能造成傷害。各位讀者必須明瞭，骨頭若是斷掉，發出的聲響也很大，此時還會伴隨患者尖銳的慘叫聲！

成效的高低，取決於頸椎調整角度的精準性，以及手指的觸感是否熟練，切勿對彈響聲＝療效好，作過度連結！只要練熟本單元的技巧，就能免除多數不必要的開刀，造福因頸椎問題而飽受疼痛之苦的患者。

來～橋幾哩～

第二章

CHAPTER 2

推推轉轉，上肢酸痛立馬退散

雙手的疼痛，由雙手解決！

上肢問題，小至手指痛、大至肩頸酸痛，
本章沒有複雜難懂的技法，更無疼痛不適的侵入性調整！
針對上肢病痛，只有簡單、無痛、人人上手等原則，
而這便是「翁氏徒手推拿」的真諦！

翻翻就「推」速查表

適應症	適用套路	頁碼
肩頸酸痛	推拿套路E	P.98
肩關節痛	推拿套路F	P.113
手肘痛	推拿套路G	P.127
手腕痛	推拿套路H	P.142
手指痛	推拿套路I	P.156

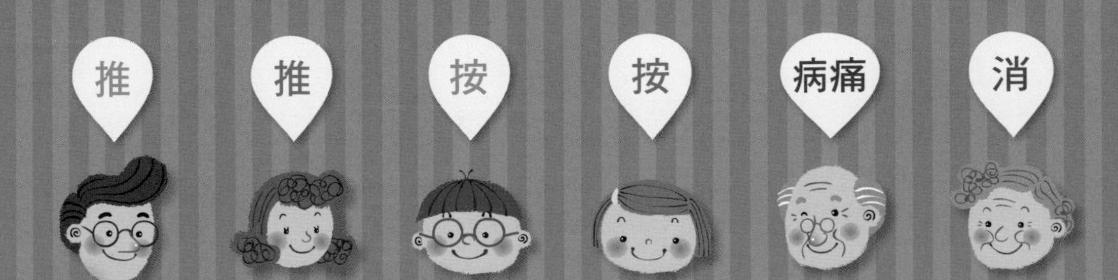

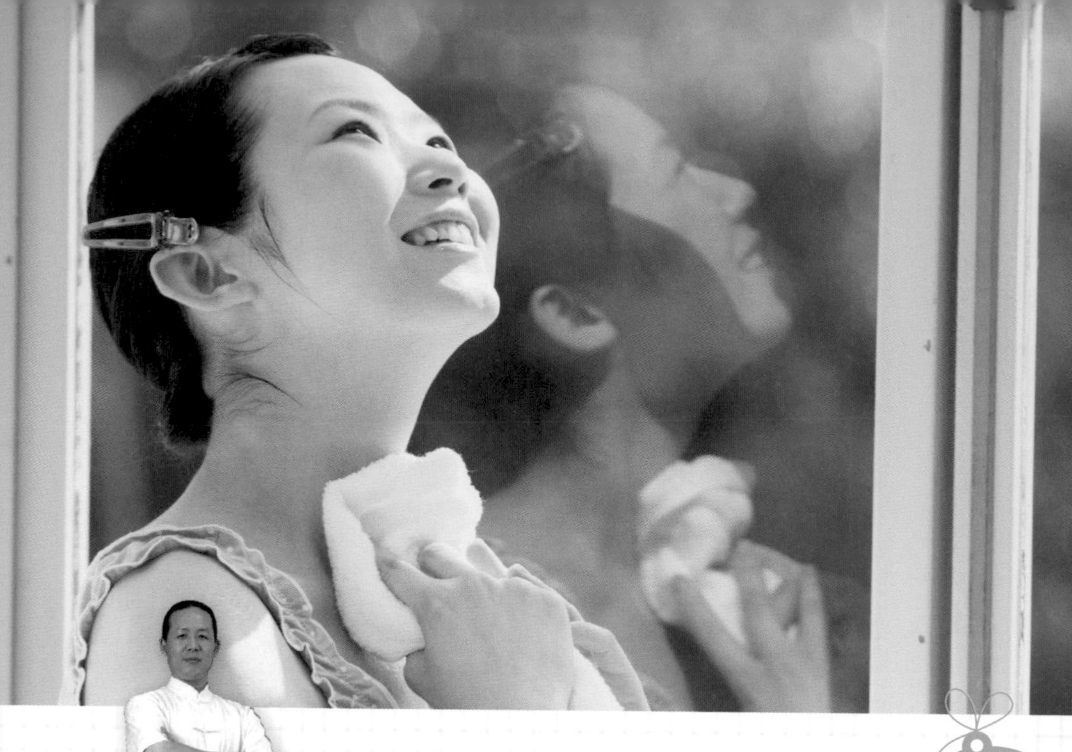

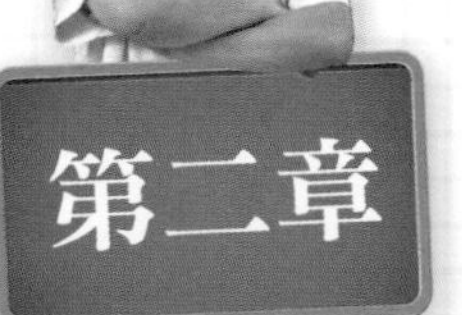

第二章 推推轉轉，上肢酸痛立馬退散

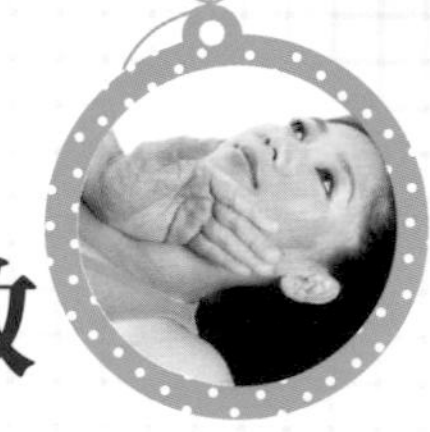

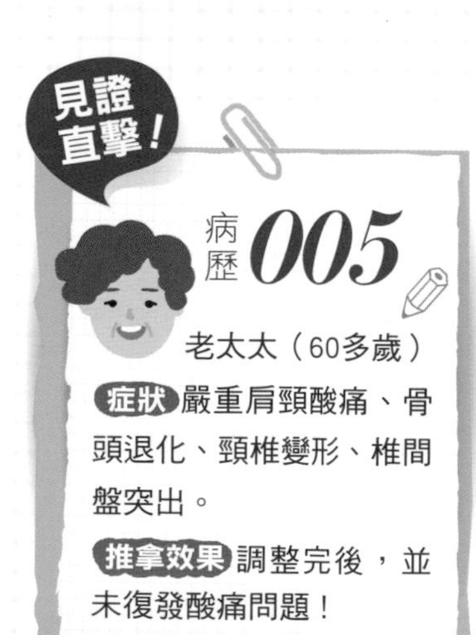

5.肩頸酸痛

～調移椎骨，肩頸酸痛閃邊去～

我曾經接過一名狀況嚴重的肩頸酸痛個案，她是一位六十幾歲的老太太，工作是在工地裡綁或扛鋼筋。二十幾年下來，她的骨頭不僅嚴重退化，還造成頸椎變形、椎間盤突出。一開始只是雙手發麻，後來演變成酸痛。

老太太長年看遍大小中醫診所，針灸、推

拿、電療樣樣來，甚至掛遍台大、馬偕、榮總等醫院骨科主任的門診，三位醫師給她相同的診斷建議——開刀治療。也就是切掉增生的骨頭及破損的椎間盤，再裝上人工椎間盤，藉此去除壓迫點，改善雙手酸麻痛的問題！

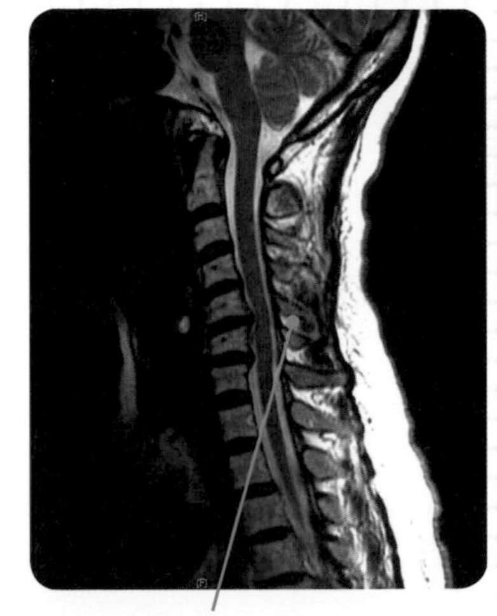
老太太X光片顯示頸椎太直、椎孔較小

聽起來簡單，但卻令老太太及其家屬考慮再三。因為開刀後，脖子的旋轉角度會變小，疼痛也不一定完全根除，且傷口癒合及疼痛的過程，也讓他們捨不得老太太承受。幾經思量後，還是決定不開刀，萬一處理不當，將可能躺在床上一輩子。而當時他們就是在朋友的介紹下，找上了我！

人的頸部都有自然曲度，但我發現老太太的頸部太直、椎孔較小，於是便將她的頸椎骨頭排列整齊，以撐大脊椎骨和後脊突之間的椎孔，避免再度壓迫到神經。儘管變形的骨頭無法救回，但只要神經不再受到擠壓，自然就不會有酸麻痛的情形。

在第一次調整完後，老太太酸麻痛的問題消除了一半；第二次，則已經完全不酸不痛，只剩微微的發麻感；第三次調整完後，所有酸麻痛的感覺當場已全部消失；第四次，發作機率則大幅下降，日常的起居作息已無問題，只有回工地綁鋼筋時，疼痛才會偶爾發生。

前後我總共幫老太太調整了七次，已完全根除她的問題，從此以後疼痛感再也沒有出現。事後追蹤七年也無復發，方法就如同本單元示範的推拿套路E，再加上第四單元〈落枕〉中的推拿套路D，如此而已！

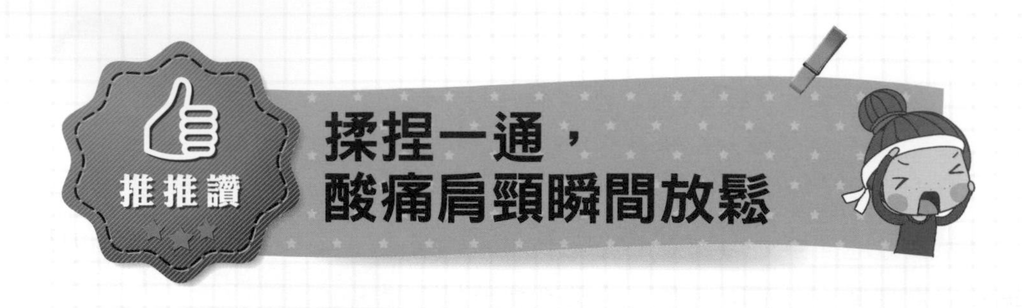

各位讀者都知道，只要坐在書桌、電腦前，或者是打牌時間太久而沒有起身活動，脖子便會開始僵硬。慢慢地，酸痛感一路延伸到肩膀、肩胛骨，最後便會引起抬頭、舉手的困難。

事實上，除了久坐不動會出現上述情況外，長時間彎腰駝背、頭往前傾等姿勢，也都會使頸部的脊椎骨承受額外壓力，進而增加肌肉負擔，造成肩頸酸痛。

肩頸酸痛原因多，小心避免為上策

在生活節奏快速的台灣，很多民眾都會有肩頸酸痛的問題，最大主因如下：

❶ 姿勢不良

若是長時間維持同一種姿勢且缺乏運動的人，很容易引發肩頸不適。例如長期伏案讀書的學生、辦公桌高度不當的上班族、睡覺時枕頭太高或太低的人、工廠生產線上的作業員、高度使用手機及平板電腦的低頭族、加油站工讀生、餐廳廚師、家庭主婦、文字工作者、勞動者，以及從事久坐或久站的行業等族群，都是高度危險群。

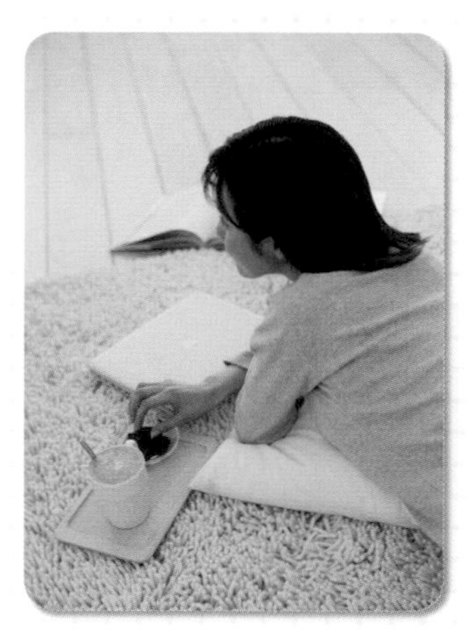

由於不良姿勢會使相關肌肉的負擔變大，一旦肌肉長期處於收縮而無法獲得充分休息時，便容易產生疲勞。長此以往，將導致肌肉愈來愈緊繃，延展性便會降低，進而出現肌肉疼痛或酸麻。

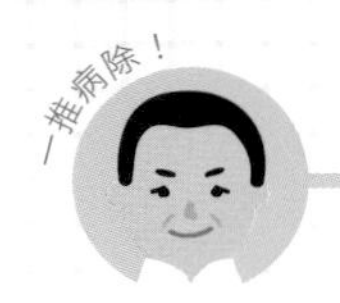

尤其長時間使用電腦的族群應調整桌椅及其相對高度，使雙腳、前臂能輕鬆放置地面與桌面，才不會聳肩或使前臂懸空。此外，電腦螢幕也要調整適當高度，以不用低頭、抬頭或轉頭為原則。

另外，無論從事何種工作，都必須適度休息和運動，以活絡筋骨，避免肌肉僵化。平時可多做肩頸相關的動作，以訓練、強化、提高肌肉量及骨骼的延展性。

❷ 外力撞擊

有時外力的衝擊會造成肩頸肌肉的緊繃，若不妥善處理，恐會使身體局部出現氣滯血瘀，甚至肩頸酸痛將伴隨左右。例如遭受車禍或撞擊性運動傷害的人，須特別留意氣血的順暢。

❸ 疾病引發

頸椎會因各種因素導致退化或長出骨刺，進而壓迫到神經根，出現肩頸麻木、酸痛等情況；此外，像是腫瘤也會引發頸部或上背部疼痛，一旦有發燒、半夜痛醒、體重下降、局部骨頭出現劇烈疼痛等症狀時，應盡快就醫。

❹ 情緒壓力

情緒緊繃會使肩頸肌肉僵硬、血液循環不良而產生不適。所以，像是工作或生活壓力大、情緒容易緊張、有睡眠障礙者，都是肩頸酸痛的好發族群，應學習放鬆，培養規律的運動習慣，使血液循環暢通。

肩頸酸痛人群的習慣與外型特徵

根據調查指出，肩頸酸痛可說是國人罹患最多的症狀。一般人對它並不重視，所以即便不舒服，大部分的人還是依然故我，維持不良姿勢或作息，殊不知置之不理的下場將引發嚴重問題！

一般經常肩頸酸痛的人，在體態及生活習慣上有幾個特徵：

❶ **喜歡側睡：**側睡除了會造成脊椎側彎外，還會使肩胛骨向前、向內移位，形成圓肩現象，間接出現胸悶、心悸的情形。

❷ **習慣駝背：**長期的胸口、背部前傾，容易造成脊椎變形以及背痛。

❸ **經常低頭使用3C產品：**喜歡低頭玩手機、平板電腦的人，容易造成頸椎過度前曲，引發頸椎痛。

❹ **兩手常交握抱在胸前：**這會使身體前側的肌群拉力過大，進一步使背痛惡化。

❺ **長期姿勢錯誤：**多數人認為的舒適姿勢，其實都是不正確的！根據統計，大部分的人都會用到胸腔前側肌群，很少使用到背部肌群，使得前側肌群強壯而背部肌群鬆散，在前後拉力不平衡的情況下，正常骨頭容易慢慢移位。

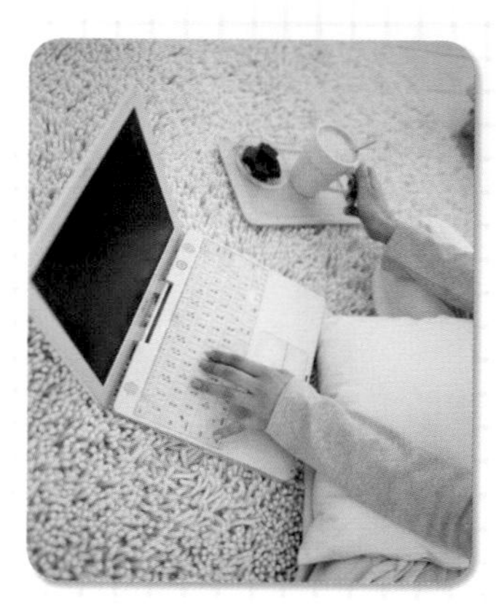

如果你有以上特徵，肩頸酸痛的毛病遲早會找上你，千萬別以為這些酸痛只要忍一下就過去，若是放著不管，很可能會造成脊椎錯位或變形，抑或是間隙變窄、骨質增生等毛病，一旦脊髓或頸部的神經根受到壓迫，身體就會出現許多惱人症狀，例如頸部及肩臂不舒服、肩背酸痛、肌肉僵硬緊繃、手部麻痺而無法用力，甚至還會感到疲勞、頭痛、暈眩等。

當發覺自己的手愈來愈無力時，很有可能是頸椎受傷，若是輕忽這些小警告，嚴重者將導致下肢行動不良或大小便失禁，最終走向開刀一途！

因此，無論您有上述哪些習慣，都必須徹底改正，才能讓骨骼各歸其位。平時也要多做擴胸運動，將移位或擠在一起的骨骼拉開，至於擴胸運動的次數，只要平均每兩小時起身做3～5下即可。

中西醫如何治療肩頸酸痛？

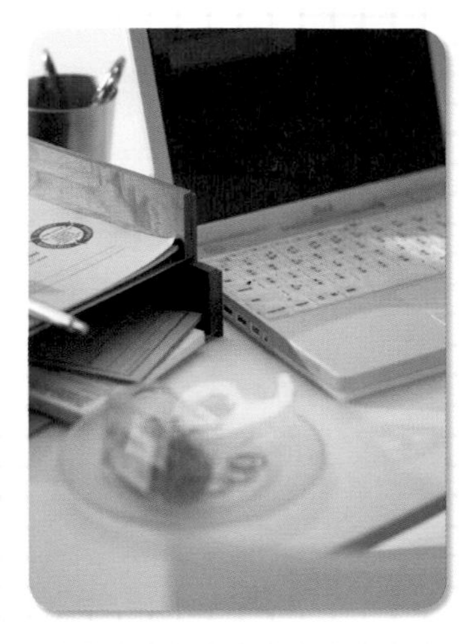

台灣人平均一天坐著的時間是六個半小時，但青壯年人口因工作關係，超過八小時者比比皆是，甚至為了多賺錢而加班或兼差到連續工作十二小時者更是大有人在，也因為他們工時過長、無法好好休息，使得原先健康的肩頸發出酸痛警訊。

想當然爾，最快速的醫治方法便是藥物控制，或者施以熱敷、遠紅外線電療、頸椎牽引等；而中醫則偏重推拿、針灸、電療等物理治療，並建議患者不要吃偏寒濕的香蕉、橘子、竹筍、啤酒等食物或飲料，以免加重病情。

此外，患者應多加休息、避免熬夜，保持規律的運動，注意平時坐姿是否正確，每小時起身做5分鐘的伸展運動，讓僵硬的身體得到舒展。倘若是枕頭不合適，則可透過「O環檢測法」（詳見P.77），選擇符合您高度的記憶型枕頭、蕎麥枕、人體工學枕頭等，使自己平躺時，額頭與下巴成水平，以支撐肩頸和頭部。

一旦肩頸酸痛的症狀出現，應盡量躺下休息，或熱敷以暫時解除疼痛，平時也要多轉動肩膀，方法為：先立正站好，肩膀往後旋轉，每邊各做數下；然後手舉起，做仰式游泳動作，左右手輪流進行，以幫助紓解筋骨及暢通經絡。

➔日常姿勢不可大意

肩頸酸痛的起因大多源自於姿勢不良，像是彎腰洗頭、伸手取物、低頭看手機等，雖說只有「一下子」的時間，但長期累積，便會傷害肩頸，因此平時就應留意下列姿勢的正確性，避免酸痛找上身！

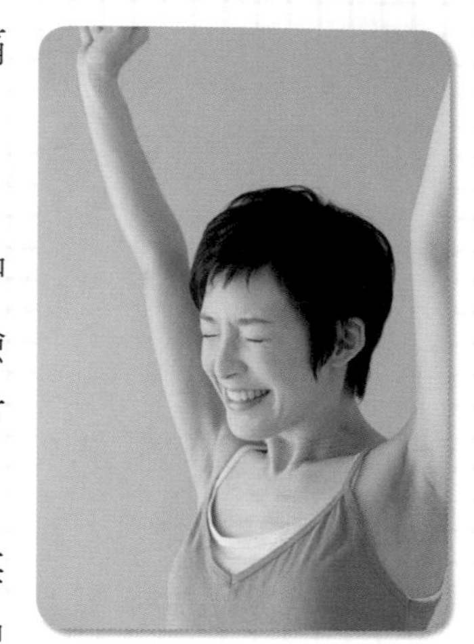

❶ **脖子盡量避免長時間彎曲**：例如洗頭時，不要彎腰在臉盆中清潔，可直接於蓮蓬頭下沖洗，以免長時間低頭，傷害頸椎；而刷牙洗臉或刮鬍子時，盡量保持頭部直立，不要往下彎。

❷ **適度抬頭活動**：伏案工作或讀書時，最好每小時都能抬頭稍作休息，並活動頸部，甚至起身走走，活絡全身筋骨。

❸ **切勿勉強伸直肩臂**：若要拿取高於頭部的物品時，一定要站到椅子或梯子上，千萬不要用力伸手勉強取物，如此很容易造成肩臂損傷。

❹ **開車姿勢應正確**：駕駛座與方向盤的距離必須適中，務必讓頭部和背部能舒服地靠在椅背上，雙手也要能自然地放在方向盤上；若長時間開車，記得中途要下車休息，讓久坐的身體得到舒展。

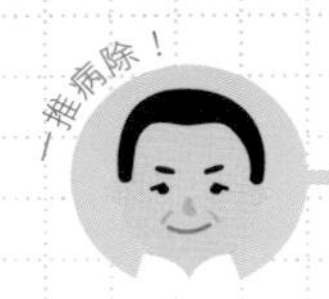

必學！
翁師傅推骨換健康

推移頸椎與胸椎，還你肩頸兩頭輕！

有些人出現肩頸酸痛的問題，會透過刮痧來改善，但這只能得到暫時的緩解，並不能根治。由於肩頸酸痛並非肌肉發炎、纖維化或鈣化所致，因此刮痧不僅效果差，還會造成皮下組織增生、變厚，使得患者後續的治療需要更重的手法與力道，才能減緩疼痛。

坊間的按摩師多半是徒手幫客人揉捏，但遇到須耗費勞動工作的客人，就必須使用木製的輔助工具才能見效；如果對方又是經常刮痧的人，就只能利用不鏽鋼道具來緩解疼痛感。

我曾接過一個案例，這位客人因為刮痧次數頻繁，導致背部如同山豬背一樣厚實，一般手法對他來說都太輕，起不了作用。假使他當初就以徒手推拿的方式治療，背部就不會如此厚實，以致於影響後續的調整。

此外，肩頸酸痛嚴重的患者通常會到醫院骨科或復健科求診，而醫生多半會先開消炎藥、止痛劑和肌肉鬆弛劑來緩解不適。雖說消炎藥對酸痛是最直接、有效的藥物，但其根源往往不在於發炎，所以消炎藥只能治標不治本。而止痛劑除了能阻斷痛覺神經的訊息傳導，對患處並沒有直接療效，只是藉由暫時性的抑制疼痛，來欺騙身體以為痊癒。而肌肉鬆弛劑則能放鬆肌肉拉力，但也只有短暫效果，當藥效一過，所有問題又會回來，如果持續用藥，將會造成內臟負擔，反而得不償失。但事實上，肩頸酸痛多半是骨骼移位所造成的肌肉拉力異常，只要將移位的骨骼歸位，肩頸酸痛自然就會痊癒。

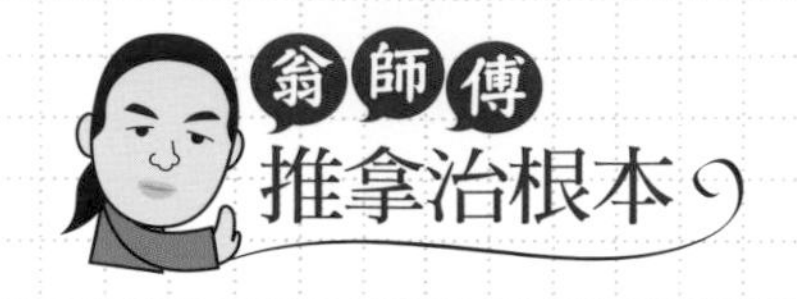

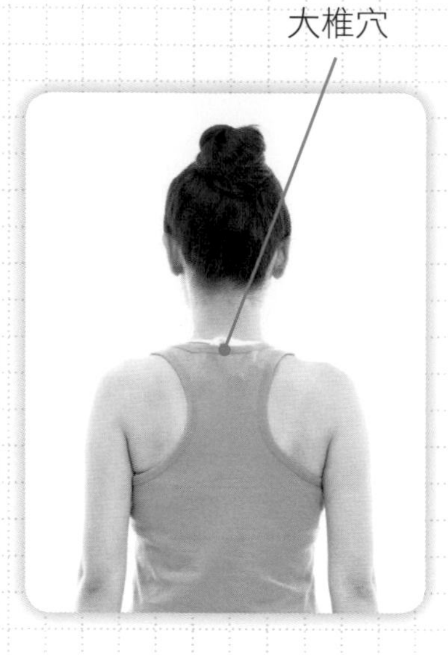

「肩頸酸痛」是因頸椎與胸椎間的相對位置不正確所致，而此處便是指「大椎穴」。由於頸部的後縱韌帶鬆弛，使得頸椎過度前曲，產生了「水牛肩」現象。

簡言之，就是脖子後方有一顆很大的骨突（即胸椎第一椎的後脊突），這時提肩胛肌會因後脊突過度拉緊，產生酸痛，使得肩胛骨提高，形成「吊肩」，意即一直聳肩，無法放下，這時我們只要拉正大椎穴，各種肩頸酸痛的問題都會自動消失！

▶主要推整骨骼透視區◀

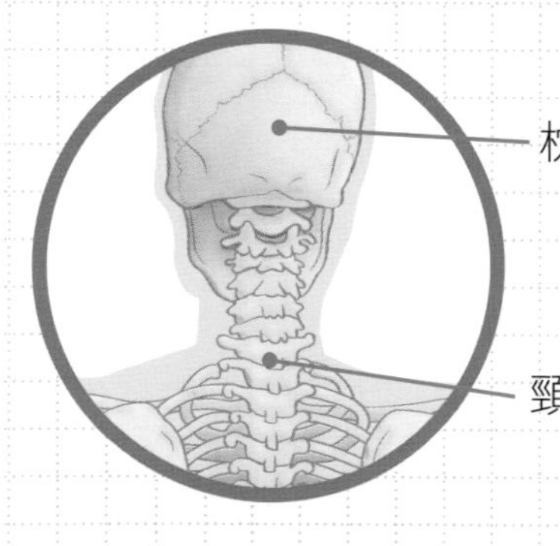

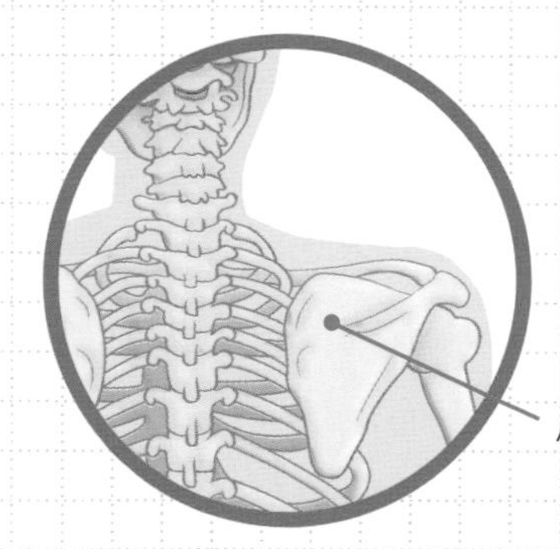

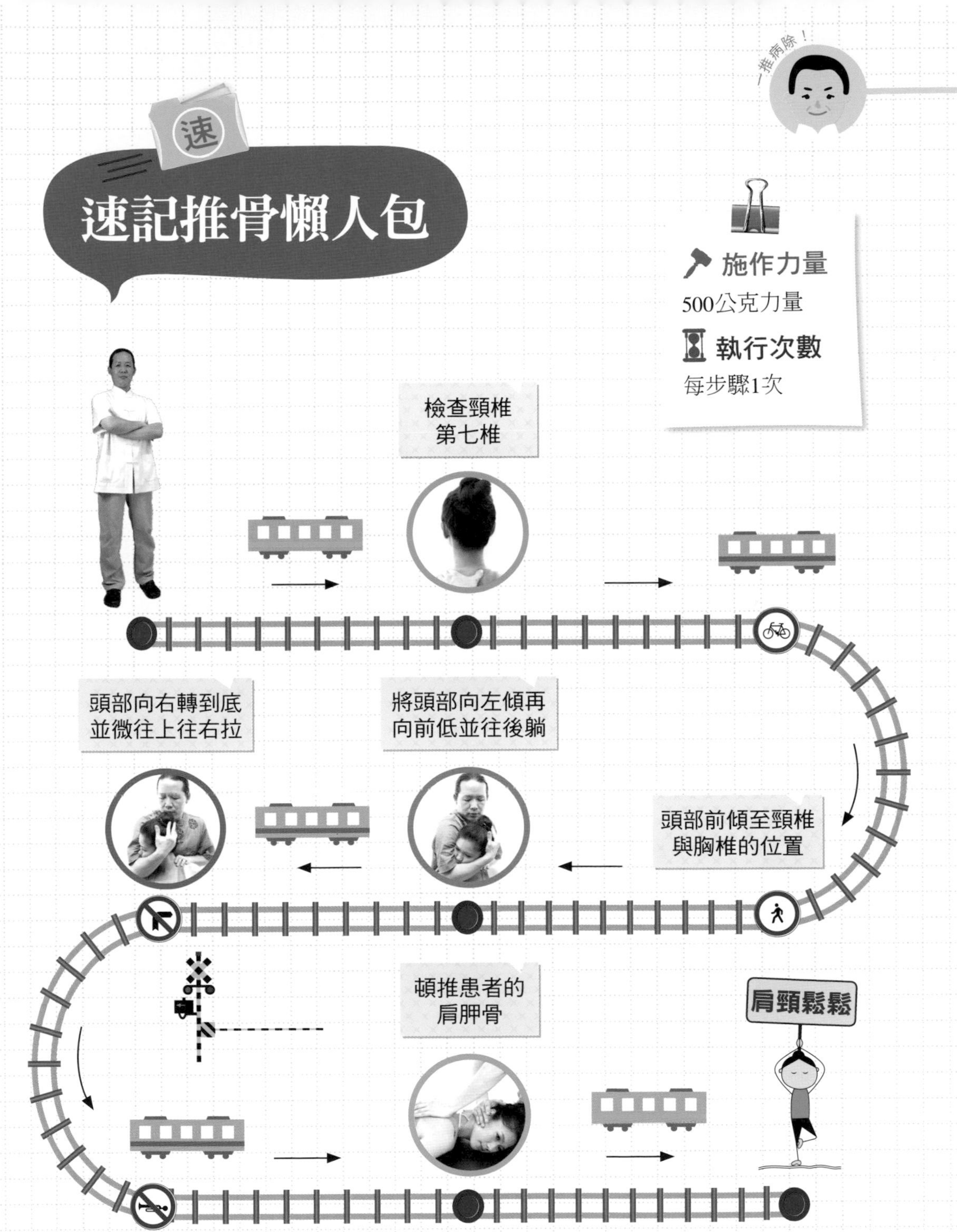
一推病除！
速
速記推骨懶人包
施作力量
500公克力量
執行次數
每步驟1次
檢查頸椎
第七椎
頭部前傾至頸椎
與胸椎的位置
將頭部向左傾再
向前低並往後躺
頭部向右轉到底
並微往上往右拉
頓推患者的
肩胛骨
肩頸鬆鬆

推拿套路E

適應症：肩頸酸痛

1 首先操作者用兩手大拇指輕觸頸椎第七椎兩側，檢查頸椎偏移的方向，若偏向右方，右手大拇指就會摸到較為突出的骨骼，在此以向右偏為示範。左手大拇指按住頸椎第七椎右側。

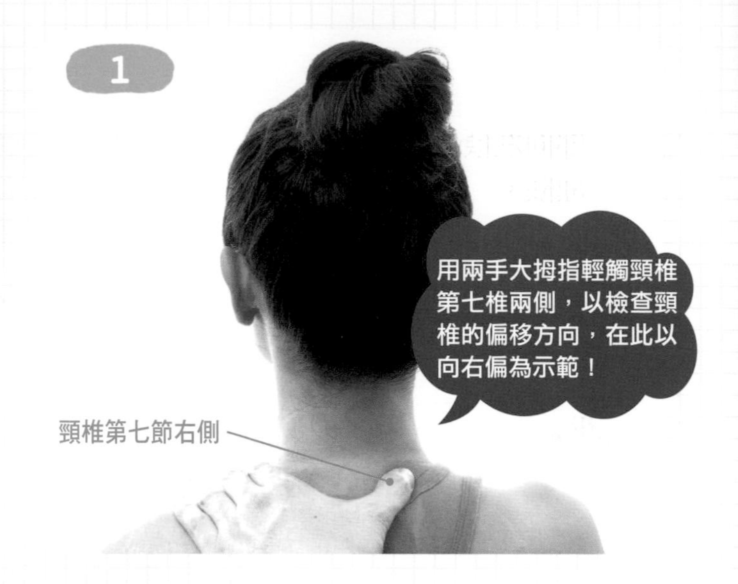

2 操作者以右手肘內側橫紋靠著患者下巴，將患者頭部向前傾至頸椎與胸椎的位置。

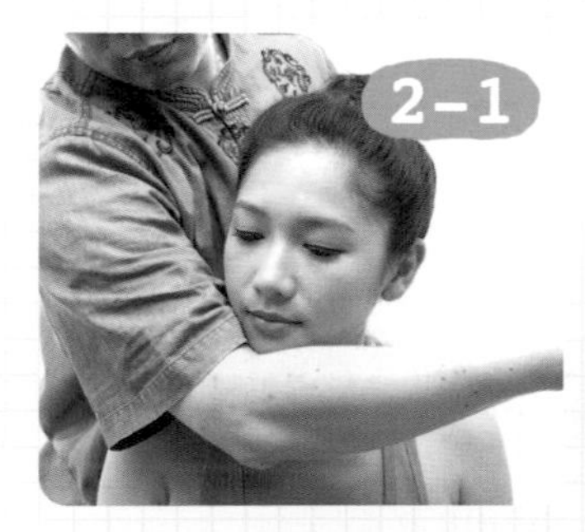

右手肘內側橫紋抵住患者下巴！

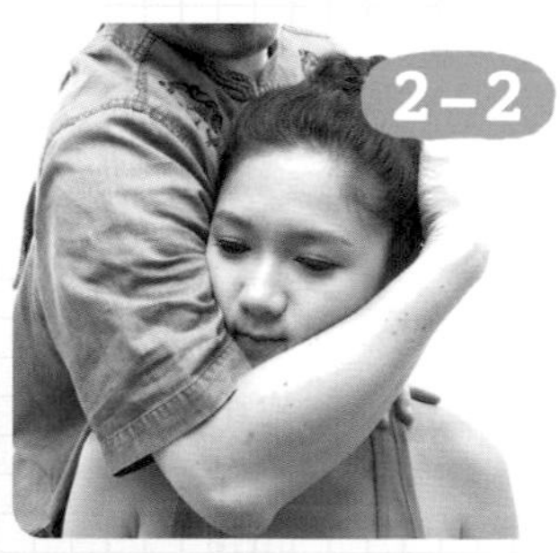

右手掌扶住頭部！

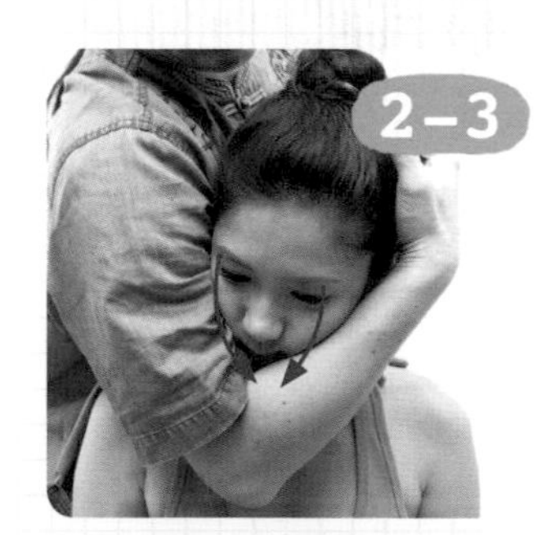

頭部向前傾至頸椎與胸椎位置！

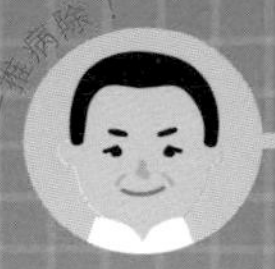

在此角度將患者頭部向左傾斜到最大極限。

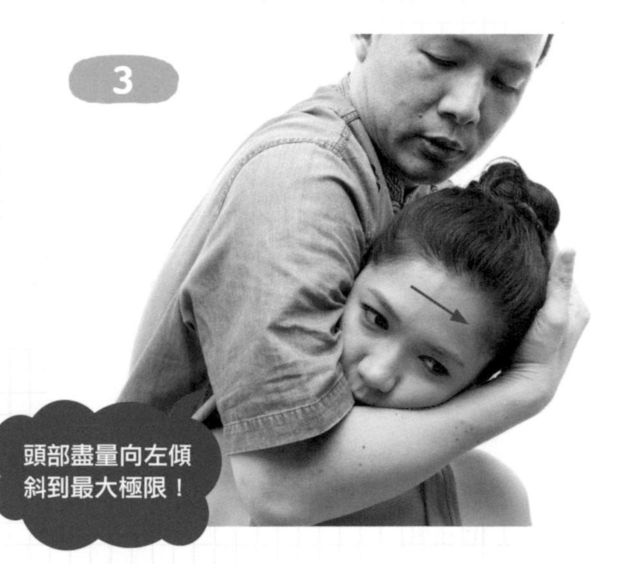

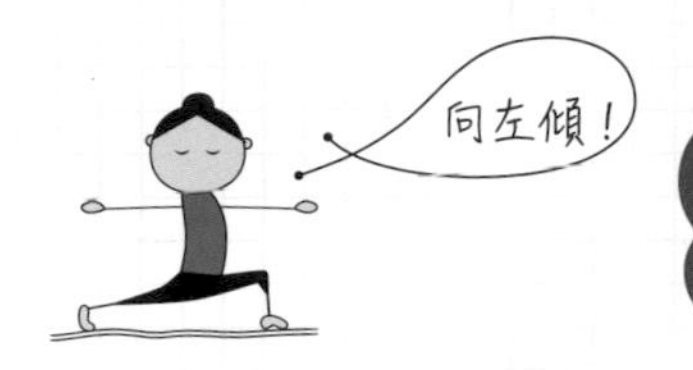

接著在此角度，讓患者頭部向前傾，再拉著患者往後躺，將其頸椎拉緊。

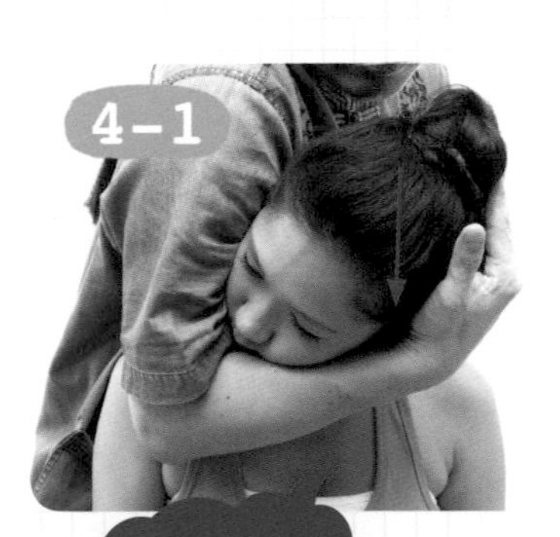

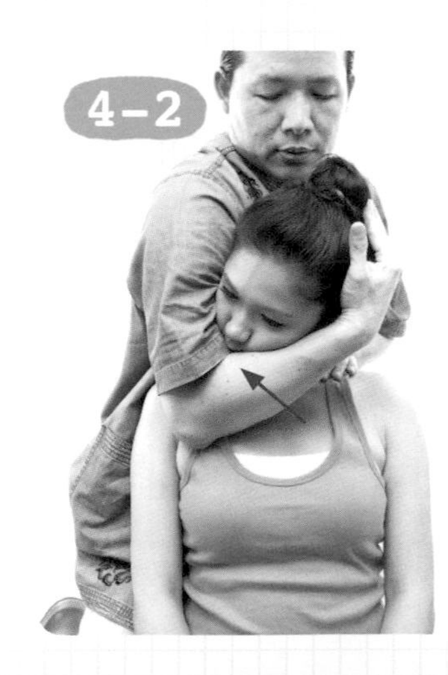

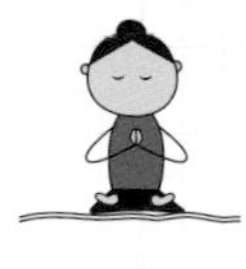

適應症：肩頸酸痛

5 操作者右手將患者頭部向右轉到底時，稍微用一點力量往上及往右拉，左手大拇指配合右手動作往左扳，即完成頸椎調整。

5
翁師傅推拿NOTE
將患者的頭向右轉到底後，要稍微施力往上及往右拉，左手大拇指也要同時往左扳！

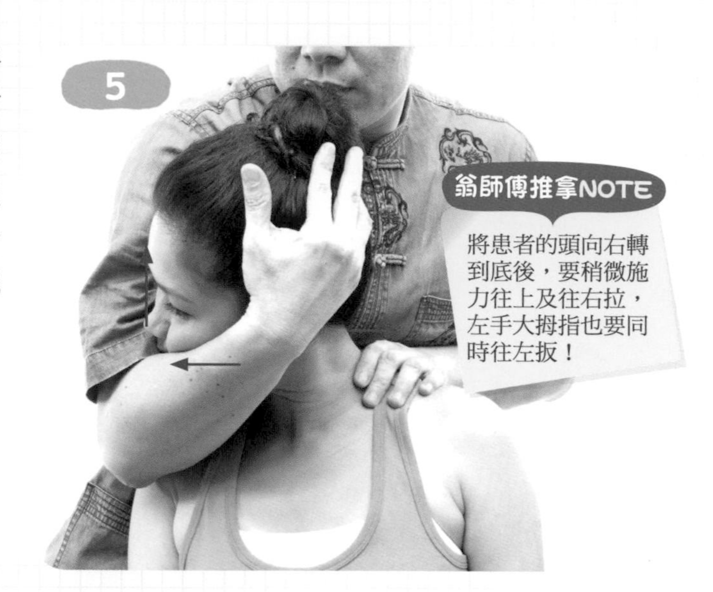

6 接著，讓患者俯臥且頭轉向側邊，操作者右手先扶著患者枕骨處，左手再將患者肩胛骨向腰部方向推緊後，頓推拉開；把患者頭部轉向另一側，將另一側肩胛骨也以同樣手法拉開，即完成肩胛骨的調整。

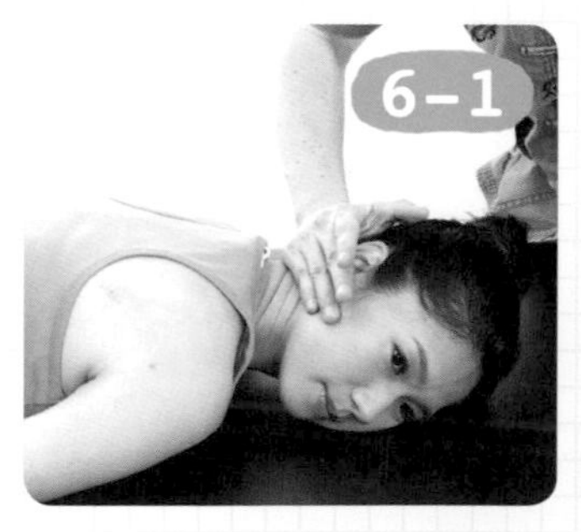

右手扶著枕骨！

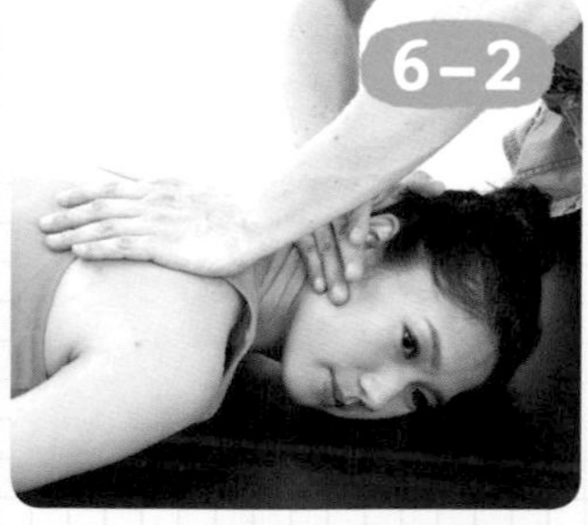

左手將患者肩胛骨往腰部方向推緊！

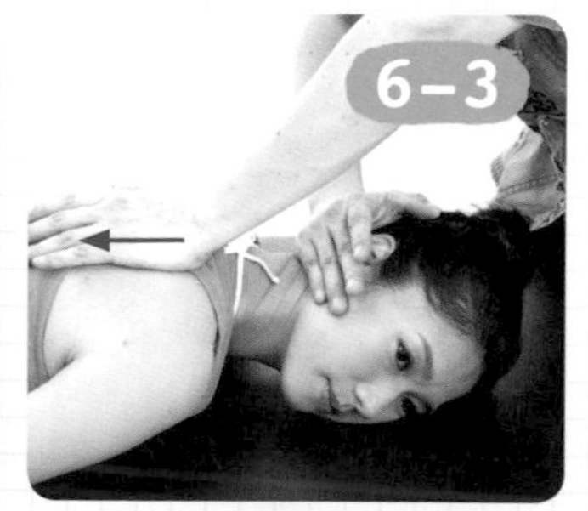

左手頓推！

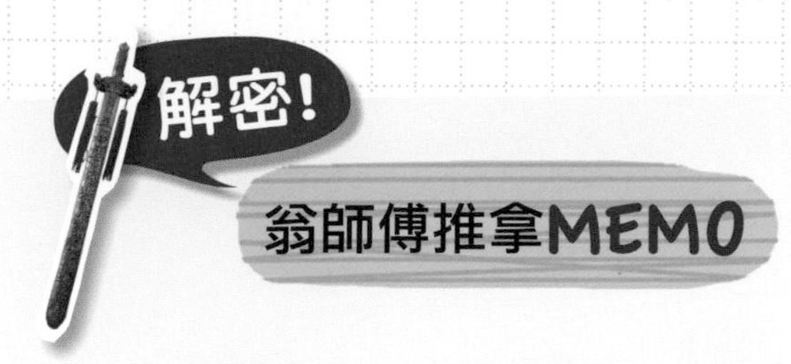

只要用以上手法調整骨骼，肩頸酸痛的困擾就能有效解決。雖然頸椎調整的技巧有點難度，但只要熟練且不使用暴力，患者便不會受傷。而操作者必須切記，一旦對步驟有任何不確定性，就不要下手，以免造成傷害。

本單元的調整可分為坐姿和俯臥兩個部分。其中，又以坐姿的「牽引拔伸法」最為有效，主要是針對頸椎與胸椎移位的對正。雖步驟繁雜，但只要多加練習便能拿捏精準。

此外，若希望肩頸部位的鬆解效果更顯著，可先以第六單元〈肩關節痛〉的「推拿套路F」來調整，再執行本單元的「推拿套路E」，接著再操作第四單元〈落枕〉的「推拿套路D」，療效便能加乘！

表面上看起來，肩頸酸痛的問題似乎只是頸椎角度改變與頸椎骨骼變形使椎間盤突出，壓迫到神經而造成的麻痛。但事實上，最大的原因卻是頸椎與胸椎連結處的移位。如果以建築物來比喻，身體胸腔以下就好比地平線，頸椎以上則像是義大利的比薩斜塔，意即頸椎以上的部位向身體前方傾斜，故肩頸酸痛的調整重點在於處理頸椎與胸椎連結處的移位，如果要根除問題，本單元的手法一定不可少！

由於現代人的肩頸使用率相當高，要防患於未然，就必須改善不良的生活習慣及避免工作環境的危害。例如，使用電腦螢幕需保持適當間距，約「一個成人手臂」的距離為佳；而經常低頭工作者，至少每隔一小時就要抬頭活動頸椎，才不會一直累積壓力，導致頸椎受到壓迫及變形。

平常休息時，也要多旋轉及活動肩頸，才能緩解頸椎長時間的壓迫。甚至像是游泳、登山、健行、慢跑等都是能大量舒展肩頸的運動，對維護頸椎極有助益！

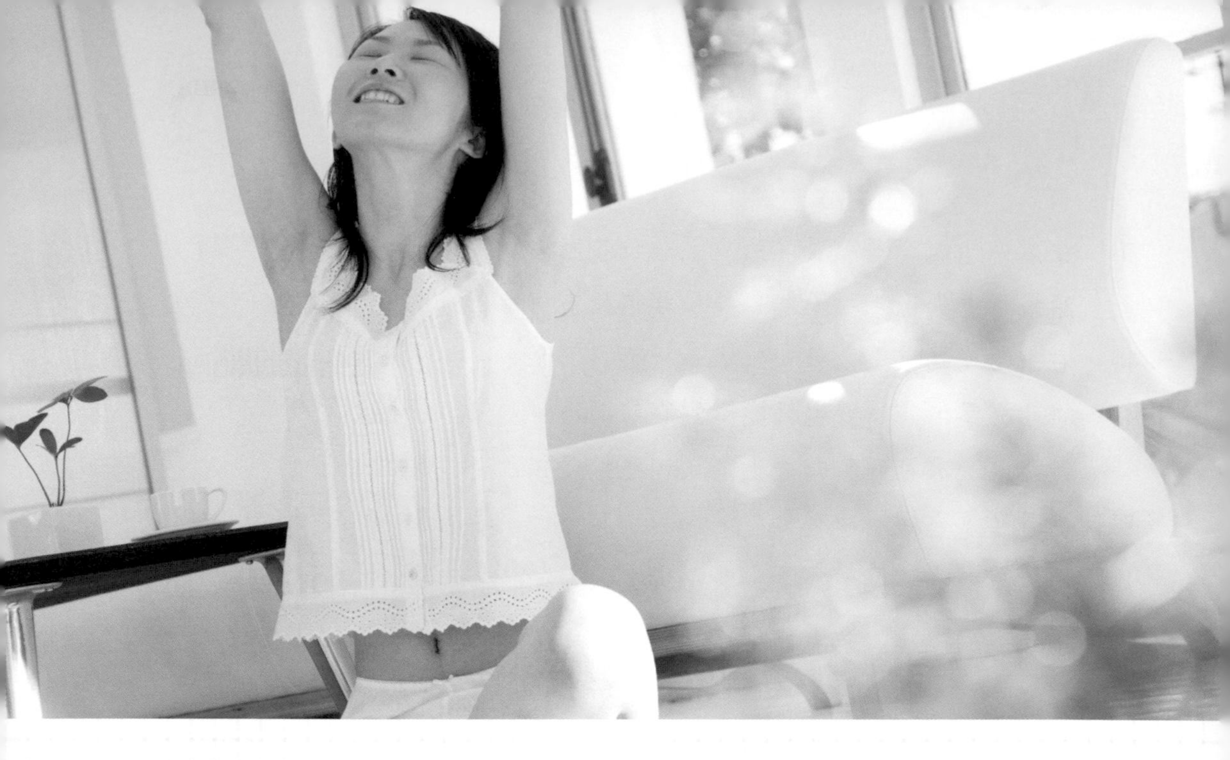

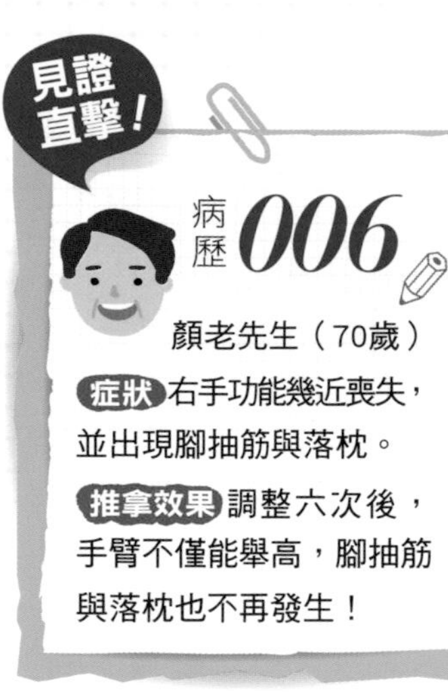

6.肩關節痛

～調好肩關節，肩痛遠離你～

在我治療的案例中，有一位七十歲的顏老先生，其手臂骨折也是與肩關節痛相關的個案。

有一天，顏老先生在田裡工作時，不小心滑倒，結果造成右上臂粉碎性骨折。緊急送醫後，必須開刀治療，沒想到過程中，發生了一段令家屬為之氣結的插曲！

顏老先生在送進手術室後，醫生開刀到一半，身上沾著血，就從手術室跑出來問家屬：「病人斷骨面積很大，但健保給付的材料比較短，固定性不好，你們要不要多加幾萬塊，使用較好的自費材料呢？」在這種狀況

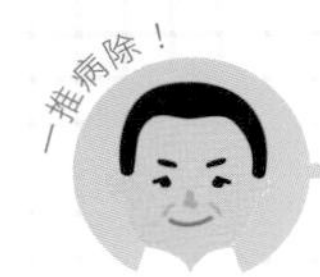

下，家屬哪能說「不」，當然馬上一口答應！

結果，老先生在打上鋼釘後，非但沒有好轉，右手功能幾乎完全喪失，最多只能微彎手指，無法握拳，右手臂也只能舉到胸前而已！

當我第一次見到顏老先生時，他已經受傷四個半月了，右手反應幾乎等於零。不僅無法抓握任何東西，就連一張紙也拿不動，右手斷骨雖然接上，但卻幾近殘廢。此外，顏老先生的兩腳經常在睡覺時抽筋，且落枕次數頻繁，右半邊的身體則幾乎呈緊繃僵硬狀。

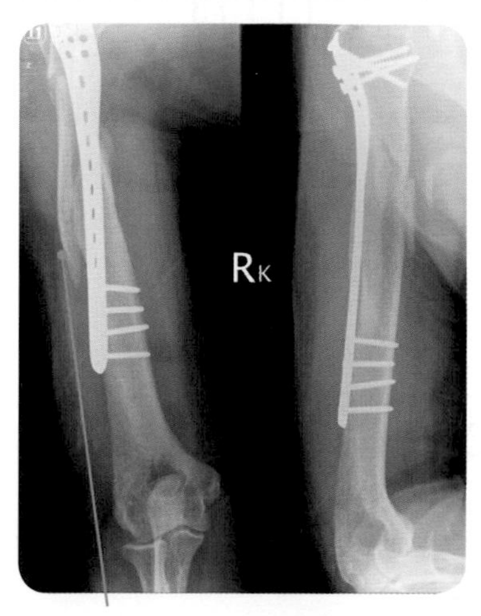

X光片顯示出明顯骨突！

由於顏老先生的家人帶齊了他開刀後兩個月的所有資料，我仔細觀察後發現顏老先生的斷骨根本沒接好，只是以鋼釘固定斷骨的兩頭，但骨頭碎片卻沒有完整接合，導致碎片移位影響了正在癒合的骨頭，變成一塊明顯的骨突，壓迫到橈神經，阻礙了手部的正常功能。而固定肱骨近端的鋼釘也因太過突出，使得肩關節疼痛不已，大幅限制了手臂的活動角度。

當時，斷骨已形成極厚的骨痂，且有明顯的腫脹問題，所以只要一碰到老先生的皮膚，就會疼痛難耐；即使手臂與手腕在調整後恢復正常，但肩關節也會因突出的鋼釘，而使手臂難以正常伸展。

於是，我建議老先生讓我在可調整的範圍內，重建好他的手部功能，之後再請醫生開刀取出固定骨頭的材料，以順利調整肩關節的部分。

看到這裡，讀者可能都有一個疑問，究竟手臂骨折與肩關節痛有何關係？在此分享這個案例，是因為手臂骨折的同時，肩關節也會同時受損，若再加上突出的鋼釘影響活動角度，將會導致手部功能出現障礙，故手臂骨折並非打上鋼釘即成，還必須相當留意後續的恢復情況。

就在我第一次調整完後，老先生的手臂已能只從舉到胸前抬高至額頭，且手部腫脹不僅有明顯消退，碰到老先生的皮膚時，他也不再感到疼痛。

而在進行第二次療程時，老先生的手部已有了抓握力，可握汽車的方向盤及打檔，手腕亦能稍微彎曲，腿部抽筋的現象也大幅改善；調整結束後，手腕的彎曲功能已有起色，手肘也可外翻，唯手指頭還是只能彎曲，無法伸直。

第三次時，老先生已能拿湯匙吃飯，但手腕的彎曲功能還未完全康復，手指也無法伸直，所以不能使用筷子，但也因此發現老先生的頸椎受到神經壓迫，故在第三次針對頸椎調整完後，老先生的手肘及手腕都恢復正常，而手指也能微弱伸直了。

在第五次的調整前，老先生的手指已能完全伸直，並能正常拿筷子吃飯，甚至還能打麻將，而且腳部抽筋的現象已不再發生，並在第五次的調整結束後，老先生的手臂已能進一步舉高到頭頂！

後來，老先生在做第六次的調整時，醫生已幫他取出手臂內的固定材料，但因手臂內部仍有軟組織粘黏，所以活動時仍有明顯疼痛，肩關節也會有彈響聲，且活動角度較小；但當第六次療程結束時，手術所造成的軟組織疼痛已大幅減少。從後續的追蹤發現，老先生手臂不僅不再疼痛，手臂上舉的高度亦持續增加，最後手臂功能完全恢復正常！

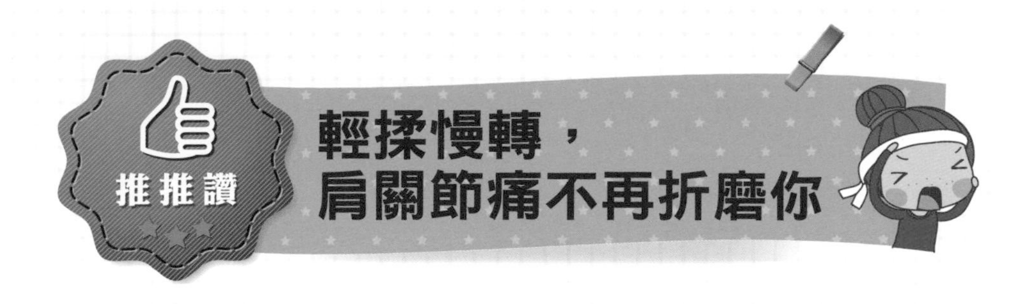

輕揉慢轉，肩關節痛不再折磨你

肩膀疼痛是現代人的常見病痛，雖然沒有生命危險，卻嚴重影響患者的生活品質和工作能力。這就如同上述顏老先生的案例，肩關節一受傷，別說是工作了，連拿筷子吃飯都有問題，日子過得苦不堪言，因此對於肩關節出現的異狀絕對不能輕忽。

然而，即便我們沒有因意外使得肩關節受損，但日常活動與姿勢也會間接讓肩關節受傷。如果你也是下文中，肩關節受損率高的族群，應多加留意肩關節的保養，化酸痛於無形！

❶ 家庭婦女、學生及上班族：

這類族群的特徵，大多是上半身經常維持固定姿勢或伴有低頭，並且因較少變換姿勢，所以容易出現肩頸酸痛。尤其女性因從事的工作較為細碎繁瑣，再加上長期操持家務，以及更年期的關係，所以肩關節痛的比例比男性高。

❷ 高血壓、冠心病、心血管硬化、糖尿病、頸椎疾病等患者：

諸如高血壓、冠心病、心血管硬化等疾病，都與心臟功能異常有關。由於心臟距離肩膀很近，一旦心臟活動時牽扯到肩膀，便容易引起疼痛，因而使人更少活動肩膀，使得肩部肌群長期處於痙攣、缺血的狀態，最終導致肩關節疼痛。

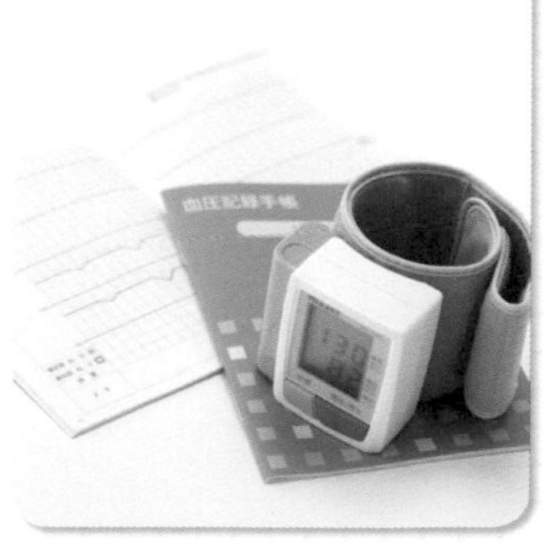

此外，根據國外對糖尿病患者的研究發現，糖尿病與肩關節痛有關。糖尿病患者中，不少人會有肩關節痛的現象，而肩關節痛的患者中，也

有較高比例的糖尿病患者，主要是神經病變及血液循環障礙引起，但臨床上的真正原因還沒下最後定論，而高比例的情形，也引起許多醫療人員的探索與研究。

另外，罹患頸椎疾病的患者，因增生的骨質壓迫到頸神經，所以改變了肩關節及其周圍組織的血液供應，最後導致肩關節萎縮，產生疼痛。因此，有以上疾病的患者，必須留意肩關節的保養，以免病情加重。

❸ 有駝背及圓肩現象者：

這類人都是因身體曲線改變，使得肩關節移位而產生疼痛。例如駝背者通常都是來自於長期的姿勢不良，尤其成年後開始伏案工作，日積月累之下就形成駝背。

至於圓肩則是因睡眠品質不佳所致，其多半是側睡為主，故肩關節在長期壓迫下，會慢慢往身體前側移位，最後形成圓肩。而正常體態應是抬頭挺胸，睡姿也應該以平躺為主，才能維持正常的身體曲線。

❹ 從事手高舉過頭的運動員：

此類人的肩關節使用率較一般人高，耗損率自然也會提升，如棒球投手、舉重、游泳、體操等選手，常會因過度練習，而影響到肩關節的活動，故多半都會有肩關節不適的毛病。

我曾經遇過一個肩關節痛的案例，他是一位大學生，也是自由搏擊的國家代表隊選手，身高只有一百六十幾公分，體重卻有一百二十公斤，屬於沒有體重限制的無量級選手。雖然經常在比賽中獲勝，卻也因為該量級的攻擊力道較強，所以有不少運動傷害。

當時，他的肩關節已呈半脫臼狀態，雙手無法舉太高，最多只能舉個Ｖ就再也上不去了，甚至有時他想抓背也難以伸舉。雖說在此之前，他已看過不少中西醫，也試了兩年多的物理治療、牽引運動、熱敷、電針等，

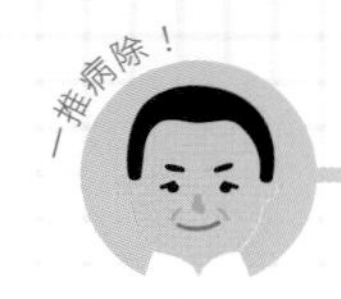

但仍不見好轉，在經過友人的介紹下，才終於找上我！還記得我只調整他鎖骨、肩膀兩個重點部位，便立刻解決他困擾多年的問題，最後他還開心到高舉雙手鼓掌離開呢！

❺體重過重、偏好做上肢重量訓練、肩膀曾經受過重傷者：

此類人常有肩關節過勞的情形，或容易引發肩傷舊疾，所以更要注重肩關節的保養。

❻維持同一姿勢過久者：

肩膀若一直維持相同姿勢，容易造成肩關節僵化，進而導致酸痛，例如長時間伏案工作、經常舉手寫黑板的教師等，都很容易有肩關節痛的問題。

❼生活或工作習慣不良者：

因勞動損傷、拉扯重物、過度疲累下而勉強完成工作等情形，都很容易造成肩膀前後肌群不平衡，而引發肩關節疼痛。

凡此以上種種，都屬於肩關節痛的高危險群，造成肩關節傷害的原因其實一直都在我們身邊，如果沒有養成良好的生活習慣，很容易造成肩關節受傷。無論您是否被歸列為上述族群，皆須注意肩膀的保養，切勿讓不良姿勢或習慣，侵害您的肩關節！

「五十肩」也會讓肩膀遭殃

現代人身上多少都有酸痛毛病，例如手不能提、肩不能挑，甚至有時會感到兩手酸疼，手腕、手臂轉動不靈活，提物時手勁不足。雖說不見得是痛得受不了，但若放任不管，就會感到手麻，最後便是肩關節遭殃了。

而其肇因皆是肩關節出了問題！但引發肩關節疼痛的原因很多，最常見的就是肩周炎，其他尚有**肩峰下滑液囊炎**（註❶），以及因肌肉鈣化導致軟組織發炎、粘黏，甚至是纖維化的「五十肩」（又稱「冰凍肩」）。

翁師傅名詞小教室

註❶ **肩峰下滑液囊炎：**肩峰下滑液囊炎是指位於肩峰（肩膀外側上方突起的骨頭）下方的滑液囊發炎。滑液囊是由薄膜形成的囊狀物，主要功能在於潤滑，以減少相鄰構造之間的磨擦。滑液囊分布很廣，包括肩膀、手肘、臀部、髖關節、膝蓋及腳踝等部位。

其中，五十肩是從事勞動工作者最常見的疾病，因好發在五十歲左右的中年人身上，故稱「五十肩」。一般來說，又以慣用側的右肩罹患五十肩的機率較高，而雙肩發生的情況則較少。

在五十肩發病初期，患者經常有突如其來、令人難以忍受的肩膀酸痛，並有肩關節僵硬的情形，尤其夜晚或天氣變化、轉冷時，患者的疼痛程度會越趨嚴重。

此外，疼痛感還會向頸部及上肢呈放射性的擴散，因此手無法舉高；甚至當轉動手臂或肩膀時，還會隱隱作痛，使肩膀不管朝哪個方向都有不適感，且活動角度會明顯減少，就連痛點位置也很難確定，而最糟糕的狀況就是「手臂只能旋轉60度」！

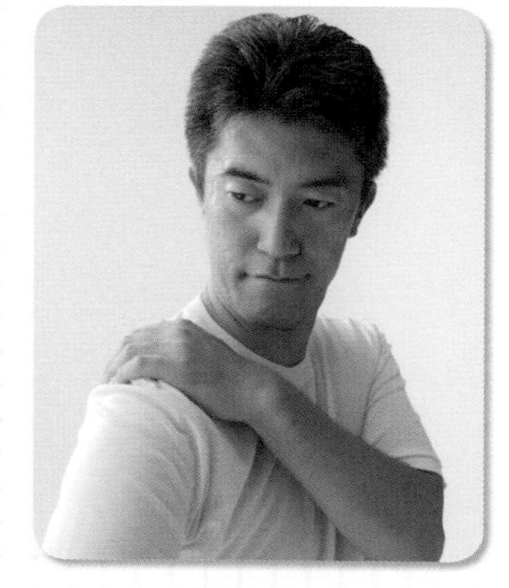

正因上肢活動受限，所以梳頭髮、穿衣服、搔背或晾衣服，都會變得困難重重；即便是搭乘大眾交通工具，也無法拉到車廂裡的拉環，甚至因疼痛而無法入睡，對日常生活、運動及工作都

會造成影響。

若不根治，肩胛骨很有可能會與肋骨粘黏，肩關節也會因此腫脹僵硬，肩膀周圍的肌肉韌帶會逐漸纖維化，使得身體活動不便，最後演變成難纏的「五十肩」。

肩關節痛測試法，有病沒病一測便知

事實上，罹患肩節關痛的人群眾多，或許你也是其中之一，但要確認自己是否真有問題，不妨進行以下測試，簡單、方便又準確！

❶ 手臂如果垂直上舉碰不到耳朵，就表示肩關節活動角度不足。

❷ 手臂繞到背後，碰不到對側肩胛骨，就表示肩胛骨的活動角度有問題。

❸ 將兩手掌交握扶在脖子後方，試著將兩手肘向內靠，如果無法相互碰到，就必須注意肩膀狀況。

假使自己符合上述任一項，最好就醫檢查。否則，一旦肩關節痛纏身，其治療時程短則數月，長則數年。我自己就曾聽過一位花費好幾年時間治療才痊癒的患者，所以對於肩膀不適所帶來的警訊，千萬不可忽略。

中西醫如何治療肩關節痛？

一般來說，西醫在治療肩關節痛時，會先抑制發炎，開立口服消炎止痛藥，再輔以貼布或藥膏來減輕疼痛；若較嚴重者，則會在關節內注射類固醇或大量生理食鹽水來抑制；一旦病情緊急，或有其他異常狀況，則會安排理學檢查、骨骼肌肉超音波、X光片及核磁共振等檢驗，以確定病因。

此外，也會搭配如熱敷、治療性超音波、干擾波、止痛性電療及復健運動等方式，其中復健運動的目的是為了止痛，並增加關節的靈活度，以及肌肉的力量、耐力和協調性，所以千萬不可過於激烈，以免適得其反。

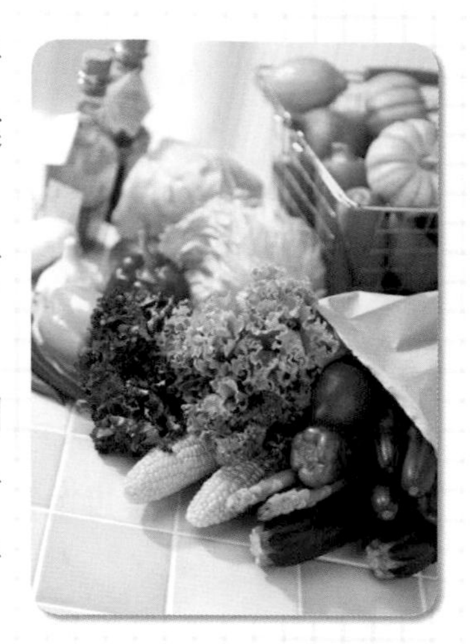

而中醫針對肩關節痛的治療方式則是開立調理氣血、祛風散寒、化濕通絡的藥方，外加針灸、電療、推拿等物理治療，因效果緩慢，故許多人經常半途而廢。

大部分的人以為肩膀疼痛及關節不靈活，只要稍作休息，減少肩膀使用機會，就能自動復原。事實上，正好相反，你若是愈不動，疼痛就會加劇。所以，每當工作或讀書一段時間，便應起身走動、站立以及多喝水，避免長時間做相同動作；而體重過重者也要設法減肥，才能減少關節承受太大的壓力。

此外，我們也可每天做一到三次，每次10～15分鐘的肩胛骨活動、背後抬手運動、鐘擺運動、手指爬牆運動、端盤運動、**拉棒運動**（註❷）等，以改善疼痛情形。

翁師傅名詞小教室

註❷ **拉棒運動**：手拿木棒，雙手繞至背後，兩手各執木棒一端，將其直立，然後兩手一上一下活動，以健側拉引患側，朝關節活動受限的方向伸展，但須以持續穩定的力量牽引，千萬不可突然猛力硬拉，以免受傷。

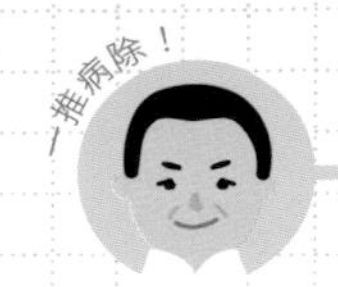

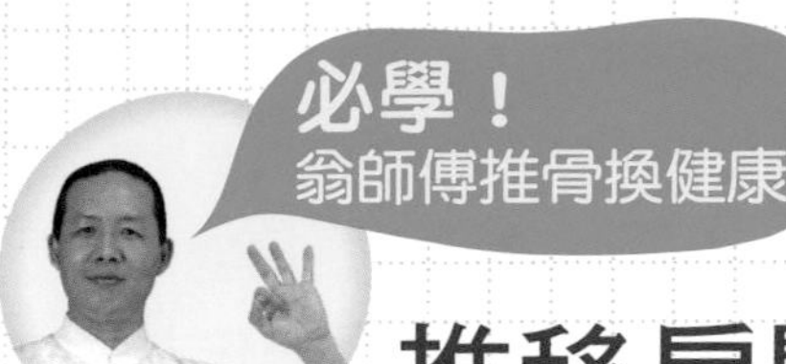

推移肩關節，活動不再卡！

許多前來治療的患者，一開始都只是感到肩膀緊緊卡卡而放任不管，結果時間一久，肌肉逐漸僵硬，接著慢慢鈣化、纖維化，於是肌肉愈來愈難以活動，酸痛感也慢慢增強，直到患者開始正視它！

其實，肩關節痛的主要原因是肩關節和肩胛骨間的結構中，肱骨頭往身體前側突出，壓迫到肱二頭肌短頭腱所致。因此，須先將鎖骨往外拉，再把突出的肱骨頭往後推回拉正，才能停止酸痛上身！

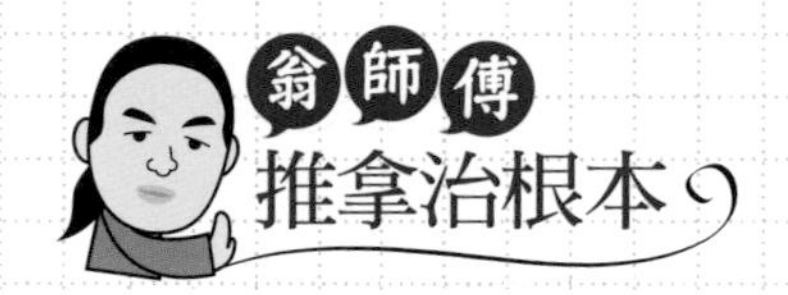

肩關節痛就是肩關節的肱骨頭前突所致，而肱骨頭會造成肱二頭肌短頭腱拉力過大，這時只要按壓患者肩膀前側，就會有酸痛感；而趴在比較硬的床上或地板，患者也會因該點受到擠壓而疼痛。所以，只要將肱骨頭向後調整，使其歸回原位，各種肩關節痛的問題便會自動消失。

▶主要推整骨骼透視區◀

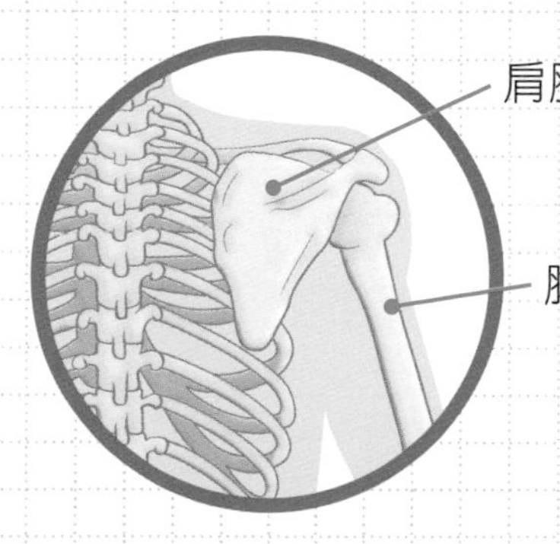

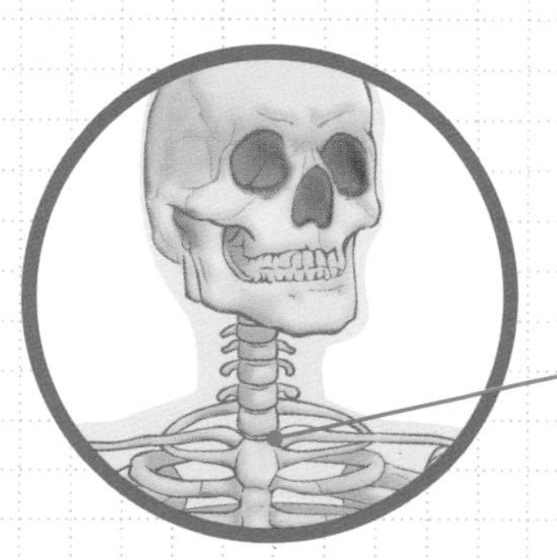

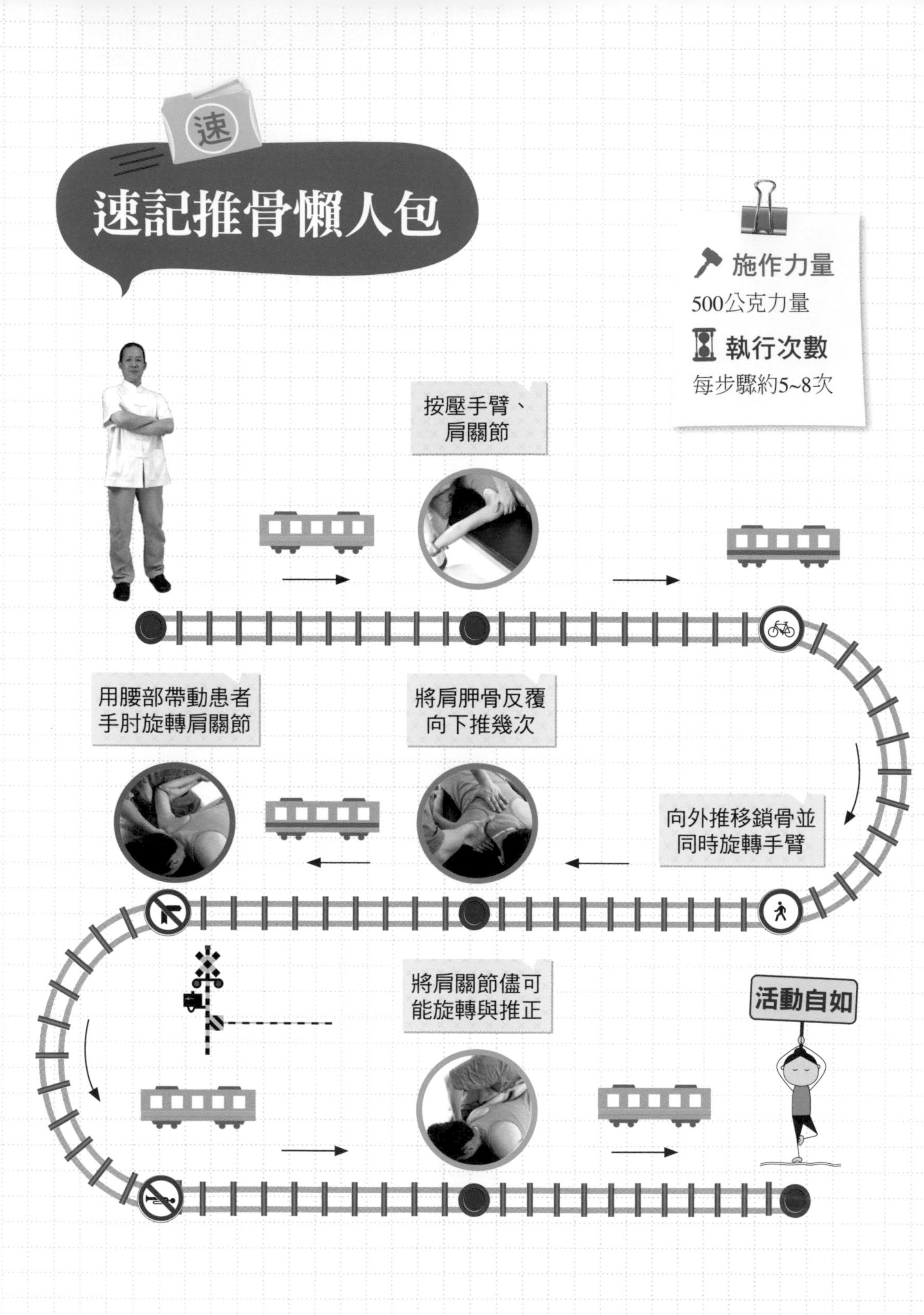
速
速記推骨懶人包
施作力量
500公克力量
執行次數
每步驟約5~8次
按壓手臂、
肩關節
向外推移鎖骨並
同時旋轉手臂
將肩胛骨反覆
向下推幾次
用腰部帶動患者
手肘旋轉肩關節
將肩關節儘可
能旋轉與推正
活動自如

推拿套路 F

適應症：肩關節痛

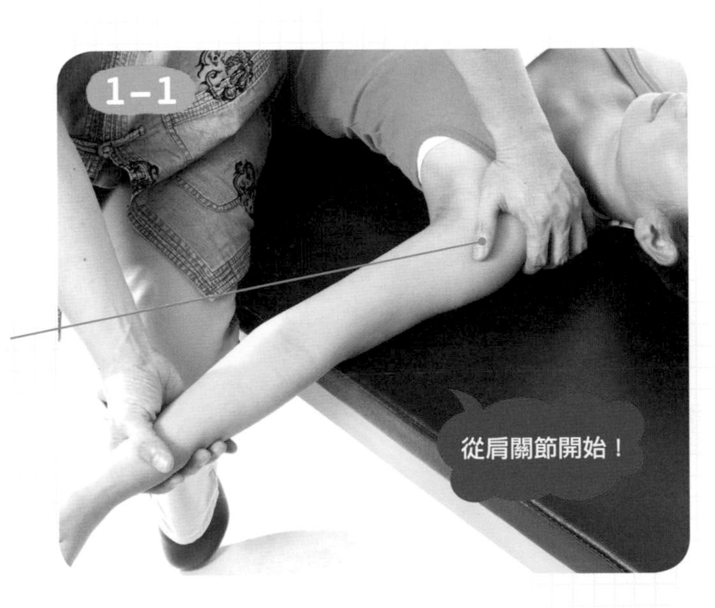

請患者仰躺在床上，操作者右手將其左手臂向外平伸並扶著手腕，稍微按壓患者手臂與肩關節，使其放鬆。

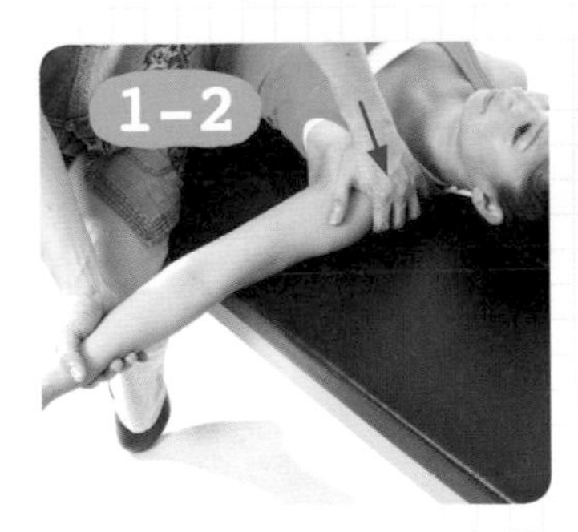

稍微按壓以放鬆肌肉！

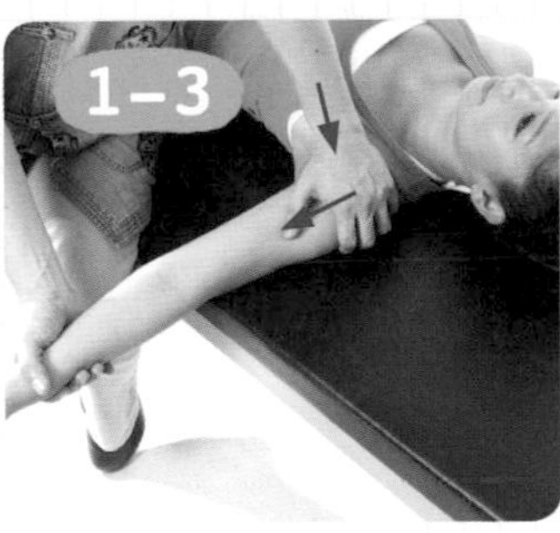

慢慢往手肘方向按揉！

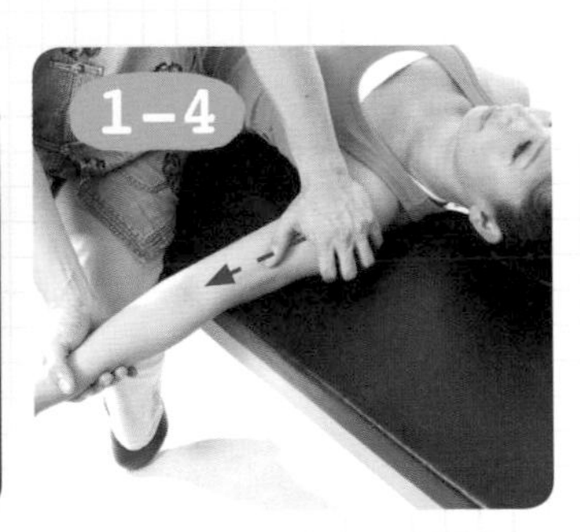

翁師傅推拿NOTE

可依序按壓患者的提肩胛肌、肩關節、三角肌、肱二頭肌等區域，以放鬆手臂肌肉！

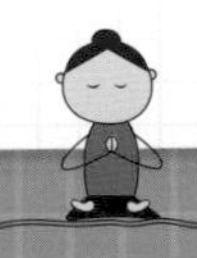

推拿套路F

適應症：
肩關節痛

2

操作者左手推住患者胸鎖關節，然後由胸鎖關節慢慢向肩關節方向推移，同時也要慢慢旋轉、活動患者手臂，藉此拉開患者鎖骨。

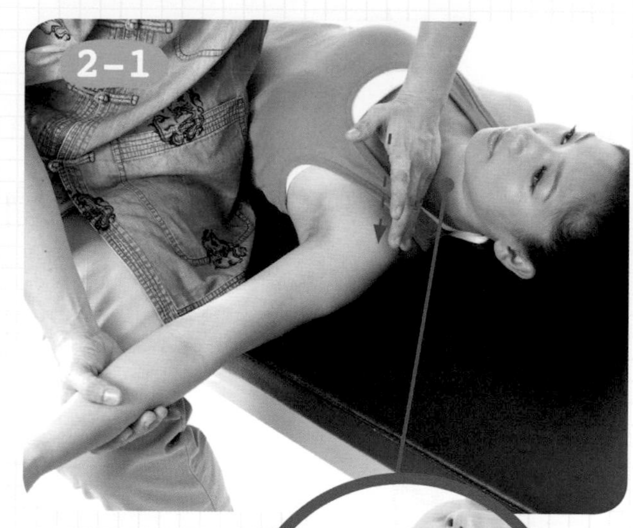

Point

左手掌根推住患者胸鎖關節！

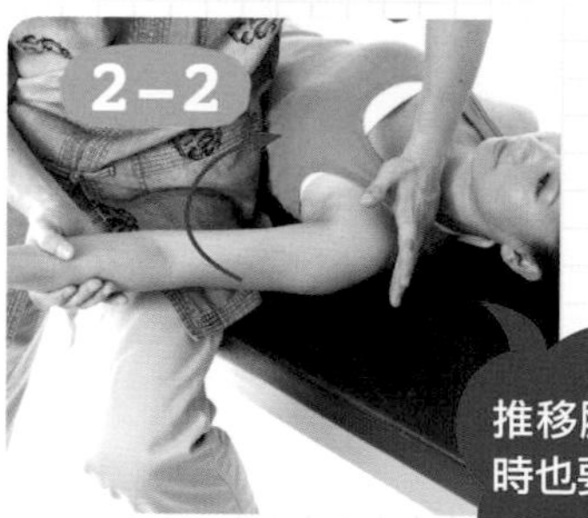

推移胸鎖關節，同時也要旋轉手臂！

翁師傅推拿NOTE

推移胸鎖關節的同時，操作者也要旋轉患者手臂，順勢利用其手臂重量來拉開鎖骨！

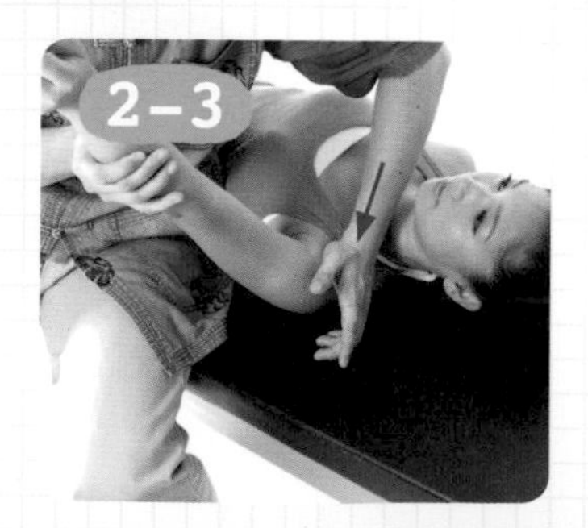

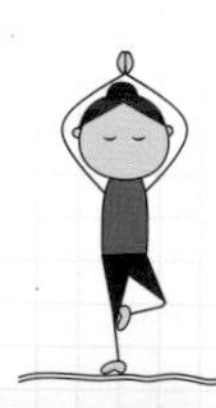

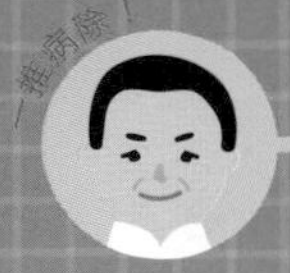

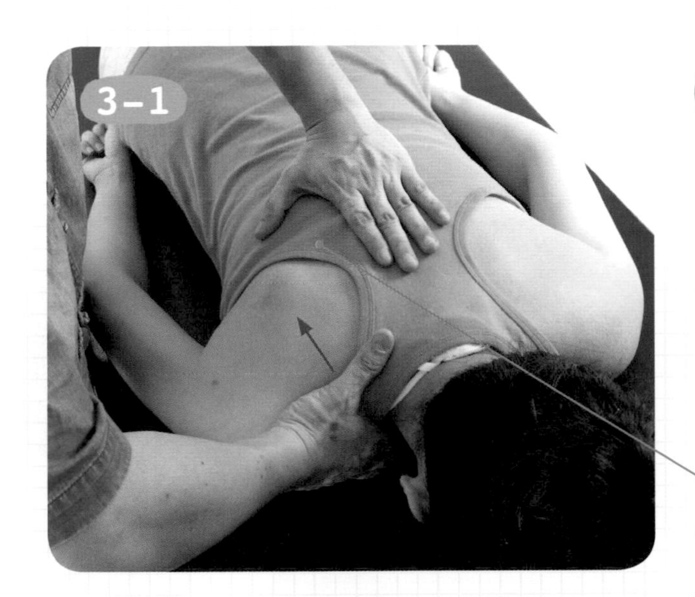

3 請患者俯臥，操作者左手扶在肩胛骨內下角位置以固定住患者身體，右手將患者肩胛骨向下反覆推幾次，使肩胛骨鬆開來。

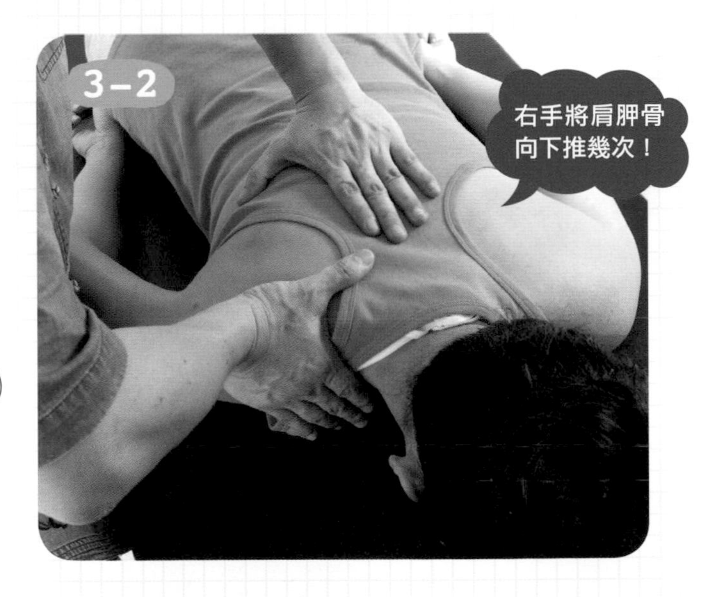

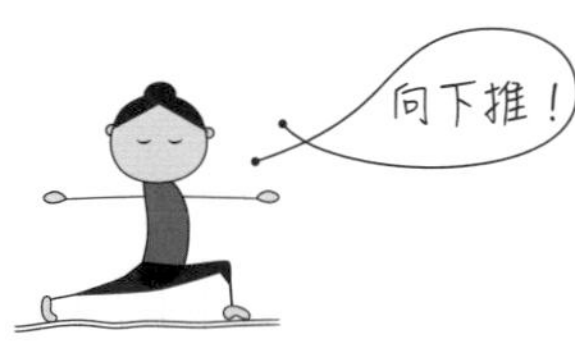

推拿套路F

適應症：肩關節痛

4 操作者右手固定住患者肩關節上方，左手扶在患者手肘位置，彎曲其手臂並用腹肌頂住手肘，以腰部帶動手肘來旋轉患者肩關節，使肩關節鬆開。

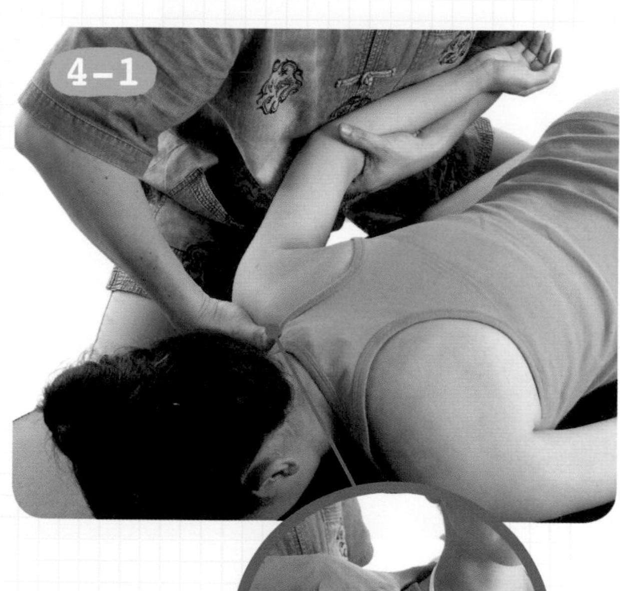

4-2

操作者的腹肌頂住患者手肘旋轉！

Point

右手放在患者肩關節的位置！

翁師傅推拿NOTE

請以逆時針方向旋轉患者手臂！

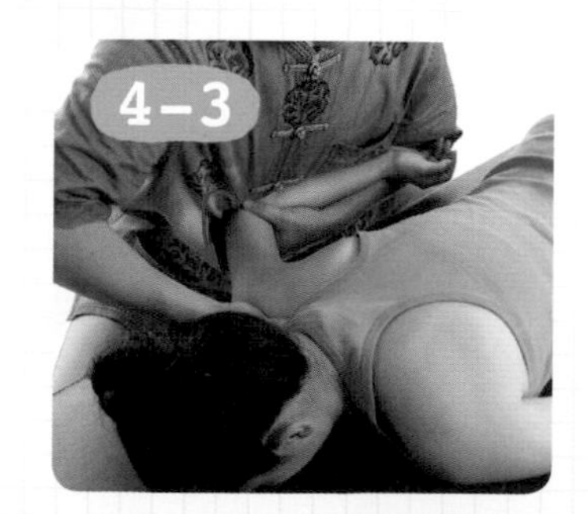

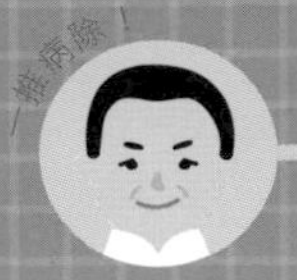

最後，操作者右手持續固定住肩關節不動，左手將患者手臂沿著身體邊緣，做一個肩關節最大角度的旋轉與推正，肱骨頭就會自動對正歸位了。

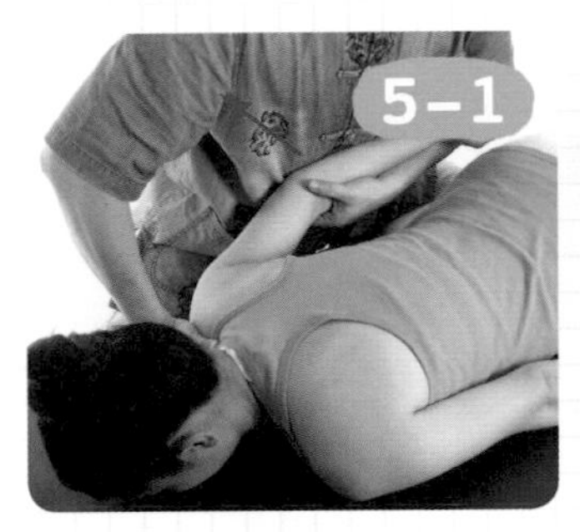

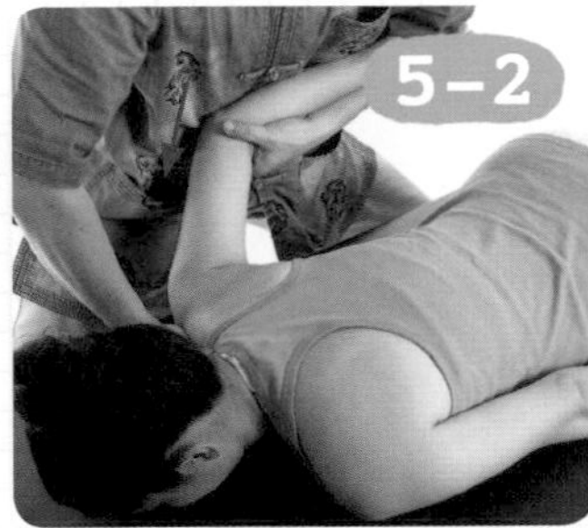

沿身體邊緣旋轉！

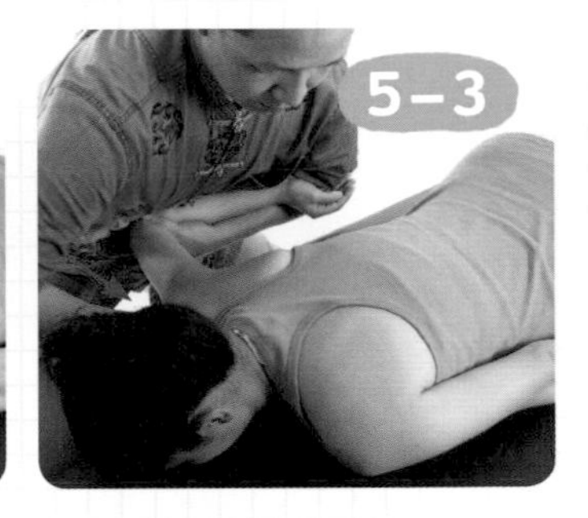

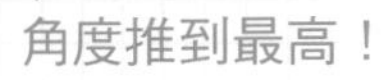

角度推到最高！

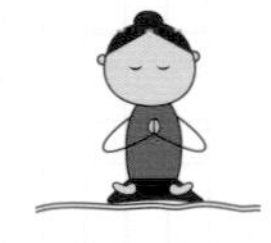

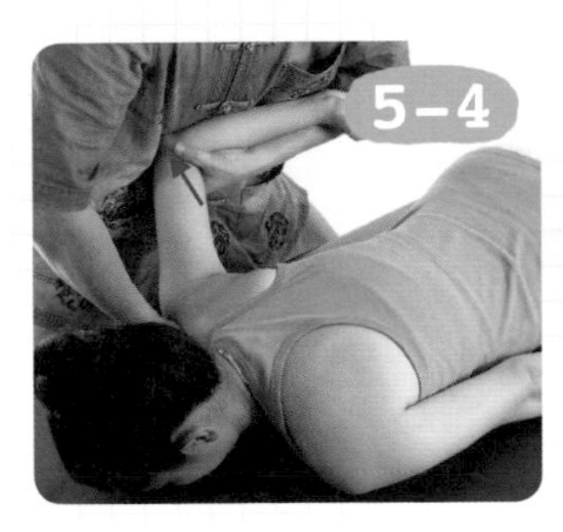

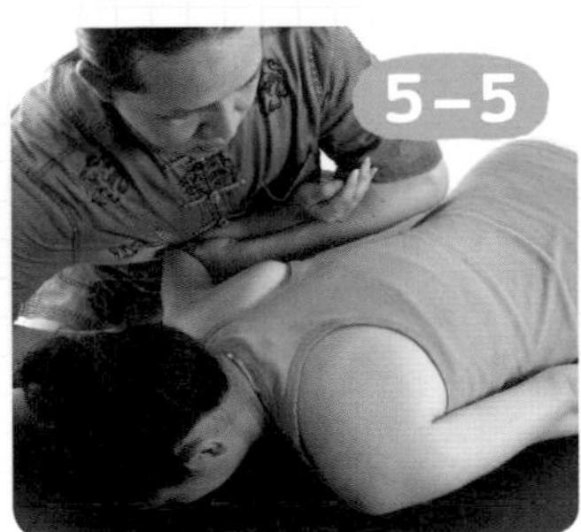

旋轉到最後時，將手臂慢慢靠向身體！

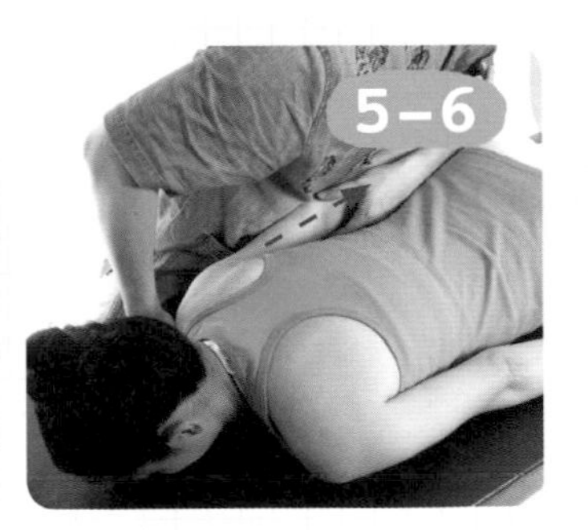

用腹肌向內向下推正！

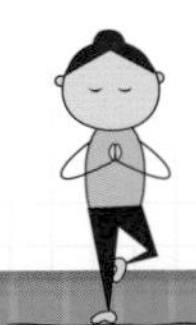

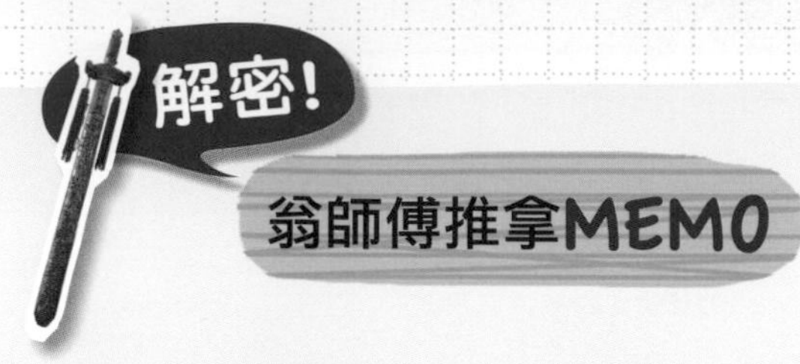

以上推拿手法來自於國術體系的「肩關節脫臼歸位技巧」。但脫臼的方式分為三種，這個技巧算是治療肩關節向前脫臼的變形技，能有效解決肩關節痛，調整時患者會有些微痛感，但絕不是椎心刺骨、要人命的劇痛，請不用擔心！

若患者的肩關節角度偏移過大，操作此法時，容易感到劇痛，此時不可強行調整，應在患者可接受的疼痛範圍內慢慢推移，即能有效舒緩疼痛。只要一次一次地慢慢修正，便能增加肩關節的活動度，促進患者的自體循環，其他肩關節的問題，當然也就能自動修復！

一個單純的問題，卻是身體調整的盲點，前一個單元所介紹的肩頸酸痛，其源頭大部分來自於肩關節痛，少數則是胸腔所致。遇到難纏的肩頸酸痛，可先使用本單元的「推拿套路F」解決肩關節痛，再使用第五單元〈肩頸酸痛〉的「推拿套路E」來處理，如此便有相乘效果，若能再加上第四單元〈落枕〉的「推拿套路D」，治療效果將會加倍！

這其實就是所謂的「江湖一點訣」，看似不相關，療效卻會深深影響其他部位。因此，有些疼痛總是反覆發作，追根究柢就是源頭沒有解決，導致後續症狀不斷。所以我在臨床上，只會接全身調整的案例，其原因在於唯有徹底根除源頭，才能防止不適再度發生！

本單元的技巧，對多數人都很受用，可說是在全身各部位的調整技巧中，有著五星級的地位！只要熟練，就能發揮事半功倍的效果，而且這還是很多從業人員也不知道的祕密呢！

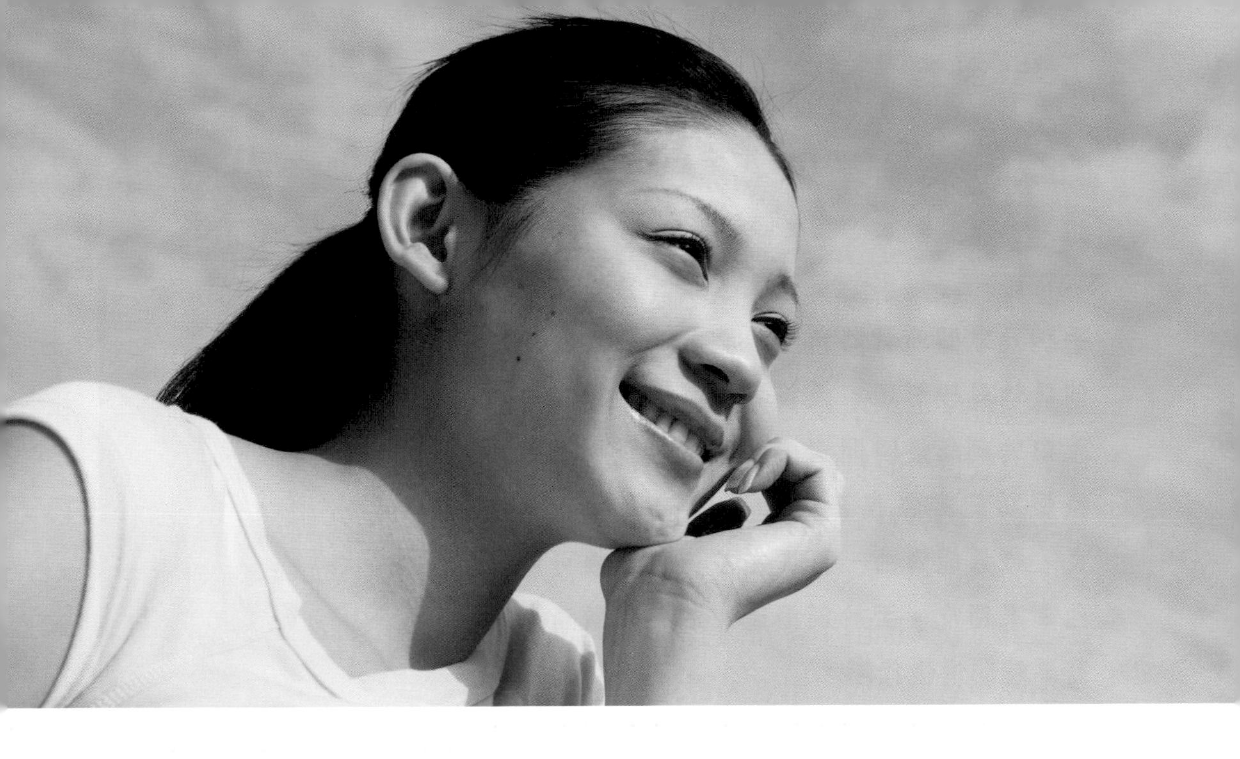

7.手肘痛

～美式整脊，輕鬆解決手肘痛～

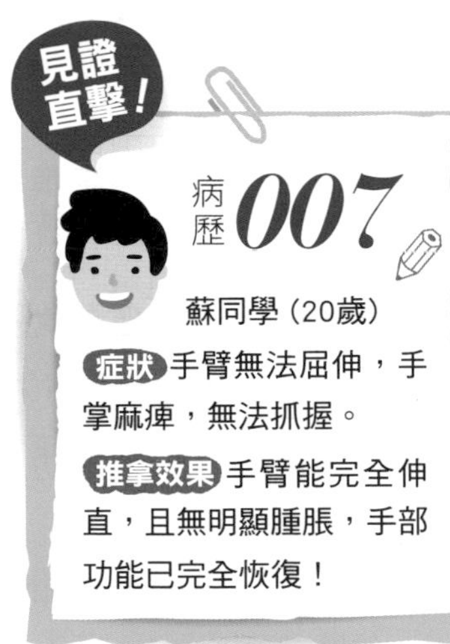

在我遇過的個案中，有一名較嚴重的手肘痛案例。一位20歲的蘇姓男同學，某一天打籃球時，因差點跌倒，當下立即以單手撐地，結果造成右手肘脫臼，手臂受傷到呈飛鏢狀且關節囊腫脹，以致於關節無法活動，手臂幾乎無法屈伸。

治療時，我先以「量子觸療」技巧鬆開手肘周圍的軟組織，將肩關節做適當調整。而所謂的量子觸療，其實是一種按手療法，只要輕輕接觸自己或他人的身體，便可加速身體的治療反應。這個效果立即且獨特少有，無須擔心是否做得正確，身體自己便會決定骨頭該移往何處，除了結構重

前臂肌群使用過度，容易招來網球肘

「網球肘」為「肱骨外上髁炎」，其痛點在手肘外側肌肉韌帶連結處。

很多手肘痛的患者到醫院就診時，聽到自己被診斷為「網球肘」，都會不可置信地問：「可是醫生，我從來沒打過網球，怎麼會有網球肘？」其實只要痛感是在手肘外側肌肉韌帶連結處者，都被稱為「網球肘」，也就是「肱骨外上髁炎」的俗稱，這與是否有打網球無絕對關連。

舉凡長期從事單一動作的勞動或時常進行超過肌力的動作，因會超出前臂肌群可承受的拉扯力量，故容易形成網球肘，例如常做反拍動作的網球選手、羽球選手、乒乓球選手，都是罹患網球肘的高危險群。

此外，像是6歲前的小朋友因還未長好骨頭，若不小心跌倒，千萬不要單拉他的一隻手，否則很容易造成小朋友的肘關節脫位，形成小兒橈骨半脫位。另外，像是平時搬重物、提菜、擰毛巾、抱小孩、敲樂器、拉公車吊環等，也要注意姿勢，以免讓網球肘有機可乘。

手臂內側肌群勞損，高爾夫球肘找上門

相對於網球肘，痛點在手肘內側肌肉韌帶連結處者，則是「肱骨內上髁炎」，也就是俗稱的「高爾夫球肘」。諸如職棒球員、高爾夫球選手、常揮桿者，都很容易罹患高爾夫球肘。

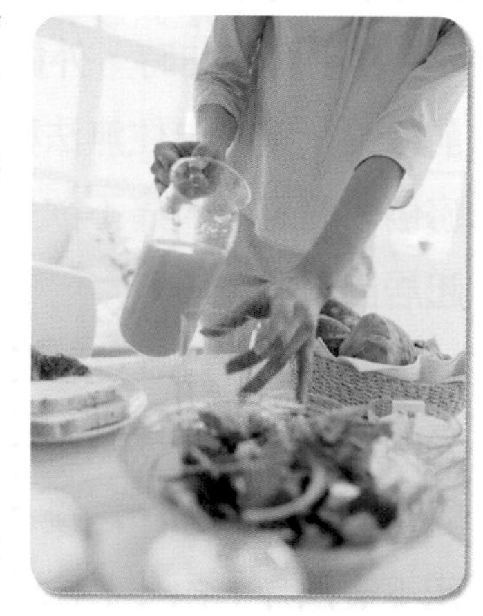

而肌腱退化的中老年人、以手部工作為主的作業員、家庭主婦、油漆工、水泥工、打字員、祕書、工人、司機等，也會因工作關係，致使手部受到長期勞損，故這些人都是網球肘和高爾夫球肘的好發族群。

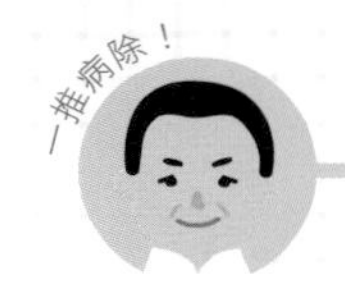

其實，網球肘與高爾夫球肘也有可能突然發生，抑或是病情緩慢加重。這時，手肘偶爾會出現局部疼痛，壓到時也會十分酸疼，在前臂無力的情況下，輕則無法擰毛巾，重則無法拿筷吃飯，如此將嚴重影響到人們的日常生活！因此，在進行任何活動與姿勢時，應多加留意，以免傷及手肘。

中西醫如何治療手肘痛？

手肘痛雖然不是危及性命的重疾，但如果沒有妥善處理，將留下副作用。而中西醫對其治療方法各有千秋，患者可以選擇適當的療法，治好難纏的手肘痛。

一般來說，西醫治療方式多為開立消炎藥、止痛藥、肌肉鬆弛劑、在疼痛點注射類固醇，或施以電療、磁波、超音波、深層磨擦按摩、運動計劃等物理治療，嚴重者甚至要開刀將病變筋膜切斷，再重新固定於新處，雖有治療效果，但不一定能成功！

中醫則認為高爾夫球肘及網球肘皆屬「傷筋」、「筋痺」的範疇，多因勞損導致經絡、關節瘀阻，故通常會建議患者多休息、減少工作量，再加上推拿、針灸、電療及外敷中藥，以舒筋、活血、通絡、去痺，改善疼痛症狀。也有中醫師建議在患部塗上食用的白醋後，再以吹風機的熱風輕吹，可暫時緩解疼痛。

想解決惱人的網球肘和高爾夫球肘，一定要先減少會傷到肘部的動作，避免提重物，減少重複性抓握，或肘關節過度屈曲、伸張；讓患部充分休息，時間最好長達3～4週；工作或運動時，要適當使用護具，運動前應先熱身，來增加肌腱彈性，以及常做握拳、伸肘、曲肘、旋轉、再用力把手伸直出拳等復健動作。如果出現疼痛現象，可適當冰敷，每次10分鐘，隔10分鐘再敷，可重複多做幾次。

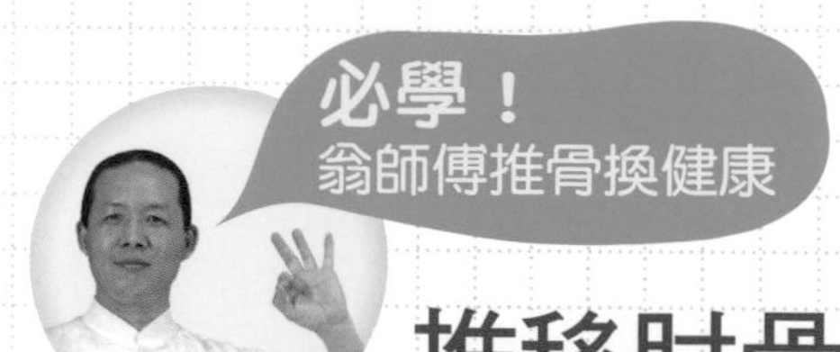

推移肘骨，手肘也能很靈活！

肘關節是由前臂的橈骨、尺骨及上臂的肱骨所組成，包含許多重要的肌肉群及肌腱，雖然手肘的骨頭不多，但其肌腱功能的分工十分精細，控制了前臂的所有旋轉功能與工作技能。

肌腱是肌肉連接骨頭的強韌帶狀構造，若經常重複動作或過度使用，將造成肌腱損傷，導致發炎、疼痛及活動功能出現障礙。而「網球肘」（肱骨外上髁炎）就是手肘外側肌腱群發炎，「高爾夫球肘」（肱骨內上髁炎）則是手肘內側肌腱群發炎。

其實很多人都有橈骨頭半脫位的問題，只是嚴重程度不一，例如工作中突然用力拉扯，手肘雖當下一陣酸痛，但隨後又恢復正常，殊不知手肘已經受傷。

甚至，有些人的手肘無法轉到某些角度，按壓其橈骨頭近端時，會有疼痛感，這都是橈骨出了問題。另外，尺骨也有相關毛病，例如鷹嘴突移位就是其中一種，是造成手肘疼痛的原因。

事實上，手肘痛的主因多半是橈骨與尺骨的角度沒對準，由於手肘關節主要由肱骨和尺骨維持平衡，橈骨頭近端只有靠尺骨旁的韌帶框住，才能發揮滑車（Trochlear，是靠近內上髁的突起，由腹側往背側包裹呈滑輪狀，下接尺骨）的旋轉功能，但若遭遇到強烈撞擊，其環狀關節很容易脫位而無法正常轉動，且一旦有磨擦、頂到環狀韌帶，就會出現不適感。

而手肘若感到疼痛，活動力就會下降，手不僅拉不上來，也難以彎曲。不過，解決這個問題其實很簡單，只要搖、晃、拉等手法，就能矯正

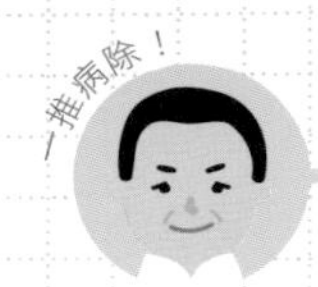

脫位的骨頭，疼痛便能迅速緩解！

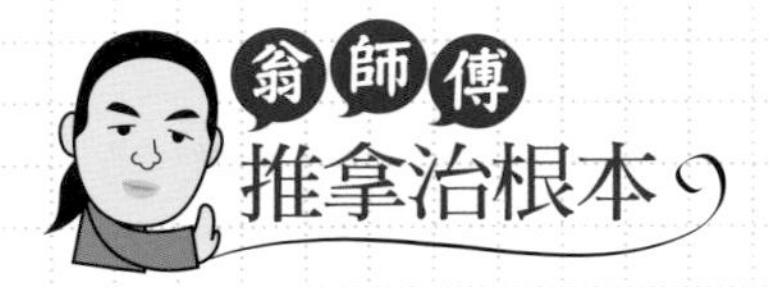

本單元「推拿套路G」的手法出自於「美式徒手整脊法」，並遵循徒手技的最高指導原則：動中取正，一邊活動，一邊鬆動手肘關節、調整骨頭角度，當活動停止時，調整也同時完成。

此手法看似輕巧簡易，但對於手肘骨骼的調整卻極為有效，而且非常精準，雖然沒有傳統手法「驚天地，泣鬼神」的氣勢，操作起來卻如行雲流水般柔順，對手肘痛的人來說，成果顯著！

有關手肘的調整，傳統手法通常是使用蠻力強推骨骼，以達到矯正的作用，但如果關節已經產生腫脹疼痛，傳統手法將造成更大的不適，甚至在調整後仍餘痛猶存，骨骼還可能會有不夠舒適精準的問題！

▸主要推整骨骼透視區◂

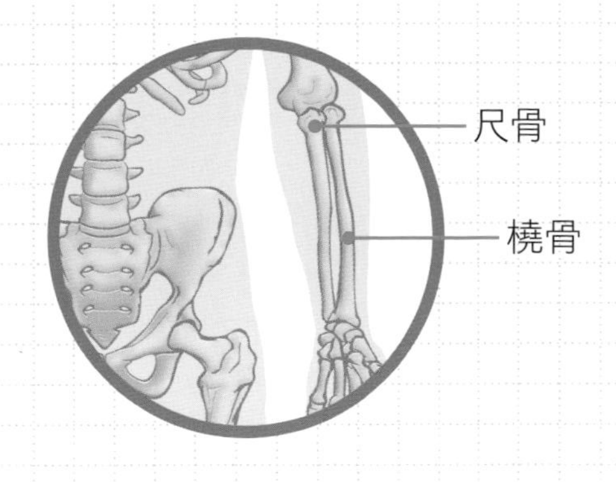

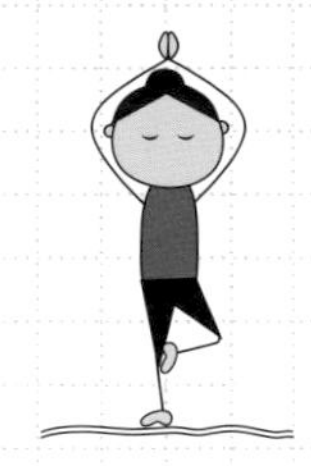

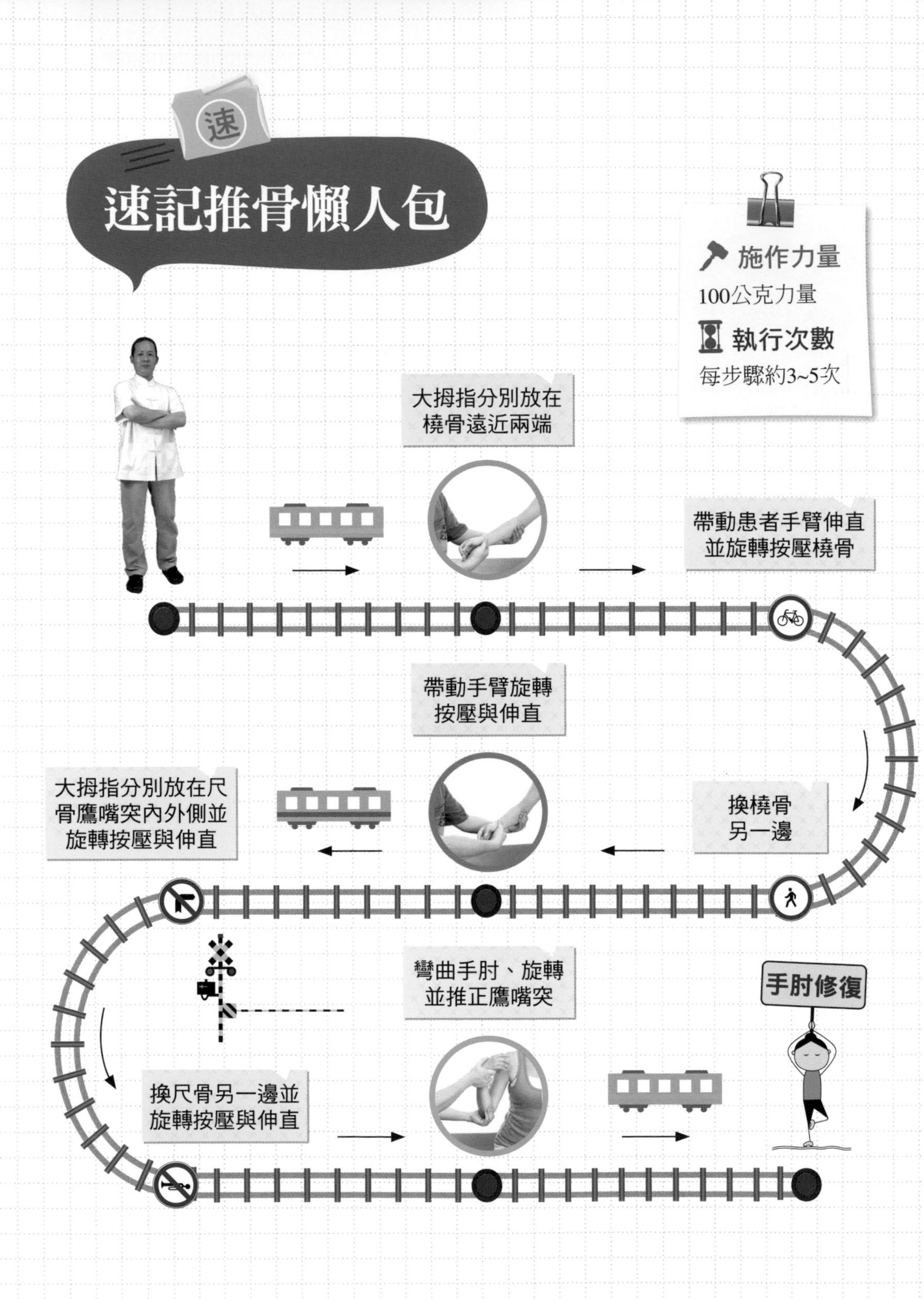
速
速記推骨懶人包
施作力量
100公克力量
執行次數
每步驟約3~5次
大拇指分別放在
橈骨遠近兩端
帶動患者手臂伸直
並旋轉按壓橈骨
換橈骨
另一邊
帶動手臂旋轉
按壓與伸直
大拇指分別放在尺
骨鷹嘴突內外側並
旋轉按壓與伸直
換尺骨另一邊並
旋轉按壓與伸直
彎曲手肘、旋轉
並推正鷹嘴突
手肘修復

推拿套路G

適應症：
手肘痛

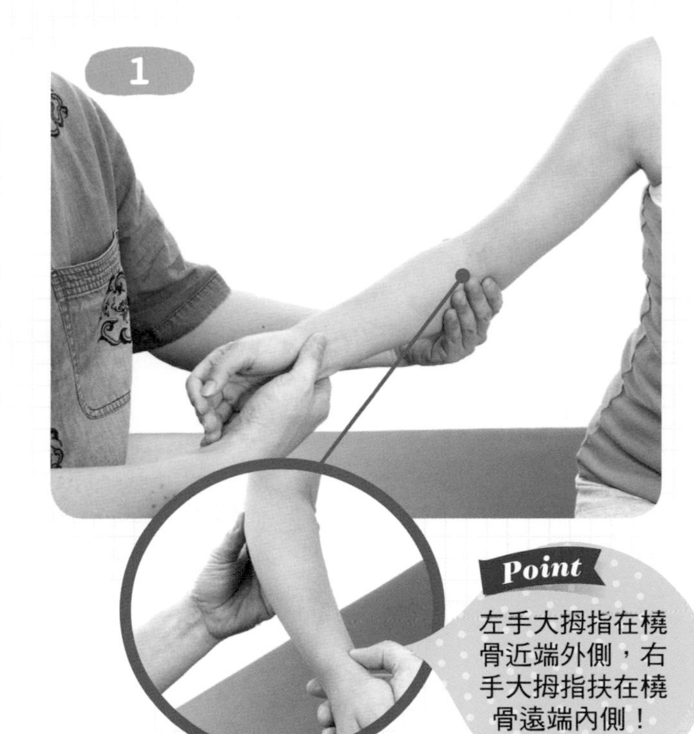

1 調整手肘分成兩段，第一段是調整橈骨：首先彎曲患者手肘，操作者左手大拇指扶在患者橈骨近端的外側，右手大拇指扶在患者橈骨遠端內側。

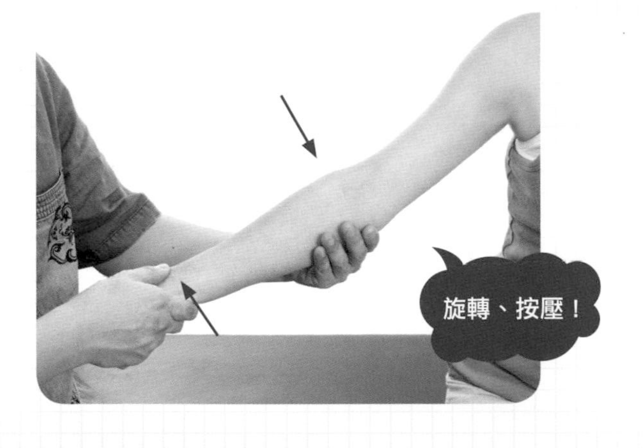

2 操作者帶動患者手臂使其手肘伸直，操作者兩手大拇指同時旋轉按壓橈骨兩端骨頭，並連續彎曲伸直患者手肘數次。

適應症：
手肘痛

3 操作者兩手大拇指換到患者橈骨兩端骨頭的另一邊，帶動患者手臂使其手肘伸直的同時，大拇指一邊旋轉按壓橈骨兩端骨頭，再連續彎曲伸直手肘幾次，橈骨頭就能調整好了！

3-1

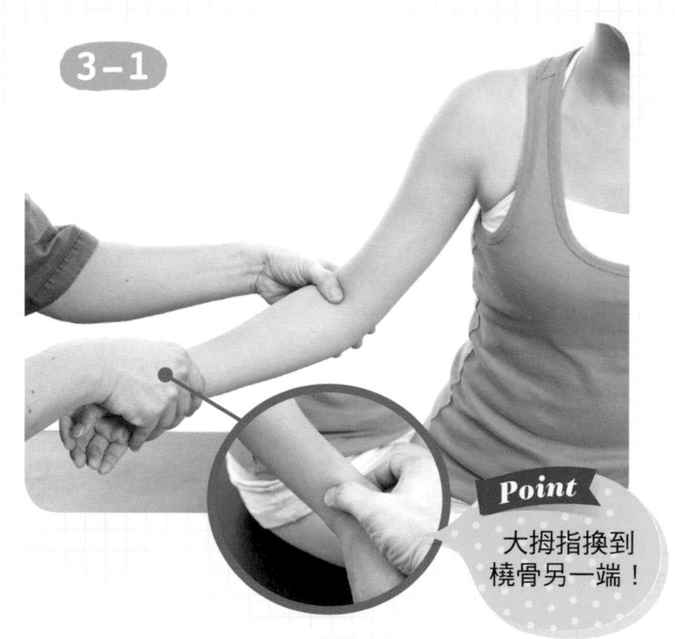

3-2

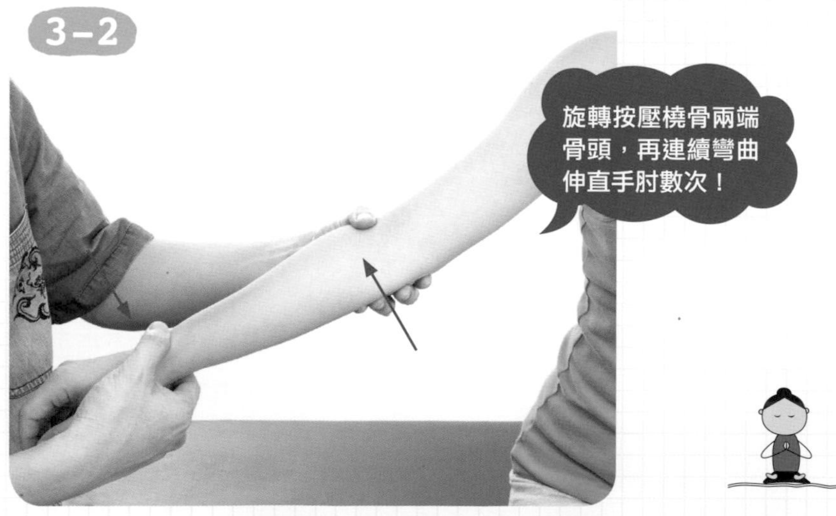

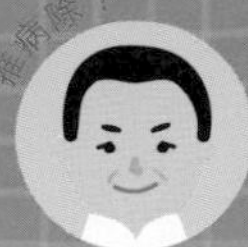

4 第二段調整尺骨：操作者左手大魚際扶在患者尺骨鷹嘴突的外側，右手大魚際扶在尺骨遠端內側。

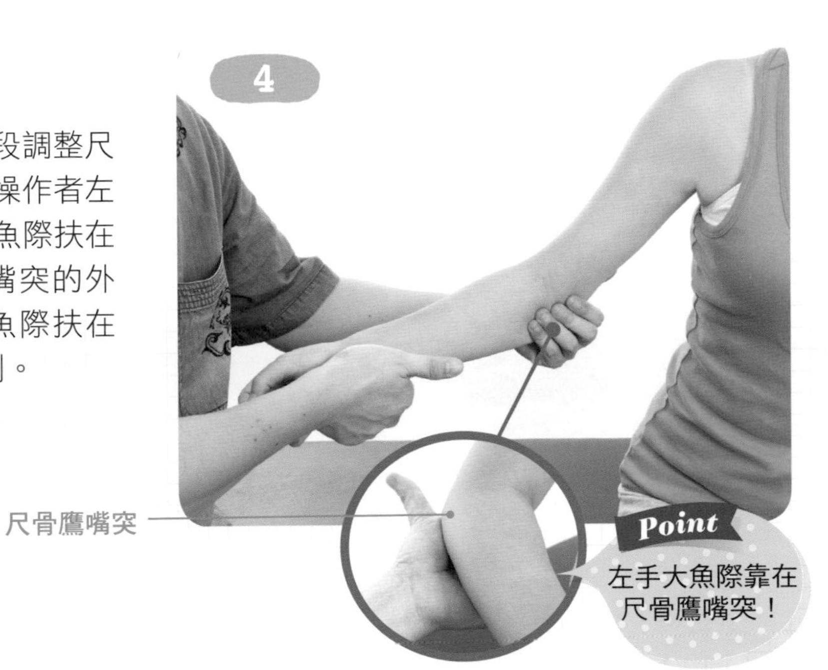

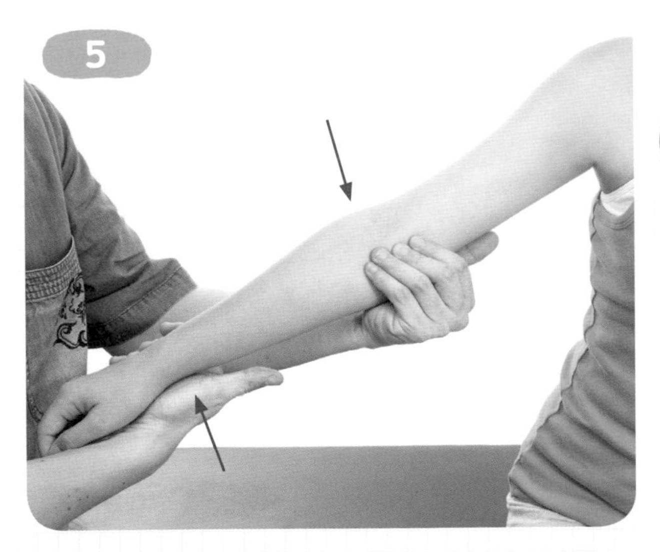

5 操作者帶動患者手臂使其手肘伸直，兩手大魚際同時旋轉按壓尺骨兩端骨頭，並連續彎曲、伸直患者的手肘數次。

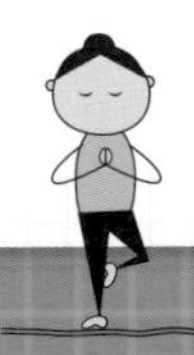

推拿套路G

適應症：手肘痛

6 操作者兩手中指與無名指扶在患者尺骨兩端骨頭的另一邊，接著帶動患者手臂使其手肘伸直，而兩手中指及無名指同時旋轉按壓尺骨兩端骨頭，再連續彎曲伸直手肘數次，尺骨鷹嘴突就調整好了！

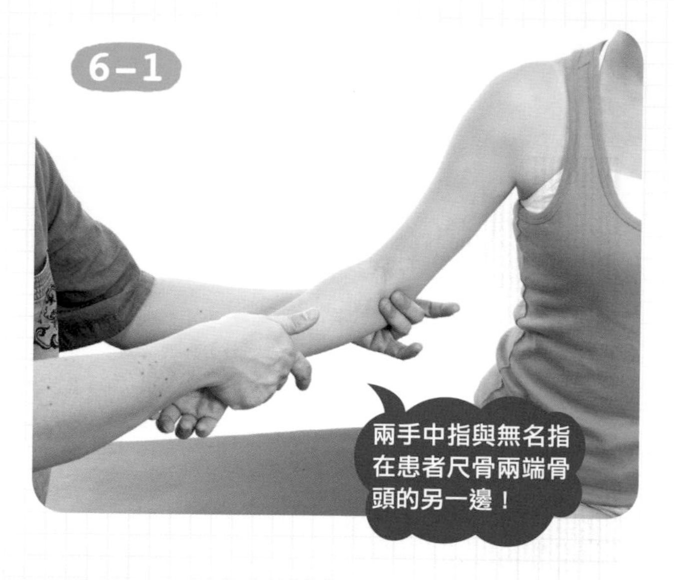

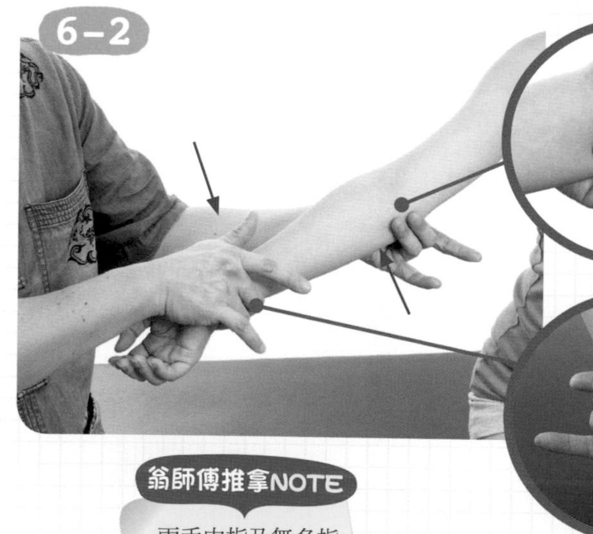

Point
左手中指與無名指在尺骨近端內側！

Point
右手中指與無名指在尺骨遠端外側！

翁師傅推拿NOTE

兩手中指及無名指在旋轉按壓尺骨兩端骨頭的同時，也要連續彎曲伸直手肘數次，才能有效調整尺骨鷹嘴突！

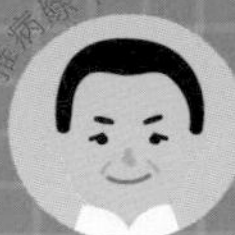

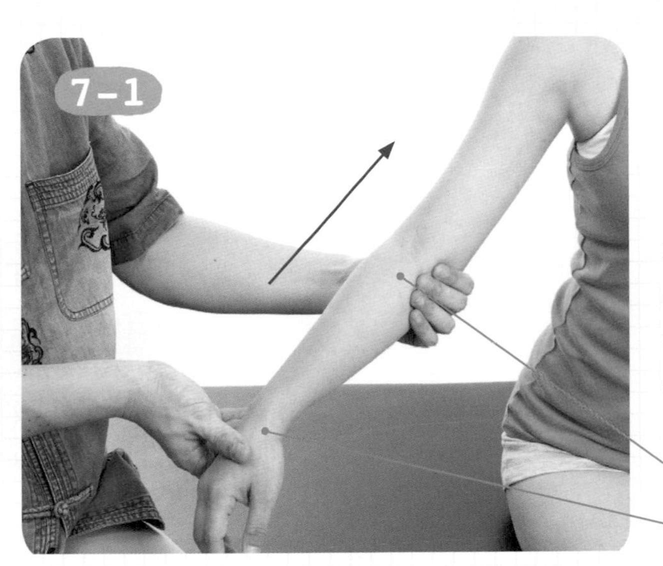

7 最後再做一個彎曲手肘的動作：操作者左手扶著患者手肘以固定位置，右手反手扶著患者手腕，由內而外旋轉往肩膀方向推。

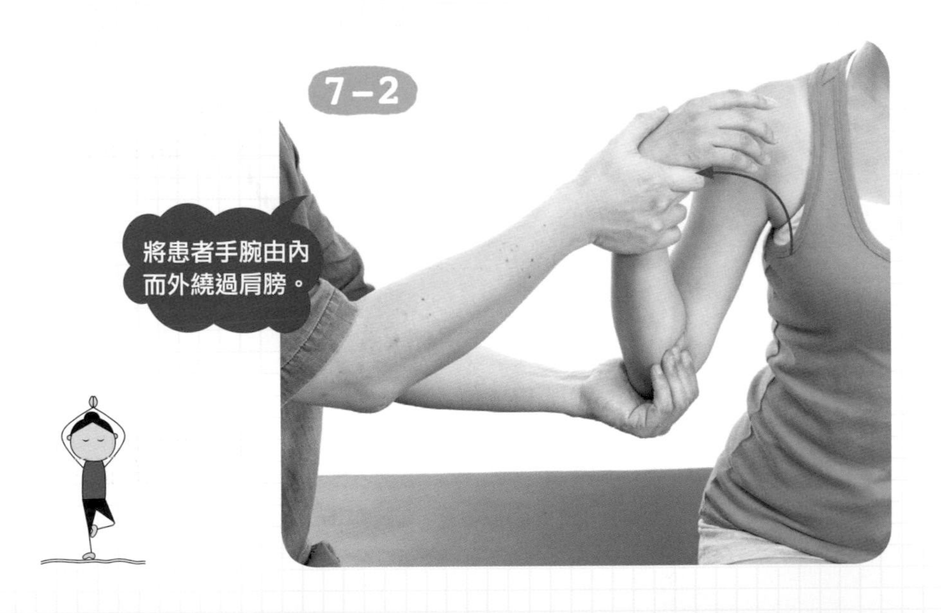

推拿套路G

適應症：
手肘痛

8 接著，將患者手臂旋轉伸直，向上臂方向45度角推正鷹嘴突，手肘活動功能的檢測動作就完成了。

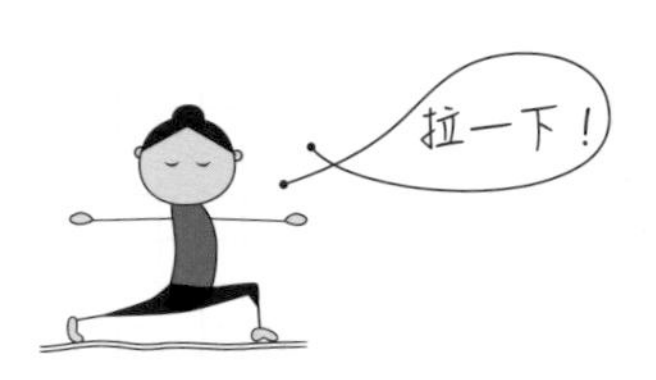

8-1

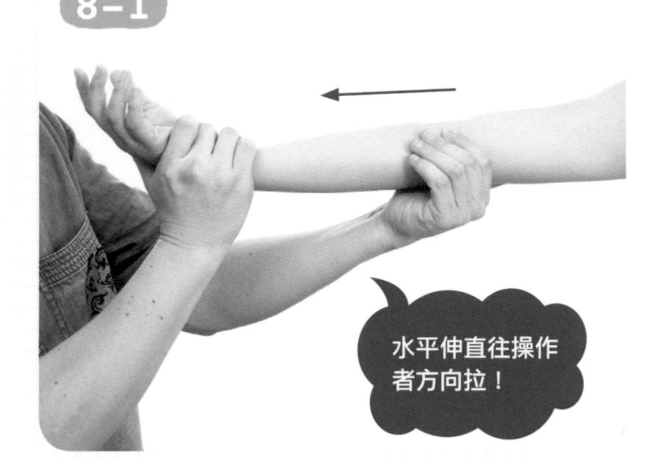

8-2

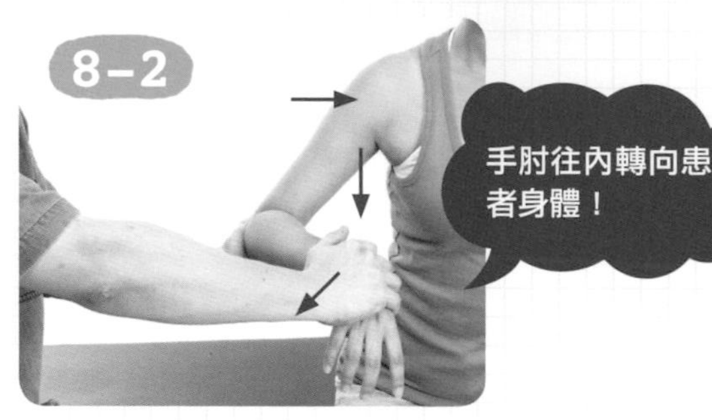

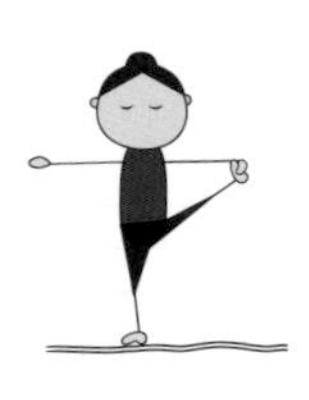

8-3

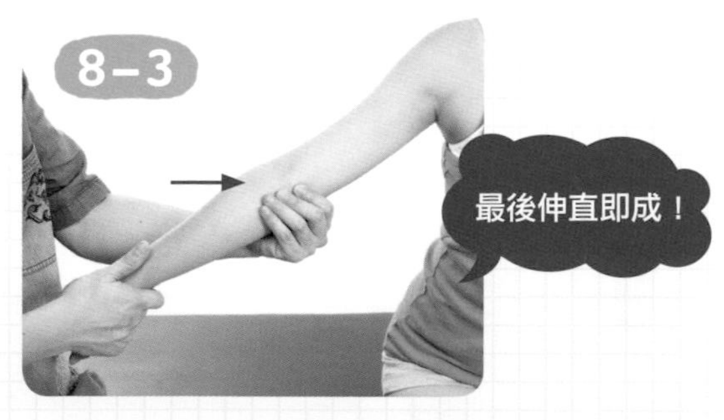

翁師傅推拿NOTE

一定要推正鷹嘴突，才能恢復手肘的活動功能！
不要太用力，不然很容易受傷喔！

解密！

翁師傅推拿MEMO

調整手肘的分解動作雖多，但原理相同，只是針對不同的方向及角度做一樣的推拿而已。而此手法的特色之一是力道非常輕，且要持續不停地晃動，所有連續動作大約一、兩分鐘即可完成。

通常操作者會遇到的困難，就是掌控連續搖晃的律動感，初學者很容易因為一邊要變換手指位置、一邊要連續晃動而亂了手腳，其實只要多練習，律動感就能常存於心，隨時碰到問題，隨時都能操作。

在我目前學過的所有手肘調整技巧中，就屬這套最好用也最不容易造成傷害，尤其適合處理幼兒的手肘問題。因為小朋友通常不會乖乖讓人調整，但此法有一邊晃動一邊調整的特性，只要稍微逗一下小朋友，他們就會以為大人在跟他們玩，操作者只要一邊跟小朋友講話，一邊晃動調整手肘，就可讓問題消失於無形，也不會在他們心中留下疼痛的陰影。

其輕巧不痛的特性，對於骨質疏鬆的人來說也很容易接受，甚至可以慢慢拉、慢慢轉來完成調整，雖然目的是在調正移位的骨骼，但對骨質疏鬆的患者來說，就只感覺到你在幫他做體操而已！

當然，這也適用於老年人的手肘問題，老人家通常害怕太大的力量會造成骨折，所以就算身上有疼痛也不願治療，但因此法力道極為輕柔，可以讓老人家放心交給操作者處理，而不會在調整過程中出力抵抗，故實用性相當高！

見證
直擊！
病歷008
上班族（40多歲）
症狀 手部橈骨遠端擠裂並爆開，使得手腕幾乎動彈不得。
推拿效果 手腕功能已恢復至九成，並能正常拿筷子！

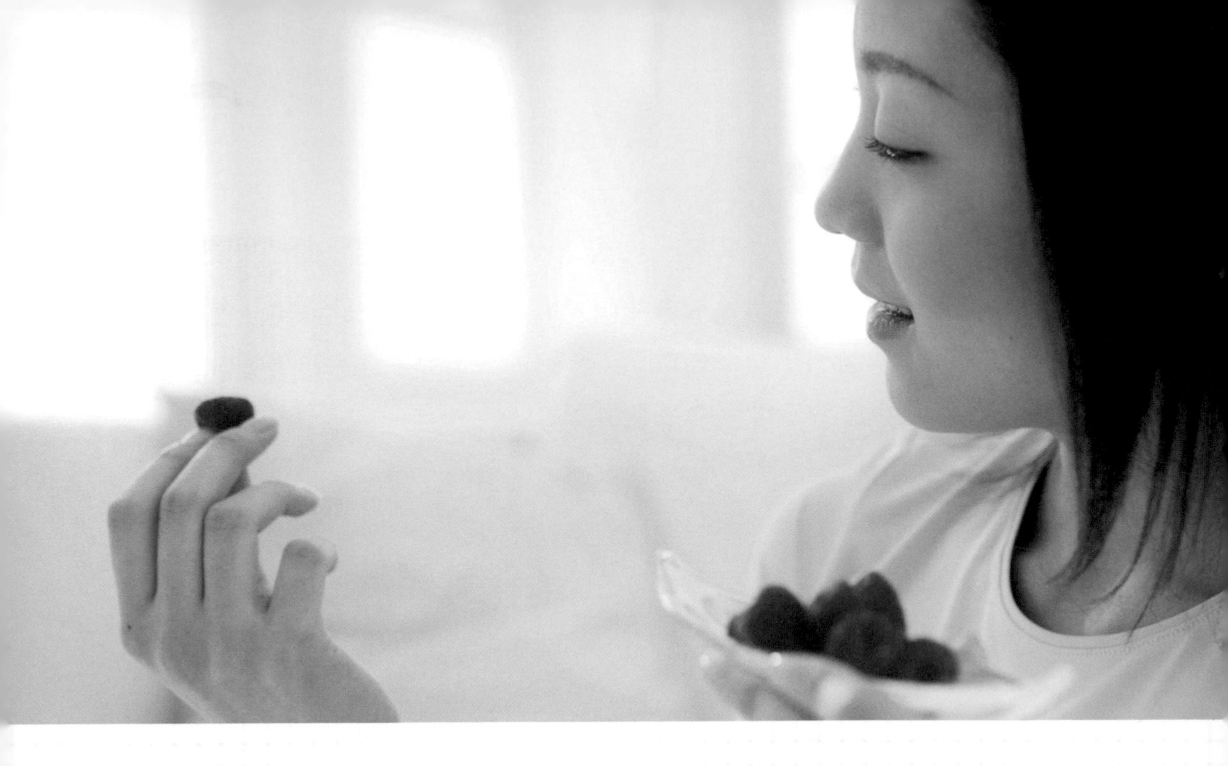

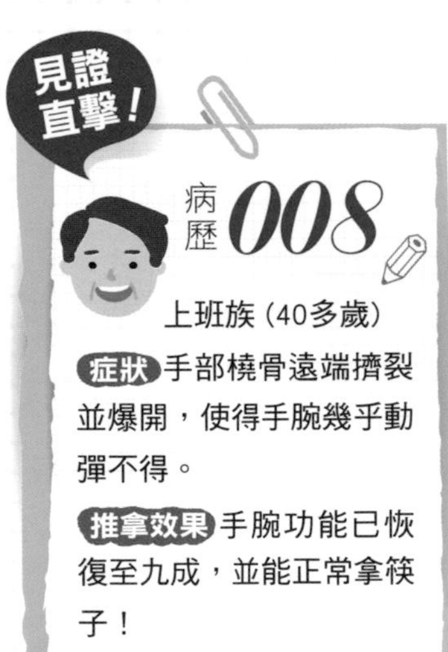

8.手腕痛

～拉移腕骨，拆除手腕不定時炸彈～

我曾遇過一個手腕骨折的個案，他是一位四十多歲的上班族，因一次意外跌倒而骨折。由於右手腕骨嚴重移位，導致橈骨遠端擠裂並爆開，雖說不是開放性的粉碎性骨折，但右手腕卻腫脹且疼痛異常。

他一連跑了好幾家醫院，所有醫生的診斷都建議他開刀，但都表示即使能治癒，術後的手腕功能和靈活度皆會打折，這讓他對於是否接受開刀十分猶豫。

在受傷一星期後，經由同事的介紹下，他帶著X光片來找我：「翁老師，我的手還有救嗎？」看完他的X光片，我不禁驚呼：「哇！怎麼有人

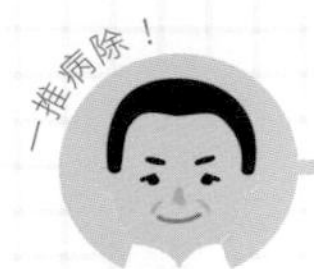

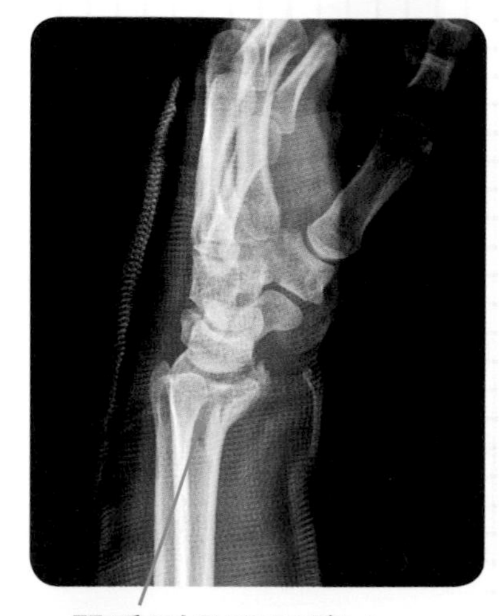
嚴重到骨頭凹陷！

可以把自己的手弄成這樣？」其實，我還是第一次看到橈骨遠端如此爆開，甚至嚴重到連骨頭都凹進去，手腕幾乎動彈不得。

於是我拆掉他手上的石膏，先將腕骨朝手指方向拉拔，把擠到橈骨遠端的腕骨拉開，再將爆裂的橈骨慢慢向中間擠壓收合。這時，血路一通，手腕的腫脹當場退掉一半，麻痛感也立刻減少。

經過了一週，我觀察他的消腫狀況及骨頭功能，再做第二次的擠壓調整，此時橈骨遠端已漸漸收合，呈現原有的圓柱狀，我再加強橈骨遠端的捏合，讓骨頭可以長得更紮實，並與腕骨能更加分離。在調整完第二次後，他的右手不僅可以使力，甚至還能拿湯匙進食。

到了第三週，我詳細檢查手腕八顆骨頭的排列情形，特別處理骨頭的移位與粘黏；第四週則是做腕骨的矯正，以及手腕機能的調校，因如此嚴重的骨折擠壓，手肘不可能沒事，肩膀亦不能倖免，所以也一併調整了肘關節與肩關節，此時手腕功能已恢復九成，並能正常使用筷子，不再出現任何疼痛！

一般來說，裂開的骨頭只要能精準接合，便能在六週內癒合。所以，第一次調整後，我便請個案用有鋁條的護腕固定患部，同時減輕手臂負擔；而調完四次之後，其手腕幾乎完全痊癒，不僅能折能彎，也能正常活動，只要再休養兩週，使爆裂的骨頭完全癒合，就可以跟骨折說拜拜了！

簡單推拿，手腕不再痛得哀哀叫

一般人在暖身時，都會轉動手腕，因為手腕是最脆弱的部位，一旦受傷，將無法配合前臂旋轉，對生活和工作都會產生不小影響。而手腕痛的原因眾多，大致可分為以下四種：

❶ 意外受傷，諸如骨折、急性扭傷等。

❷ 慢性重複勞損或運動傷害。

❸ 腕隧道症候群。

❹ 腕腱鞘囊腫。

前兩者的形成原因容易理解，於此不再贅述。比較麻煩的是後兩者，下文將詳細說明。但無論造成手腕痛的原因為何，其本質皆殊途同歸，均可以本文介紹的「推拿套路H」根治，讓手腕能靈活活動！

無法忽視的腕隧道症候群

有些人經常在睡夢中，因手腕疼痛、手掌發麻而驚醒，通常都會以為是自己壓到所致，所以甩一甩手，就能減輕症狀，殊不知這其實是「腕隧道症候群」造成！

除了在睡眠時發生，也有人是在騎機車時，因雙手無力而轉不動油門、握不緊煞車，甚至麻痛還會向上延伸到前臂處；如果病情嚴重，肌肉的力量更會退化，無法拿穩東西，最終導致手掌大魚際肌肉萎縮！

女性腕隧道症候群的發病比例高出男性約3～

10倍，此症發生的原因很多，簡列如下，讀者要多留意自己的身體狀況：

❶ 過度使用腕部肌腱。

❷ 手腕附近骨折，造成肌腱腱鞘膜肥厚。

❸ 婦女懷孕時的淋巴水腫、類風濕關節炎引起的骨膜增生。

❹ 生理疾病所致，如痛風或糖尿病引起的神經病變、內分泌異常、多發性神經炎、甲狀腺疾病、酒精濫用、腫瘤等病症。

❺ 手腕骨折或脫位，有時甚至只是跌倒時手掌撐地，都有可能造成腕隧道症候群。

腕隧道症候群的初期症狀有手掌腫脹，抓握能力不靈活，進而逐漸產生麻痺感；到了晚上，症狀還會加劇，使得患者在夜間或清晨快起床時，容易因手部麻痛而醒來。

通常醫生會建議患者多休息，口服或注射類固醇，或做雷射、熱敷、水療、超音波、電療等物理治療，平時可佩戴手腕護具（如「豎腕副木」），若症狀無法改善或情況太過嚴重時，則以手術切開腕橫韌帶，以減輕正中神經壓迫所產生的手麻，但缺點是術後手腕的力量會明顯減弱。

腕隧道症候群患者可進行旋轉手腕、手部連續握放等舒緩動作；同時多補充如蛋類、馬鈴薯、香蕉、燕麥、糙米、花生、小麥胚芽及蜂蜜等富含**維他命B_6**（註❶）的食物，以強化體質。

翁師傅名詞小教室

註❶ **維他命B_6**：是蛋白質代謝所必備的一種輔脢，人體一旦缺乏維他命B6，就會抽筋、神經異常、失眠、精神憂鬱或貧血，甚至可能引起腎結石或膀胱結石。維他命B6可防止各種神經及皮膚疾病、緩解嘔吐、促進核酸合成，以防止老化、減少夜間肌肉痙攣、腳抽筋、手麻痺等手足和神經炎病痛，有利尿作用。

不可小覷的腕腱鞘囊腫

除了前文提及的腕隧道症候群會造成手腕不適以外，腕腱鞘囊腫也是引發手腕痛的病因之一。假如手腕使用過度，便會在手背腕關節附近出現像銅板般的腫粒，並伴隨著紅腫熱痛感。

其腫粒乃是體內分泌的組織液累積而成，用以潤滑關節和肌腱，並會逐漸由軟變硬，有時還會因手腕姿勢而移動。若試著按壓腫粒，將出現麻或痛的感覺，這就是所謂的「腕腱鞘囊腫」（又稱「肌腱瘤」或「筋瘤」）。但大部分的囊腫會自行消退，所需時間則不一定，如果遲遲沒有改善，就要求助醫生了！

腕腱鞘囊腫很容易發生在20～40歲的女性，例如體操選手、高爾夫球選手、桌球選手、教師、空服員、速食店店員、櫃檯服務人員、文字工作者，以及長期使用電腦的上班族等，都是腕腱鞘囊腫的高危險群。

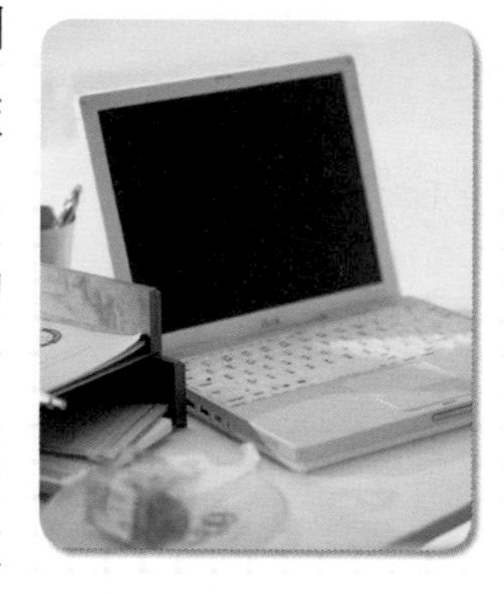

腕腱鞘囊腫的治療比較單純，會以超音波或X光檢查，以確定不是其他病變。治療上，除了開立藥物外，還會搭配超音波、遠紅外線、熱療、蠟療或復健運動等方式；如果囊腫真的太大而影響手腕活動，可利用空針筒將囊液直接抽出，以消腫止痛，不過若是囊腫已經變硬，就只能手術切除了。

腕隧道症候群與腕腱鞘囊腫二症對中醫來說，皆是因腕部受外邪後，造成經絡阻滯，乃至氣血運行不暢，除了施以藥物，也會透過針灸、薰洗、推拿、按摩等方式治療。

無論是何種療程，都需要病患耐心配合，不僅要改善致病的不良生活習慣，同時要勤做保養，方能保有一對活動自如的手腕！

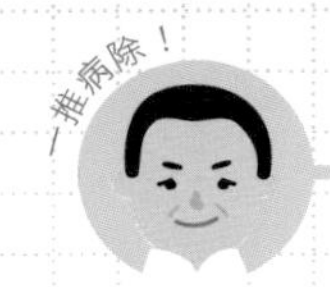

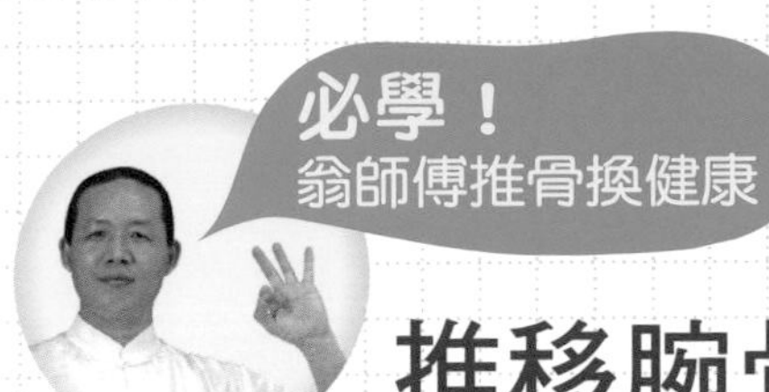

推移腕骨，轉動靈活！

人的手腕有三條神經：正中神經、橈神經與尺神經，而位在手掌面的神經，就是正中神經，也是最常受到壓迫的神經。當跌倒時，手掌會撐地，使得手腕腕骨受到強烈外力擠壓而移位變形，一旦血管和神經遭受壓迫，就會造成手掌發麻而形成腕隧道症候群。

手腕之所以靈活，乃因有舟狀骨、月狀骨、三角骨、豆狀骨、大多角骨、小多角骨、頭狀骨、鉤狀骨等八顆小骨頭所組成的骨關節，可使手腕往其他方向移動，但只要有任何一塊骨頭移位，就會產生許多毛病，包括腕腱鞘囊腫。

腕腱鞘囊腫也是因移位的腕骨，導致腕關節囊壓力過大，而形成的小囊腫，因其內部為透明黏稠狀液體，剛開始摸起來軟軟的，久了就會變硬；若囊腫的體積過大壓迫到手腕，便會造成手腕活動度不足或無力。

手腕的八顆骨頭一定要排成兩排，並呈弧形彎曲，所有功能才會正常。然而，只要受到外力撞擊，例如跌倒時手掌撐地使得腕骨移位，手腕掌屈或背屈的角度不對（正常應能背屈至極限90度），就會變得難以活動，好像被什麼東西卡住似的。嚴重時，握力將會漸弱，甚至使不上力且疼痛異常。

但腕隧道症候群和腕腱鞘囊腫經過治療後，症狀大多會緩解，不過一段時間後又會復發，這是因手腕骨頭不在正確的位置。所以，只要將八顆腕骨調整對位，腕隧道症候群便能不藥而癒，腕腱鞘囊腫也會因此解除壓力，進而解決組織液回流的問題！

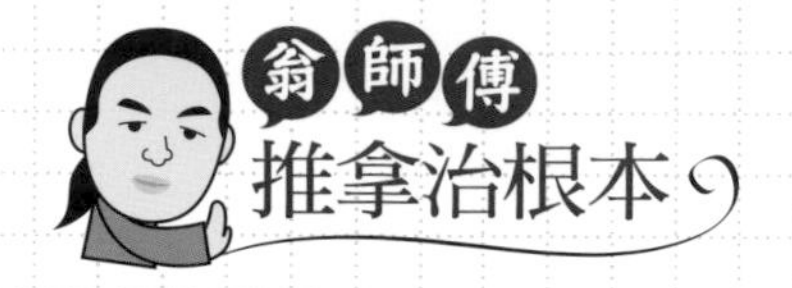

對於描述手腕痛的推拿方式，多數相關書籍都不是很清楚，有些不是寫得過於詳細，讓人忽略了全貌，以致於許多手法只能稍微緩解疼痛而不能完全根除問題；就是調整過後，雖能讓手腕不痛，但卻無法正常活動。故在此介紹一個十分有效、又能治療根本的手法，讓手腕的靈活度恢復正常！

在前面就提過，手腕的八顆骨頭一定要排成兩排，並呈弧形彎曲，所有功能才會正常。因此，在調整時要特別注意手腕左右兩側活動空隙的調校，而最容易忽略但也最好調整的就是手腕外側的三角骨。

所以手腕的調整要從三角骨開始，然後是舟狀骨，這樣手腕兩側的空隙就出現了，而後才將其他部位逐一調整對位，手腕的功能就可以恢復正常。

▸ 主要推整骨骼透視區 ◂

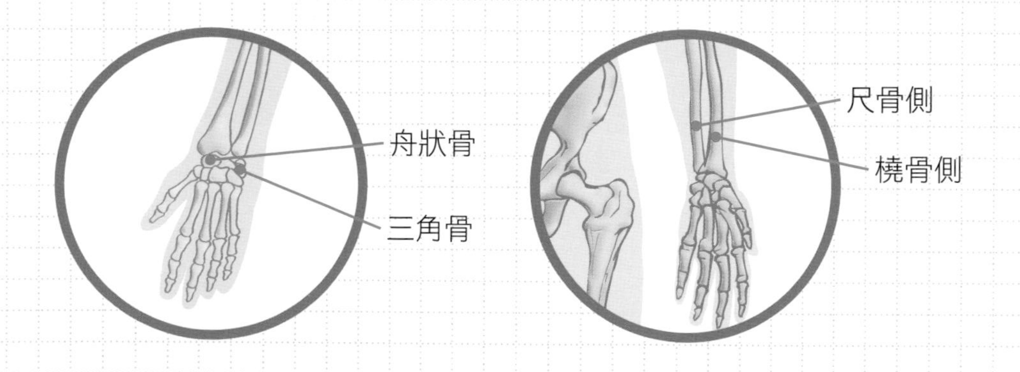

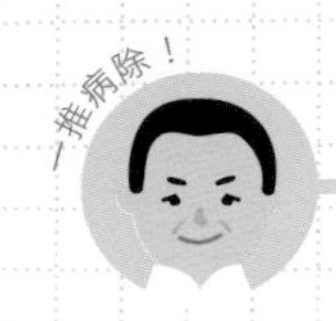

速記推骨懶人包

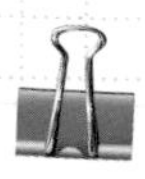

施作力量

500公克力量

執行次數

每步驟1次

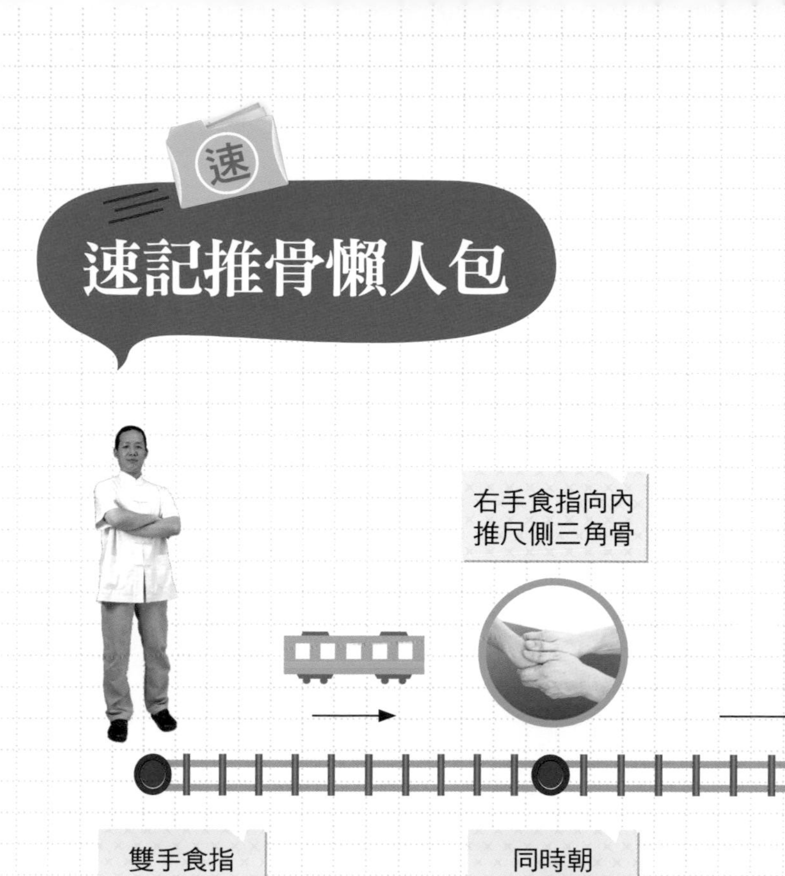

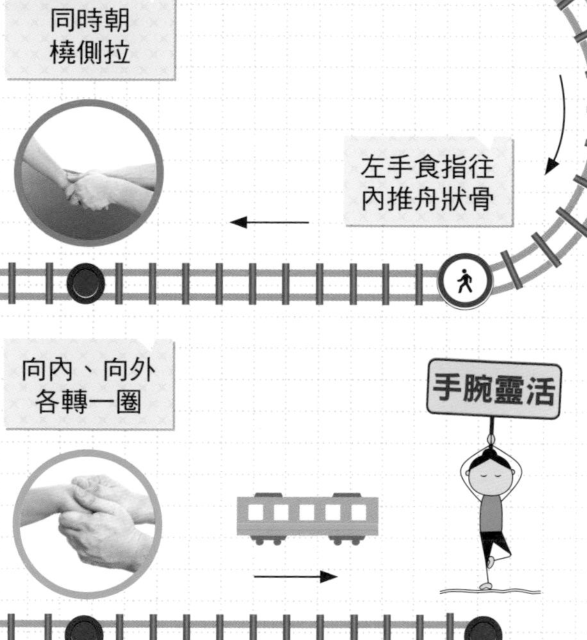

推拿套路H

適應症：手腕痛

1 在此以患者的左手做示範，操作者的兩手後三指先抓住患者手掌的大小魚際，固定患者手掌之後，操作者右手食指將患者尺側的三角骨往內推。

1

右手食指往患者尺側的三角骨推！

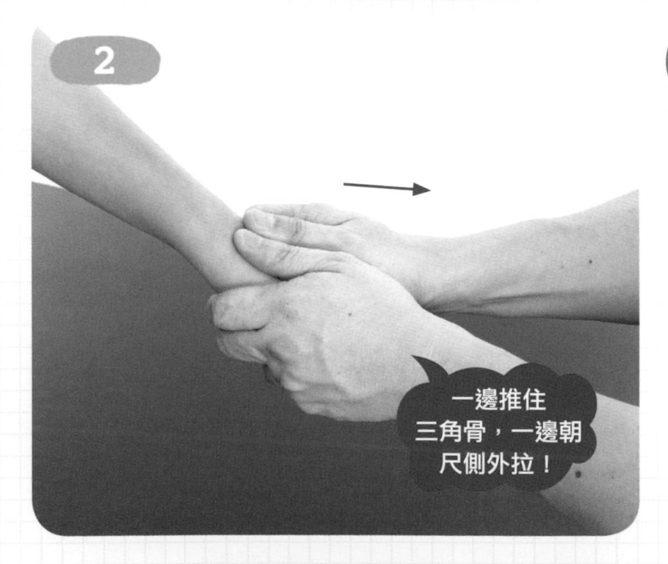

2 操作者右手食指一邊推住患者手腕的三角骨，一邊朝尺側外拉，歸正患者的三角骨位置。

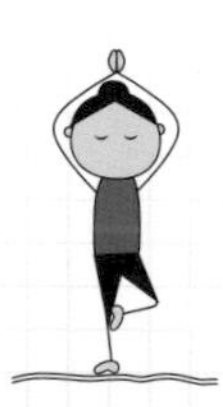

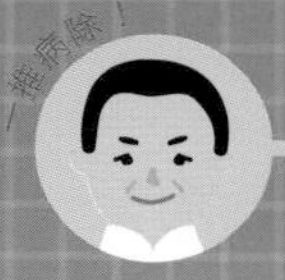

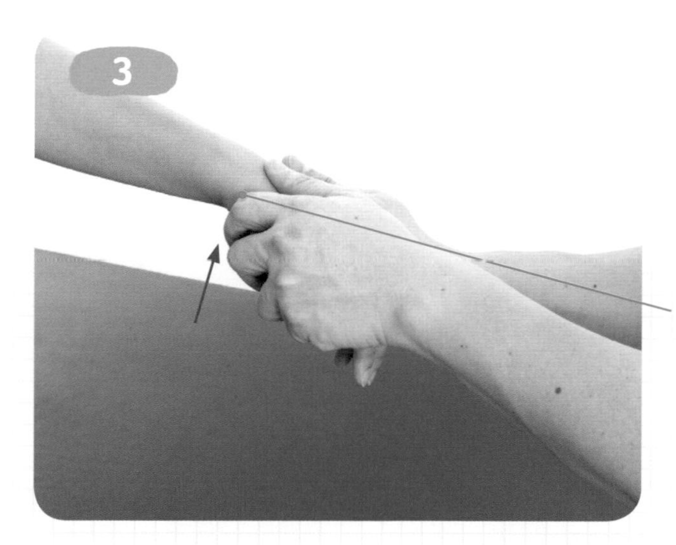

操作者的左手食指，將患者橈側的舟狀骨往內推。

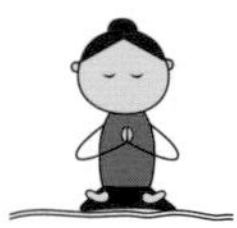

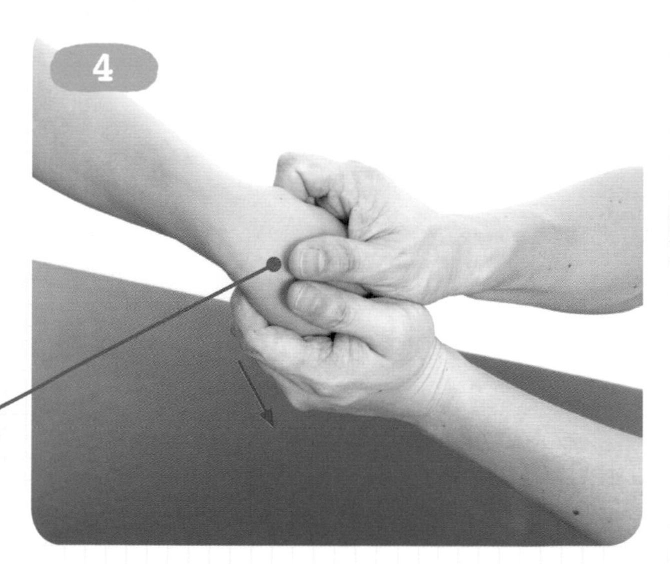

食指一邊推住舟狀骨，一邊朝橈側外拉，以歸正患者的舟狀骨位置。

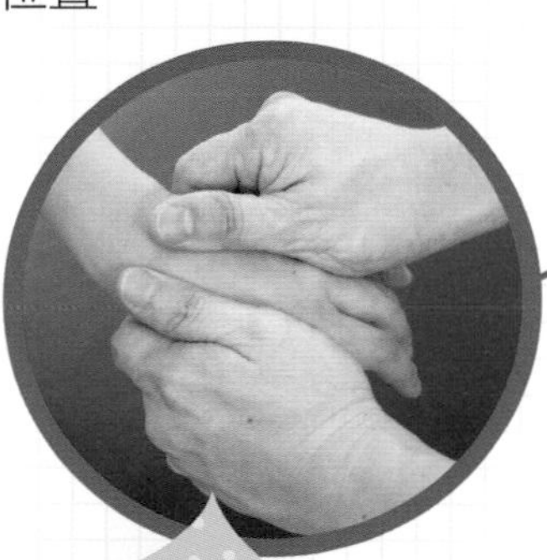

Point

雙手拇指與食指的放置位置！

推拿套路H

適應症：
手腕痛

5-1

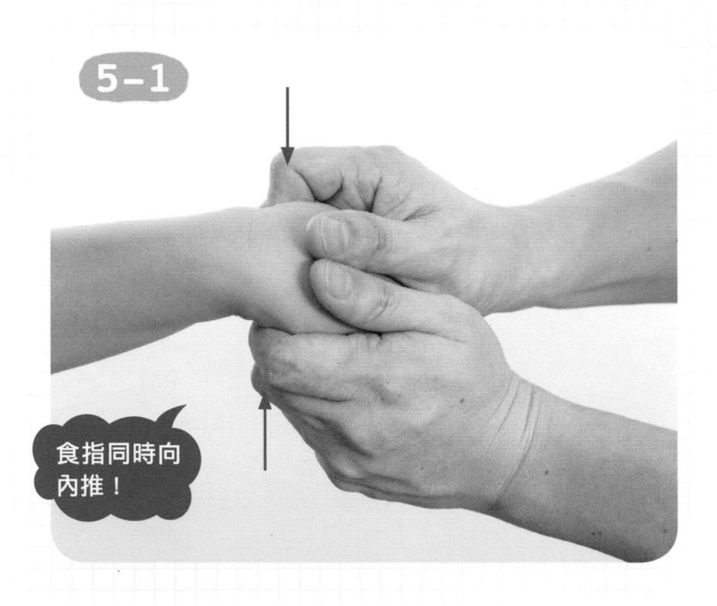

接著，操作者兩手食指同時向內推住，一邊將手腕向外拉，向內繞圈旋轉一次，再向外繞圈旋轉一次，即完成調整。

5-2

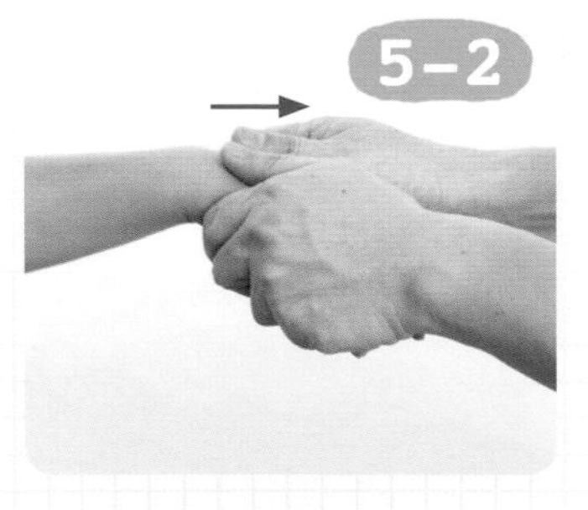

彎曲手腕向外拉！

5-3

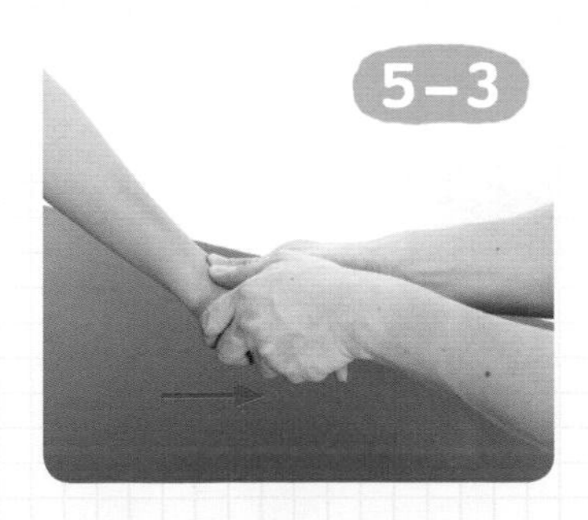

拇指頂住拉伸手腕！

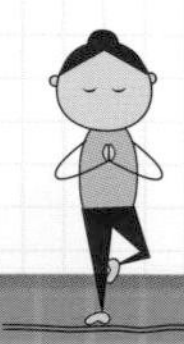

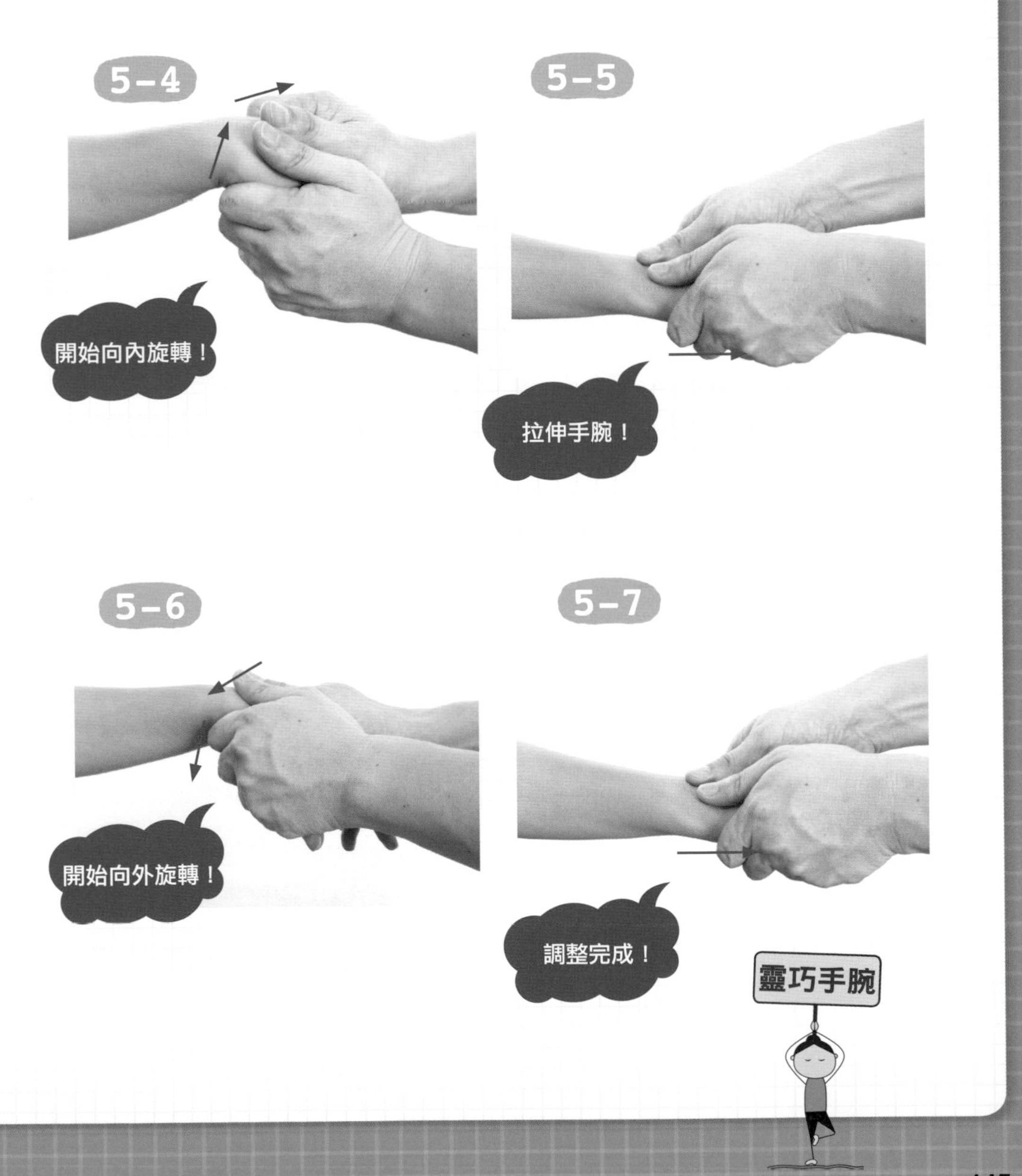
5-4
開始向內旋轉！
5-5
拉伸手腕！
5-6
開始向外旋轉！
5-7
調整完成！
靈巧手腕

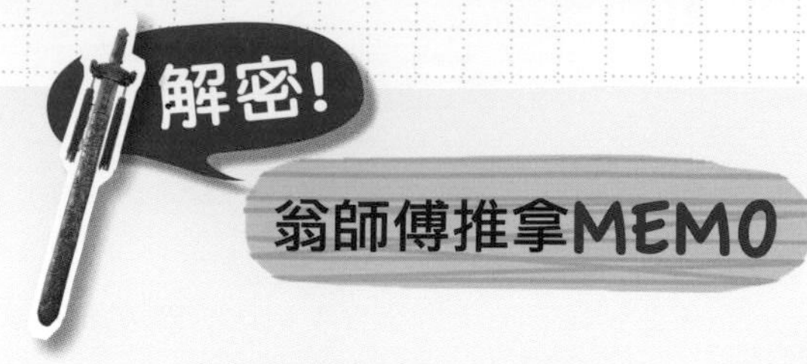

手腕的調整有許多變形技，目前我學過的手法就屬此法最簡單且容易上手，歸位得也最精準。凡以本單元「推拿套路H」處理過後，手腕的靈活度均可恢復正常，不會有任何異樣感。

有些手腕痛問題在經過第一次的調整後，只能解開六成，但只要再調整第二次，骨頭就能全部歸位。除非是陳年舊疾，腕骨之間已嚴重粘黏，否則通常一次就能處理完畢。

不管是腕隧道症候群或是腕腱鞘囊腫，都是因手腕骨間的壓力過大，造成神經與組織間的擠壓，引發手麻及腫塊，甚至是外傷造成的腕骨移位，使手腕無法正常活動，而上述問題均可透過這套手法解決。

在臨床上，曾遇過許多暴力外傷所致的掌骨移位，而最奇特也最印象深刻的就屬之前曾治療過的一位拳擊運動員，在某次練習中，他不小心撞擊到中指掌指關節，造成掌骨往手腕方向移位，中指不但短了一截，小多角骨與月狀骨也往手臂方向擠壓，致使手腕完全無法活動及嚴重的腫脹疼痛。

經過數次拔伸中指及腕骨後，功能才完全恢復正常，癒後也沒有任何酸痛及功能障礙，若不是透過本單元「推拿套路Ｈ」解救，那隻手大概就廢了吧！

事實上，手腕的靈巧度對我們的生活有很大影響，但當手出現問題時，卻很難找到良醫調整。剛開始，我跟著老師學習這套技巧時，足足花了一年的時間還摸不透精髓，在實際做過上千位臨床個案且解剖書都快翻爛的努力下，終於整理出這套簡單易懂的手法，希望藉此縮短讀者的學習時間，讓這套技巧幫助更多人解決手腕問題。

見證直擊！
病歷009
老太太（60多歲）
症狀 手指無法正常伸直，有「媽媽手」症狀。
推拿效果 手指功能稍有恢復，「媽媽手」症狀完全消除！

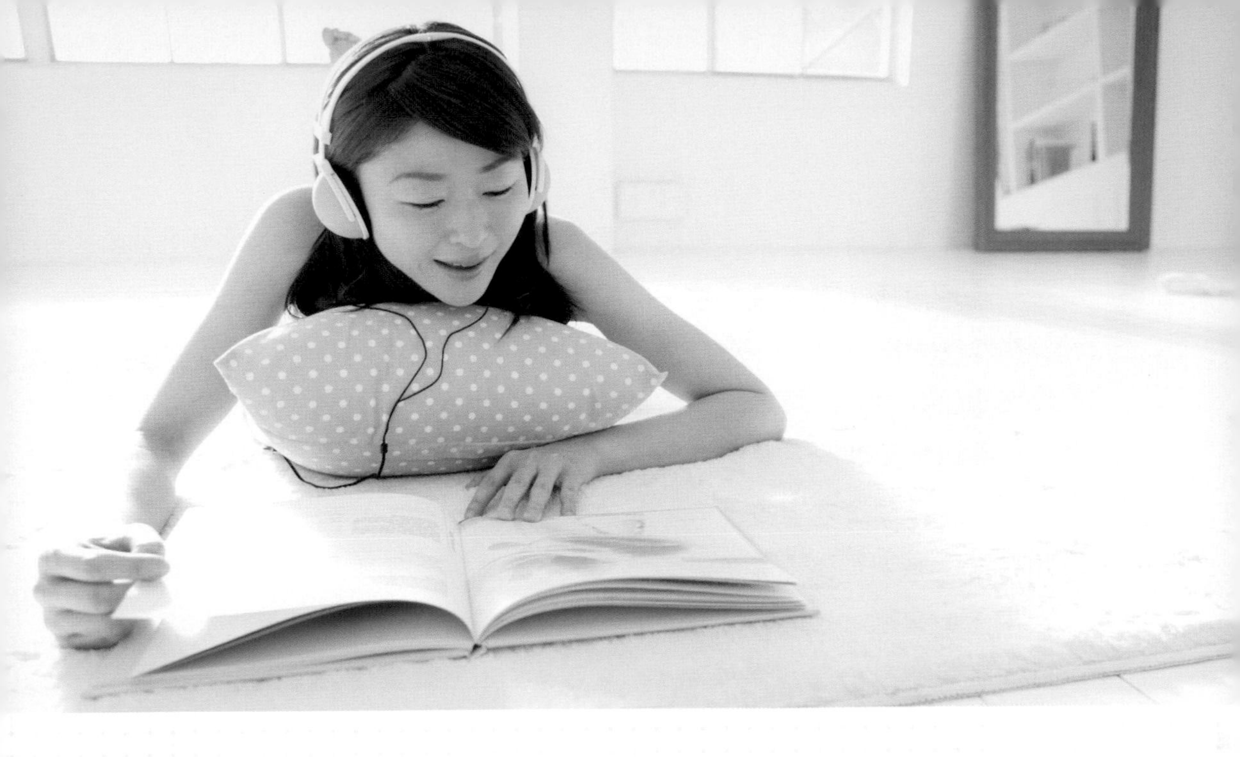

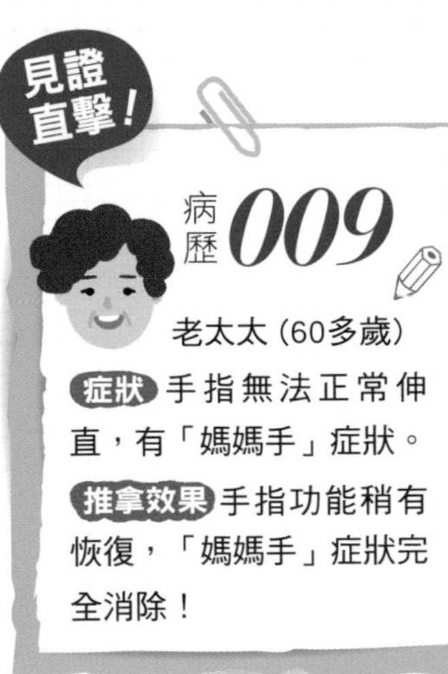

9.手指痛

～指骨拉移，手指痛轉瞬消失～

多年前，我曾遇過一個案例，她是一位六十幾歲的老太太，從事多年的清潔工作。有一次，她在擦洗牆面時，大手用力一揮，手指不小心推到牆面畫框，手指肌腱當場扯斷，痛得她失聲大叫！

當下，她雖立刻到國術館求診，但師傅卻沒有在第一時間連接肌腱於正確骨頭上，等到傷痛退去，老太太的手指竟無法正常伸直，甚至一直呈閃電狀的彎曲，形成了鵝頸指（即「錘狀指」，意指手指尖無法伸直，像個錘子一般）。

後來，經過一個多禮拜，手指狀況仍未好轉，這才找上了我。雖然我也試圖幫她重新接合、固定斷裂的肌腱，可惜事與願違，患部已過了黃金治療期，調整後雖有比之前好，卻無法完全恢復手指的伸直功能！

此外，老太太還有「媽媽手」的問題，工作時經常雙手疼痛難耐，擰不乾毛巾、抹布。不過，要根治它其實很簡單，對我來說不需花費太多時間就能解決。因為我只是先將她最末節指關節、大拇指指掌關節分別拉正對直，另外再接合大多角骨的腕掌關節，如此一來，她的大拇指不僅馬上變靈敏，疼痛也大幅降低。過了幾天，老太太的「媽媽手」已消失無蹤！

其實，長期的勞動工作容易造成手指許多傷害，若當事者沒有嚴重的疼痛，通常不會在意。而生活中，常可見到不同職業的人手上出現傷痕，例如：盲人按摩從業者，手指關節會有多處角質增生及關節變形；建築工地的綁鐵工人，其手指為適應工作所需，會變得肥厚粗大。

雖然每種工作性質所造成的手指傷害各不相同，但都是可以預防的，在本單元介紹的技巧中，只要將手指微彎再拉直關節，就能解決工作所帶來的慢性傷害，每天工作結束後拉一次，其當天工作所形成的小傷害就不會累積下來。

這方法與平常所見折手指的習慣不同，折手指會讓關節增生變形，但拉長手指卻只會放鬆關節壓力，促進手指的血液循環，讓疲勞迅速代謝。而這名老太太在經過我的指導後，每天工作完就拉拉手指，不但問題沒有惡化，原本僵硬的手指功能也逐漸變柔軟！

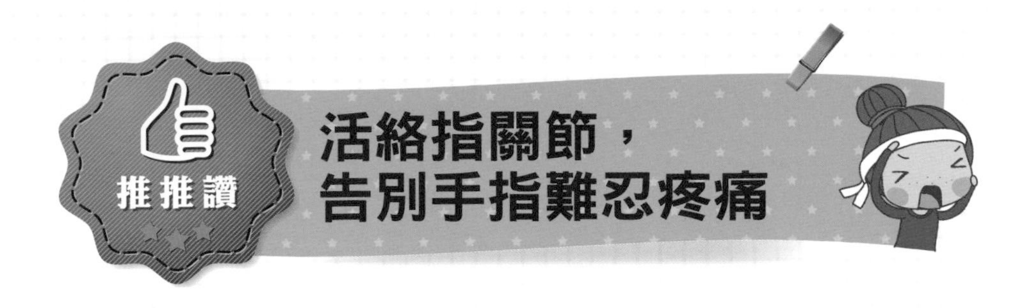

活絡指關節，告別手指難忍疼痛

人的雙手可說是上帝的傑作，不僅有敏銳的觸覺，以感受外在環境的任何事物，也可變化出各種靈巧動作，來輔助我們的日常生活所需。正因雙手萬能，在使用率高的情況下，受傷的機會也相對提升。

舉凡提重物、抱小孩、做家事、施力取物、彈鋼琴、裝潢、刷油漆、長期打電腦等，都很容易過度使用手腕及手指屈曲肌群、手指背伸肌群，造成手指疼痛。而主要引發手指疼痛的原因，可大致歸列為下述的「意外受傷」、「媽媽手」、「扳機指」等三種！

意外受傷導致的手指疼痛

在五根手指中，使用率與受傷機率最高的當屬食指，其次是大拇指。尤其現在低頭族經常滑手機、平板電腦，有些人甚至是長時間維持一種姿勢玩遊戲玩到手指發麻呢！

不過，手指發麻並不是皮膚表面的問題，而是關節長期受到擠壓，影響手指神經的傳導功能，造成觸覺神經麻痺所致。

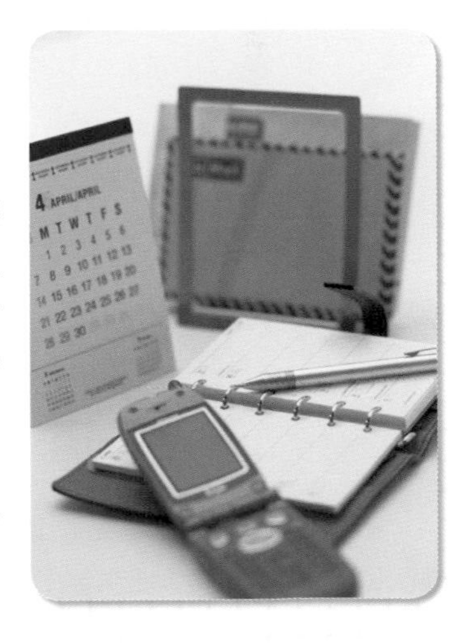

此外，因工作造成手指使用過度、遭受擠壓、打球時不小心折到手指，甚至跌倒時手指頂到地板造成挫傷等都是因外力重擊而使關節移位，輕則偶爾疼痛、彎曲不良，重則關節腫脹，疼痛難耐。所以，治療時需耐心配合醫囑，以免因小失大！

頻繁勞務出現「媽媽手」

「媽媽手」是因拇指的外展拇長肌和伸拇短肌的肌腱與腱鞘磨擦受損而成。因好發在30～50歲女性身上，且多半與頻繁的家事勞動和抱小孩有關，故稱之為「媽媽手」。

若要測試自己是否罹患「媽媽手」，可將大拇指朝手掌呈90度彎曲，四指握住大拇指，將整個拳頭往小指方向彎曲，若靠近大拇指與手腕的肌腱感到強烈疼痛，就要小心是罹患了「媽媽手」！

雖然疼痛處是在手腕橈側，但其實是因手指過度使用所引起。而媽媽手也不是家庭主婦的專利，例如跌倒時，若不小心大拇指頂到地，也會造成手指扭挫傷，間接併發出「媽媽手」。

此外，大拇指過度使用、重複進行過多外展和伸展者，例如做手工魚丸、擠母奶、打字時習慣翹拇指或用力敲空白鍵的人，以及教師、裝配員、小提琴或鋼琴演奏者、美容美髮業、搬運工人等，都很容易罹患「媽媽手」。

一旦「媽媽手」纏身，患者的大拇指底部靠近手腕處，只要一用力就會疼痛，且有明顯的腫脹和壓痛點，還有緊繃、局部腫脹等情形；甚至，活動大拇指、扭轉手腕時也會有不適感，所以無法進行撐床、擰毛巾、開罐頭或拉拉鍊等動作，如此將造成生活上的不便。

➔「媽媽手」的治療與保養

對於媽媽手的治療，中醫認為症狀輕微者，可先從大拇指開始活動。首先，第一掌骨左右搖晃3～5次，接著按第二指到第五指，再做曲腕數次，最後手掌磨擦手腕，直到有熱氣產生為止。

或者，也可戴上護腕，減少手腕旋轉的活動，避免風寒濕氣入侵。此外，還可將100毫升熱濃茶加入50毫升米醋，攪拌均勻後，一次喝完，也

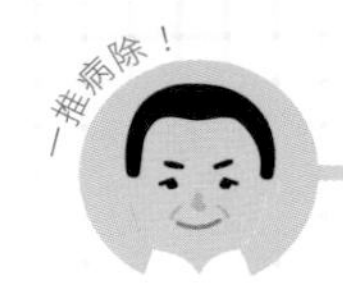

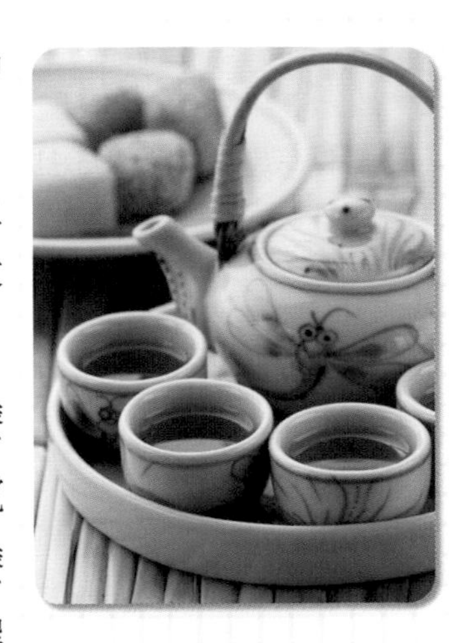

有緩解不適的效果；但腸胃不佳者，應用熱茶沖泡，並調整成飯後飲用為佳。

假使症狀嚴重者，可開立活血化瘀、消腫止痛的藥物，再以局部針灸或電針，來緩解腫脹疼痛，並配合傷科手法解除粘黏。

而針對西醫的療法，則是以開藥和物理治療為主，包括開立止痛和消炎藥，或是熱療、電療、超音波治療、支架固定、注射類固醇等，療程約需3～6週；唯以上方式皆不見效時，才會選擇開刀。

患有媽媽手的病人應好好休息，癒後應改變施力習慣，避免長時間重複動作，或過度使用同一塊肌肉。平時也可進行下述保健動作，以預防媽媽手！

首先，手握可樂罐或類似物品，將手腕置於桌緣，讓拇指朝上，手腕往尺側彎曲，持續5秒，來回20次，早晚各做一遍，以訓練手腕肌力！

僵硬難動的「扳機指」

「扳機指」是常見的手指痛疾病，嚴重者不僅手指無法動彈、伸直，疼痛也將延伸到指尖，並伴隨酸麻感。由於患部會產生硬化的結節，手指伸直時，像是被卡住一般，不但疼痛異常，還會發出「喀」聲，就像扣手槍扳機的聲音，故被稱為「扳機指」。

扳機指的發生原因在於動作重複太久或太大，導致肌腱過度磨擦、受力過大，引起曲指肌腱及其腱鞘發炎；當時間一久，患部就會慢慢纖維化，而在肌腱上形成豆狀硬塊。一般來說，除了肌腱過勞，患有類風濕性關節炎、腫瘤、痛風、糖尿病或因感染而發炎的人，都可能罹患扳機指。

➔「扳機指」的治療與保養

扳機指發作時，首重休息，應避免進行使用手指的工作，一般人發現自己的手指疼痛，會下意識地去按摩搓揉患部，但此舉只會讓患部無法充分獲得休息，應盡量避免。

扳機指不同於一般的疼痛，千萬不能施以熱敷，以免患部發炎腫脹的情形加劇，熱敷加按摩只適用於平日保養，可促進血液循環，軟化肌腱，以降低扳機指的罹患率，但對於已發炎的組織並無助益；唯有休息加上冰敷，才是治療扳機指的第一步！

扳機指的西醫療法不外乎施以口服消炎止痛劑，或於腱鞘內注射類固醇；搭配蠟療、雷射、局部超音波、穿戴**副木**（註❶）等物理治療，若進行一年仍未見起色，就必須做腱鞘放鬆手術，以切除增生緊繃的腱鞘組織；而開刀後，約需兩週的包紮與復健，才能康復。

中醫則會開立溫經散寒、通絡止痛的藥物，搭配針灸、推拿等方式，以助舒筋活血，讓手指能順暢活動！

翁師傅名詞小教室

註❶ 副木：又稱作「護木」，為低溫熱塑型材質，種類繁多，用來保護關節與軟組織，可加速癒合並減少發炎、協助或代償受損的肌肉，以增進功能、提供正確擺位，預防或矯正身體的變形。

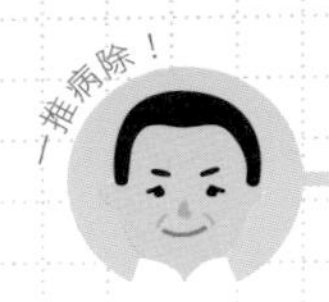

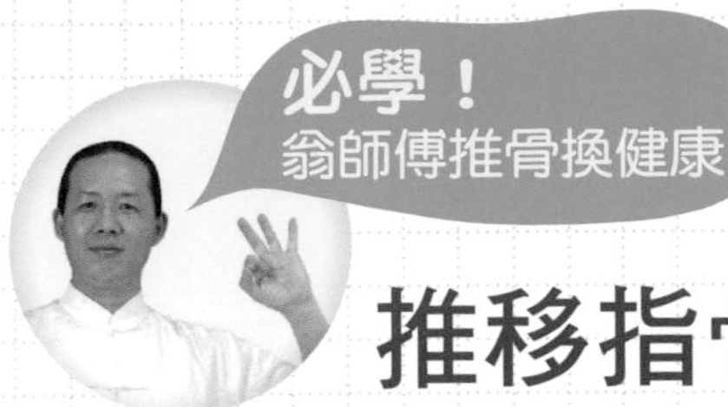

推移指骨，手指活動靈巧！

手指若感到疼痛，多半是因血液循環不良，手指向外旋轉之故，這其實是一種骨骼與肌肉的特性，但卻讓關節因此移了位。正常手指平放時，應是完全水平朝前，有問題的手指則會不自覺旋轉地朝向外側。此時只要微微彎曲手指，朝大拇指方向斜轉拉直手指，即可使關節歸位。

另外，因為外力旋轉擠壓，導致手指骨扭挫傷，使得指關節因而移位，也會造成劇烈疼痛。而治療方法相當簡單，只要將手指關節一節節地拉開，再對準移回即可！

拉長手指有個訣竅：手肘旁有個手三里穴，此穴功能十分特殊，就像電燈的開關，只要按著手三里穴，肌肉便可伸展得更長，因此拉長手指時，可搭配按壓手三里穴，以提升調整效果。這就如同本單元「推拿套路1」步驟4的示範，操作者左手大拇指按壓患者右手肘手三里穴，右手微彎曲患者的手指，並加以拉長，以達到舒展手指關節壓力的效果。

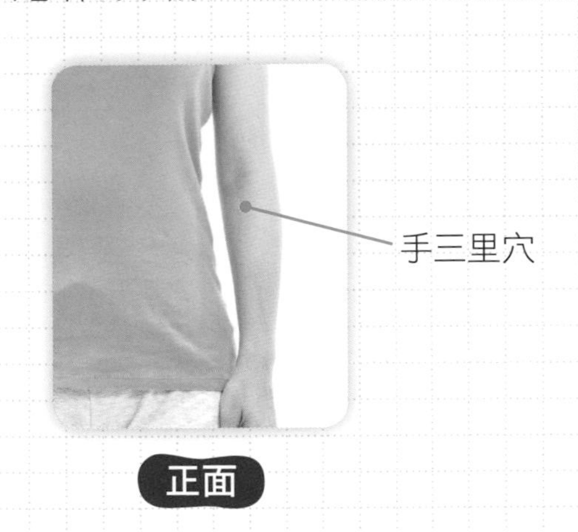

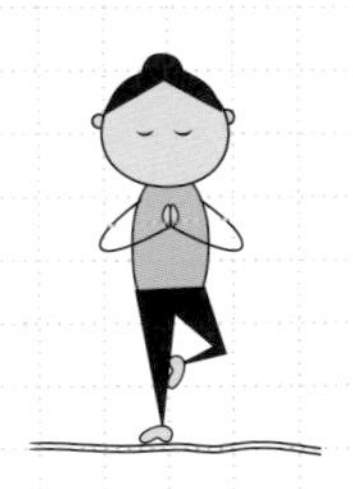

此外，患者若能將腰背打直坐正，背部的肌肉拉力干擾就會降到最低，手腕的肌肉伸展性就會再多一點。

讀者若想測試手指是否正常，有一個簡單的方法：

首先，將手放在平整的桌面上，只要五根手指能完全貼合桌面，即屬正常；若無法緊密服貼，則代表有問題。假使置之不理，受傷的手指將逐漸僵化，變得愈來愈不靈活，以致於手掌失去平衡，喪失其應有功能，故千萬別輕忽大意。

而另外一個檢測方法為：手掌完全打開，但只彎曲手指，最末節的指頭必須能碰到手掌，此為手指彎曲的極限角度；如果碰不到，則表示手指關節出了問題，應進行檢查。

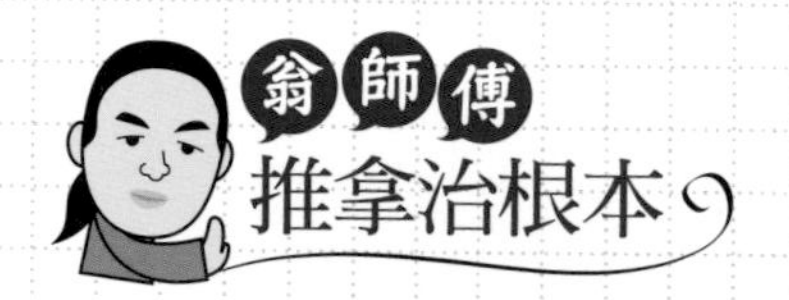

手指關節的調整技法簡單易學。我在教課時，大部分的學生看過一次就懂，只是欠缺重點指導而已。但此技法最需注意兩件事：1.患者的腰背應打直坐正；2.配合按壓手三里穴。只要動作對了，患者手指的疼痛問題，便能輕鬆解決！

▶主要推整骨骼透視區◀

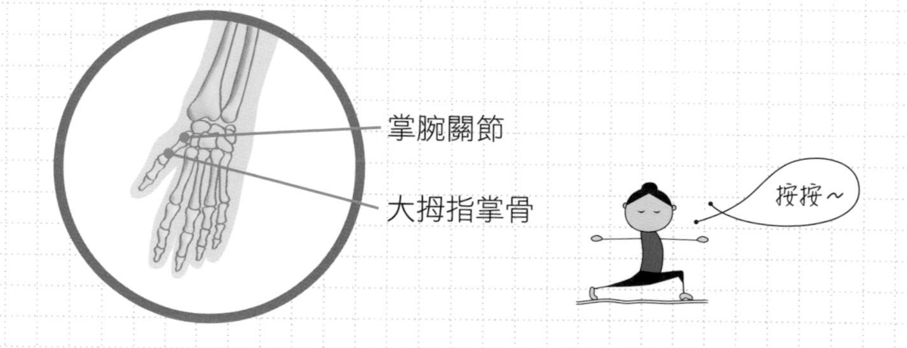

速記推骨懶人包

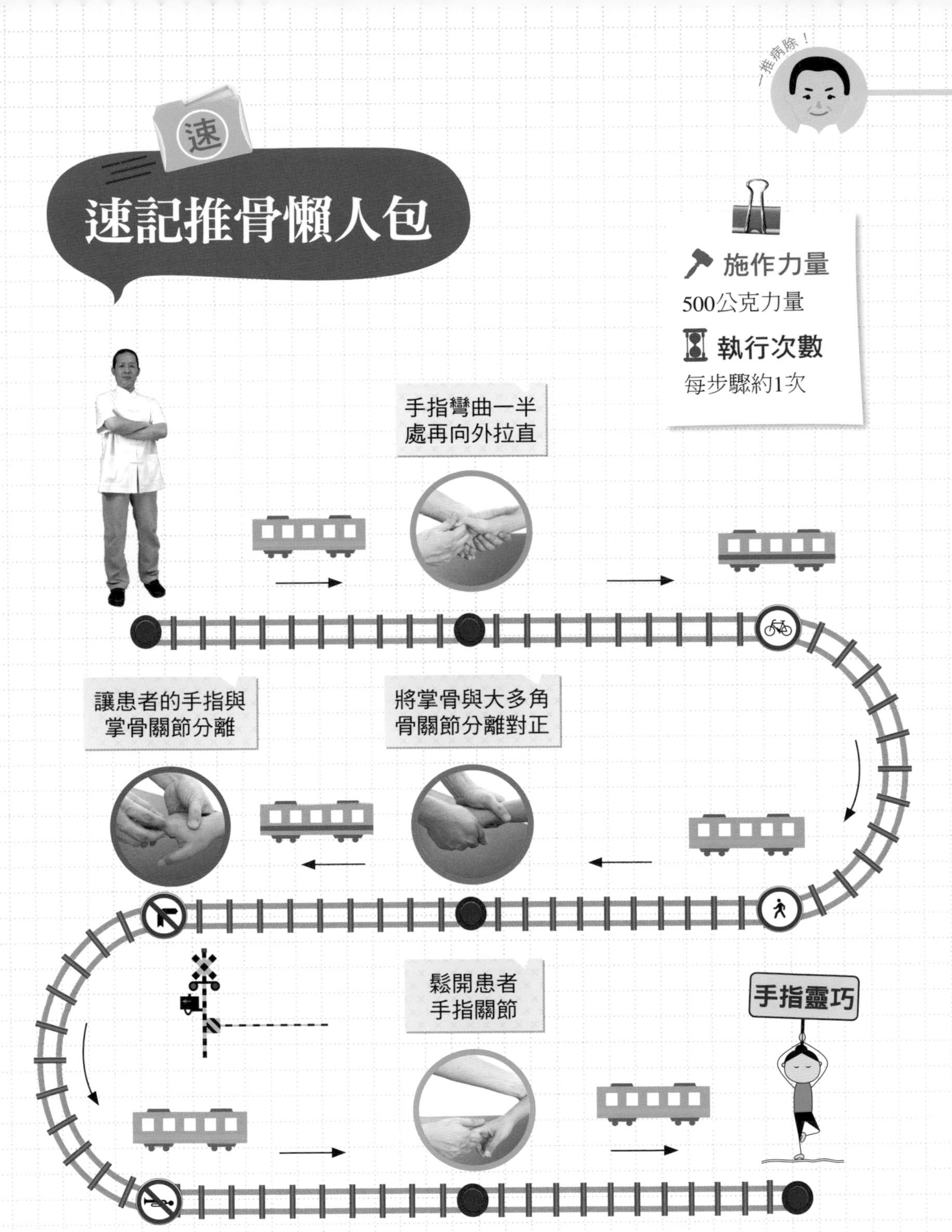
速
速記推骨懶人包
施作力量
500公克力量
執行次數
每步驟約1次
手指彎曲一半
處再向外拉直
將掌骨與大多角
骨關節分離對正
讓患者的手指與
掌骨關節分離
鬆開患者
手指關節
手指靈巧

推拿套路 I

適應症：手指痛

1 手指關節調整分兩個部分：第一是大拇指，第二是其餘四指的調整。大拇指最末節與第二節手指調整方法如右圖，操作者左手扶著患者手腕，右手將患者手指關節彎曲在一半的位置，再向外拉直，即可歸正。

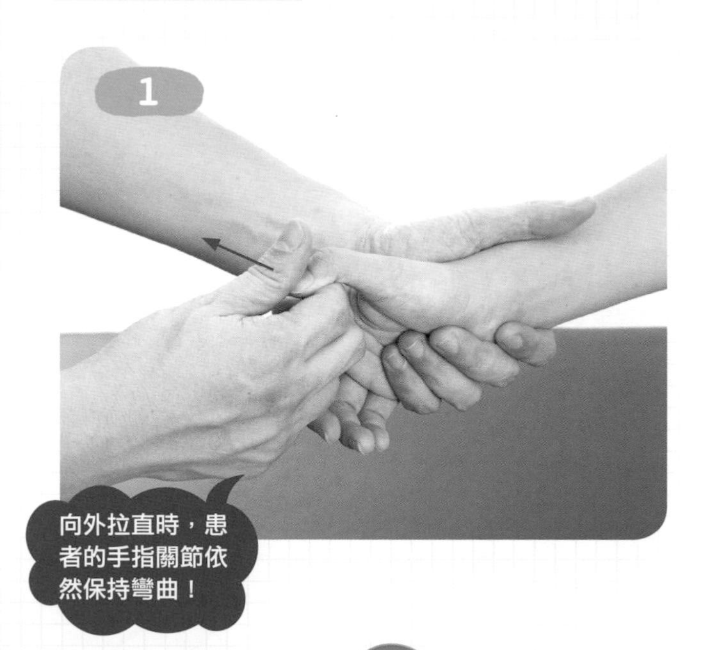

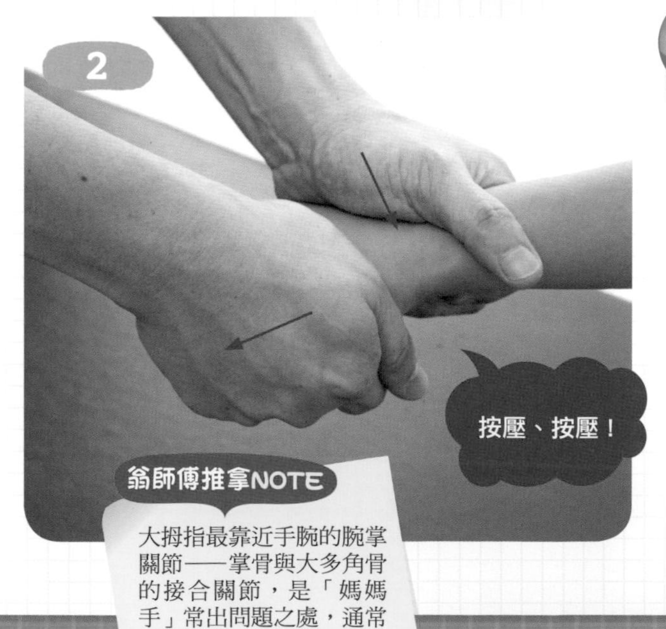

2 大拇指的調整：操作者左手抓住患者手掌，右手先用後三指握住患者大拇指，並朝指末方向拉住，接著順勢用自己右手大拇指第二關節的掌骨向手掌方向按壓患者大拇指掌骨，將其掌骨與大多角骨關節分離對正，如此便完成大拇指的調整。

翁師傅推拿NOTE

大拇指最靠近手腕的腕掌關節──掌骨與大多角骨的接合關節，是「媽媽手」常出問題之處，通常調整完後，都能提高大拇指的活動度。

一推病除！

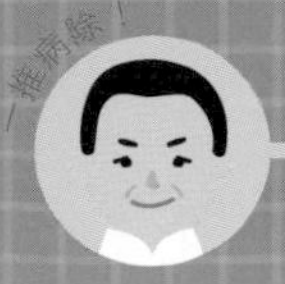

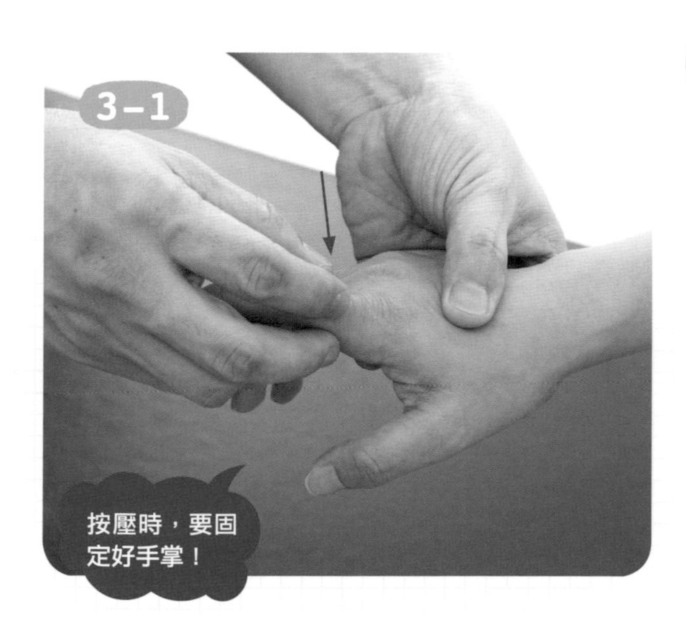

3 第二部分是其餘四指的調整，操作者左手固定患者手掌，並用左手中指與無名指，頂住患者手掌側的手指掌骨。接著以右手大拇指、食指與中指三根手指，捏住患者的手指根部，使其手指朝手背微彎，同時向手掌側方向按壓，彈開關節。

3-2
從手掌下方觀察，可看出操作者左手中指與無名指，在患者手掌側頂住其手指掌骨！

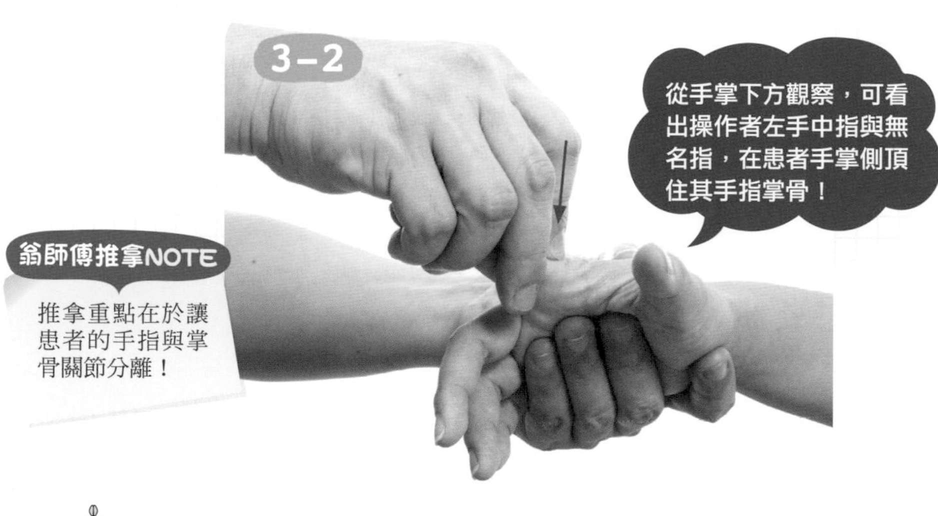

翁師傅推拿NOTE

推拿重點在於讓患者的手指與掌骨關節分離！

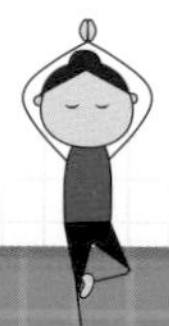

推拿套路 I

適應症：
手指痛

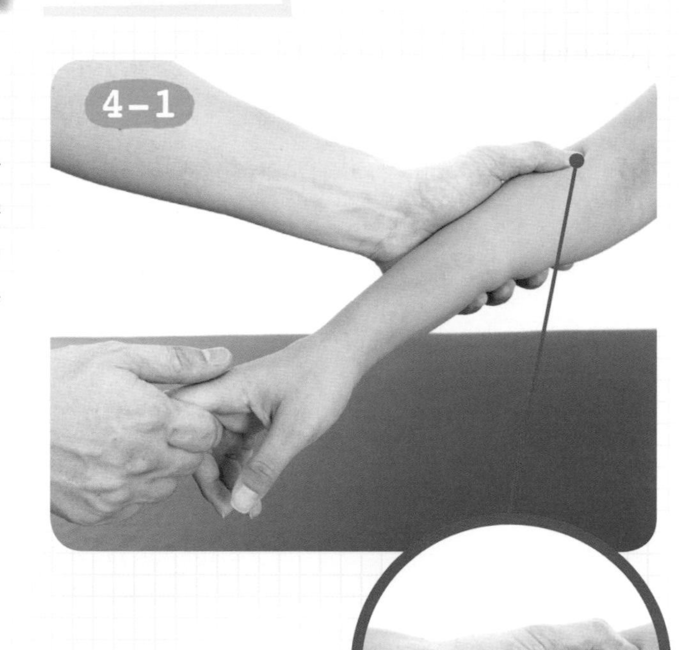

4 接著，操作者左手大拇指按壓患者手肘的手三里穴，右手稍微彎曲患者手指，並將其朝大拇指方向微微旋轉，而後向指尖方向拉直，即完成調整。

Point
按壓手三里穴，可增加肌肉的伸展性！

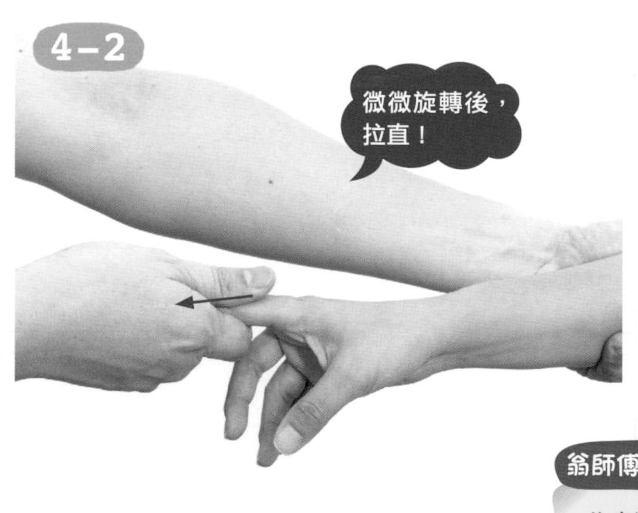

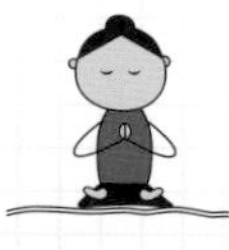

翁師傅推拿NOTE

此步驟推拿重點在於讓患者的手指關節鬆開！

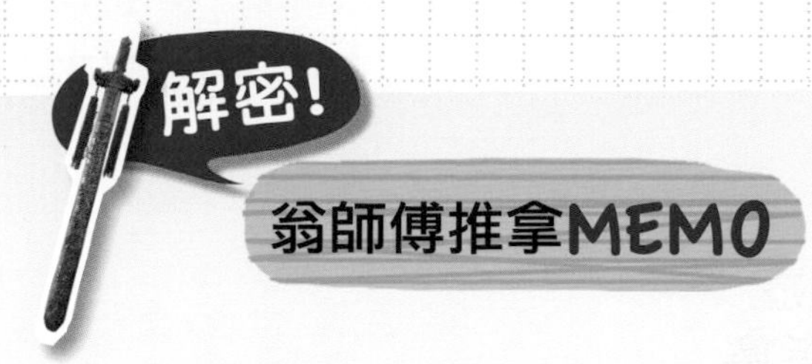

遇到手指僵化嚴重的患者，其實是與長期睡眠品質不佳有關。因一個人只要睡眠不足，就會影響肝臟的代謝修復機能，增加肌肉的拉力，進而影響血液流動，最後全身肌肉與韌帶的伸展性都會下降，導致調整手指時，患者的指關節拉不開，效果也會大打折扣。

而肌肉僵硬與肝臟機能不良其實是互有關聯的，這是因為僵硬的肌肉拉住骨骼，會使血液循環受阻，導致肝機能代謝下降，讓肌肉更硬、拉力更大，當然睡眠品質就會受到影響，身體功能也因此進入惡性循環，如果不從某一個結構開始下手改變，問題就會不斷惡化，因此我們只要利用「推拿套路Ｉ」，即能解開僵硬的手指功能。

另外，有些人平時習慣折手指來製造彈響聲，雖說可短暫解開手指關節的壓力，讓人有放鬆感，但手指關節的骨頭若磨擦得太頻繁，會出現骨質增生的退化現象，致使手指關節愈折愈粗，手指活動也將慢慢受限，緊繃感將與日俱增。

其實，手指真有緊繃、不舒服的感覺時，只要拉直、鬆開即可，不僅能放鬆關節間的壓力，也不會有磨擦問題；而手指若能微微彎曲，再朝大拇指方向旋轉拉直，效果會更好！

然而，若遇到異常僵硬的手指，也不需要強拉，只要一次一次地調整，並要求患者睡眠充足，即可慢慢改善手指關節的僵硬情形。除非是關節嚴重變形，否則只要按照本單元「推拿套路I」的方法調整，治癒率相當高！

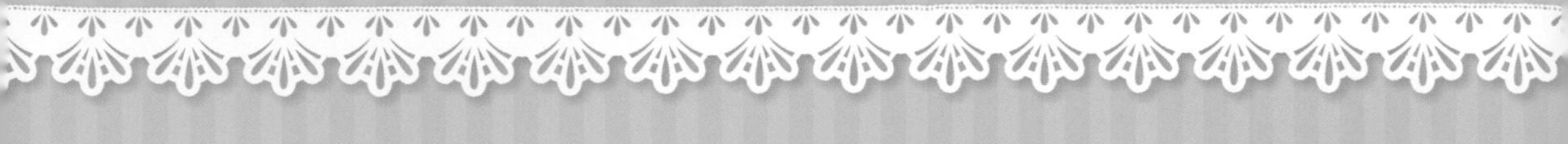

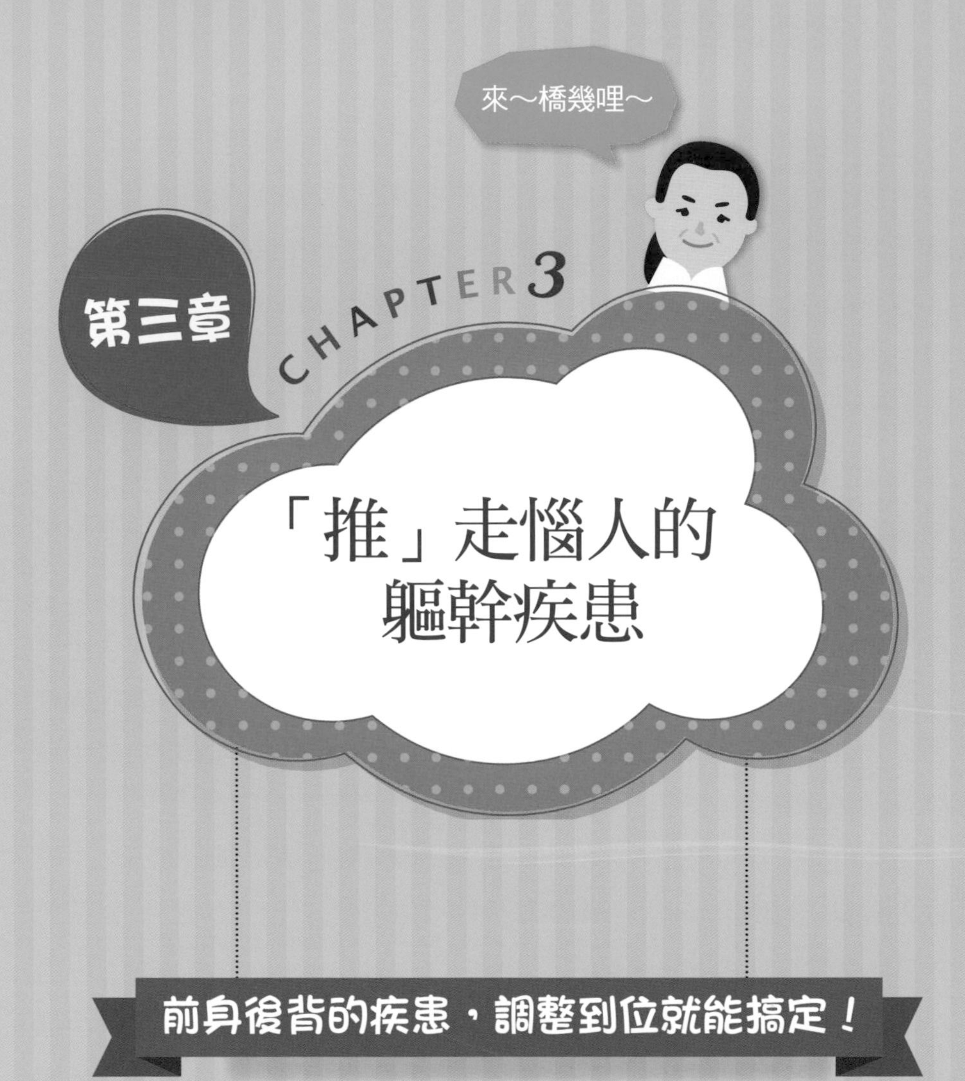

「推」走惱人的軀幹疾患

前身後背的疾患，調整到位就能搞定！

小小軀幹內，藏有維持生命、分工合作的臟腑，

以及無數影響人體知覺的神經！

正所謂「牽一髮而動全身」，

骨骼移位所造成的壓迫，

是導致人體一系列疾病的肇始者，

唯有將錯位的骨頭歸正，方能不藥而癒！

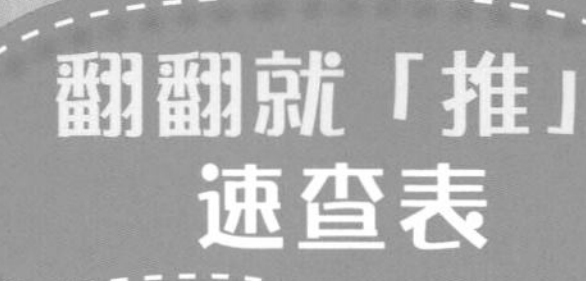

翻翻就「推」速查表

適應症	適用套路	頁碼
胸悶・心悸	推拿套路J	P.171
背痛	推拿套路K	P.184
駝背	推拿套路L	P.197
胃痛	推拿套路M	P.210
肋骨痛	推拿套路N	P.222
腰痛	推拿套路O	P.232

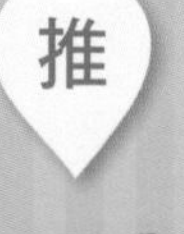

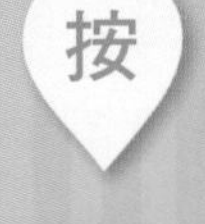

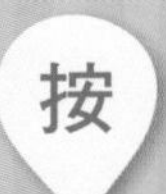

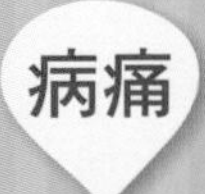

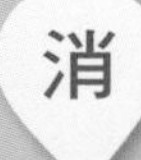

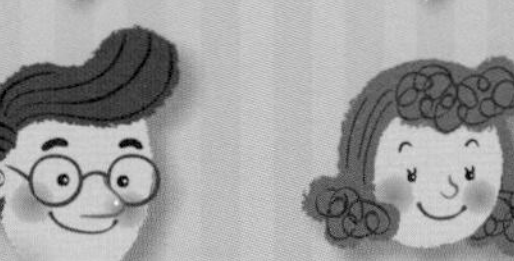
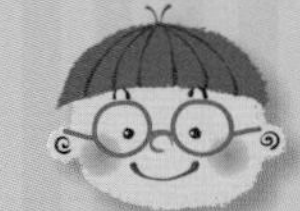
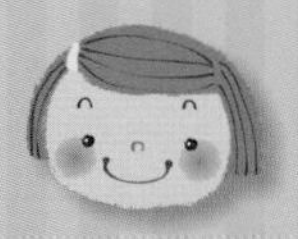
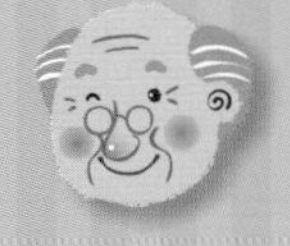
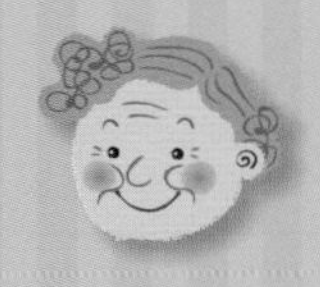

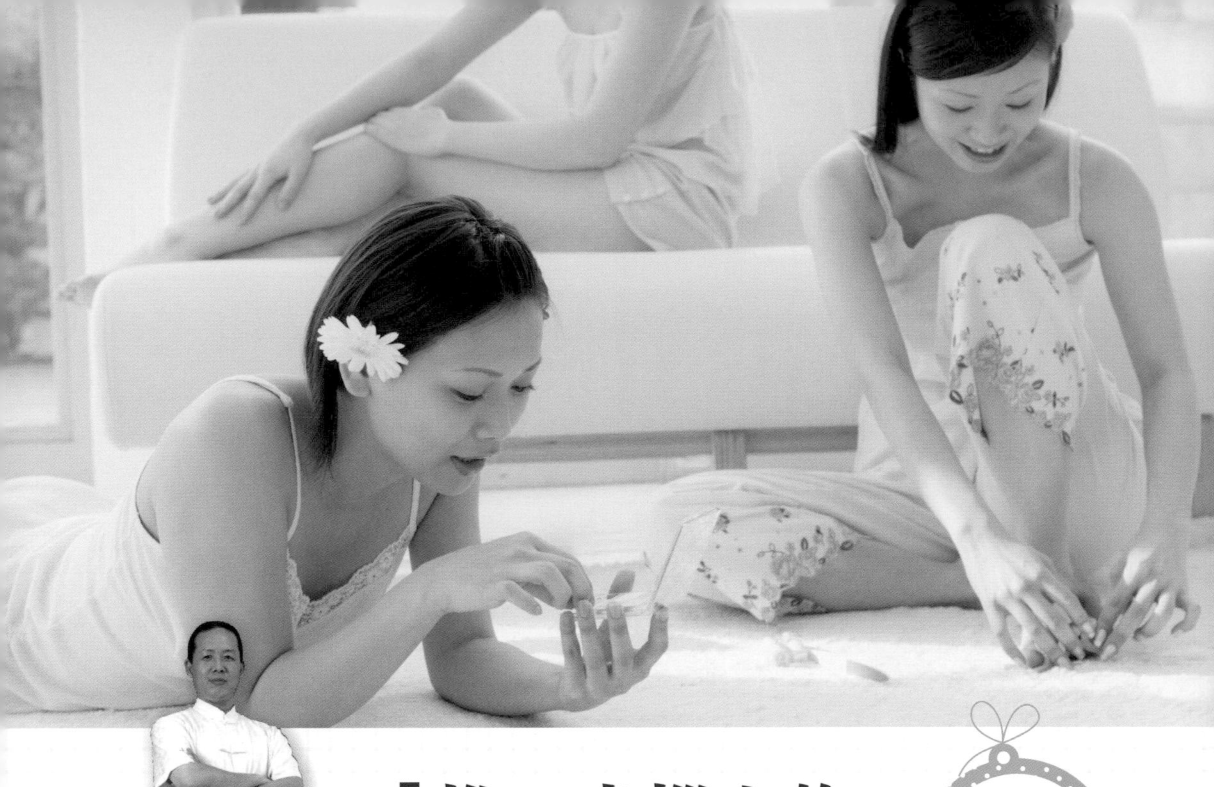

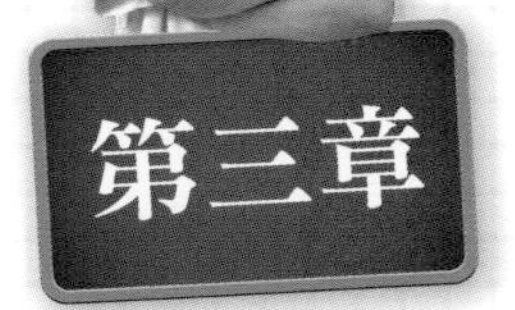

第三章

「推」走惱人的軀幹疾患

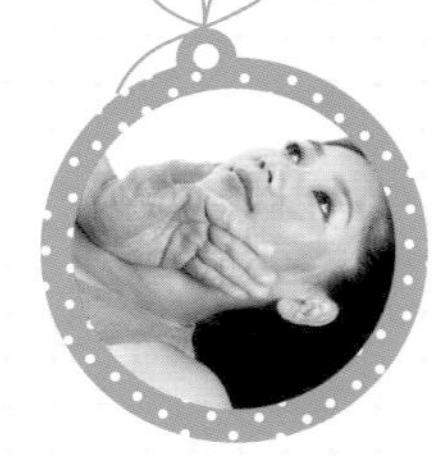

見證直擊！

病歷 010

工人（約50歲）

症狀 因長期工作傷害，胸腔被擠壓成圓筒狀，駝背嚴重且胸肌疼痛。

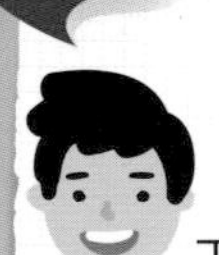

推拿效果 解決胸悶之外還恢復正常呼吸功能！

10.胸悶·心悸

～推移肋骨，胸悶心悸趨於平穩～

患有胸悶問題者，以勞動者居多。由於工作關係，經常會有低頭駝背、彎曲身體、扛拉重物、用力過度等不當姿勢所造成的傷害。

我曾遇過不少相關個案，其中一位是將近50歲，在工地專門挑磚頭、扛重物的工人，平時水泥、瓷磚可能一扛就是上百公斤。但這位

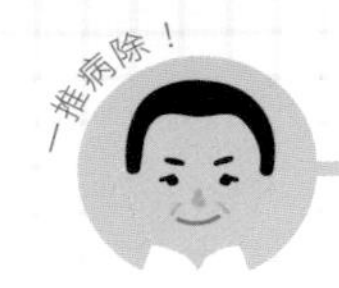

大叔因長期工作傷害，使得原先應為寬扁形狀的正常胸腔，被擠壓成圓筒狀，不僅嚴重駝背，胸肌也因拉力過大而疼痛不已。

由於胸悶，使得他長年服用傷藥，並因伴隨心悸，而一併服下與心臟相關的藥物。雖然做過各種治療，但效果十分有限，最後經由朋友的介紹下，前來求助於我。

在進行調整時，我先將他的鎖骨拉開，再將肩胛骨往後調（此為「推拿套路F」），拉開整個胸腔，把突出的胸椎頂進去（此為「推拿套路J」），再將背部推平（此為「推拿套路L」）。其原理在於去除壓迫胸腔的條件，使其呼吸功能恢復正常，胸悶問題便會一併消失。

事實上，這名患者的胸悶來自於胸腔的變形與內傷的形成，再加上外力引起的內傷，使得呼吸肺活量下降，對於勞動工作者來說，呼吸換氧的效率不夠，就容易有胸悶、喘大氣的行為。

心悸則是由二尖瓣或三尖瓣脫垂產生，狀況因人而異，勞動工作者平時身體負擔就重，再加上勞動後沒有釋放壓力，太累通常就倒頭大睡，日積月累下很可能在每日沉重的工作中突然發作，若再遇上天氣寒冷的條件，就更容易發生工安意外。

許多心肌梗塞的案例，其實在平常就有胸悶與心悸的症狀，只是當事者不以為意，隨著時間的累積，體內也開始產生異樣變化，當所有條件都齊全，天人永隔就是唯一結果！

這名個案就是屬於因胸腔變形而引發胸悶心悸的典型狀況，雖然出現問題時，患者也積極尋求治療，但錯誤的方法，只會延宕解決問題的時機，幸好我利用徒手技幫他把胸腔功能調整回來，防止了後續可能發生的意外。

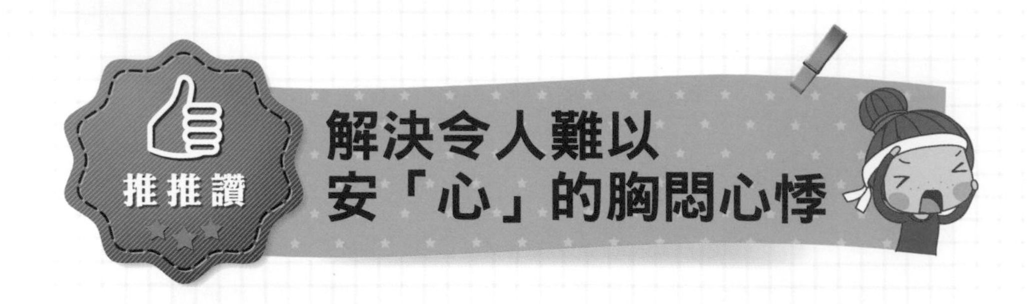

解決令人難以安「心」的胸悶心悸

許多人一出現胸悶或心悸，直覺反應都是：「天哪！我是不是得了心臟病？」雖說患有先天性心臟病或狹心症者，確實會有胸悶現象，但並非所有的胸悶心悸都和心臟病有直接關係，有可能也會因其他病症及情緒不穩所引發，以下將羅列出造成胸悶心悸的原因，供讀者參考！

❶ 高血壓、高血脂、高血糖

罹患高血壓、高血脂、高血糖等患者，很有可能會在過度勞累或運動時，產生胸悶心悸。而習慣抽菸或有心臟病家族史的人，其胸悶機率也很高，但若是因心臟所引起的胸悶，並不會持續太久，只要休息過後，症狀就能緩解。

❷ 肺水腫、間質性肺部疾病等病變

胸悶有時也與肺功能相關，例如肺水腫、間質性肺部疾病等，常因缺氧引起胸悶；而氣喘病患或是過敏性體質的人，在夜間、清晨、運動或情緒起伏較大時，也容易產生胸悶。

❸ 胃食道逆流

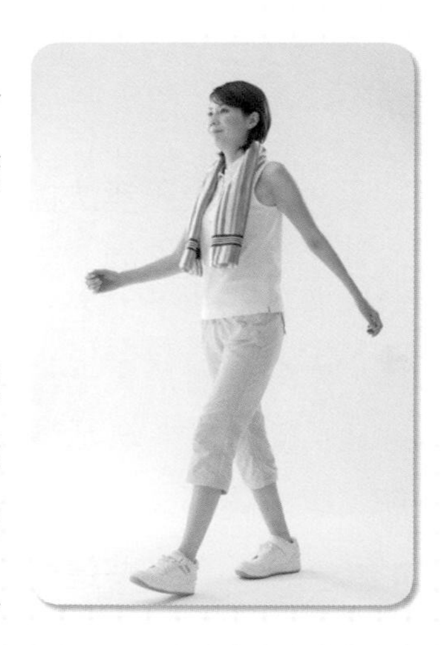

胃食道逆流患者若在吃飽飯後馬上躺下，會因胃酸上逆而出現胸悶、胸痛等情形，但只要稍加起身活動，即能改善。

❹ 情緒過度起伏

有時胸悶和情緒也有關，當情緒起伏劇烈時，將會有呼吸困難、四肢發麻、或呼吸次數過多的「過度換氣症候群」，只要設法平穩患者的情緒，或者用紙袋套住患者口鼻，使其重新吸入

吐出二氧化碳，便可立即改善，而另一方法則是憋氣20秒鐘，亦可達到相同效果。

駝背和胸腔內傷也是胸悶心悸的元凶

胸悶情形若非以上病因，則有兩種可能：一是駝背，二是胸腔內傷。前者是因背過度彎曲擠壓到胸腔神經，使得呼吸的控制機能失調而造成胸悶；後者則是因內傷所致，形成原因有以下三種：

❶ 直接由外力撞擊胸腔所造成的內傷。

❷ 天氣炎熱時，突然飲用冰冷飲料所造成的嗆傷。其實，嗆傷也是內傷的一種，由於身體正處於熱而發汗的狀態，故當喝下冷飲後，食道溫度會瞬間下降，在冷熱交錯下，肋骨就會內縮而嵌住微動關節，形成內傷。

❸ 因長時間姿勢不良的擠壓，引起身體循環不良。例如久坐不起、縮著肩膀彎著背工作，或是生活習慣不良的人，都容易引起鬱傷。

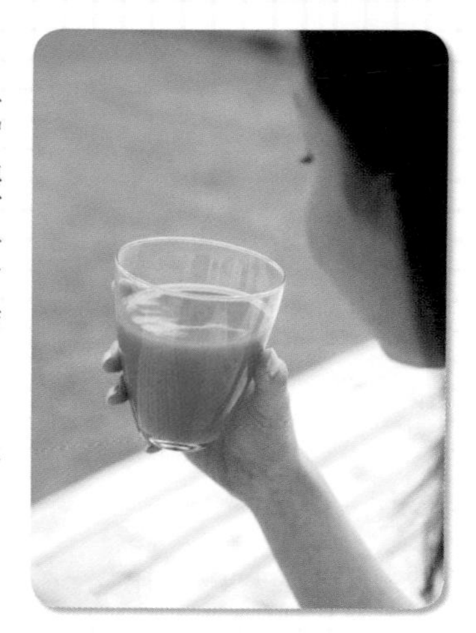

一旦上述三種「內傷」形成，肋骨與胸骨柄的微動關節便會失去活動作用，以致於吸氣時肋骨無法旋轉，空氣進不了肺部，人體便會改以腹部呼吸，導致人體無法提供大量氧氣供應身體所需，進而體能下滑，成了人們口中「外強中乾」之人！

➔胸悶與心悸經常結伴而來

其實，當人站直時，從側面觀看的胸線應是45度角，此為最正常的體態。除非是經過嚴格訓練的模特兒，否則一般人站直時，多半會有輕微的駝背，若長期維持這種姿勢，容易造成胸悶。

此外，有些人工作時，常會突然喘出一口長長的氣，並非他心情不好，而是因胸悶導致肺活量不夠，經常難以呼吸到新鮮空氣，所以才會不自覺地用力吸氣，並且容易有疲勞、反應遲鈍的狀況發生。

由於胸悶和心悸的形成，皆是來自於相同的神經系統，所以胸悶常會伴隨心悸。這是因胸腔出現內傷時會造成呼吸不順，影響了心臟跳動，才會產生心悸。

而心悸是因胸腔神經受到擠壓，使得傳達心臟搏動的訊號跳針，瓣膜開關的節奏錯亂，進而影響血液進出的程序，使心室彼此碰撞擠壓，造成心臟不規則跳動，故而產生心悸。

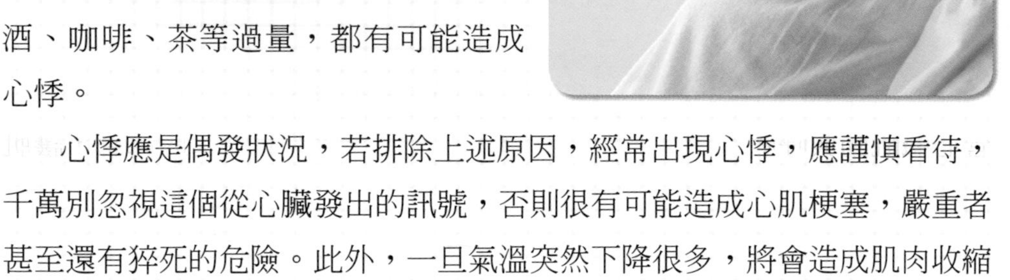

舉凡運動過度、大吃大喝、懷孕、生產、身體虛弱、用力或興奮過度、緊張、貧血、甲狀腺功能亢進、溫度氣壓改變、服用藥物不適、或是菸、酒、咖啡、茶等過量，都有可能造成心悸。

心悸應是偶發狀況，若排除上述原因，經常出現心悸，應謹慎看待，千萬別忽視這個從心臟發出的訊號，否則很有可能造成心肌梗塞，嚴重者甚至還有猝死的危險。此外，一旦氣溫突然下降很多，將會造成肌肉收縮而擠壓到心臟搏動，再加上原先的頻繁心悸，容易演變成心肌梗塞。

例如因電影《海角七號》紅極一時的國寶級演員「茂伯」，就是因為心肌梗塞而意外猝死；新聞報導也經常提到，強烈冷氣團來襲，瞬間下降的溫度，常會導致年長者或遊民暴斃，這些都源自於心肌梗塞。故平時應注意身體的保暖，一旦有胸悶或心悸現象，都不可等閒視之。

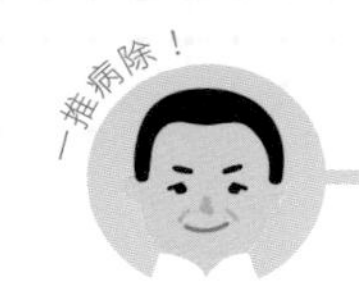

中西醫如何治療胸悶與心悸？

胸悶、心悸若為病理性因素造成，自然要找相關科別的醫生檢查治療；若是外力或鬱傷引起，則西醫通常會建議患者平時不要駝背，並多做擴胸運動，或跑步增加肺活量，以減少胸悶情形。甚至是施以保護心臟或通暢血流的藥物，加以控制。

而中醫則會開立活血化瘀、清肺解熱、降肝火等藥物，輔以推拿整脊以開胸，讓血液循環更為流通。

平時則應注意肢體動作或身體姿勢是否正確；若有嚴重胸悶，應先停止呼吸，因為肌肉緊繃時，用力吸氣會讓身體繃得更緊，反而吸不到空氣。在停止呼吸後，接著用嘴巴慢慢吐氣，切記應愈長愈好，再慢慢用鼻子吸氣，就能順利呼吸了。若效果不彰，則先停止手邊工作，稍微進行擴胸運動以放鬆肌肉，再搭配上述呼吸法，讓身體逐漸放鬆，如此便可緩和胸悶症狀。

長時間的工作疲勞，很容易造成背部的肌肉緊繃，而進一步壓迫到掌管心臟跳動與呼吸的神經，引起身體不適，工作時需有適當的休息，讓肌肉得到放鬆，最好每隔一小時就能活動身體，或至少每兩小時就應起身走動。

平時若能養成規律的運動習慣，有助於恢復身體肌肉的彈性與伸展性。若是從事負重的勞力工作，背部上半段胸椎會因拉力過大而內陷，如果有這樣的問題，單靠運動是無法完全解決，應儘快調整骨骼，以絕後患，否則胸悶與心悸將綿綿無絕期，無預警的想發作就發作！

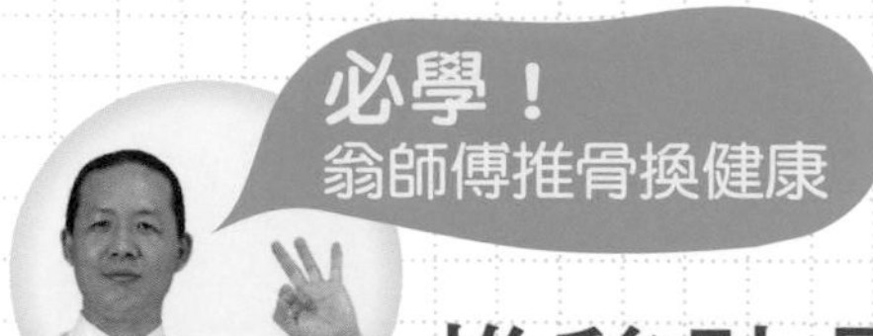

推移肋骨，呼吸更順暢！

擴胸運動雖然有助於拉開胸腔，但造成患者胸悶的工作型態若無法改變，還是很難根治胸悶問題。尤其胸部有內傷者，更是麻煩，需要長期治療與保養。

一般處理呼吸不順的胸悶、心臟搏動不順的心悸，調整方法都是一樣：意即要先拉開鎖骨，將肋骨一節一節地對齊、對正，背部脊椎則推向內側，拉回微彎的正常曲度，便可讓呼吸道順暢，使肺活量大增。

事實上，胸悶、心悸的問題可以根除，只是這樣的技法十分少見。當我第一次見到這項手法時，也感到相當驚訝，居然幾個簡單步驟，就能徹底解決如此複雜的症狀。

只要患者配合呼吸時的吸氣動作，然後沿著患者的胸腔邊緣，慢慢推動一根一根的肋骨，使其歸回原位並排列整齊，內傷就會解開，胸悶問題自然就能解決。而調整一次的成效，大約等於吃上一、兩年傷藥的治療成果。

在此還要提供一項技法，可排除非病理性因素造成的心悸。此法主要是從患者背部胸椎的神經壓迫下手，由於心臟的搏動、肌肉功能皆由神經控制，而心悸是由二尖瓣或三尖瓣脫垂產生，所以只要恢復神經的支配能力，心悸毛病就會消失。由於心悸患者的背部胸椎上段都會有後突現象，只要將後突的脊椎推回原來位置，胸悶、心悸的問題自然不再出現。

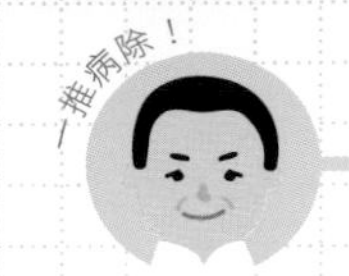

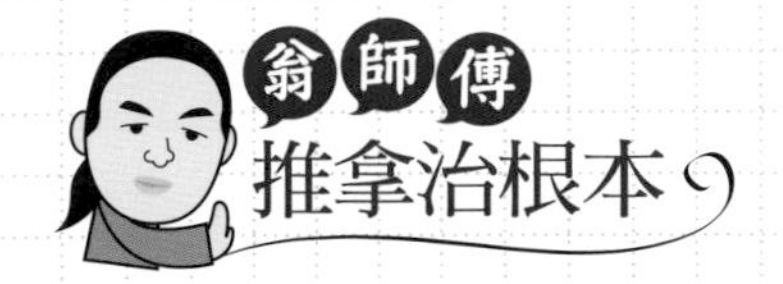

胸悶與心悸的問題，雖然經常相伴出現，但根除的方法卻有所不同：胸悶要從肋骨的活動功能下手，心悸則要從胸椎上段神經的壓迫來解決，只要回復胸椎的自然曲度，兩種問題就能消弭於無形。

胸悶問題既然來自內傷，調整方法當然就是解除內傷，不管內傷的形成原因為何，解決方法都一體適用，只要能讓肋骨與胸骨柄間的微動關節恢復原有的活動功能，呼吸的換氣速度就會非常快，正常肺活量在只用鼻子吸氣的狀況下，最快只要0.5秒就能讓整個胸腔充滿空氣，但若超過0.5秒就是有問題，應儘快解決！

▶ 主要推整骨骼透視區 ◀

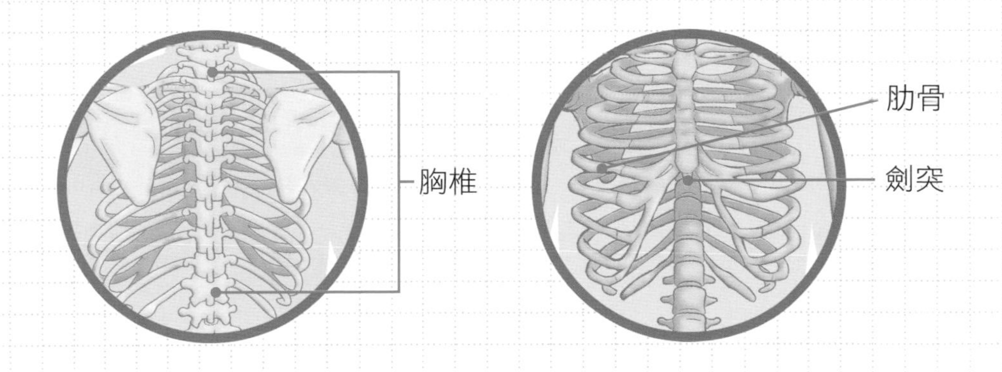

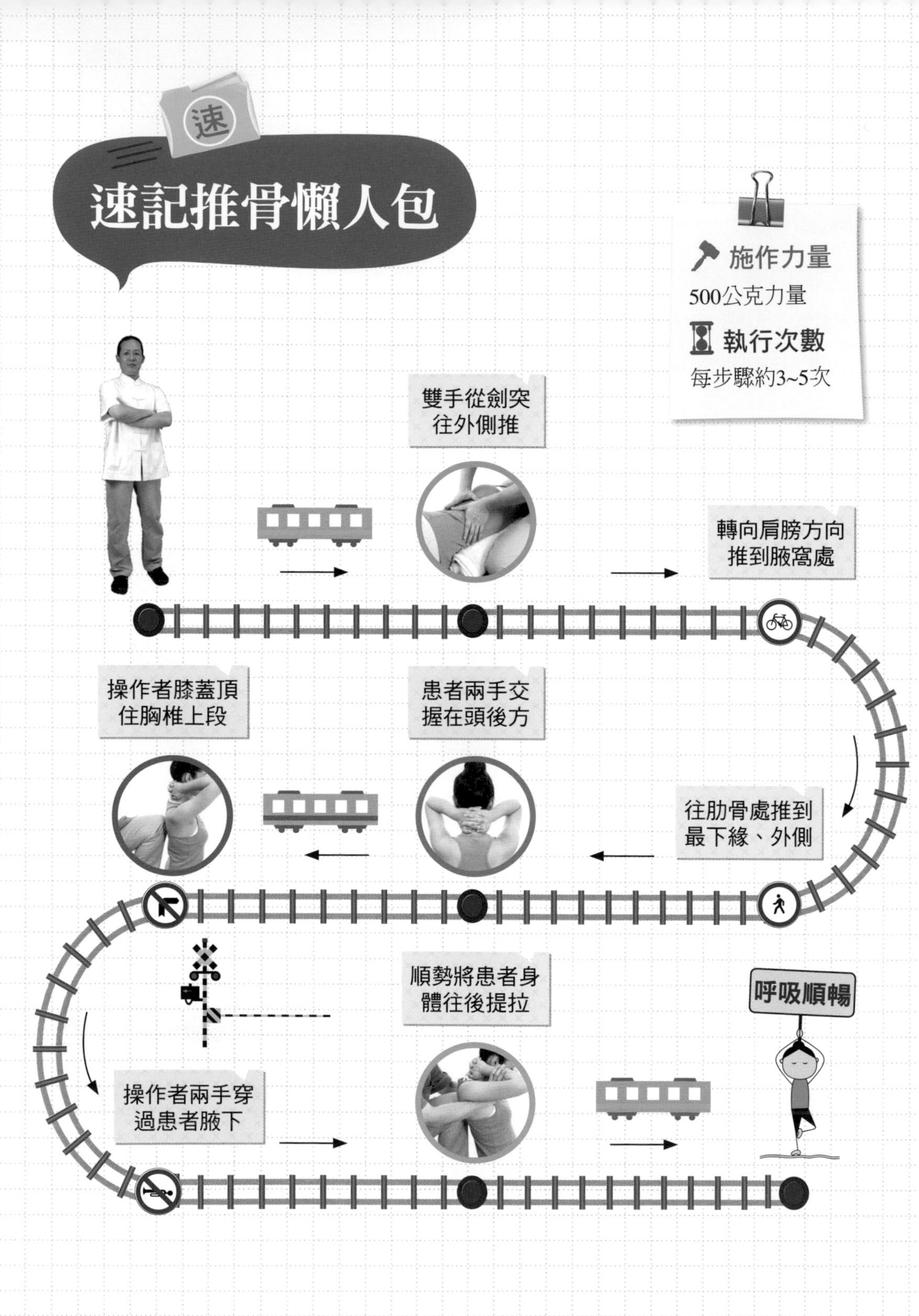
速
速記推骨懶人包
施作力量
500公克力量
執行次數
每步驟約3~5次
雙手從劍突
往外側推
轉向肩膀方向
推到腋窩處
往肋骨處推到
最下緣、外側
患者兩手交
握在頭後方
操作者膝蓋頂
住胸椎上段
操作者兩手穿
過患者腋下
順勢將患者身
體往後提拉
呼吸順暢

推拿套路J

適應症：胸悶・心悸

1 首先請患者朝右側躺，將左手舉高放在額頭，背部用一條被子捲起來頂住。

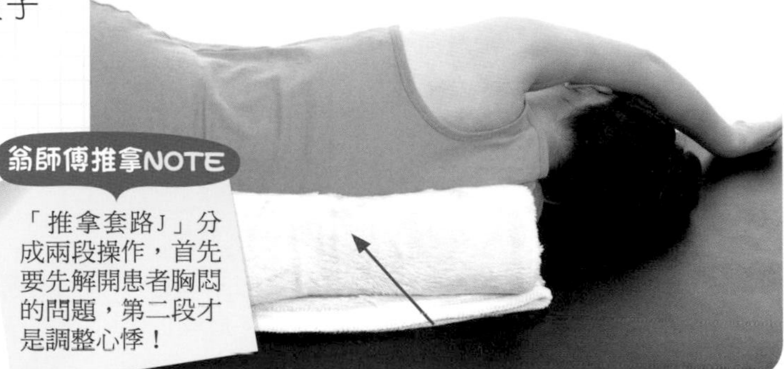

翁師傅推拿NOTE

「推拿套路J」分成兩段操作，首先要先解開患者胸悶的問題，第二段才是調整心悸！

2 操作者的右腳頂住被子，兩手先從患者胸骨柄下方的劍突旁開始往身體外側推，請患者配合吸氣動作，依序推按患者肋骨。

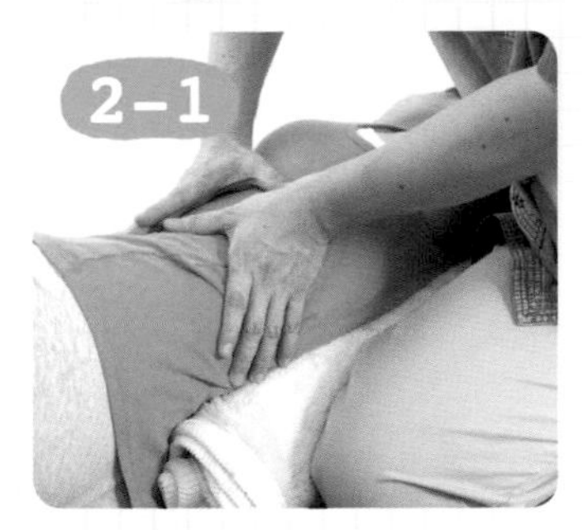

吸氣時，推按！

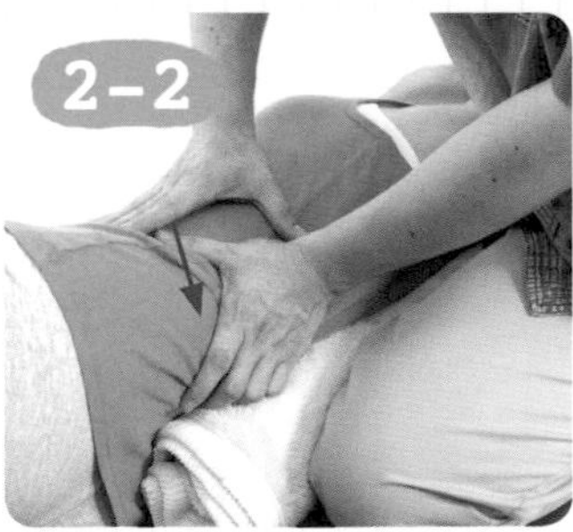

吐氣時，移動到下一個位置！

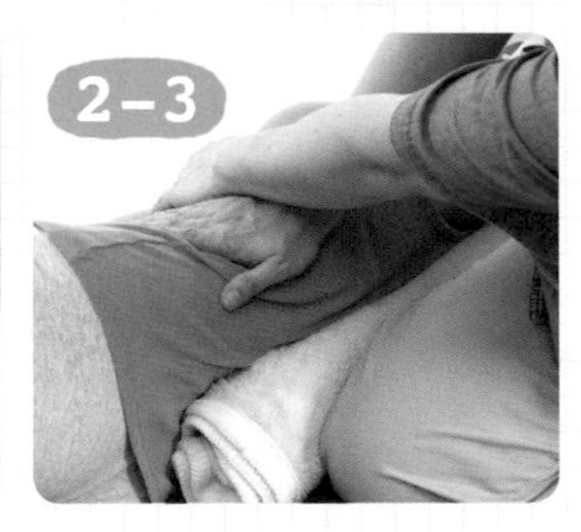

一直推按到肋骨最下緣！

翁師傅推拿NOTE

吸氣時，推按頂住肋骨，吐氣時，順勢移動到下一個位置。依此類推，推按到肋骨的最下緣！

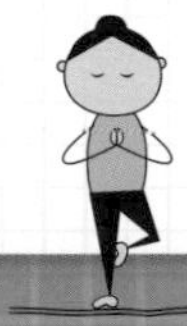

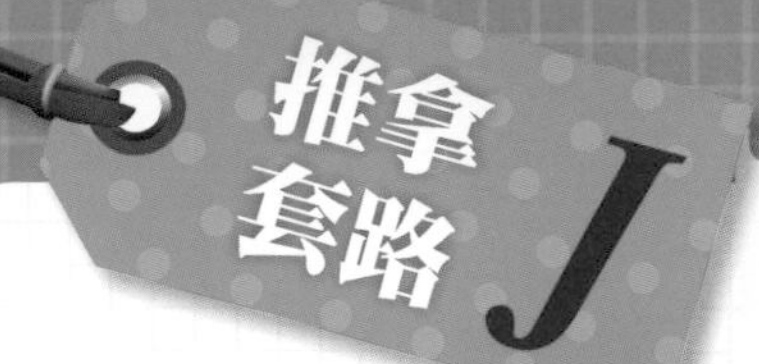

適應症：
胸悶・心悸

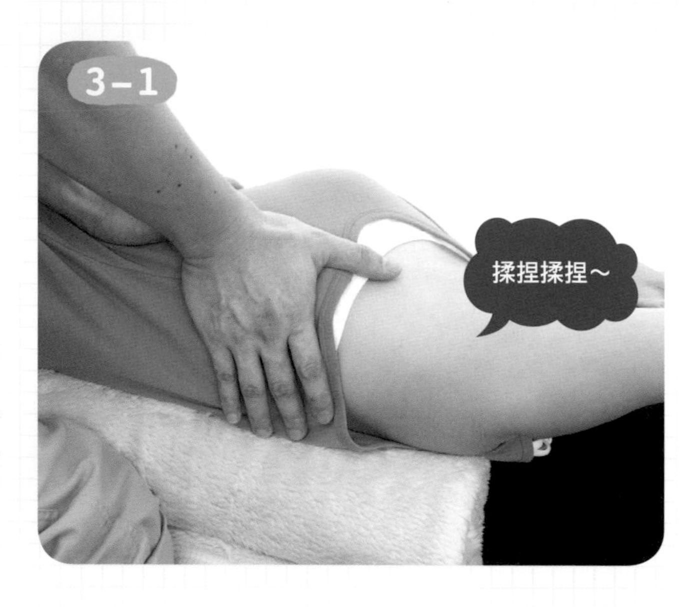

當操作者兩手推到患者肋骨最下緣時，開始轉往肩膀方向繼續推。

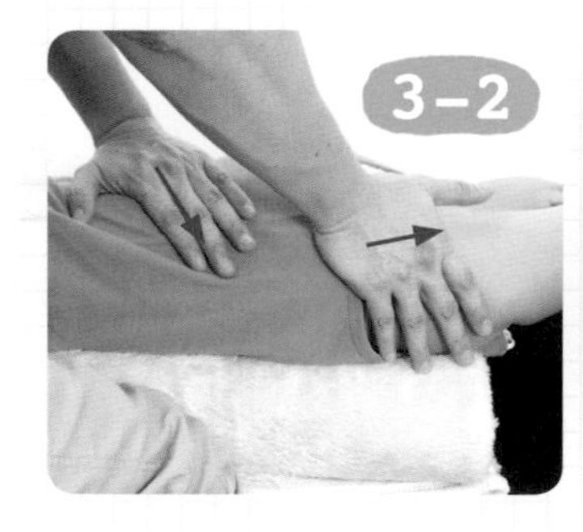

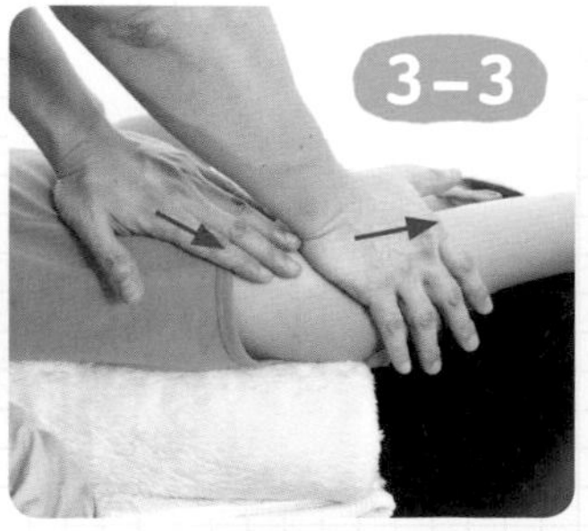

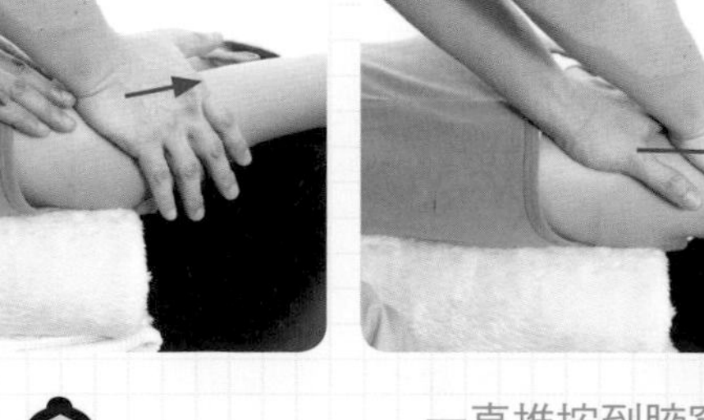

循序往腋窩方向推！

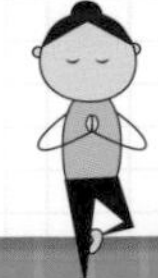

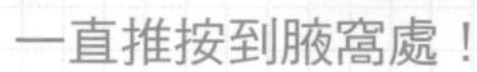
一直推按到腋窩處！

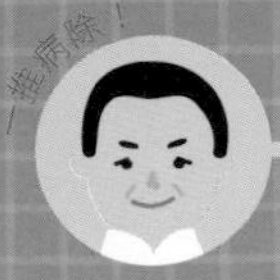

操作者兩手推到腋窩位置後，再回頭往肋骨下緣繼續推。

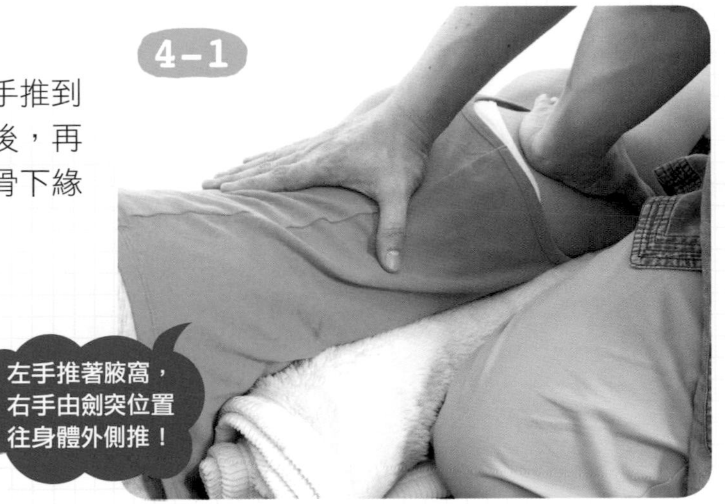

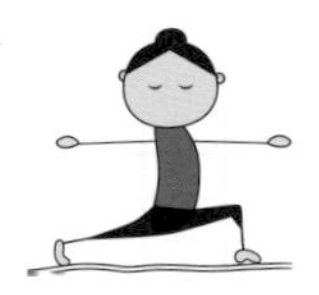

4-2

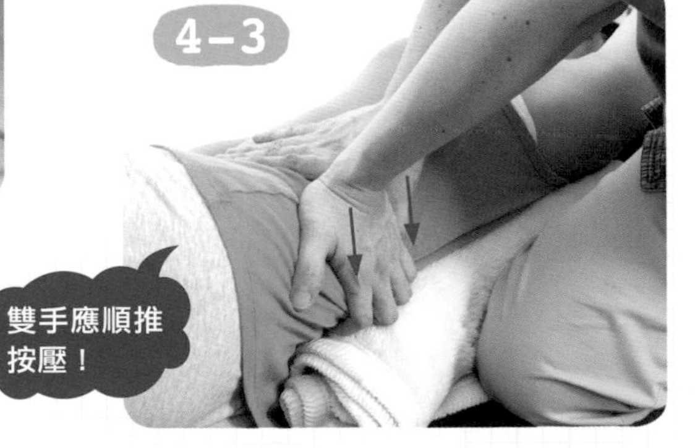

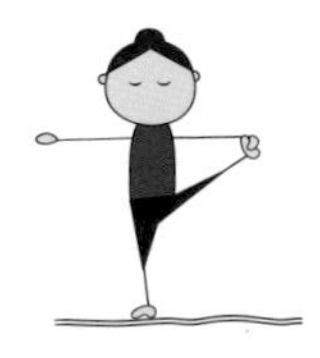

推拿套路J

適應症：
胸悶・心悸

5

一直推到肋骨最下緣、最外側即成。另一側的肋骨也以相同的順序操作調整，胸悶問題就解開了！

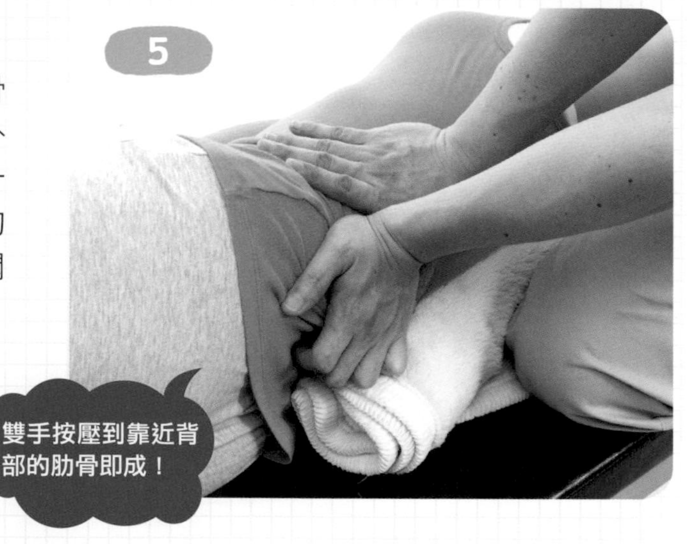

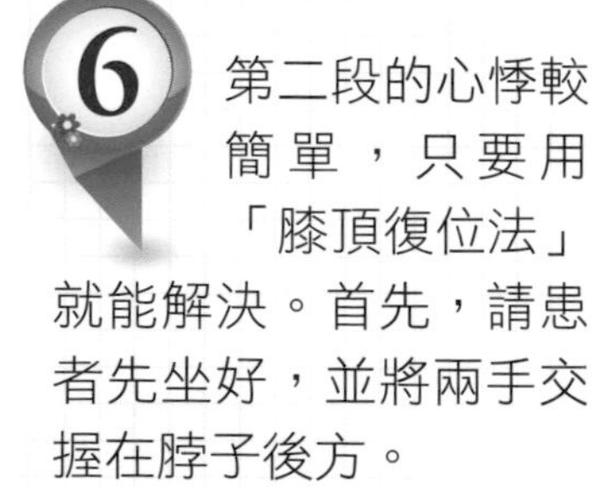

6

第二段的心悸較簡單，只要用「膝頂復位法」就能解決。首先，請患者先坐好，並將兩手交握在脖子後方。

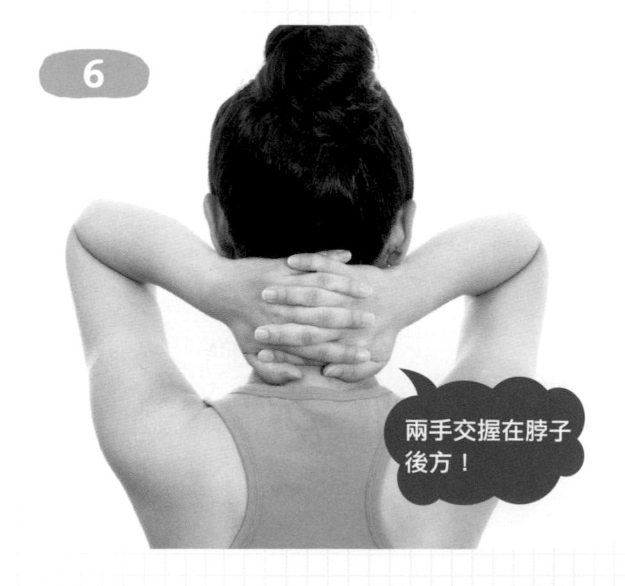

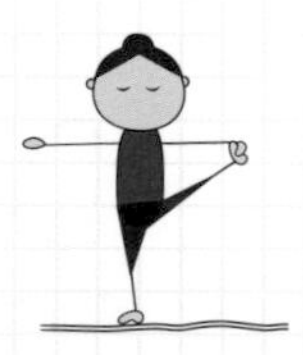

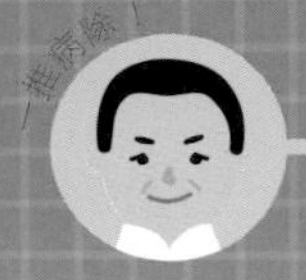

7 操作者先調整好自己與患者之間的距離，再以膝關節脛骨粗隆與髕骨之間的髕下脂肪墊，頂住患者胸椎上段。

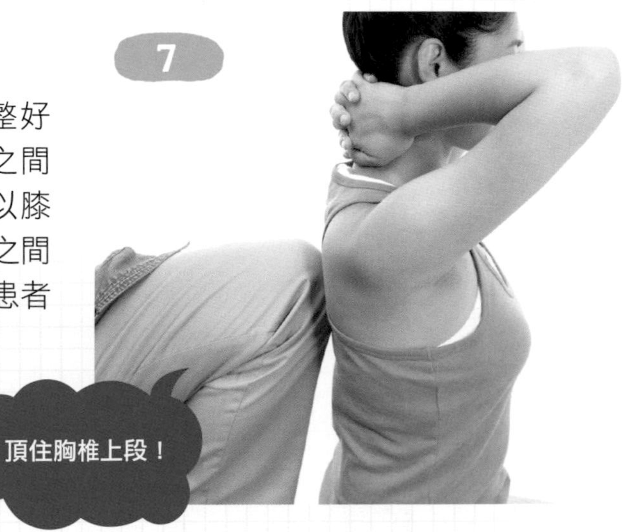

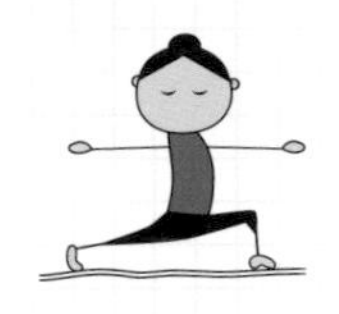

8 操作者兩手穿過患者腋下，扶住前臂，請患者先吸一口氣，待吐氣時，順勢將其身體往後提拉，即可歸正胸椎位置！

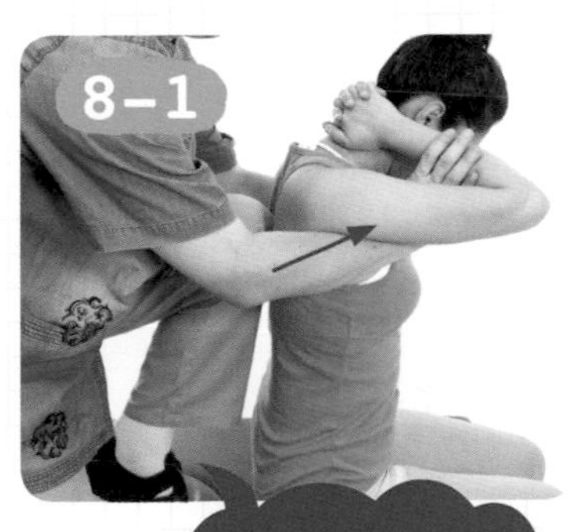

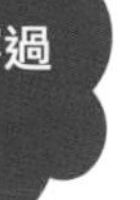

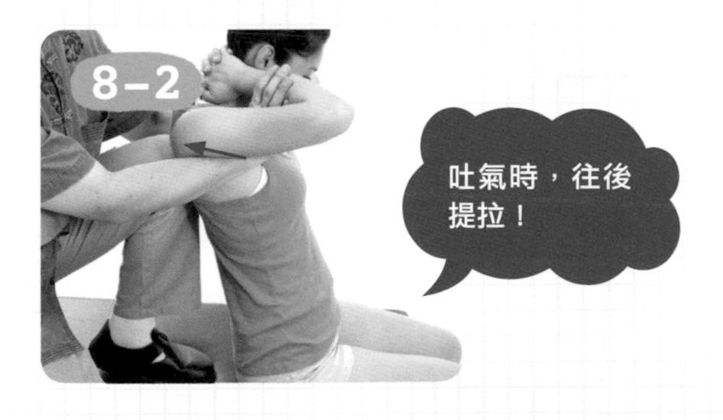

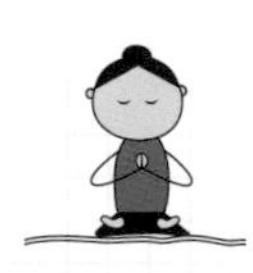

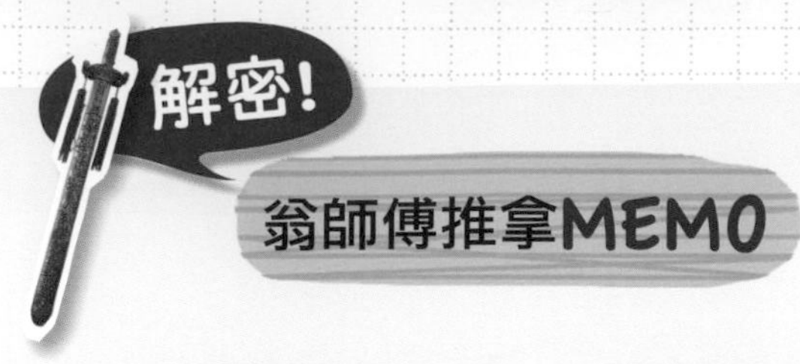

在調整胸腔肋骨前，可先用AMCT美式整脊的脊椎活化槍（AMCT專用的脊椎調整工具，於P.470有詳細介紹），將鎖骨下肌的韌帶、肋骨與胸骨柄間連結的韌帶，彈打使其鬆開，這時胸腔的開闊度可提高一半。

若能先施作第六單元〈肩關節痛〉的「推拿套路F」，再加上本單元「推拿套路J」的前五個手法，胸悶的改善效果就有一加一大於二的強效。對於內傷甚至是暴力外傷所造成的胸悶，皆能迎刃而解。

從臨床經驗來看，患者的肺活量在經過上述加強版的調整後，最多可提高兩倍之多。我曾遇過一位個案，他是單車競賽選手，比賽名次總是坐六望五，不上不下的成績讓他幾度萌生退意；在某一次受傷後，他前來找我調整，經過一個多月，竟在一場大型單車比賽中勇奪第一，所有人都懷疑他偷吃禁藥，但其實我只是將他受傷的關節調整好，恢復了原本的機能，加上他的肺活量倍增，體力跟著變強，成績當然也就突飛猛進了。

雖然心悸的調整只有簡單一招，卻是我所學過的技巧中，最好運用的。由於脊椎的神經控制人體全部功能，只要胸椎的曲度正常，心臟的搏動就不會出現問題。這技巧雖看似簡單，但要做得精確又不痛，就必須花些時間勤加練習，否則操作錯誤不但無效，還可能讓患者痛得哇哇叫呢！

最後，我再強調，所有的動作都要輕柔和緩，本單元的調整技巧更需如此，只要過程中患者有任何不舒服，都不可強出手。

當您練習到本單元，其實就能解決人體三分之一的問題，甚至還可徹底根除本書第五章的「生活常見病症」。而一般人認為不可能治療的情形，例如變臉和高血壓，都可透過前述技巧的組合而解決！

見證
直擊！
病歷 011
老闆娘（40多歲）
症狀 背痛與背部僵硬、嚴重失眠、脊椎側彎。
推拿效果 不僅解決了失眠，且背痛、背部僵硬及脊椎側彎也完全消失！

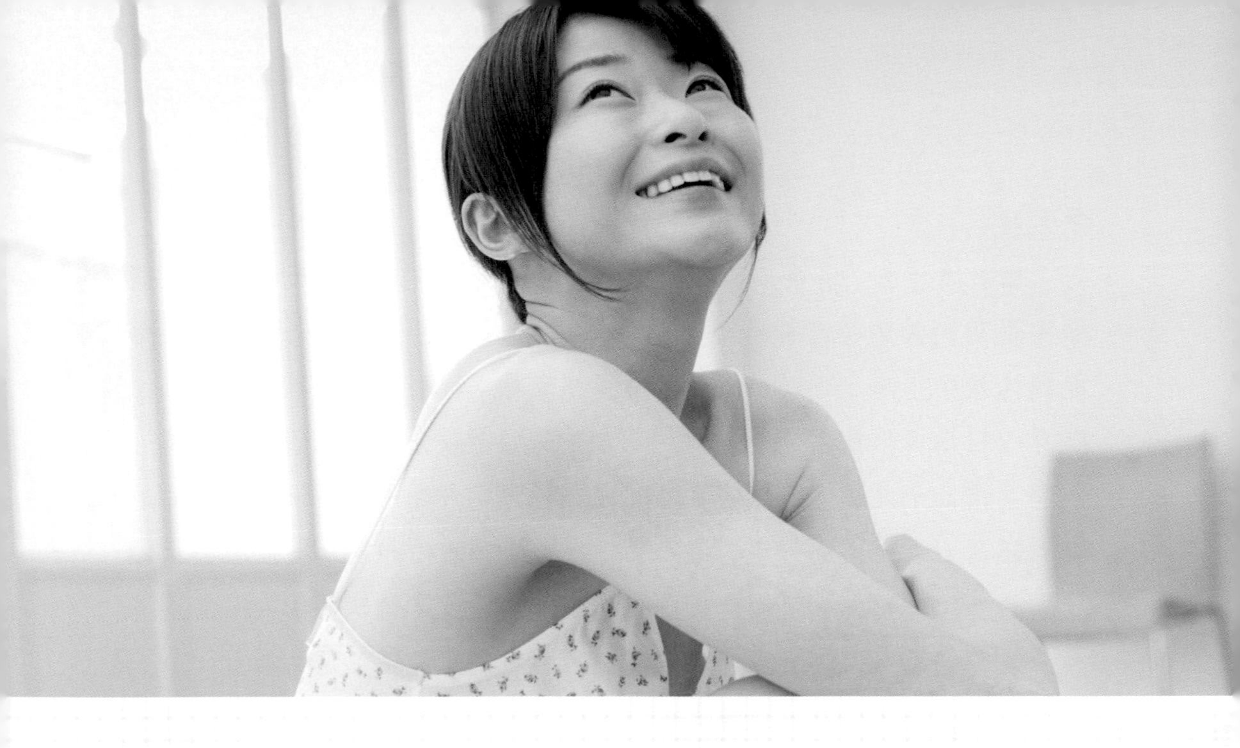

11.背痛

～推移椎骨，不怕背痛來侵擾～

長期背痛很容易造成患者失眠，因為平躺時背部會出現酸痛，不自覺地就會變成側睡，時間一久便形成脊椎側彎，以及其他肩頸酸痛問題，使得背痛情形惡化，痛上加痛，患者就更睡不著了。

我曾遇過一位長期失眠的個案，可說是目前為止見過最嚴重的人了。她是一位四十多歲的印刷電路板廠老闆娘，每天工作十幾個小時，工廠所有的業務往來和資金調度，都身繫她一人，其工作壓力之大，令人難以想像；再加上工作之餘又要做家事、帶小孩，背部的拉力和身心壓力無法解除，造成她嚴重背痛，以致於晚上睡覺時徹夜難眠，沒有吃安眠藥根本無法入睡。

由於多年來，背痛一直沒有治好，安眠藥一吃就是十幾年，而且還是服用最重劑量的「使蒂諾斯」（Stilnox, zolpidem）。由於一顆使蒂諾斯只能讓她睡半小時，所以一個晚上必須起來吃八次藥，才能睡好一晚。但醫院身心科最多只會開一天一顆的劑量，另外七顆必須自費到藥局購買，而一顆要價五十元，使得她的「睡眠成本」比別人高出許多。更可怕的是，使蒂諾斯安眠藥還有一定的機率會出現夢遊，讓她和家人困擾不已。

此外，長期失眠還會造成肝機能的代謝下降，使她整個人不僅異常乾瘦，背部僵硬，兩側肌群也相當緊繃，脊椎側彎的情形更是嚴重。加上長期睡眠不足，肌肉的拉力變大，使得背痛程度加倍，讓她的日子過得生不如死！

在進行第一次的調整時，我先解除她的肩頸酸痛，再拉平其背部肌肉，以消除背部的拉力，使肌肉能完全鬆軟下來。而療程結束後的當天晚上，她沒有服藥就一覺到天亮，而且整整九個小時都沒動過，還讓她先生誤以為她往生而嚇了一跳呢！

第二次調整後，失眠狀況已大幅改善，醫生改開劑量較輕的安眠藥給她，且一顆見效，其餘長年服用的各種止痛藥也一併停止；最後，在第三次調整完，她已經不用吃安眠藥便能輕易入睡，十幾年的失眠問題非但消失，背痛情形也完全解決！

根據資料統計顯示，只要是年過30歲的成年人，百分之八十以上都有背痛經驗。尤其經常彎腰做事、長期勞動或負重者，都是背痛的高危險群，例如農夫、司機、搬家工人、搬運工等；或兩手長期使用不平均者，諸如上班族、電腦族、網球選手、桌球選手、高爾夫球選手，或經常從事上述三種運動者，難免都會有背痛困擾。

背痛的形成原因

有些背痛是持續性的鈍痛，有些則是突發性的刺痛，讓人不敢隨便移動身體。而背痛的形成原因很多，但絕大多數都與生活習慣和工作型態有關。

➔勞動過度

當身體過度勞動、彎曲，再加上休息不足，很容易造成胸腔前側肌群緊繃或發炎，導致乳酸和胺基酸代謝不良而出現背痛，並因為經常彎背，使得身體為了保持拉力平衡，讓腰自動往內凹，時間一久，酸痛就會慢慢浮現，所以人們常說的「腰酸背痛」，就是如此！

從事勞動工作時，要適時休息，以免身體過勞；不要長時間久站或久坐，還要經常變換姿勢，避免出現不當的站姿、坐姿和睡姿，且站要站直、坐要坐挺、躺要躺平，盡量保持正確的姿態。

➔身體姿勢不良

椅子設計是否符合個人身形，也關乎背部健康。舉例來說，腿不夠長

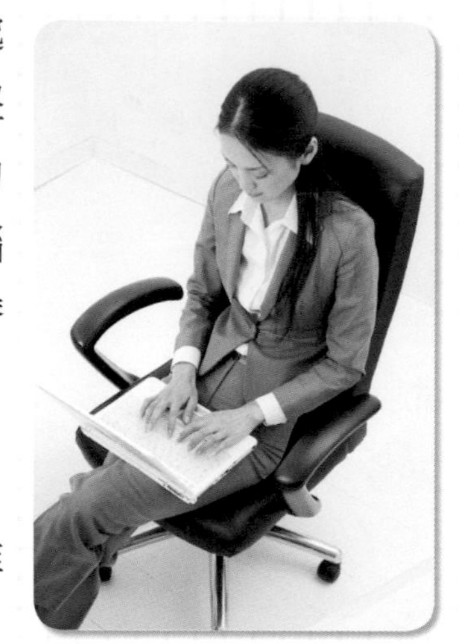

的人，如果經常坐太深的椅子，即便膝蓋彎曲處已靠在椅緣，但腰背可能還是碰不到椅背，若堅持要往後躺，腰部自然會騰空，而造成背部拉力異常，長期下來，脊椎慢慢被拉彎，便衍生出惱人的背痛。故選擇適當的座椅，能預防背痛、脊椎側彎，維持良好身形！

➔疾病衍發的背痛

諸如骨質疏鬆、脊椎老化、背部筋膜炎、椎間盤突出、腰椎滑脫、壓迫性骨折、體重過重、婦女懷孕等等，都可能引起背痛。而其疼痛的嚴重程度不一，有些人只要調整過一、兩次，就能解除；有些人卻是痛得「根深蒂固」，甚至還會一路延伸到腰部、臀部、大腿後側，甚至是小腿及足踝，嚴重影響生活品質。所以一有背痛情況發生，應及時就醫，以免延誤病情，使全身痛個沒完沒了！

中西醫如何治療背痛？

針對背痛問題，西醫的治療方式多為熱療、電療、低能量雷射治療、牽引復健，或開立消炎止痛劑或肌肉鬆弛劑等藥物，甚至是建議患者穿著背架、束腹等輔助器具。

而中醫則是開立舒筋活血理氣的藥方，搭配外敷止痛藥膏或藥布，並施以熱敷、推拿、按摩、針灸、電針等物理治療，以活絡背部肌肉。

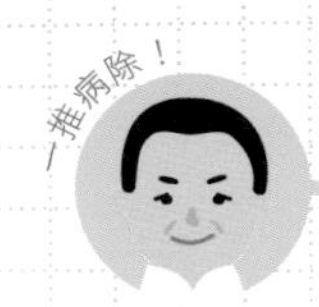

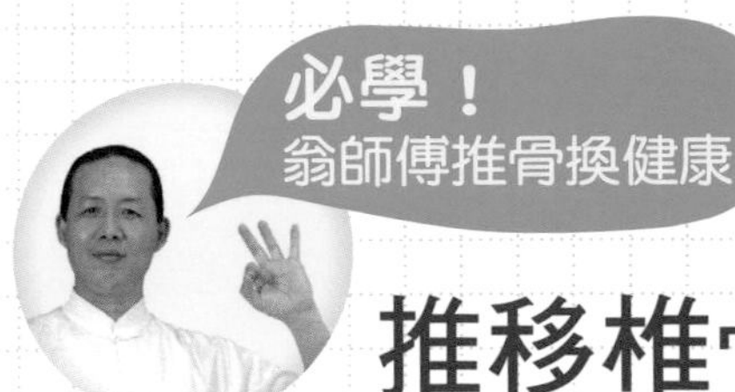

推移椎骨，解除背部警報！

人體脊椎由上而下分別是以七節頸椎、十二節胸椎、五節腰椎及薦椎、尾椎所構成。而脊椎在背部和腰部有許多肌肉及肌腱，同時也遍布了痛覺神經，只要稍有差池，背痛將悄悄降臨！

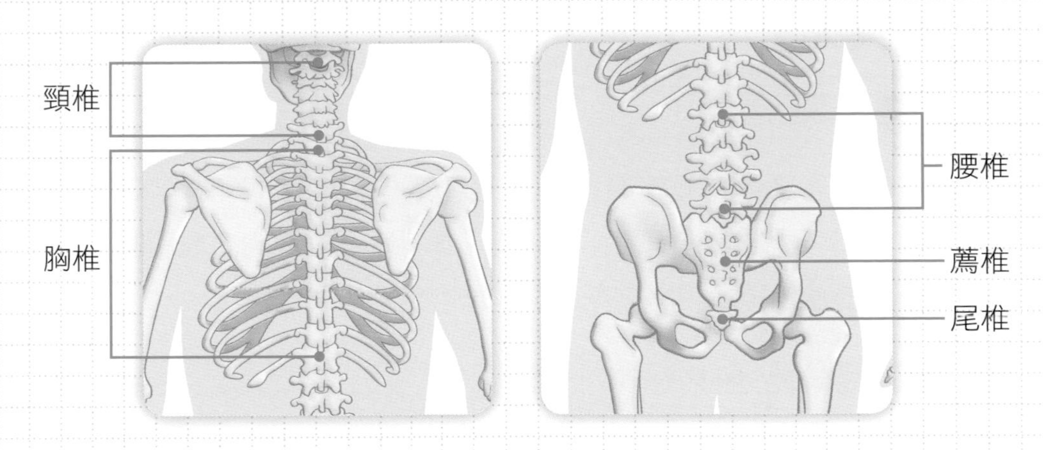

背痛的形成，主要是胸腔因外力彎曲，導致背後肌群拉力過大所致。大部分人的疼痛點都是在左肩胛骨內側的膏肓穴，這是因為我們常用右手做事，左手經常閒置，使得右手前側肌群變壯，右肩胛骨向身體前側旋轉的拉力也會因此加大，而使胸腔脊椎被拉向右邊，形成胸椎右側彎，脊椎左側的束脊肌則會變成條索狀，因而產生背痛。同理，左撇子的背痛點則會在右肩胛骨內側的膏肓穴。其他諸如車禍、跌倒、從樓梯摔落等外力撞擊，亦容易傷及背部，造成疼痛！

各位讀者若能經常進行以下運動，可適當改善背痛情形：

採站或坐姿，頭與腰部不要動，將右手和上半身向右後方旋轉十次，拉開前側肌群，即可解開糾結的拉力，甚至還能讓背痛瞬間消失！

除此之外，也可透過本單元的「坐位旋轉法」來緩解背痛！首先，讓病患的右手搭在脖子上，操作者的右手穿過病患彎曲的右手臂，再將左手大拇指扶在病患側彎的胸椎上，將患者的上半身順時針向左旋轉，可立即舒緩患者的背痛。

甚至，另一種手法是將鎖骨拉開、轉正肩胛骨，再旋轉胸椎，以解開右側拉力過大的側彎問題，只要解除背部肌肉拉力，疼痛也將消失無蹤！

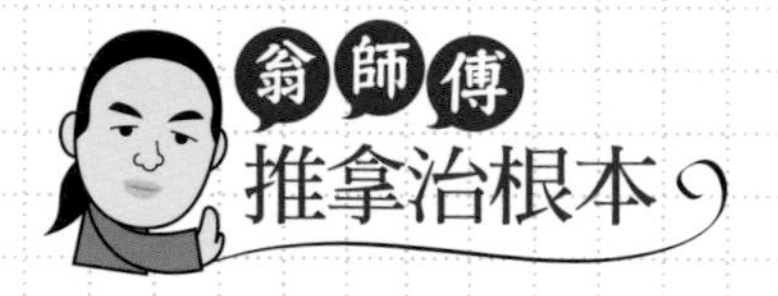

解決單側背痛最有效率的技法，莫過於本單元要介紹的「坐位旋轉法」！雖然看似簡單，但只要操作角度精準，胸椎側彎的現象不僅立即改善，背部束脊肌的拉力也將立刻減弱，能有效緩解背部疼痛。

▸ 主要推整骨骼透視區 ◂

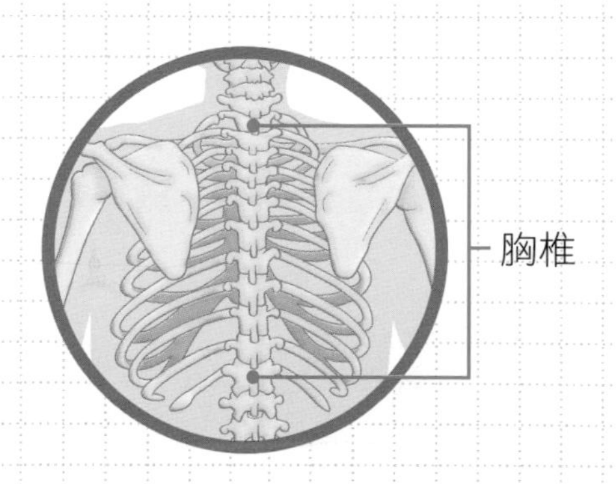

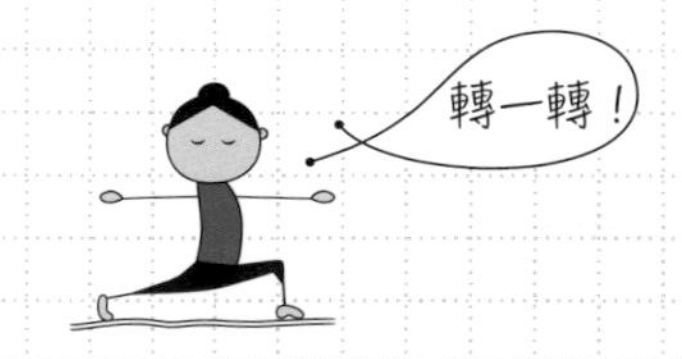

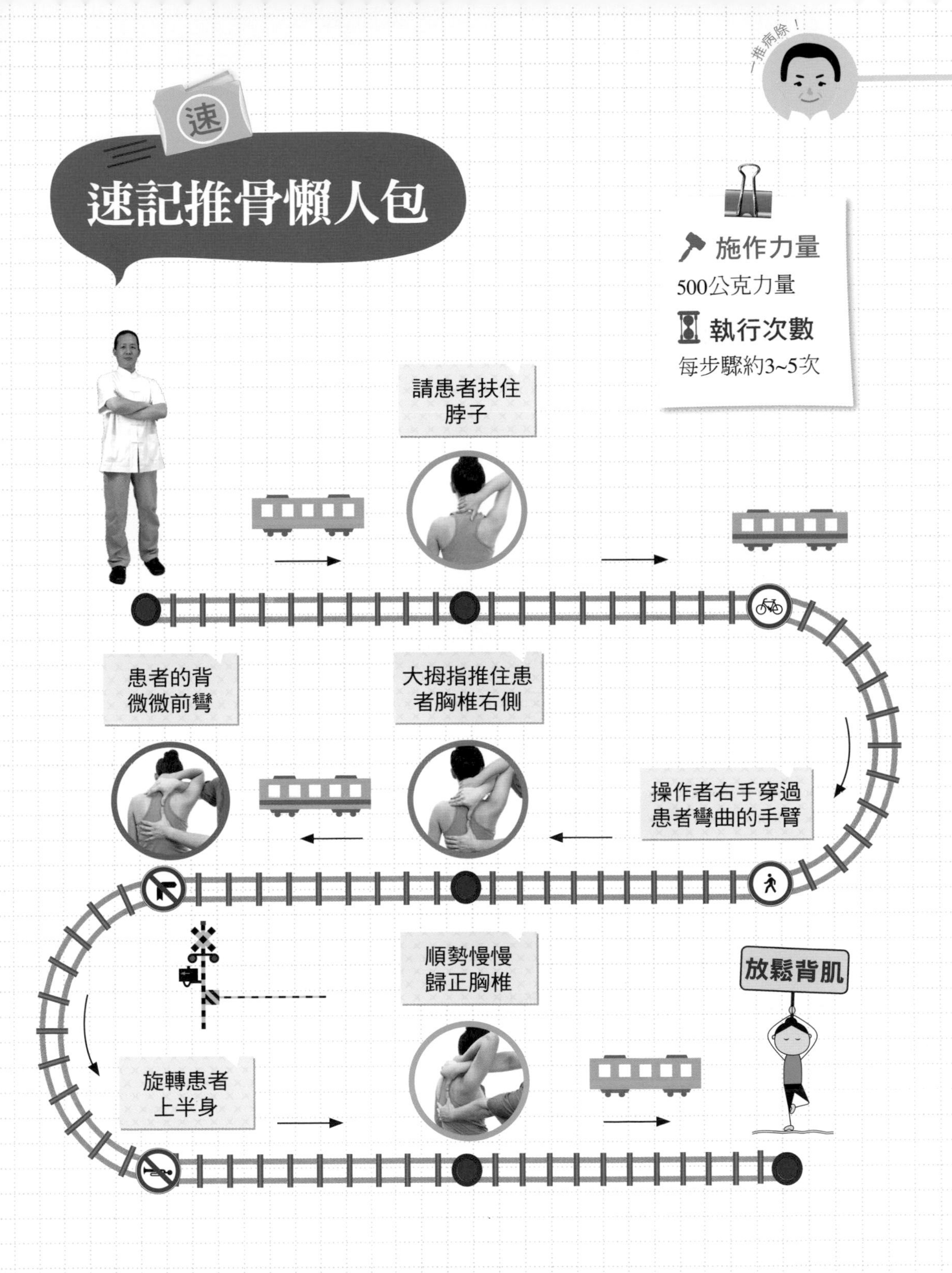
一推病除！
速
速記推骨懶人包
施作力量
500公克力量
執行次數
每步驟約3~5次
請患者扶住
脖子
操作者右手穿過
患者彎曲的手臂
大拇指推住患
者胸椎右側
患者的背
微微前彎
旋轉患者
上半身
順勢慢慢
歸正胸椎
放鬆背肌

推拿套路K

適應症：背痛

1

1 本單元以大部分的人都有的胸椎右彎現象作為示範。首先，讓患者採坐姿，並以右手扶著自己的脖子。

請患者用右手扶住脖子！

2

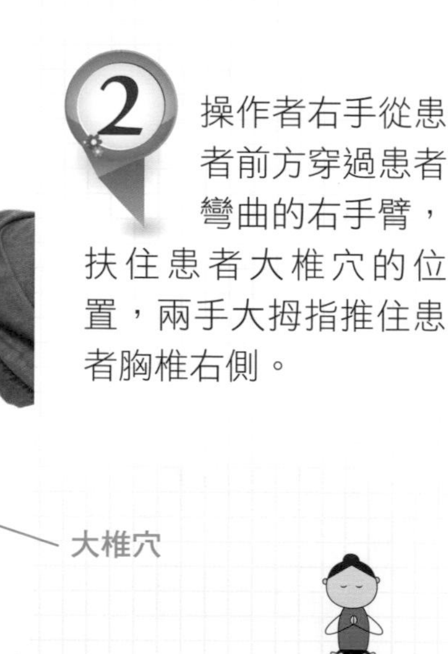

2 操作者右手從患者前方穿過患者彎曲的右手臂，扶住患者大椎穴的位置，兩手大拇指推住患者胸椎右側。

大椎穴

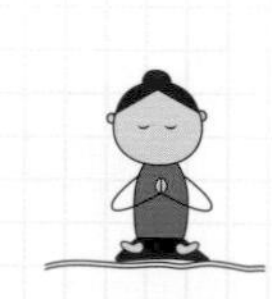

雙手大拇指推住患者胸椎右側！

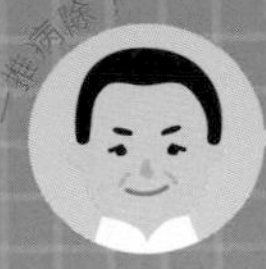

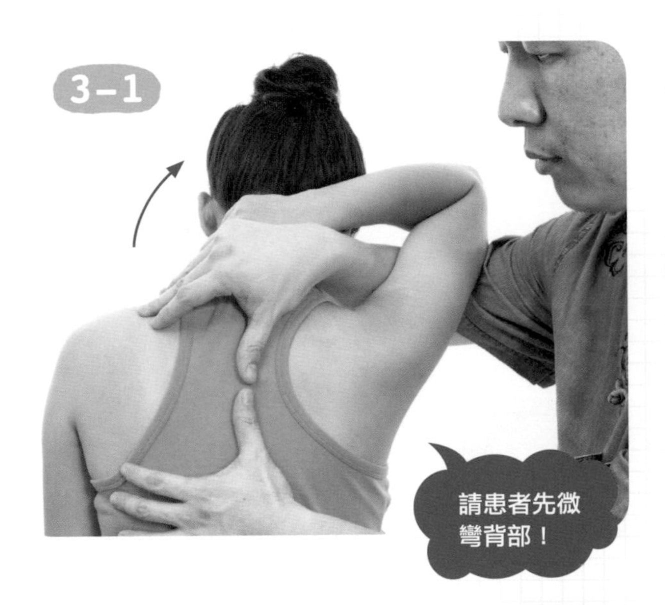

3 請患者向前微彎，操作者雙手以此姿勢朝患者左側推，順時針旋轉患者上半身，並順便旋轉歸正胸椎。

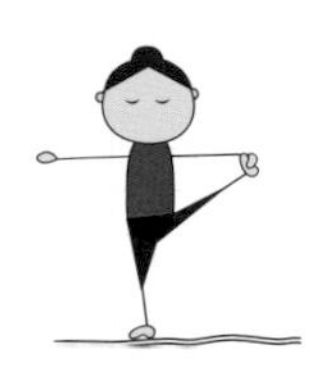

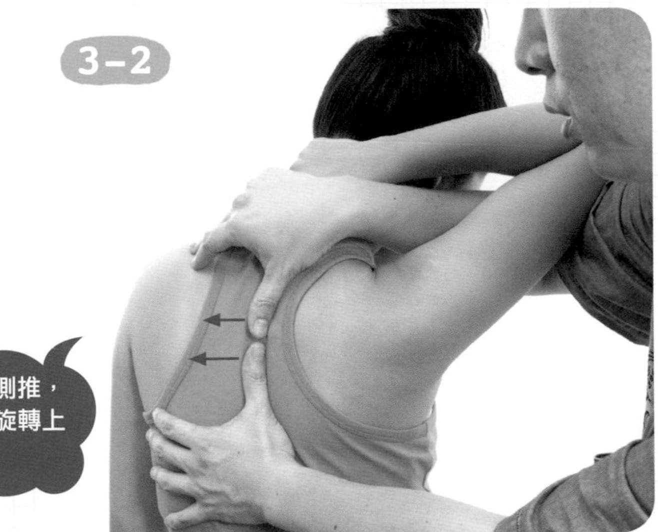

推拿套路K

適應症：
背痛

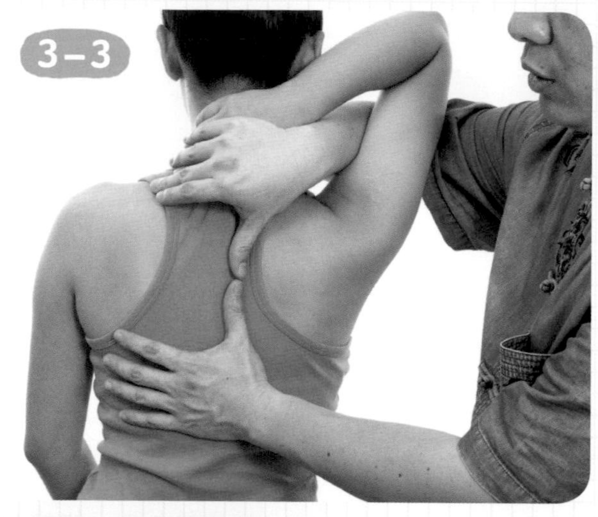

歸位，再準備繼續旋轉！

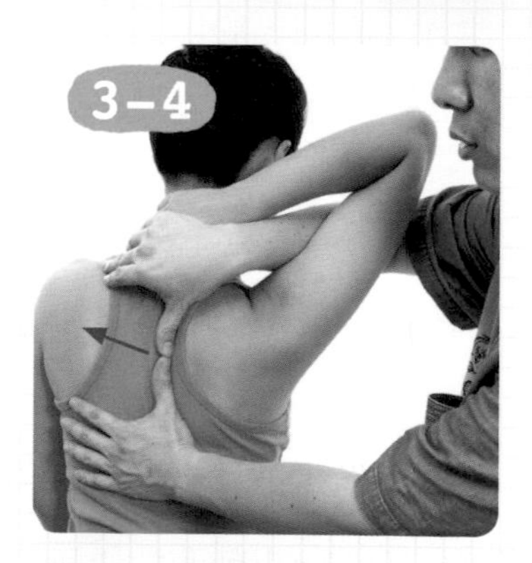

慢慢旋轉上半身！

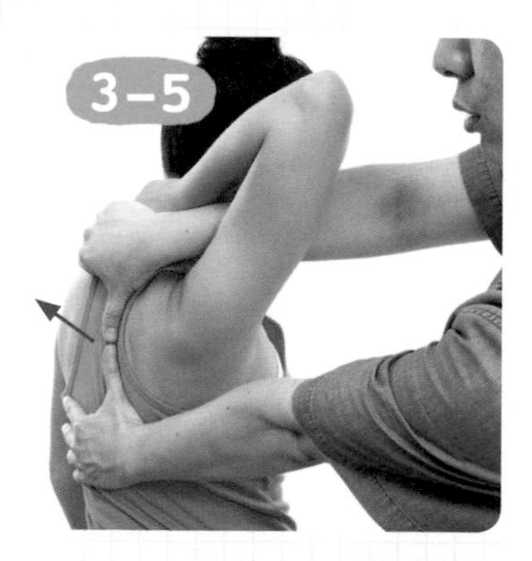

最後一次打直手臂，將身體旋轉推到極限！

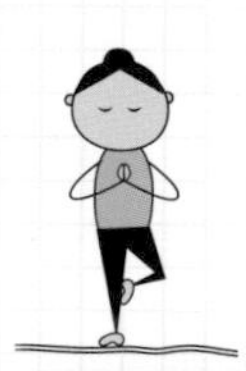

翁師傅推拿NOTE

只要步驟3能循序漸進、慢慢地愈推愈遠，反覆多做幾次，就能解決背痛！

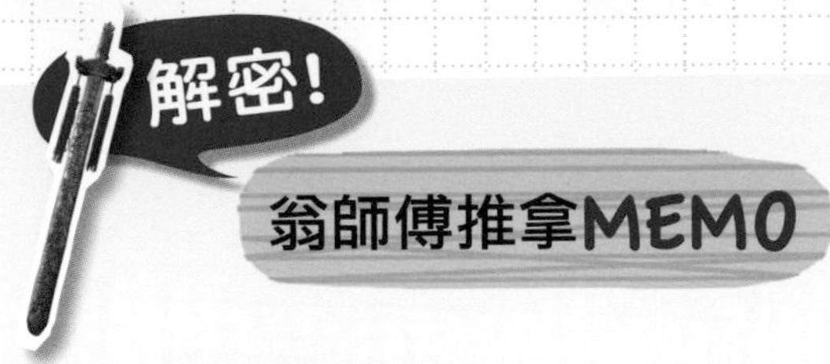

背痛的病源不僅止於出自背部，諸如頸椎前傾、肩胛骨移位……等，也都會引起背部不適，只要骨骼矯正正確，即可解決！

以頸椎前傾來說，會造成背部拉力過大，可用第四單元〈落枕〉的「推拿套路D」解決；若是肩胛骨向前移位，則可用第六單元〈肩關節痛〉的「推拿套路F」處理；頸椎前傾也會干擾到胸椎，可利用第五單元〈肩頸酸痛〉中的「推拿套路E」，歸正頸椎與胸椎的相對位置，如此一來，胸椎以上的異常拉力就能完全消失！

可能有人會好奇第四單元與第五單元都是處理頸椎的問題，有什麼差別嗎？第四單元「推拿套路D」處理的是頸椎之間的移位，第五單元「推拿套路E」處理的則是頸椎與胸椎之間的移位，兩種技巧各有所長，缺一不可。

當胸椎以上的異常拉力消失後，再操作本單元的推拿套路K即有顯著效果。假使希望成效加倍，可增加第十單元〈胸悶．心悸〉中的心悸「推拿套路J」的「膝頂復位法」，便能讓胸椎的旋轉及後突現象消失，背痛也就痊癒！

有些背痛的成因還會牽涉到腰部內凹，使得束脊肌的拉力上下都太大，這時就要利用第十五單元〈腰痛〉中的「推拿套路O」來解決，才能使背部的調整效果更完善。

如果要徹底消除背痛問題，我會強烈建議做完前述套路，效果絕對是前所未有的舒暢，甚至是工作所造成的傷害與酸痛也都能一掃而盡。

見證直擊！
病歷012
翁妹妹（9歲）
症狀 有駝背、身高偏矮、肚子突、屁股大等情形。
推拿效果 除了駝背拉直、突肚消失、屁股縮小外，還提高了學習能力！

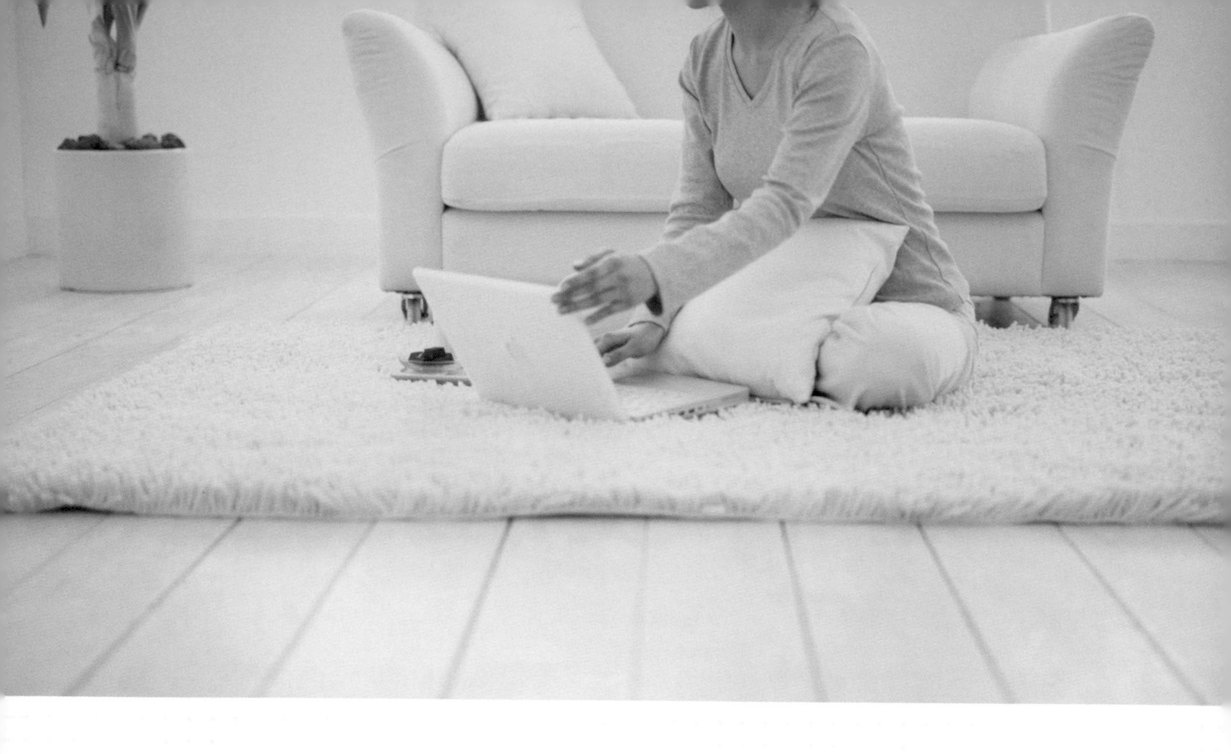

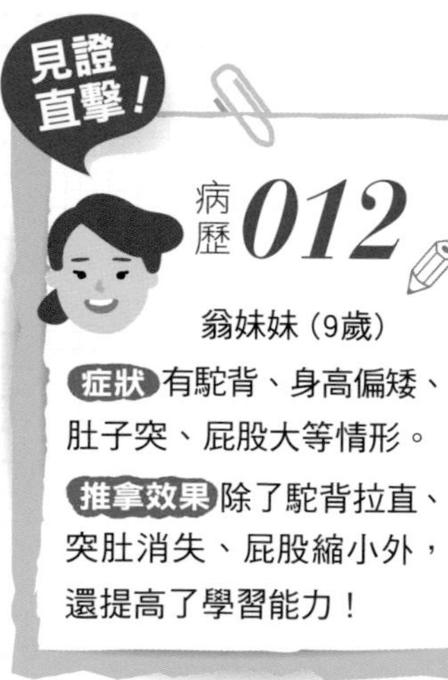

12.駝背

～脊椎挪移，抬頭挺胸不再駝背～

小孩子在成長發育的過程中，常因累積許多錯誤的生活習慣或運動傷害而成為慢性損傷，以致於骨骼歪斜。輕則體態不雅，重則容易生病、發育不良，身高上更是矮人一截。

其實小朋友的問題很容易解決，效果也十分顯著，我9歲的大女兒培培即是一例。培培的骨骼構造有些問題，身高不僅比同齡孩子矮，而且肩膀過寬、肚子突、屁股大、大腿也稍粗，甚至還有駝背現象。

之後，我幫培培調整過幾次，背不僅完全挺直，身高也立刻高了一公分多，同時因為駝背拉直，肩寬縮小，衣服穿起來也變得寬鬆；而凹進去

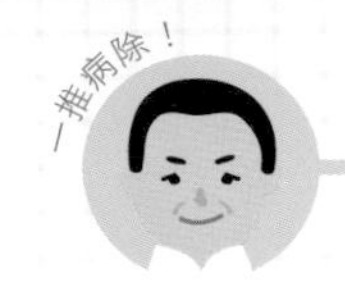

的腰椎一拉出來，突出的肚子馬上不見；且傾斜、脫垂的骨盆調整歸位後，屁股也縮小了；旋轉內八的腳因調正，不僅使大腿變細，走路亦更加靈活；當脊椎被調到標準位置後，體態也變得更優美。除了外在的變化，我也調整了她歪斜的頭骨，其視力不僅變好，也提高腦神經的支配功能，有助於培培的學習能力。

當時為了確認調整的效果，我還特地錄影做比較，在YouTube上，可查詢〈翁氏傳統整復推拿 翁X培〉，即有兩段前後調整的影片可供比對，以明顯看出差異，不僅身高拉長、背挺起來、肚子也縮進去，整個體態都變好了！

在我長期研究的小朋友案例中，這也算是一例，畢竟女兒常看得到，也較容易知道問題形成的原因，這與心理學家會以家人為研究對象，似乎有異曲同工之妙，對後續的案例調整有很大幫助，尤其是對小朋友的照護來說，生活習慣的觀察相當重要。

因此，家長平時應注意孩子的骨骼發展狀況，若孩子小時候有骨骼歪斜的問題，通常也不愛運動，因為容易疲累且可能在運動過後伴隨著肌肉酸痛，故體態大多肥胖且有身高較矮的特徵。

唯有及早發現、及早調整，才能讓孩子在完全正常的狀態下成長，不僅有助於增強其學習能力，孩子也會因體格與儀態良好而更有自信，對孩子未來的發展極有助益！

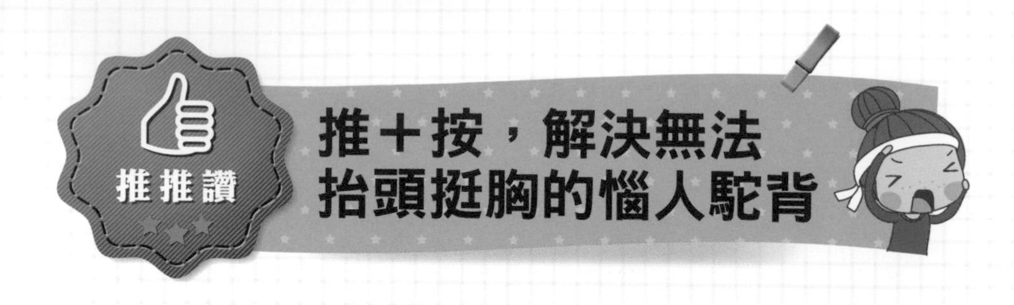

駝背並非成人通病，根據統計，有高達九成以上的現代人出現駝背。一般來說，正常人挺直坐著時，以耳垂垂直向下劃分，其身體前後剛好各占一半者為正常情況，否則大多有駝背問題。

他們會因背骨彎曲、體形異常，出現腰酸、背痛、頭痛、睡眠障礙、自律神經失調、暴躁易怒、疲勞、注意力不集中等症狀；嚴重者，還可能會引發肝病、痛風、氣喘、糖尿病、心臟病、腦中風、胃下垂、內臟下垂等生理疾病，千萬不可等閒視之。

駝背形成的原因

駝背並非一夕之間形成，而是經過長期姿勢不良或疾病所致，可歸列為以下原因。

➔不良生活習慣及工作型態

由於頭部的重量約為五公斤，所以長時間低頭容易造成頸部後方的後縱韌帶過鬆，使得頸椎有如駝鳥般往前傾，身體便會慢慢彎曲形成駝背。

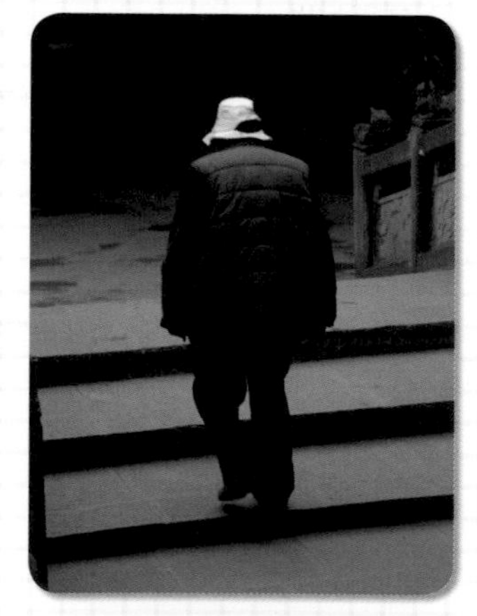

一般人在工作或生活中，若長期維持不良的站姿、坐姿和睡姿，或者睡覺的床鋪過軟、枕頭過高，都會形成駝背。因此應隨時注意自己身體的姿勢是否恰當，並檢查寢具是否合適自己的身形及重量，以免帶來駝背困擾。

另外，像是作家、編輯、行政人員等長期伏

案工作者，以及夜貓族、低頭族、電腦族或經常低頭彎腰的勞動者，稍不留意就可能讓背部變成一座拱橋，在不知不覺中越趨嚴重。因此，建議以上工作族群每隔一段時間活動或轉動頭部，隨時提醒自己要端正姿勢，經常抬頭挺胸、收下巴，並進行伸展運動，以減輕頸椎壓力。

➔生理疾病

❶ 骨質疏鬆症

此為老年人和停經婦女的好發疾病，而缺乏鈣質和維生素D是最大主因！人只要一過了35歲，骨質量就會開始減少，停經後，雌性激素的分泌也會跟著停止，加速了骨質的耗損；加上偏食、運動量少以及藥物的影響（例如糖尿病、甲狀腺亢進等患者服用的藥物），都會導致維生素D的缺乏，使得鈣與磷代謝失常，骨質產生改變，進而出現駝背。

平時應注意營養均衡及身體的保健，補充含鈣質及維生素D等食物、多曬太陽、常做運動，以保住骨本，遠離駝背侵擾。

❷ 僵直性脊椎炎

此為一種免疫系統異常所造成的中軸脊椎關節慢性發炎的疾病，患者會因長期背痛、僵硬、疲勞，使疼痛幾乎遍及全身關節，導致骨骼功能不良而駝背。

只要身體出現明顯疼痛、背部彎曲角度小、薦髂關節發炎等現象，就應到醫院骨科驗血檢查，若血液中的HLA-B27抗原呈陽性反應，就會被判定為「僵直性脊椎炎」。

我還聽說過有HLA-B50及HLA-B72的檢查項目，有這類基因的人，通常有機會罹患僵直性脊椎炎，但事實上罹病機率很低，至於這些檢驗代表的意涵就不是我所專擅，若有這方面的檢驗結果出現，建議直接與醫院或檢驗所連絡，由專業醫師為您解答！

其實，一個人就算有僵直性脊椎炎的基因，也需要觸發條件才會發病，例如車禍或從高處墜落等，但其重點並非受傷的嚴重程度，而是在於身體內部發炎的多寡，這就好比煙火沒有點著的觸發條件，就不會變成天空的火花。即便已經發病了，只要脊椎還沒有完全僵硬竹節化，並及時治療好觸發的暴力外傷，僵直性脊椎炎還是能恢復，生活也能與正常人無異。

在我處理的個案中，劉先生是僵直性脊椎炎患者。第一次見到他時，我非常驚訝，21歲的他，走起路來竟像個老人家，不但速度緩慢，而且駝著背，身體完全無法挺直，頭也明顯往前傾，駝背問題十分嚴重。

劉先生大一時，某一天突然感到腰痛，健康檢查後發現有駝背現象，在兩腳直立的狀況下彎腰，手掌竟離地約有二十多公分遠，彎腰角度大幅不足。而且他從小就有一個問題：右手臂高舉過肩時，只要一打哈欠右肩就會疼痛，右腰三不五時也會感到不適，當時在醫院診治時，醫生就判定了劉先生患有僵直性脊椎炎。

後來醫院開給劉先生消炎止痛藥、免疫抑制劑，甚至注射類固醇，但治療了好長一段時間，仍未見起色。事實上，我並不認為他的症狀嚴重到不可收拾的地步，因為他每週還能固定找一天打籃球，只是每次打半小時，就會因劇烈疼痛而無法繼續。

於是，我以本單元的推拿套路L調整劉先生的上半身，經過兩次推拿後，駝背問題已明顯減輕，疼痛也緩和不少，打籃球的時間也從半小時增加成一個小時，這對他來說簡直是天大的好消息！

在第三次調整後，肉眼便可看出他的駝背角度變小，胸膛也漸漸挺出，已能像正常人般挺直走路，且背痛與腰痛也有明顯緩解。除非是運動量過大，否則身體不太容易酸痛，他說自己彷彿是脫胎換骨，由於活動變

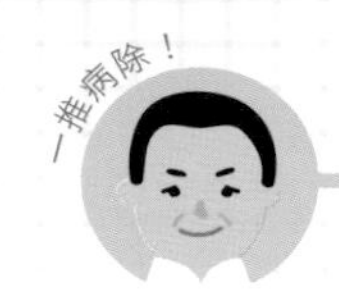

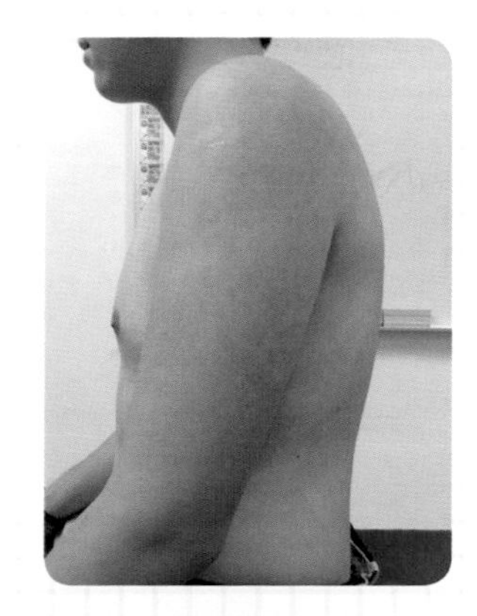

調整前，頭明顯前傾，有嚴重駝背！

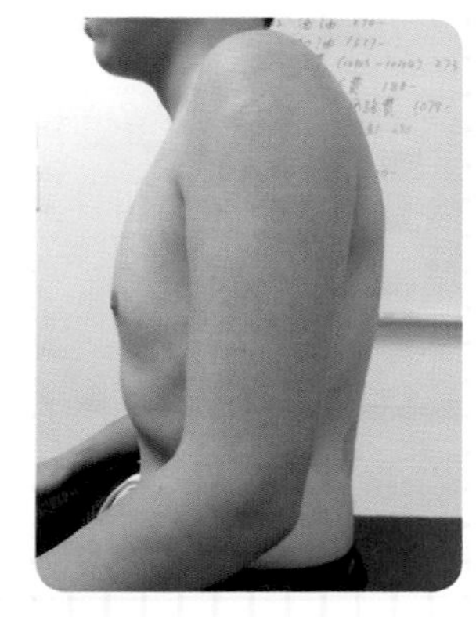

調整後，活動變得敏捷，胸膛也逐漸挺出！

得敏捷，生活也就更加多采多姿。

在進行第五次療程時，原本無法平躺睡覺的他，背已經可以平貼在床鋪上，並且隨著運動時間不斷延長，身體毛病也消失得更快。在那次之後，他就沒再來找過我。同年八月底，我追蹤劉先生的狀況，他一週的運動時間已增加到三、四天，一次可連續活動三、四個小時，我想就連正常人都不見得能運動這麼久，足見劉先生的恢復情形相當好！

其實，只要僵直性脊椎炎患者的脊椎還未完全僵硬，皆可透過推拿調整修復，使其有自由運動、正常生活的一天，但要切記及早接受診治，以免延誤治療的良好時機。

拒絕駝背，注意姿勢為上策

駝背是一種漸進式的脊椎疾病，大人小孩都可能受到影響，駝背問題最容易發生在胸椎及腰椎部位，少部分發生在頸椎。而引發駝背的原因大致可分為先天性駝背、幼年性駝背，神經肌肉異常、外傷、腫瘤、感染、關節炎，或姿勢不良所致。其中又以姿勢不良引起駝背的機率最高，故平時應注意自己的姿勢是否正確，例如：

❶ 站立行走時，應抬頭挺胸，兩肩向後自然舒展。

❷ 坐下時要挺直脊椎，而腰臀、大腿與小腿應呈90度直角。

❸ 切勿經常低頭。因愈來愈多人只要一有空檔，就習慣低頭玩手機，如此容易導致頸部、肩膀、背部骨骼歪斜，進而形成駝背，因此每隔一段時間，須活動全身筋骨，以保持健康體態。

❹ 看書寫字時，不要趴在桌上，應抬頭挺胸地坐正。

❺ 不要睡太軟的床或太高的枕頭，應換上適合自己的寢具。

中西醫如何治療駝背？

由於駝背並無明顯疼痛，故西醫並不會特別施以藥物或開刀來治療，只有復健科會幫患者做牽引治療，設法將患者的身體拉直，或製作鐵衣讓患者長時間穿戴，避免惡化。而醫生通常會建議駝背患者多運動與做伸展操，並叮嚀患者姿勢須正確。若是因僵直性脊椎炎而駝背、情況特別嚴重者，必須開刀治療。

而中醫會開立加強背肌力量的中藥，並以推拿、針灸來疏解背部緊繃的肌肉。若是因維生素不足而引發駝背，則可多吃些奶、蛋、魚肉、肝臟等食物，來補充維生素的不足，並應有充足的睡眠，才能降低肌肉的異常拉力。

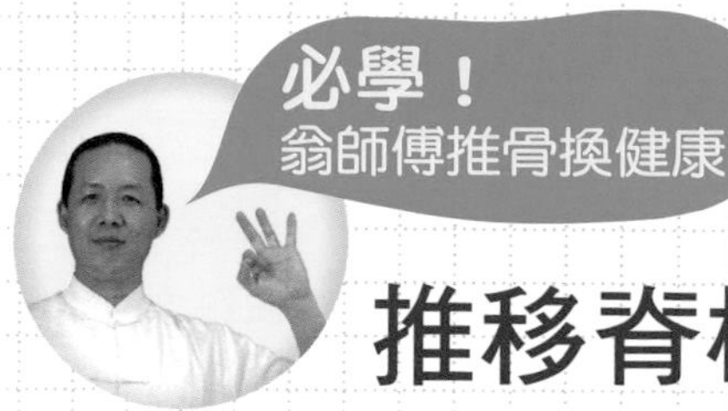

推移脊椎，駝背消失！

有駝背現象的患者很難躺平睡覺而習慣側睡，腳也會不自覺彎曲，雖能減輕背部拉力，但肩胛骨會受到壓迫，逐漸朝前、朝內移位而產生圓肩現象，胸腔則會呈圓筒狀，駝背也會越趨嚴重。

頸椎若前傾，則肋骨開始旋轉，改變角度及方向，最後導致肋骨及關節也跟著移位。因此，只要先鬆解其緊繃的肌肉，將患者頸椎及腰椎向背後拉出，將胸椎推回正確位置，再將患者兩邊的肋骨一一對齊、拉平，使其歸位，解開胸腔的不當拉力，即可消除駝背現象。

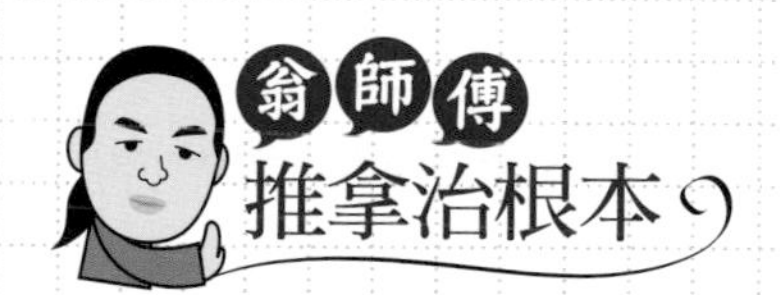

處理駝背的推拿技法，以「俯臥分推法」最為有效。但在操作此法之前，應先鬆開患部周圍的肌肉拉力，才能使療效更為顯著。

▶主要推整骨骼透視區◀

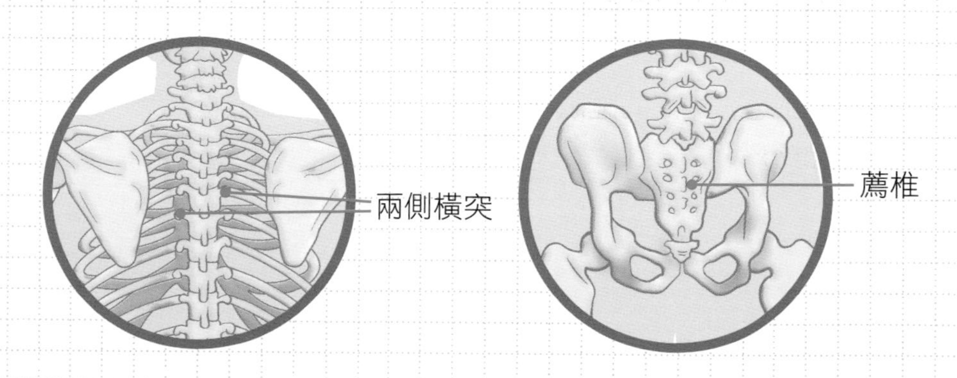

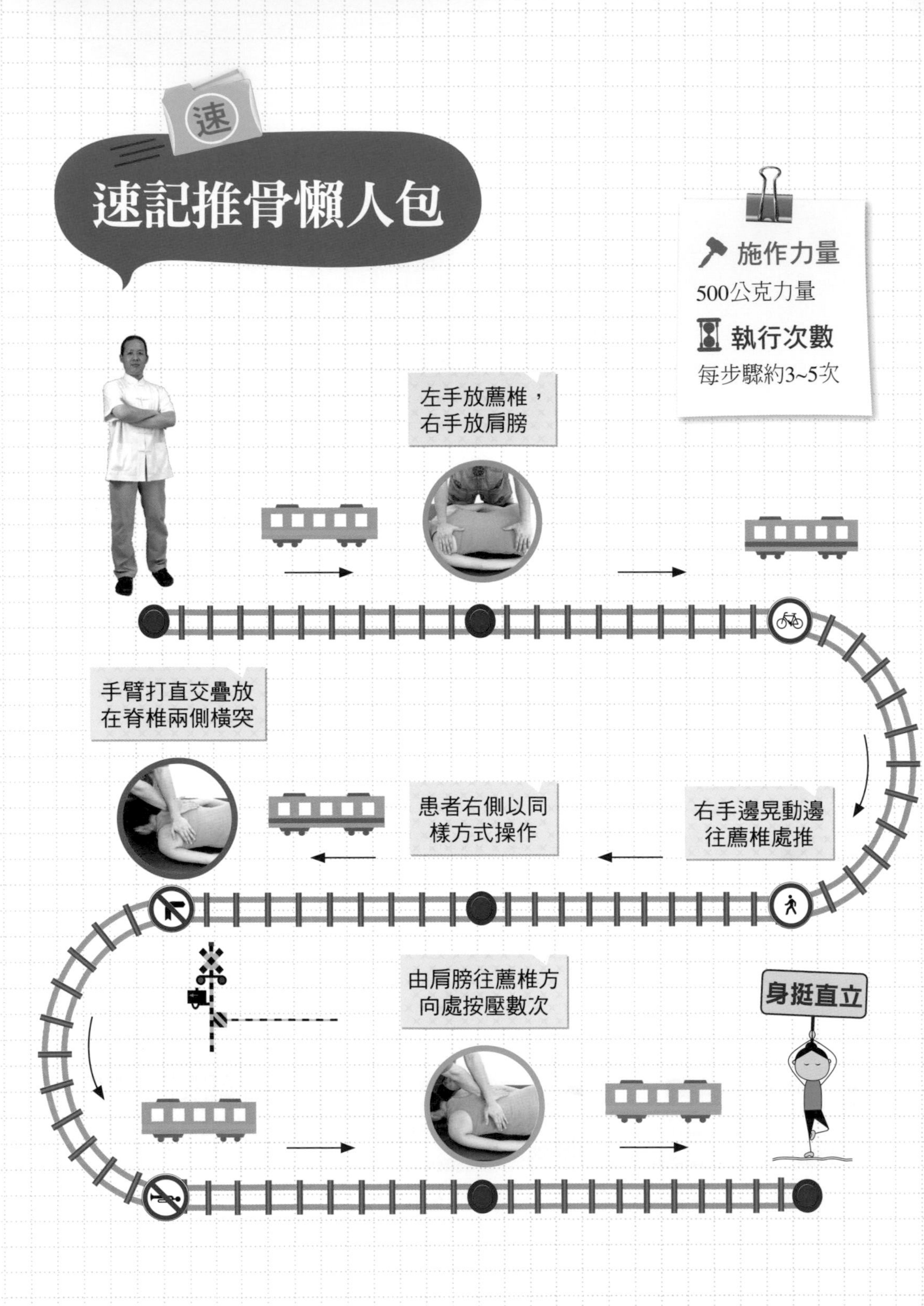
速
速記推骨懶人包
施作力量
500公克力量
執行次數
每步驟約3~5次
左手放薦椎，
右手放肩膀
右手邊晃動邊
往薦椎處推
患者右側以同
樣方式操作
手臂打直交疊放
在脊椎兩側橫突
由肩膀往薦椎方
向處按壓數次
身挺直立

推拿套路L

適應症：駝背

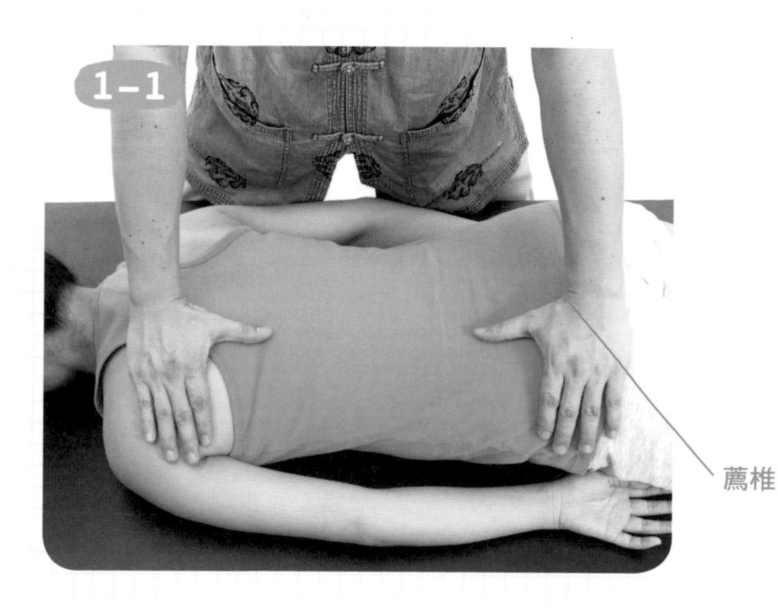

首先，請患者俯臥，操作者左手放在患者薦椎位置，主要是左右晃動患者的身體；而操作者右手由患者左肩開始，一邊晃動一邊往薦椎方向移動，以推鬆背部肌肉。

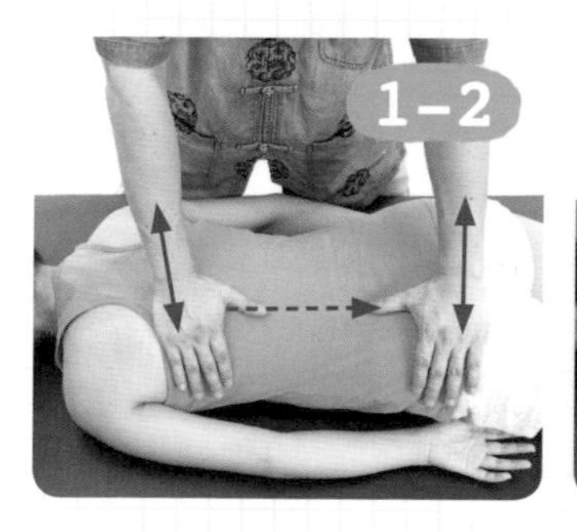

一邊晃動一邊往下推！

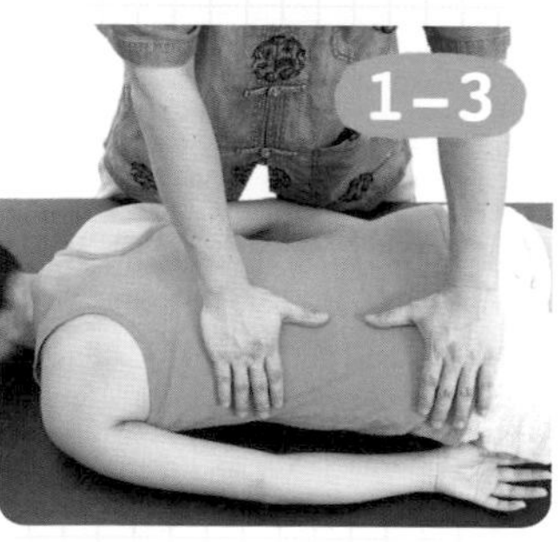

一直推到薦椎為止！

翁師傅推拿NOTE

放鬆背部肌肉，只要用最簡單的側推，就可輕易解開患者背部的異常拉力。而側推主要是從患者脊椎兩側的肌肉分別進行，由上而下逐步推鬆！

推拿套路 L

適應症：駝背

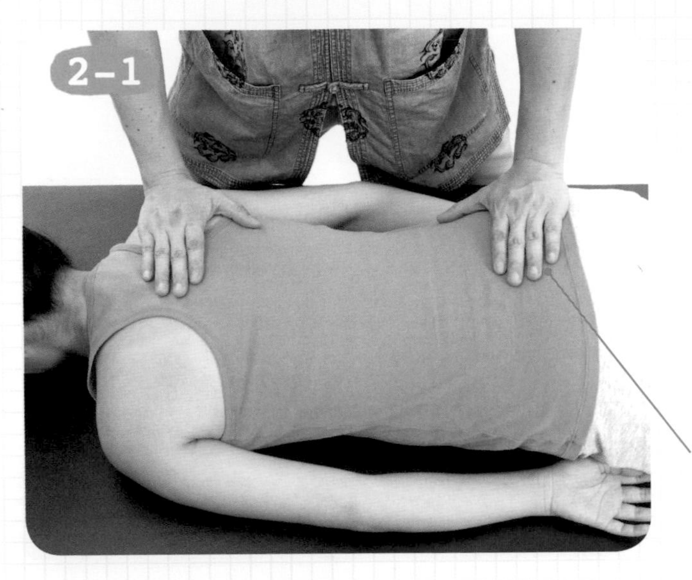

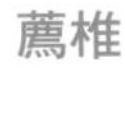

接下來，換背部右側肌肉的放鬆，操作流程同步驟1。操作者左手放在薦椎位置，只負責左右晃動患者的身體，而操作者右手從患者右肩開始，一邊晃動一邊往薦椎方向移動，以推鬆背部肌肉。

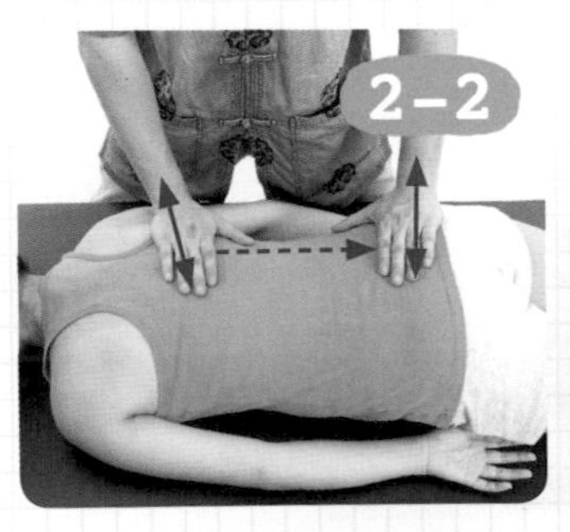

一邊晃動一邊往下推！

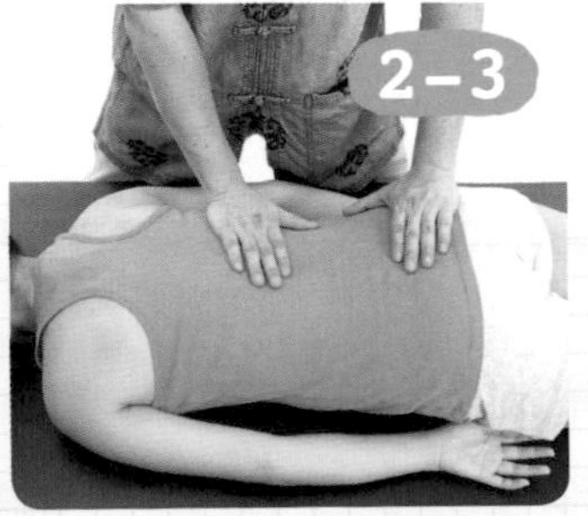

一直推到薦椎為止！

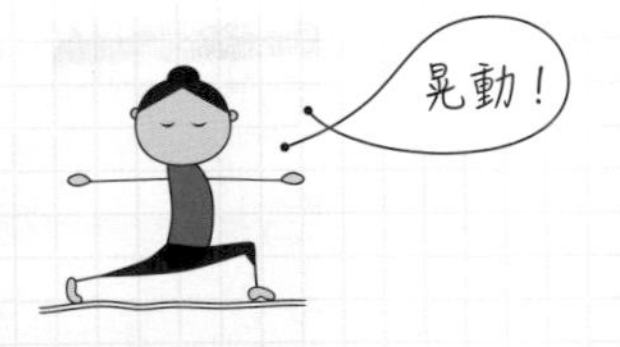

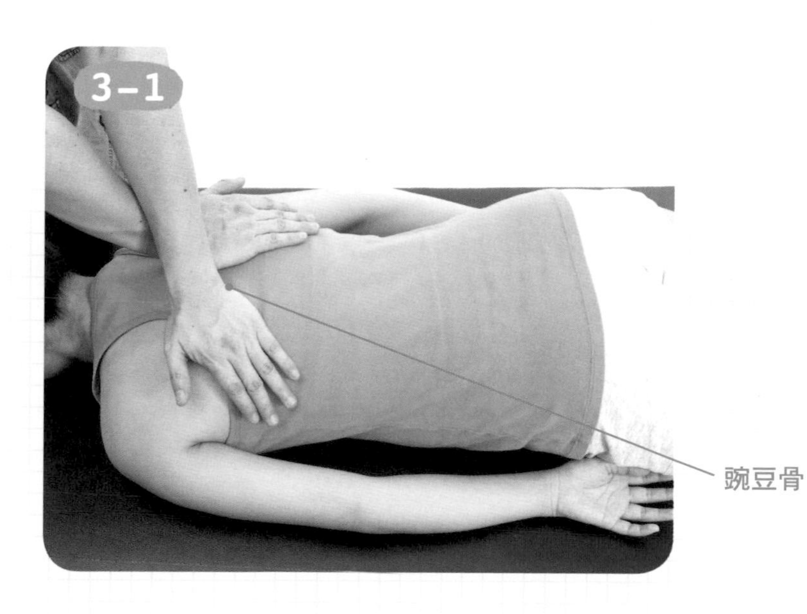

操作者手臂打直，交疊放在患者脊椎兩側，用兩手豌豆骨沿著患者脊椎兩側橫突按壓，由肩膀往薦椎方向，從上而下循序按壓幾次，即能解除駝背問題。

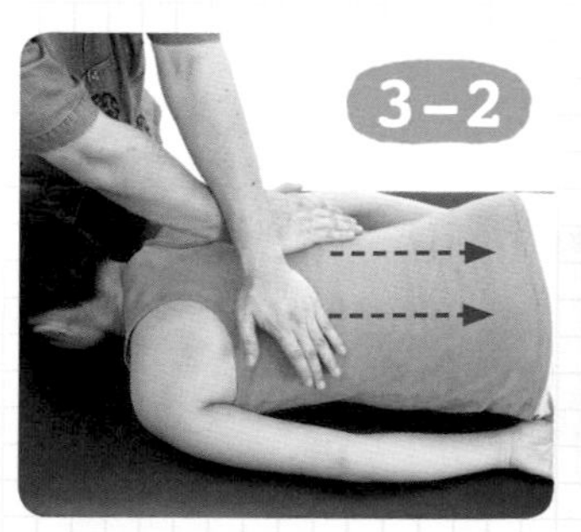

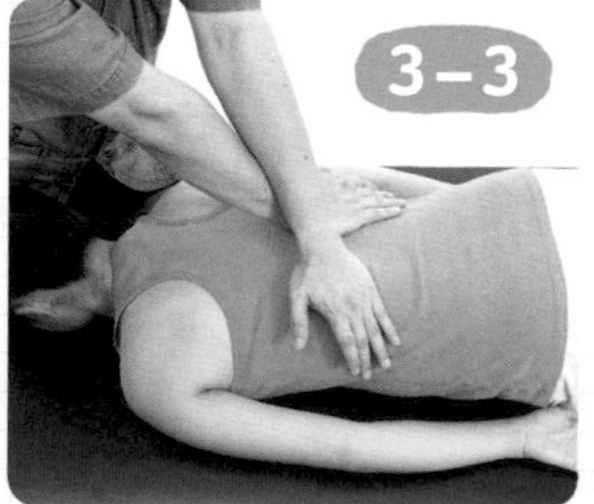

按壓、按壓！

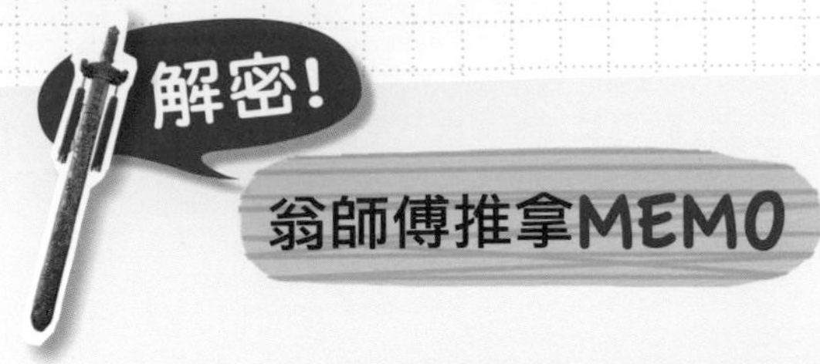

以上手法要反覆操作三回，且不需使用太多蠻力，即可讓患者背部的柔軟度及胸椎的平整度達到最大功效。

然而，若只是單看局部問題，駝背僅是胸椎彎曲過度，只要按照本單元的操作手法，即可解決。相反地，若是擴大觀察面來檢視全身，會發現這跟骨盆脫垂有關，必須先以第二十二單元〈腳抽筋〉中的「推拿套路V」來解決；再以第十一單元〈背痛〉中的「推拿套路K」來調整；此外，若是有胸腔變形的情況，則要使用第十四單元〈肋骨痛〉中的「推拿套路N」，再加上本單元的「推拿套路L」，以及第十單元〈胸悶．心悸〉中的「推拿套路J」，效果將能相輔相成。

從前面提供的所有組合套路來看就知道，身體的問題都是牽一髮而動全身，若只做局部調整雖有局部的作用，但希望效果持久就必須進行大範圍的調校，局部調整的技巧適合用於緊急處理，而組合套路則適合根除陳年痼疾，讓問題不再發生。

背部是連結上半身與下半身的樞紐，問題的發生不會只是單純的胸椎移位，往上一定關連到頸椎與胸腔，往下一定關係到腰椎與骨盆，所以調整範圍才會擴及到整個軀幹！

而在我遇過的相關案例中，即使是幾十年之久的嚴重駝背，也可以慢慢地抬頭挺胸。唯一的差別是，每個人的身體適應能力不同，恢復速度也不一樣。即使進行相同的調整，改善的快慢也因人而異，只要不強求速效、不施以暴力推移骨頭，再加上有恆心及熟練技巧，任何駝背問題都能解決！

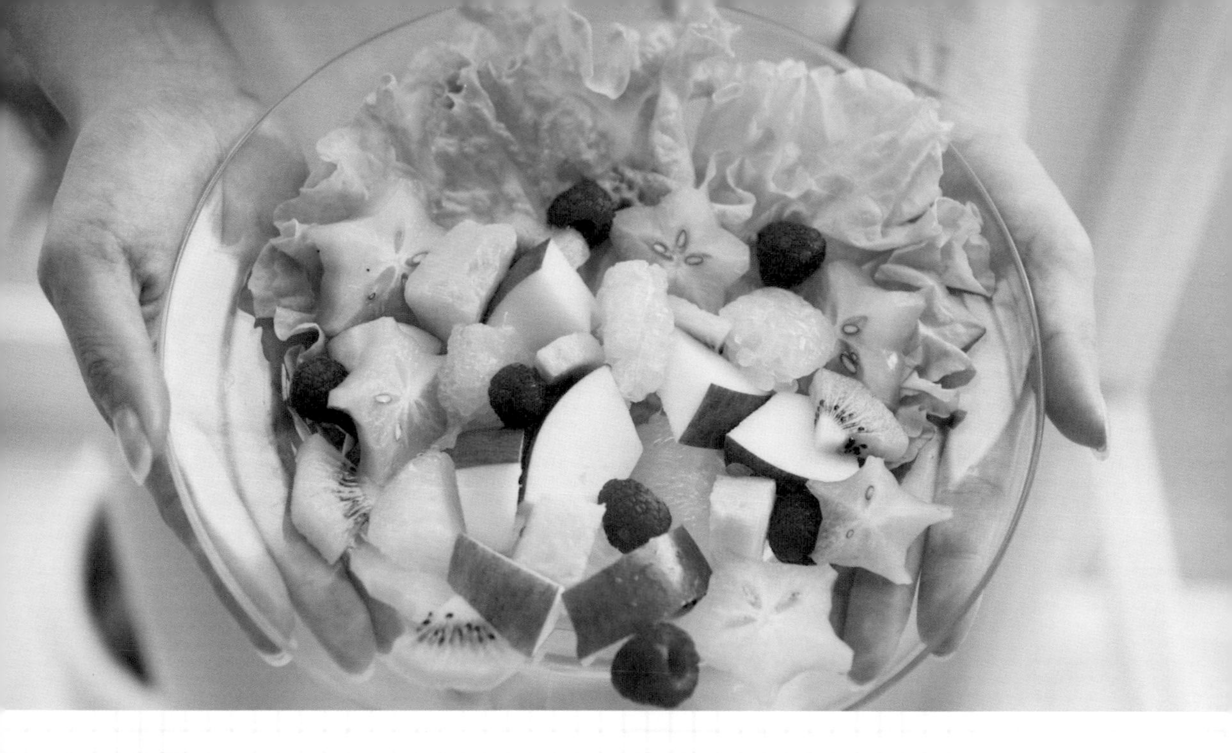

13.胃痛

～拉移胸椎，脫離胃痛苦海～

見證直擊！
病歷013
女學生（20多歲）
症狀 胸椎移位所造成的突發性胃痛。
推拿效果 經過一次的調整後，女學生再也沒有復發胃痛！

以下這位個案並不是前來找我求診的病患，而是我課堂上一位二十幾歲的女學生。

教課時，我一向習慣早到，看到這名女學生才剛吃早餐，就突然抱著肚子，虛弱地說：「我的胃好痛……」

大家都覺得奇怪，前一秒鐘還吃得津津有味，怎麼下一秒就胃痛了？她說：「我經常會莫名地出現胃痛，而且一痛就是一、兩個小時，但過一陣子又好了，我也不知道是怎麼回事？」雖然這名女同學也曾去醫院做過各種檢查，但就是找不出病因。

聽完之後，我先請她在椅子上坐直，仔細檢查她的脊椎狀況，發現原來是典型的胸椎移位壓迫而造成的突發性胃痛，於是我徒手將她突出的胸椎推進去，五分鐘後，胃痛便消失了。

同學們看了無不嘖嘖稱奇，女同學也疑惑地問我為什麼瞬間不痛了，我回答：「因為妳的神經訊號短路，我只是讓胸椎位置排列正常，使它不再壓迫到神經，胃痛當然也就消失了。」其實這名女同學以前並不會胃痛，但因為家裡的生活並不是很富裕，所以讀書時就開始打工賺錢，平常會多兼幾份差，導致生活作息不正常，原以為是因飲食不規律才造成胃痛，但後來與她仔細深談才發現，胃痛的發生似乎是在某次意外後才出現的！

由於這名女學生四處打工奔波，主要交通工具是機車，而機車在路上行駛原本就有一定的風險，諸如碰撞、自己騎車跌倒、車禍等，都有可能發生，因而在她身上多少都留下了一點舊傷，雖說沒有嚴重到影響日常生活，但還是讓她身體產生微恙。

而胃痛就是在某一次的車禍後才開始，發生時間並不規律，有時忍耐一下就消失，有時又會痛好幾個小時，看醫生也只是吃藥而已，症狀斷斷續續沒有好過，也不知道究竟是怎麼回事，想發作就發作，就像一顆不定時炸彈。

但才經過這次的調整，這名女同學便沒再發作過，而每當她的朋友們有類似的胃痛問題時，她就會分享她的經驗，並請他們趕快找師傅調整，以解決這種莫名的胃痛。

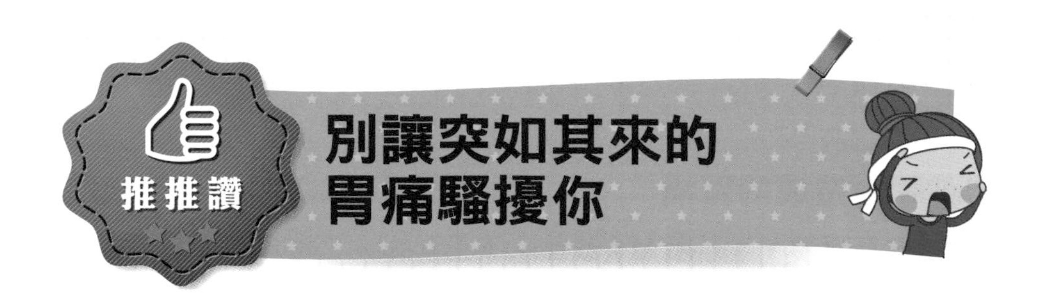

別讓突如其來的胃痛騷擾你

現代人生活步調快速且緊張，加上長期外食、三餐不正常，胃痛已成為家常便飯。根據健保資料統計，台灣醫師開出的處方箋中，每兩張就有一張含制酸劑，而其中所含的鋁鹽會使人體出現便祕、鎂鹽則會腹瀉，假使將鋁鹽、鎂鹽和別種藥物服用，可能會產生不良效果。雖說許多人都認為胃痛服藥並無大礙，但長此以往，將使胃部機能逐漸受損，引發諸多副作用。

除此之外，也有人為了省掉就醫麻煩，直接買胃散服用。雖然胃散能快速中和胃酸，舒緩患者的胃，但其中的碳酸氫鈉會對胃壁產生強烈刺激，且胃散的鈉含量高，並不適合心血管疾病患者。

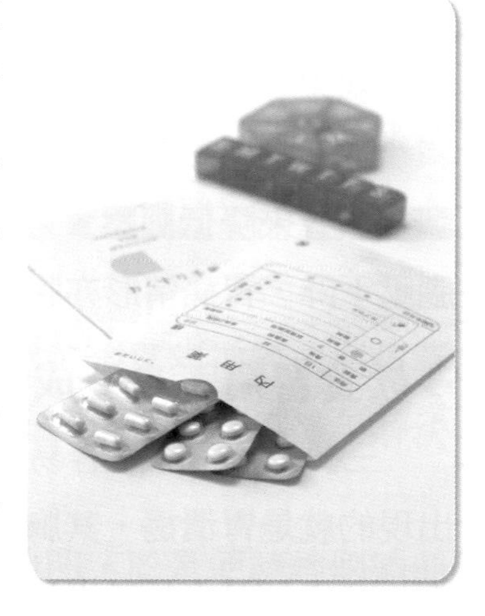

這種「把胃藥當萬靈丹吃」的用藥習慣，非但不能徹底根治，還會擴大胃痛情形，造成患者貧血、食慾減退、虛弱無力等症狀，因此唯有查明病因再進行治療，才能徹底根除。

你是哪種胃痛？

每個人的工作和生活習慣各不相同，而胃痛大多因精神壓力、飲食習慣不良或胸椎壓迫胃部神經所致，詳細敘述如下。

推拿套路M

適應症：
胃痛

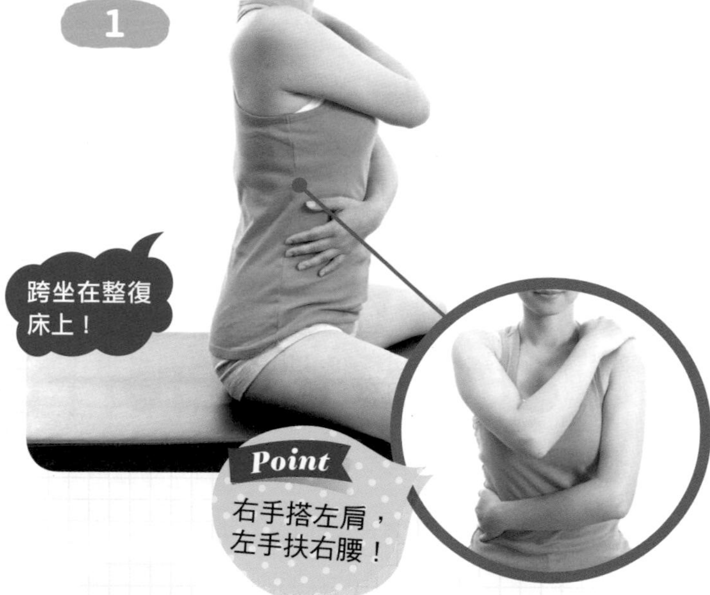

1 如果是胸椎後突造成的胃痛，最有效的方法就是「坐位旋轉法」！首先，請患者跨坐在整復床上，兩腳勾住床腳，患者的右手搭左肩、左手扶右腰。

2-1

左手勾住患者右肩，用右手掌根推住患者後突的胸椎！

2 操作者以左肩窩頂住患者左肩，左手掌勾住患者右肩，彎曲右腳壓住床面，並用右手掌根推住患者後突的胸椎，將患者上半身向左旋轉到底後，順勢將胸椎推入歸位，即可解決問題。

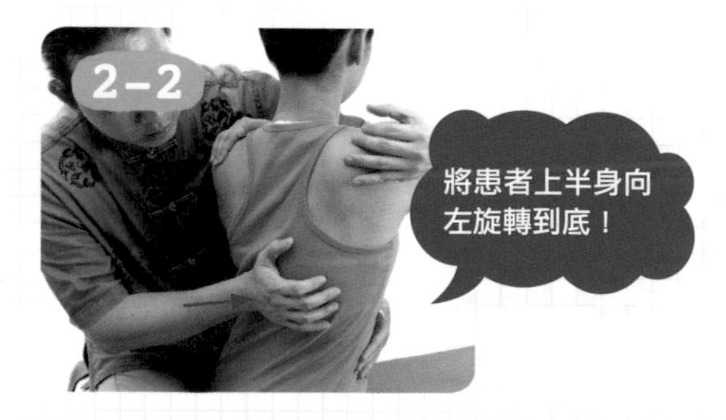

翁師傅推拿NOTE

若覺得調整得不夠徹底，可換邊重複一次相同的步驟。

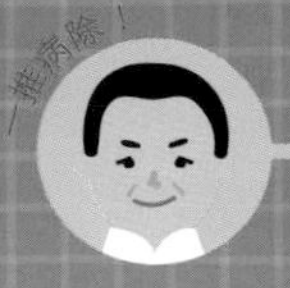

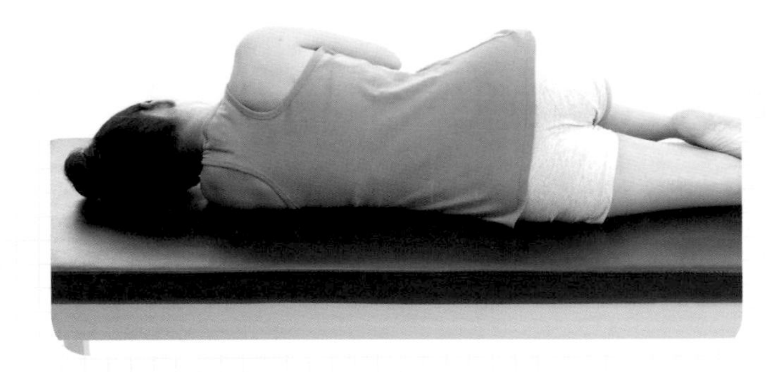

如果是胸椎內凹造成的胃痛，最有效的方法則是「側扳法加上拔罐杯」！首先，請患者向左側躺，操作者右手放在患者的胸椎第九椎，左手彎曲患者右腳朝胸部第九椎的高度拉緊，並以左大腿頂住患者右膝下小腿位置。

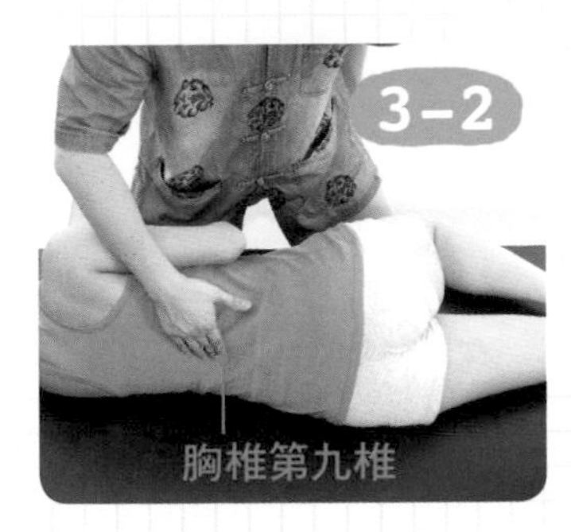

右手放在患者胸椎第九椎！

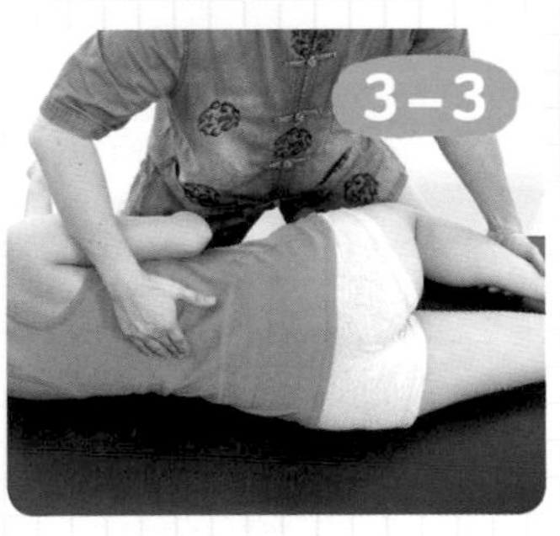

左手握住患者小腿！

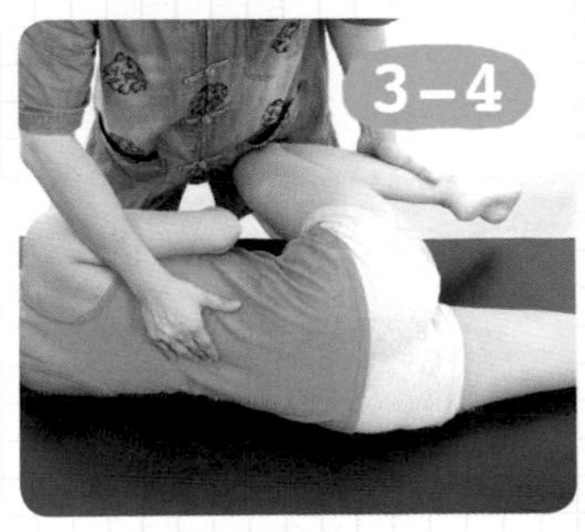

操作者左大腿頂住患者右膝下小腿處！

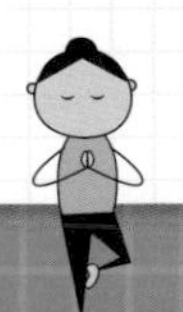

推拿套路M

適應症：胃痛

4 操作者在患者第九椎處放置拔罐杯，以拔罐杯負壓拉住脊椎；當患者呼吸吐氣時，要同時操作以下三個動作：操作者右手前臂頂住患者右肩往外側斜上方推、操作者左大腿將患者右腿向床邊下壓、操作者左手前臂將患者臀部往內側斜下方推，就能拉平患者內凹的脊椎，胃痛問題也就消失了。

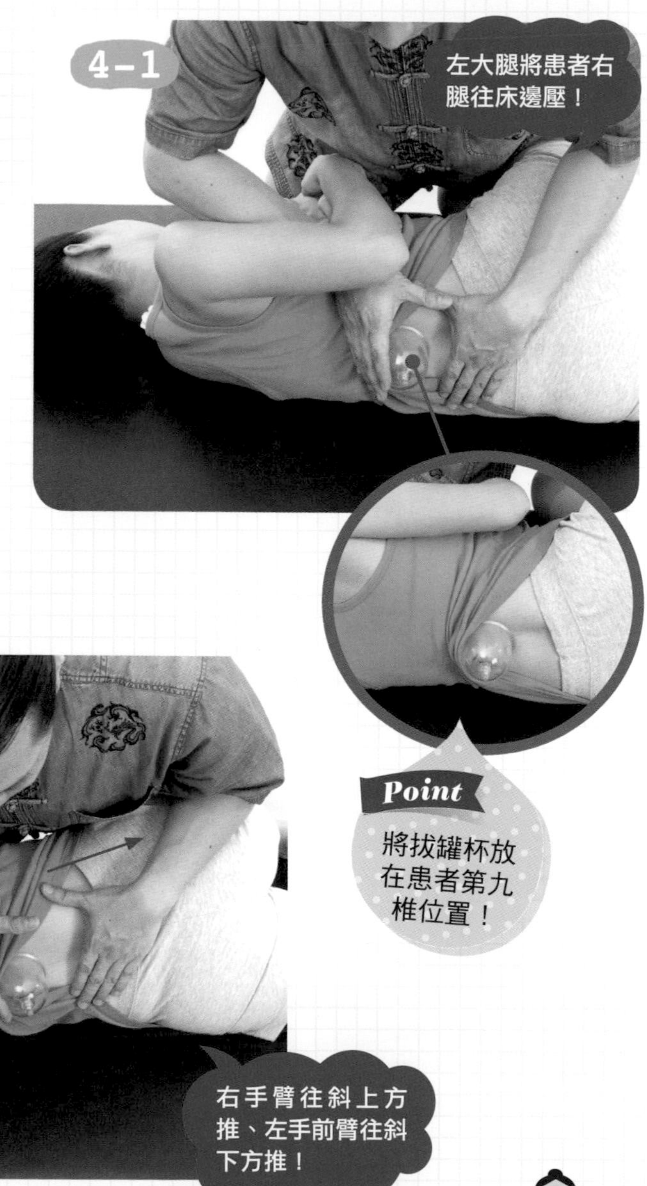

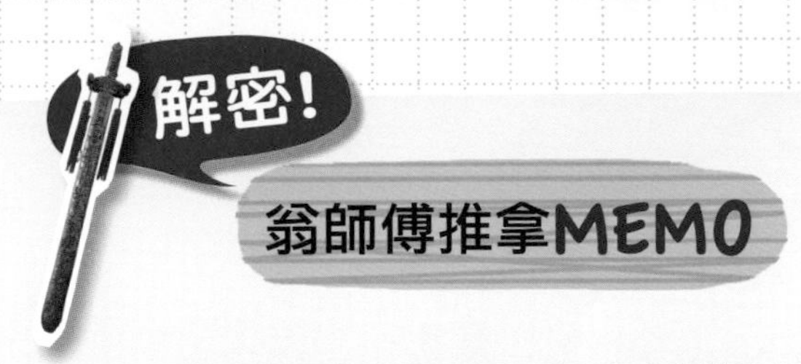

有胃痛困擾的患者，通常會懷疑自己因飲食習慣不良，可能罹患了胃潰瘍或食道穿孔。但當他們照了胃鏡後，卻又沒有任何異狀，過了兩三天，胃痛依舊報到，教人十分無奈。在病因不明朗的情況下，只能無止境地服用胃藥，期待有一天能找到答案！

事實上，很少人知道這類莫名的胃痛，病因竟是起源於胸椎第九椎的壓迫，而且還是生活習慣不良所致。甚至，有些人的胃痛還與經痛有關，當生理期結束後，胃痛也一併消失，而這部分會在第二十九單元〈經痛〉中深入探討。

但如果胃痛發生的時間點是在某次暴力創傷之後，通常就是胸椎移位所致，不管當時的傷害是輕是重，骨骼依舊會有些微的移位，臨床上曾遇過許多案例，受傷時間已超過十年，但身上仍可找到創傷的痕跡來佐證疼痛不適的發生與此相關。

所以下次出現胃痛時，第一時間千萬不要急著拿健保卡衝往醫院，請靜下心來想一下，是否先前曾遭受外力創傷，才併發後續的胃痛？並且，可伸手觸摸背部脊椎，其脊椎後脊突是否有明顯的凹陷或突起？如果證實有這些相關訊息，八九不離十，胃痛應該與胸椎第九椎移位有關。下一步則是尋找專業人士來修補身體，正所謂「牽一髮而動全身」，因為問題通常不會只有一個，而是相互牽連的。

在我十多年的臨床經驗上，有非常高比例的胃痛患者因源於此，故在此特闢本單元提供調整技法，讓更多人免於胃痛及服藥之苦！

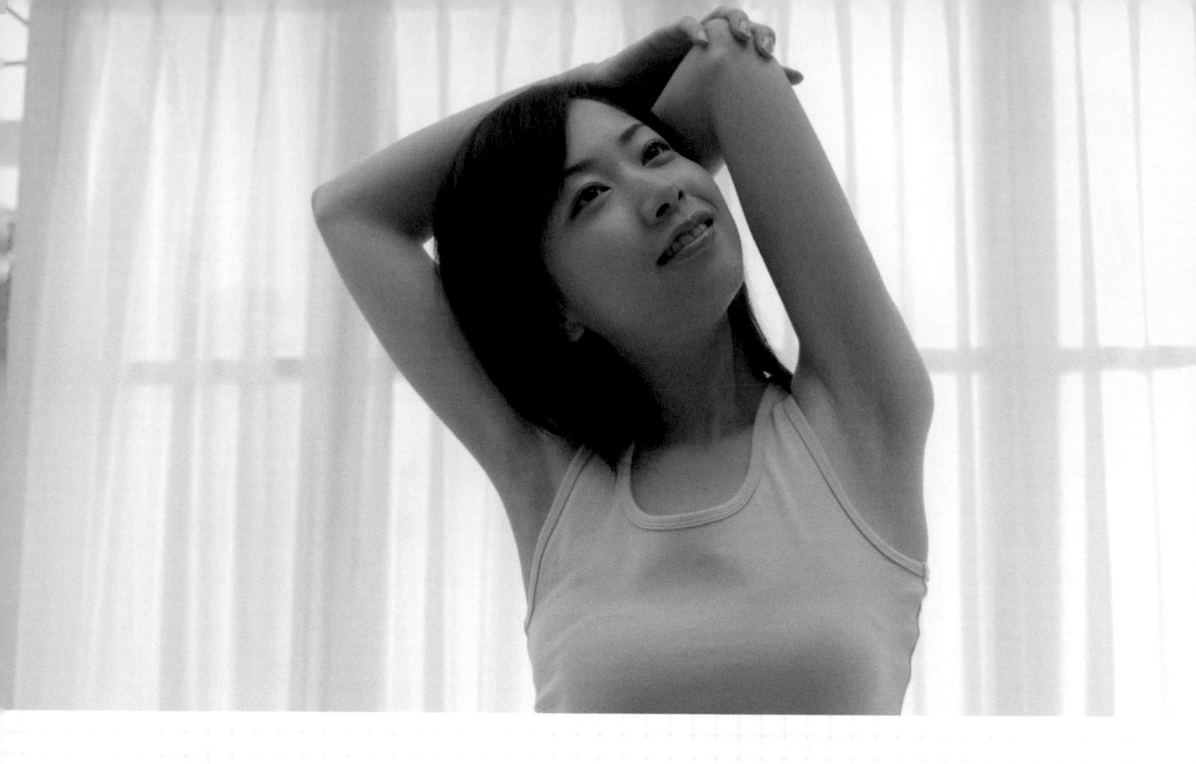

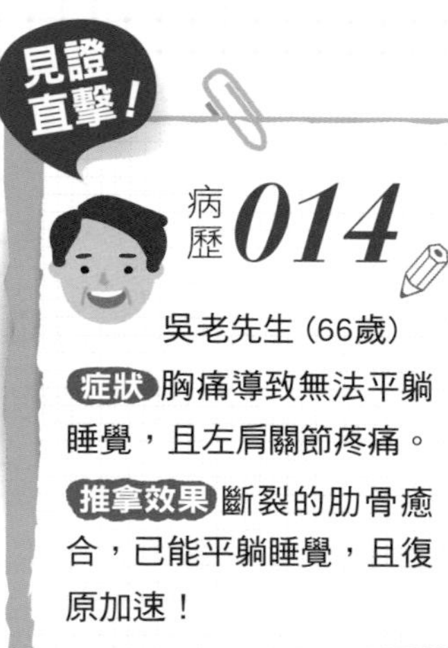

14.肋骨痛

～接合移正，剷除肋骨痛夢魘～

在遇過多名肋骨痛的個案中，狀況較嚴重者，要屬一位66歲的吳老先生。因他騎機車時不幸發生車禍，右背撞在安全島邊緣，造成右側第五到第八根肋骨骨折，以及右肩鎖關節的三條韌帶斷裂，雖有就醫，卻因當時沒有正確接合肋骨，導致癒後情形不佳。

我第一次幫吳老先生檢查時，得知醫生當初並未幫吳老先生接上肋骨，且九個月來，斷裂的肋骨也沒有自行癒合，以致於吳老先生只要一躺下，胸部就疼痛不已，根本無法平躺睡覺；而右肩鎖關節斷裂的三條韌帶，雖已動過手術接合，但當固定器材移除，並在軟組織傷口已復原的情況下，右手竟舉不太起來，且患處還會疼痛難當。

這使得吳老先生無法朝右側睡，只能向左側側躺。長期下來，左肩關節也開始疼痛，加上年紀大了無法趴睡，最後竟是坐著睡覺，可以想見吳老先生的睡眠品質之差，已非常人所能忍受，因此才會在友人的介紹下，求助於我。

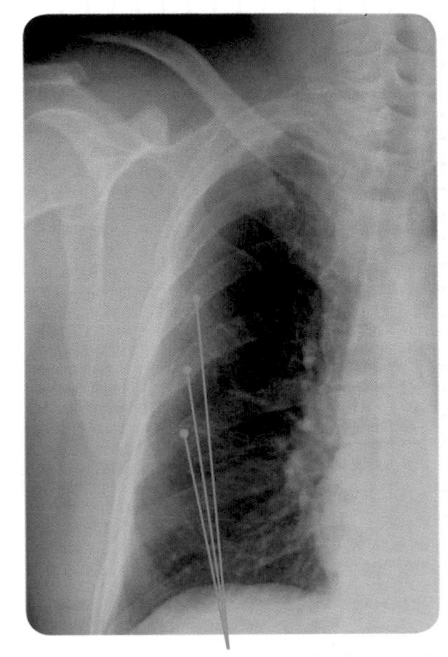

X光片顯示，肋骨沒有正確接合！

當時，我利用槓桿原理調整吳老先生斷裂移位的肋骨，經過一個半月的四次調整，吳老先生的第五、第七及第八根肋骨逐漸癒合，此時按壓他的背部也不會疼痛。但由於第六根肋骨的撞傷程度較嚴重，骨折的兩端開口距離較遠，所以癒合情形不良。

為了調整對正第六根肋骨，我特別設計了特殊技法——把凹進去的肋骨拉出來。其實，所謂的特殊技法，只是在斷骨兩端吸上兩顆小號的拔罐杯，這樣我就有兩個把手抓握，並利用患者吸氣拉開斷裂肋骨的同時，操作那兩顆拔罐杯將斷骨接正；只要能順利對準，輕敲斷骨接合處時就不會有疼痛感，剩下的就只須等待時間的癒合！而經過這一次的調整，第六根肋骨在一個月後總算接合，從此以後，吳老先生也能安穩地平躺睡覺，身體的復原速度也逐步加快！

這個技法雖看似簡單，卻超級好用！不需用藥就能完全恢復正常，只要多喝水、多休息，癒後就會完全如新。

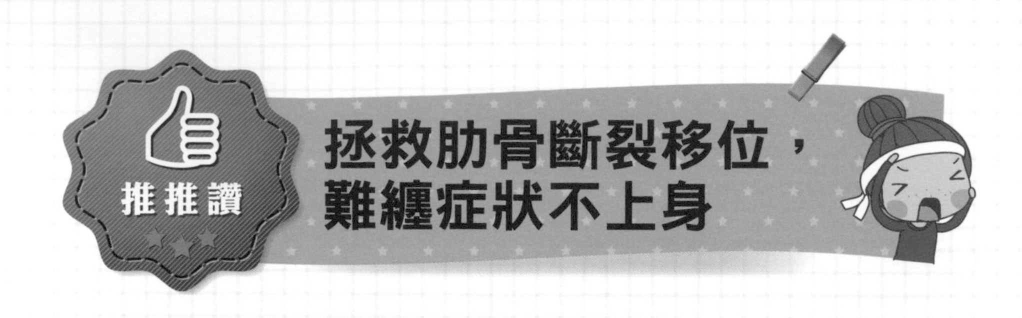

肋骨痛並非常見疾病，發生機率也相對偏低。然而，一旦疼痛發作，就連一個小咳嗽、噴嚏或深呼吸，都會教人痛徹心肺！

為什麼會出現肋骨痛？

肋骨內因有臟器支撐，外有肌肉包覆，一般來說，受傷機率並不大，但若遇到下列原因，可能就難逃肋骨痛的折磨了！

❶ 特定疾病引發

諸如肋軟骨炎、肋間神經痛、肺部疾病等，都可能引發肋骨疼痛。而像是糖尿病患者也會出現肋骨痛，這是因血糖沒有得到控制而無法正常進入細胞，容易引起許多併發症，導致體內各個器官運作異常。假使以肝臟病變為例，會因軟化、腫大而擠壓到肋間神經，造成肋骨脹痛的後遺症，其疼痛通常分布於胸部與腹部，到了晚上尤其痛得厲害，甚至患者還會因此嚴重消瘦，故糖尿病患者須特別留意血糖值。

❷ 懷孕所致

婦女懷孕的這段期間，會因子宮擴大而擠壓到肋骨，出現疼痛，可藉由改變睡姿、雙手向上伸展等動作來緩解。

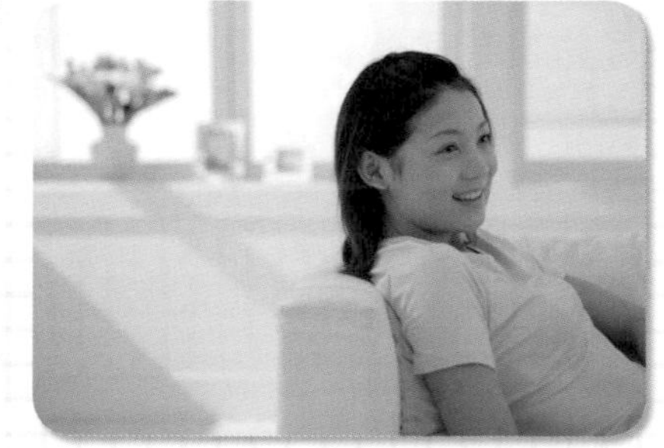

❸ 身體姿勢不良

長時間坐姿不良、彎腰駝背的情況，會使靠近腹部下半段的肋骨因擠壓而發炎疼痛，甚至韌帶會因拉力過大而鬆弛，出

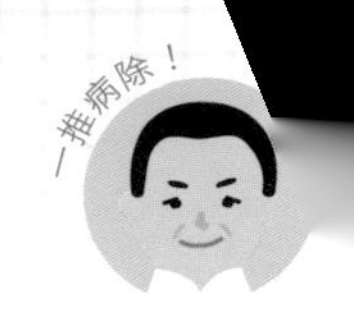

現下肋外突而導致胃凸，甚至還可能推擠到肋骨，使其突出更明顯。

④ 平日穿著的服飾、配件不當

例如常穿繫皮帶的高腰褲，會使皮帶磨擦到下肋，造成發炎疼痛，但只要去除形成發炎的物件，症狀便會消失。

此外，女孩們平常所穿的馬甲、束腹皆不在此列，因馬甲、束腹是全面包裹，兩邊肋骨的拉力較為平均，而肋骨痛多半是因單邊肋骨拉力不平衡所致，故穿著馬甲、束腹並不會造成肋骨移位或發炎。

⑤ 外力創傷使然

事實上，前文肋骨痛的原因較少見，大部分的疼痛多來自外力撞擊而導致肋骨移位或斷裂。由於肋骨的形狀既扁且單薄，所以只要肋骨出現異狀，便會拉扯到下方的肋間神經而產生劇烈疼痛！

中西醫如何治療肋骨痛？

由於肋骨位置特殊，在傳統醫學裡，肋骨斷裂或移位的治療並不容易，且經常效果不彰，患者只能靜待疼痛逐漸退去，或者永遠與疼痛同在。而針對肋骨斷裂或移位，有以下治療方式：

➔肋骨斷裂療法

就拿肋骨斷裂來說，西醫總認為斷掉的肋骨兩端只要有機會碰觸，便能自動生長與癒合，所以通常不會進行銜接。然而，一旦沒有治療妥當，將衍生出其他問題；這時，即便想開刀接合，也會因肋骨單薄、容易碎裂，而無法打上鋼釘固定。

但是，斷骨兩端若一直未能接合，便會懸空掛著，雖說不碰它也不會疼痛，但時間一久就會反覆發炎並出現不適，進而造成患者的痛苦。

其實，斷骨兩端若能有幸碰在一塊，六週後就能自行癒合，半年後即能恢復，一年後骨質密度就能提升為原來的兩倍。但前提是，斷骨兩端必須剛好接正，若接點位置錯誤，依然會造成發炎、疼痛；甚至是只要咳嗽或碰撞，會出現更劇烈的疼痛。

相對於台灣，國外針對肋骨斷裂的治療較為積極，醫生會開刀以鏈釘固定患者斷裂的肋骨，但台灣醫生則多半只開消炎藥、止痛劑和肌肉鬆弛劑，藉此減輕患者的不適。而中醫則是開給患者補骨藥，並叮嚀多休息、補充營養等提醒，讓骨頭自行癒合！

➔肋骨移位療法

除非是外來傷害、女性懷孕或橫膈膜裡的內臟受傷所致，否則肋骨移位的機率並不高。

若肋骨痛是因外傷引起，就要先治好外傷，這部分求診於西醫，傷癒速度會比較快；若原因是橫膈膜裡的內臟受傷，則必須先查出受傷的臟器，再對症下藥，才能使移位的肋骨逐漸歸位。

中醫療法也是先治好內傷或外傷後，再開立活絡筋骨的藥方，同時以推拿方式使肋骨歸位，再外敷膏藥來消炎止痛，大約休養一、兩個月即可復原。

無論是肋骨斷裂或移位，除了中西醫的治療外，患者本身也可勤做和緩的運動、雙臂多向上伸展、經常變換站姿、坐姿及睡姿，給予適當的局部按摩等，以解除肋骨疼痛；飲食方面，則應多吃魚、豆漿、豆腐，以及紫菜、芝麻、莧菜、芥藍菜等深綠色蔬菜來補充鈣質，少吃油炸食物；此外，還可多曬太陽，補充維他命D，以增加骨質密度，維持健康強壯的骨骼。

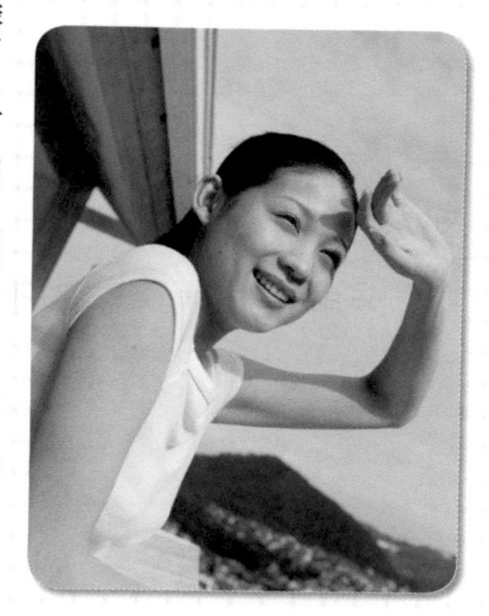

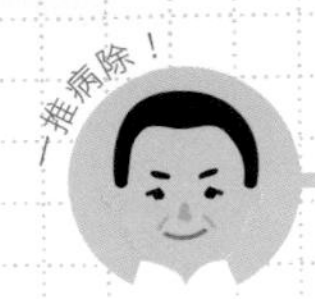

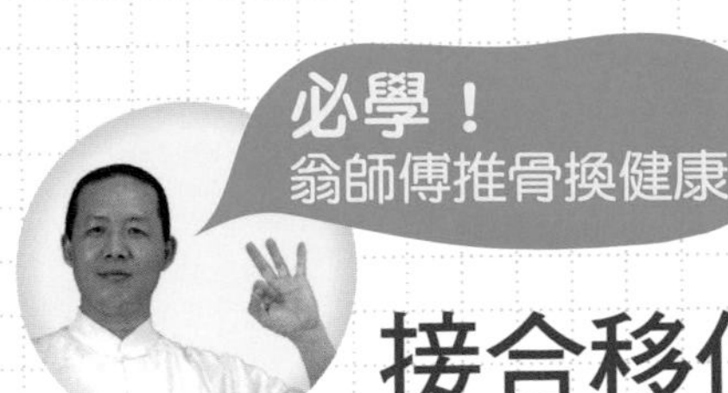

接合移位，肋骨痛不藥而癒！

事實上，只要不是粉碎性及開放性骨折，任何骨折類型，都有極高的調整成功率。一旦骨折處正確對合，最快只需六週，就能自行痊癒！

一般來說，四肢的骨折較容易調整，因其兩端端點可以固定或牽拉，但肋骨斷裂就比較麻煩，因肋骨主要是支撐身體軀幹，有較多肌肉及筋膜包覆，若沒有施力點可抓，則調整難度會提高，通常只能利用槓桿原理來按壓單邊身體以進行調整。

遇到肋骨骨折的情形，我會用拔罐杯吸住體內斷骨處的兩端，藉此擁有兩個操控骨端的把手，在拉開放鬆骨頭後，對準接上；由於胸腔內有臟器組織支撐，所以只要沒有外力撞擊，接上的肋骨就不會隨便移位，以此固定六週，骨折處便會自動癒合，半年後就能恢復原來的強度，一年後的骨質密度將比原本的強上一倍。

肋骨疼痛的原因除了骨折之外，案例發生最多的就屬肋骨移位造成的疼痛。由於肋骨是呈弧形的骨頭，如同水桶的手把般，有兩個連接端點，一端接在胸椎，另一端接在胸骨柄，只要有一端移位，就會產生疼痛。這是因為每根肋骨底下都有一條肋間神經，一旦遭受壓迫，身體便會立刻感到劇烈疼痛。

要解決肋骨移位的不適，最快且有效的方法，即是以本單元介紹的「推拿套路N」來調整對正兩個端點的骨骼角度，只要移位的肋骨回到原位，疼痛自然會隨著壓迫感的解除而消失。

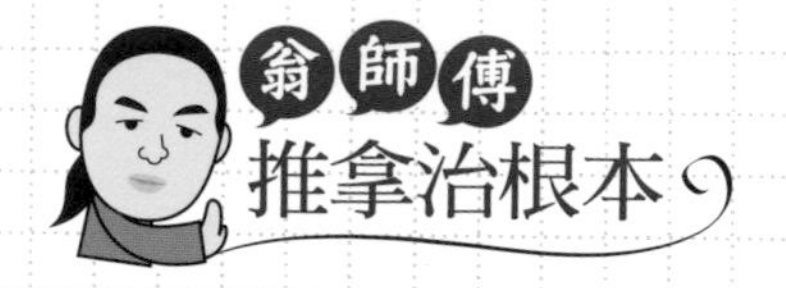

本單元介紹的手法，主要是針對肋骨沒斷，卻因移位而造成的疼痛，導致難以咳嗽、呼吸困難、活動功能出現障礙的調整。只要力道不要超過500公克，就不會對患者造成傷害！

肋骨的調整重點，在肋骨與肋骨的間距，還有肋骨與脊椎連接點的角度要正確，許多暴力外傷都會使肋骨移位，導致肋骨與胸椎的連接角度偏移，甚至會拉扯到肋骨下方的肋間神經，以致於無論做什麼動作都會引發莫名的疼痛。

在推動肋骨時，須確認肋骨的間距，以及肋骨與胸椎連結的角度，只要摸起來沒有特別僵硬的彈力及過大的距離，通常都能調整成功，使身體的活動機能恢復正常。

▶主要推整骨骼透視區◀

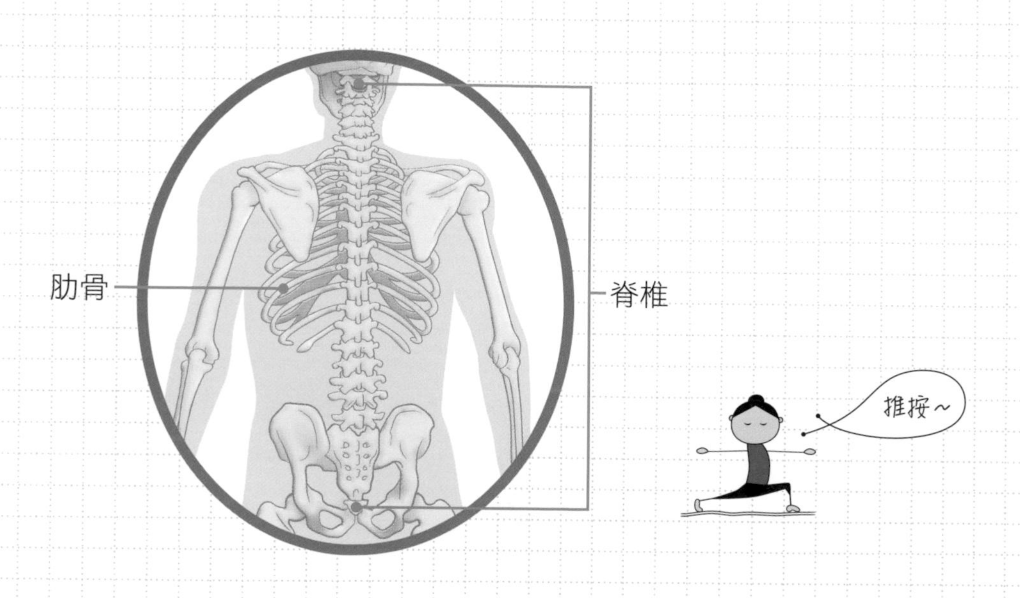

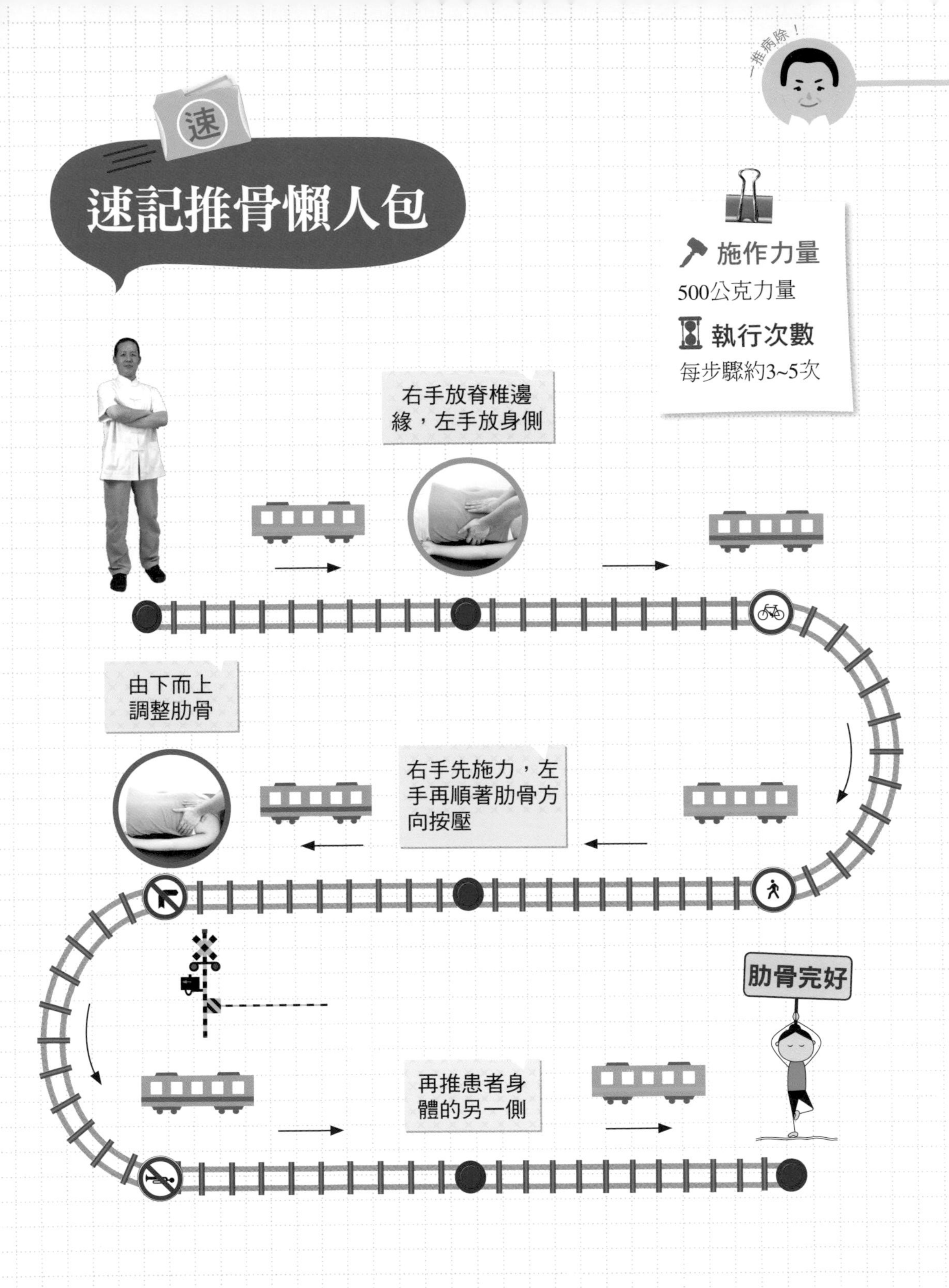
一推病除！
速
速記推骨懶人包
施作力量
500公克力量
執行次數
每步驟約3~5次
右手放脊椎邊緣，左手放身側
由下而上調整肋骨
右手先施力，左手再順著肋骨方向按壓
再推患者身體的另一側
肋骨完好

推拿套路N

適應症：
肋骨痛

1 請患者俯臥在整復床上，操作者右手放在患者的脊椎邊緣，左手放在身體側邊；在按壓肋骨時，要特別注意兩手使力的時機，靠近患者脊椎的右手先用力，然後左手再順著肋骨方向推動。

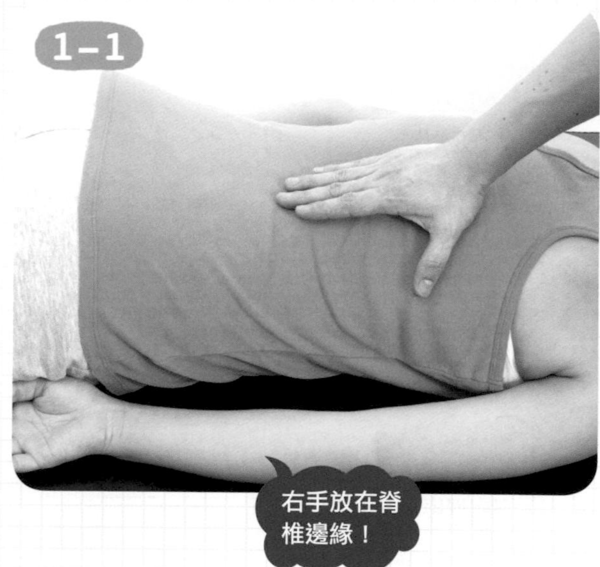

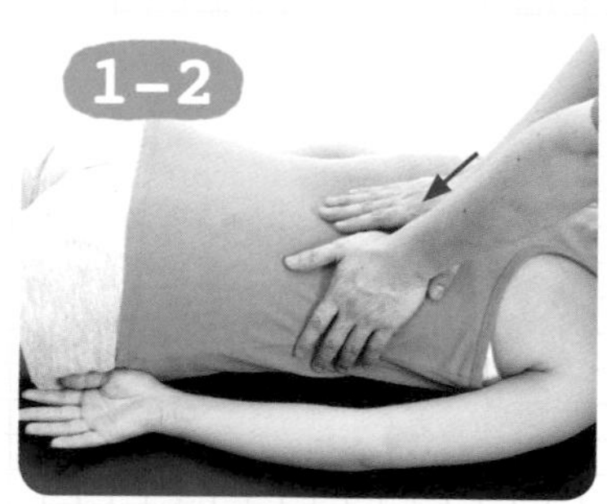

右手先用力！

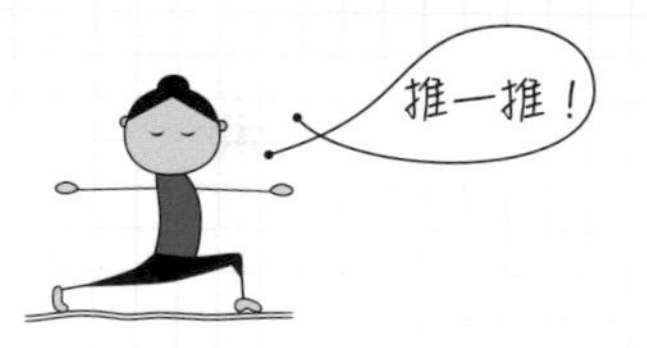

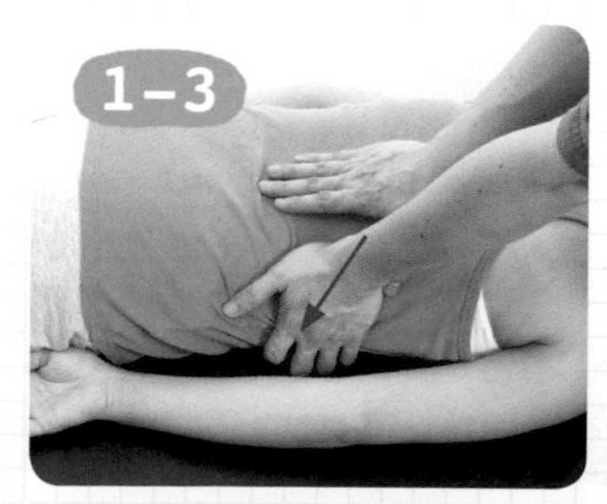

左手順著肋骨方向推動！

翁師傅推拿NOTE

圖1-2與1-3的手部操作為連續動作，雙手須一起搭配執行！

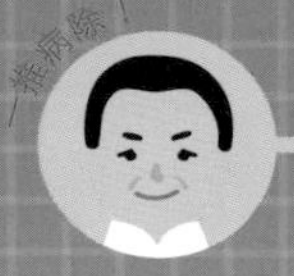

2-1

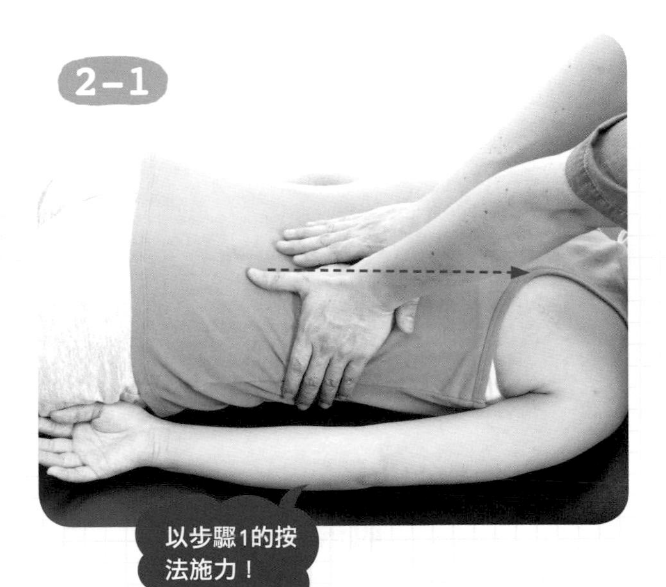

以步驟1的按法施力！

2 操作者右手沿患者脊椎邊緣，左手沿患者身側由下而上、循序漸進地一根一根按壓、調整肋骨。如此一來，肋骨會慢慢移動位置，調整好一側後再換另一側，便能輕鬆解決肋骨痛的問題。

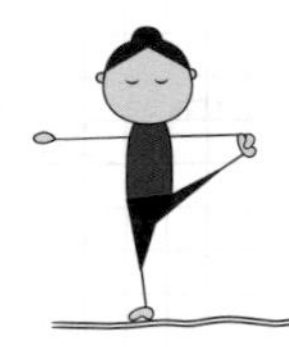

2-2

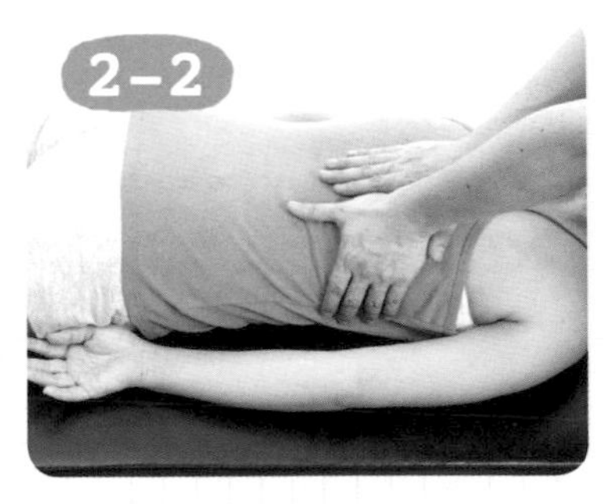

由下而上地慢慢用力！

2-3

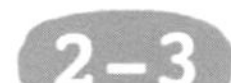

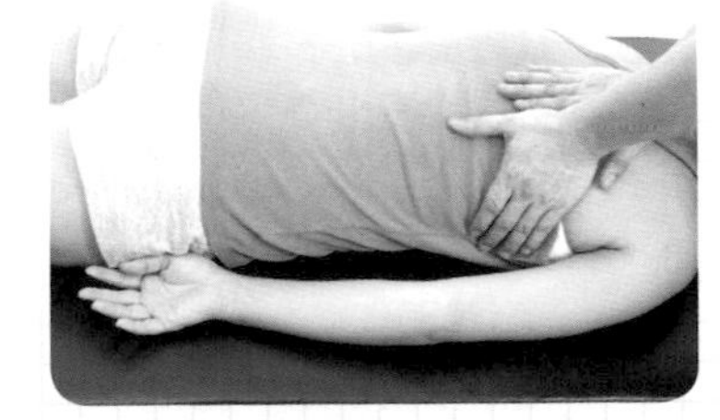

肋骨痛消失無蹤！

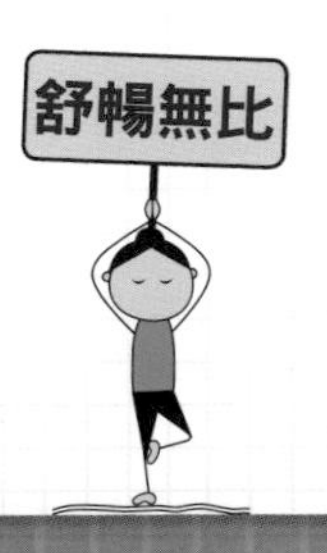

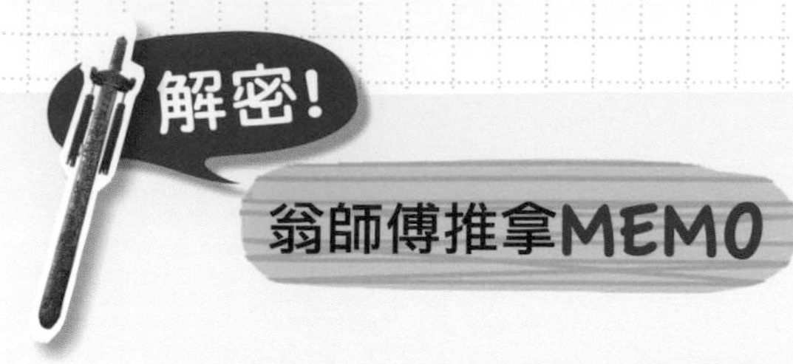

以上手法可說是我目前看過最簡單、有效的肋骨痛調整方法，只要來回反覆實施三遍，便能立收奇效，完全沒有副作用。

若能先用第十單元〈胸悶．心悸〉裡的「推拿套路J」前五個動作，調整好胸腔正面的肋骨；接著，請患者翻身趴著，再配合第十二單元〈駝背〉裡「推拿套路L」的前兩個動作，即可放鬆患者的肌肉拉力。

接著，再以本單元的「推拿套路N」調整肋骨，重複放鬆肌肉，將推移肋骨的動作進行三個循環，再加上「推拿套路L」的最後一個動作調校好脊椎與肋骨的相對位置，如此一來，便能提升效果！

看似簡單的動作，卻能根除肋骨痛的隱憂，雖然只是徒手調整，但復原率卻高得驚人，不需使用藥物，也沒有侵入性治療，在臨床上的實用性非常高！

本單元的「推拿套路N」雖然最主要是解決肋骨痛，但其實也有瘦身妙用，意即將肋骨往身體內側旋轉調整，整個胸腔的下圍就會縮小，女性朋友只要經過調校，腰身不僅會馬上縮減，相對地罩杯尺寸在視覺上也會跟著升級，從臨床經驗來看，內衣下圍尺寸在調整後最多可馬上減少一吋。

操作時，要穿插「推拿套路L」的前兩個動作，並完成三個循環。意即推肋骨時，扶在身體側面的那隻手應順便往下旋轉肋骨，由下而上逐一調整肋骨，其兩側肋骨在輪流調整後，整個胸腔就會慢慢往內縮小，而力道也要輕柔，身體才容易接受，結果當然就能如你所願！

見證
直擊！
病歷
015
年輕媽媽（26歲）
症狀 因腰痛只能彎腰走路，且無論是騎車還是開車都會出現劇烈腰痛。
推拿效果 完全根除腰痛症狀，已恢復正常生活！

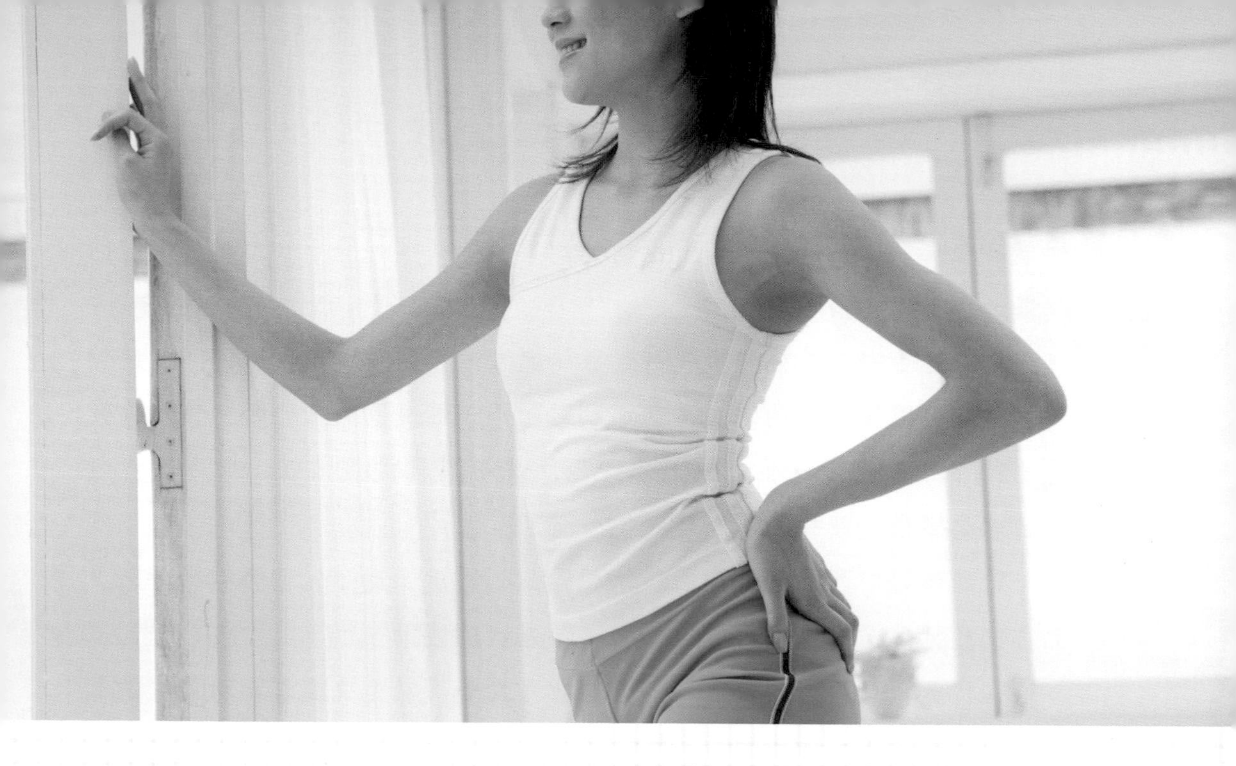

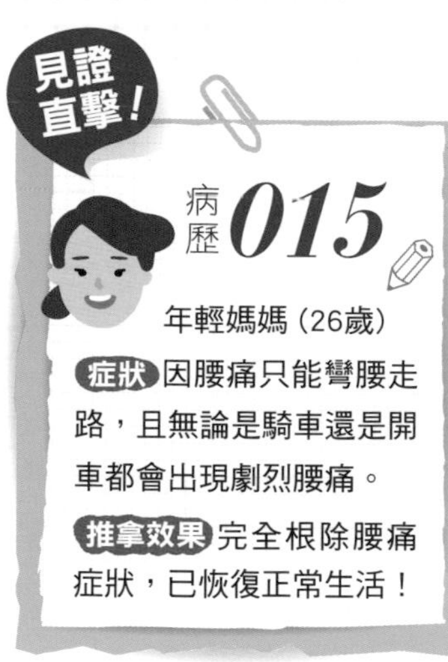

15.腰痛

～推移腰椎，腰痛頑疾閃邊去～

這名個案是一位26歲的媽媽，懷孕期間胖了將近30公斤，而且還摔倒過兩次：一次是站在矮凳上取物，不慎摔下來，當時並沒有任何外傷，她還調侃自己：「原來人胖還有這個好處，摔倒都不痛耶！」第二次則是從樓梯上跌下來，也是因為全身肉多沒有受傷。豈知這兩次的摔跤，竟讓她在生完小孩後，飽受九個月的腰痛之苦。

其實那時她的腰椎早已移位，只是尚未壓迫到神經，所以還不覺得疼痛，加上生產時，醫生幫她打了無痛分娩針，更不會發覺腰部有任何異狀。然而，就在她生完小孩、水腫消退後，腰部立刻出現劇痛，甚至嚴重到下不了床，原先一直以為是無痛分娩針出了問題，殊不知卻是那兩次的跌傷，埋下疼痛根源。

就在她生完小孩後，腰便再也無法挺直，身體永遠呈現前傾30度的鞠躬狀態。以機車代步的她，每當遇到路面不平而晃動到身體時，腰就會痛得不得了；甚至她在坐老公的車子時，只要轉彎速度太快，腰疼又會發作，老公當然也就挨罵。

雖然看遍中西醫，卻始終無法根治此一頑疾，過了九個月彎腰走路、工作的生活後，才透過親戚的介紹，尋求我的協助。

在仔細檢查後，我發現她的腰椎出了問題，於是先處理她最嚴重的部分，以本單元的推拿套路O，將她的第五節腰椎拉正打直。當她第一次調整完後，便能挺起身子，這項成果讓她雀躍不已！

而這個腰椎復原的好消息，很快傳遍了街坊鄰居。她每天報到的早餐店老闆娘，還以為她動了手術才會在一夕之間恢復。後來，她向老闆娘敘述了原因及治療過程後，一傳十、十傳百，幫我建立了口碑，間接替我帶來一大票的新患者。

在第二次治療結束後，當她騎車再次遇到凹凸路面時，已完全不痛；坐老公的車時，即便車身怎麼左右搖晃也不會哇哇叫，她甚至調皮地要求先生說：「老公，你轉彎的幅度再大一點、速度再快一些，我要試試看腰還會不會痛！」結果當然沒事。而最後一次的調整，已完全根除她腰痛的頑疾，從此斷絕了發作機會！

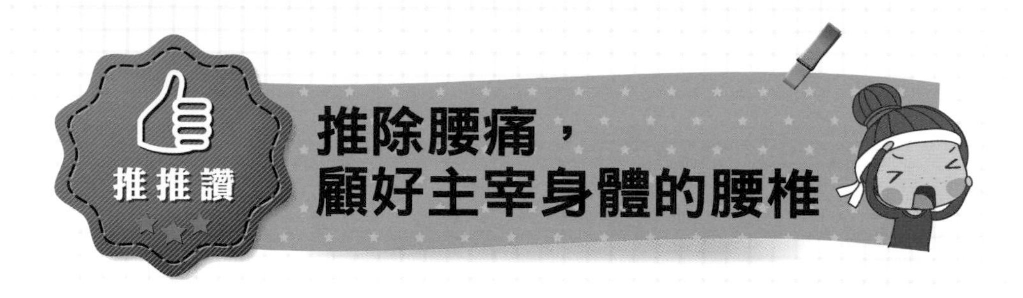

部分婦女或許有如同上述個案的情形，在懷孕期間傷到腰椎而不自知，卻誤認為是因施打無痛分娩針而引起腰痛，這是因為針是注射在腰椎第五節和薦椎間的空隙，剛好也是腰痛的位置，故經常因此引起患者誤會及醫療糾紛！

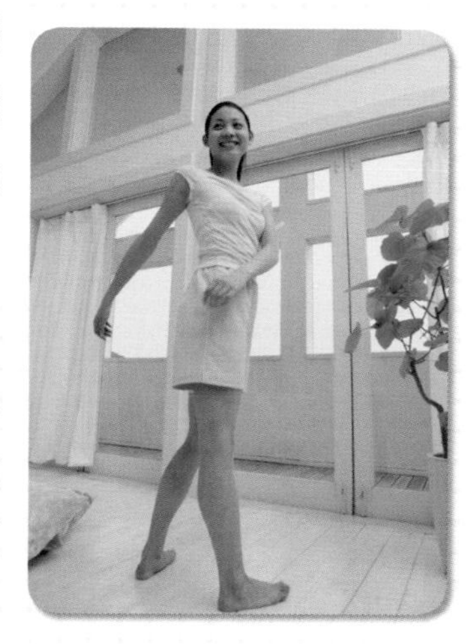

腰椎是人體很特殊的結構，由五節骨頭組成，也是上半身和下半身的連結。人體之所以能自由前屈、後仰、側彎、旋轉，全靠這五節骨頭支撐，是平時活動量較大的部位。由於靈活度高，所以不穩定性也高，只要稍有閃失，便會影響人們的日常活動。

其中，又以腰椎第四節和第五節骨頭的受傷機率最高。尤其第五節骨頭承載人體上半身全部重量的椎骨，故許多病變都源於第五節腰椎，其次才是薦椎與第四節腰椎。

根據資料統計顯示：90%的現代人，一生至少會有一次腰痛的經驗。腰痛雖然不是重症，但發作起來，卻痛得要人命。然而，有些劇烈腰痛卻是重病警訊，例如脊椎受到細菌或結核菌感染、免疫風濕疾病、惡性腫瘤等，若沒有妥善治療，將有性命之憂，所以千萬不要小看腰痛所帶來的威脅！

閃到腰，行走坐臥大不便

除了上述因意外而出現的腰痛，大部分都是源自於「急性腰扭傷」，也就是俗稱的「閃到腰」。這是由於腰部肌肉、筋膜、韌帶或椎間盤承載過重，導致肌肉急速收縮而發炎，甚至腰椎還因此移位而產生瞬間劇痛。

通常這時候，腰部不僅刺痛不已，也無法自由彎曲與扭轉，就連坐臥、行動、翻身都有困難，有時只要稍微咳嗽、打噴嚏或腹部出力，疼痛便會加劇，唯有保持某種固定的姿勢，才能減輕疼痛。

尤其年紀大、平時少運動、經常熬夜、腰部椎間盤突出或腰椎曾經受過傷的人，很容易閃到腰，應謹慎看待。甚至，也有可能因下列情況而出現腰部肌肉扭傷：

❶姿勢不正確

一般來說，老年人的手腳關節不靈活，只要一個姿勢錯誤，就可能傷及腰椎。然而，這絕非老年人的專利，例如有腰部疾患的中年人、常搬重物的年輕人等，若稍有不慎或疏於保養，也可能造成腰部肌肉扭傷。

❷意外受傷

像是運動前熱身不足、忽舉重物、用力過猛、失足跌倒、從樓梯摔落、突如其來的撞擊等等，一旦有不符人體工學的姿勢，就很容易閃到腰。此外，像是伸長手臂取物，也會因手伸長後難以承受物體重量，使腰部超過負荷，導致腰椎突然移位而受傷。

當然，若是輕微閃到腰，可先冰敷患部，再以無負擔的姿勢臥床休息，側睡時記得彎曲膝蓋，平躺時則是墊高小腿，放鬆腰部肌肉，以減輕疼痛；之後則要適當熱敷，放鬆肌腱。假使情況嚴重，必須立刻就醫，以免延誤治療時機。

➔如何預防閃到腰？

即使你不屬於閃到腰的高危險群，平時也要勤於保養，才能杜絕急性腰扭傷的機會，以下四項預防措施，當謹記在心，確實執行！

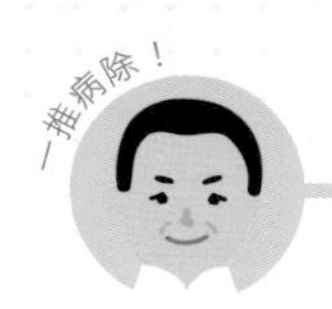

1. **切勿長時間維持固定姿勢：** 久坐不動者，每小時應起身活動身體、變換姿勢，讓各部位的肌肉和骨骼輪流休息，才不會積勞成疾。
2. **坐姿要正確：** 務必坐滿全部椅面，不要讓腰部懸空，背部和臀部須呈90度角。
3. **注意勞動時的姿勢：** 在搬重物前，切勿直接彎腰，應先緩慢蹲下，等腰挺直後，再利用腿部力量慢慢搬起重物；取物時，應先將物品移到離自己較近的位置後再拿，以免腰部受傷。
4. **平時多運動：** 應養成規律的運動習慣，強化腰部肌力；運動前，須記得暖身，千萬不要做急速前彎、後仰或旋轉的動作，以防傷及腰部。

中西醫如何治療閃到腰？

每個人閃到腰的程度不同，嚴重者會因痛到無法行走，須出動救護車才能就醫。遇到這類疾患，西醫多半會開立消炎藥、止痛劑或肌肉鬆弛劑，緩解患部疼痛。一般大約三～五天就能痊癒，嚴重一點的還要長達兩、三週才能好轉。

若情況一直未見明朗，還會牽連到臀部和大腿出現疼痛、小腿肚與腳趾發麻，這時很有可能是骨刺、腰椎滑脫、壓迫性骨折或椎間盤突出等問題，此時必須加上復健，或於患部注射類固醇，甚至是進行放射頻率電流來做椎關節除神經術等治療。

若是中醫治療閃到腰，則會以蒸薰患部或開立行氣活血、去瘀通絡、消炎清熱的方劑；再視情況以針灸、拔罐、放血、推拿、貼藥膏，或用傷科的整復手法來調整好錯位的關節。值得注意的是，在急性疼痛期間先不要推拿，否則容易因過度刺激而讓患部發炎得更厲害。

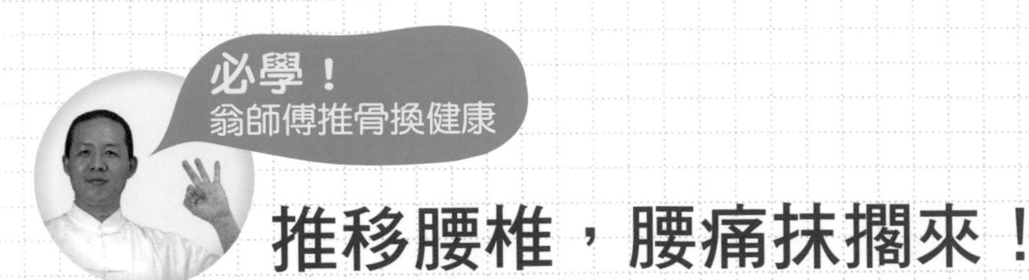

推移腰椎，腰痛抹擱來！

「閃到腰」是典型的腰椎滑脫，因椎間盤突出而壓迫到神經，產生疼痛，即俗稱的「軟的骨刺」。它會間接併發坐骨神經痛，再一路延伸到大腿、小腿、腳踝及腳底，而多數人的腰痛都是這個起因，但疼痛範圍會依程度而有所不同，從屁股往腳底的疼痛區域越大，代表越嚴重。

這時請患者側躺，使用最常見的「側扳法」，即本單元介紹的推拿套路O，將腰椎扳開排列整齊，使整個腰椎的曲度接近人體正常弧度，腰痛即能消弭無形。

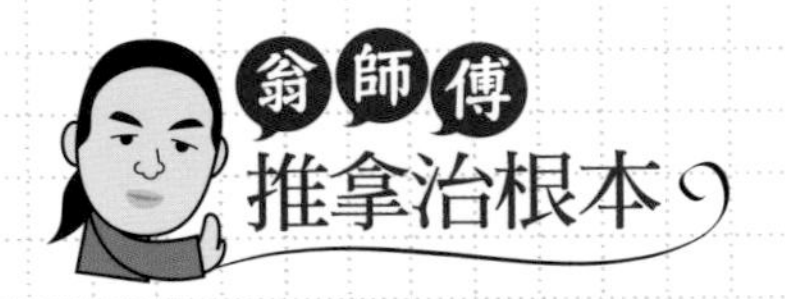

在此提供一套簡單好用的技巧，此法源自於美式徒手整脊的扳腰法。其腰椎的調整重點在於：設法調好患者腰部曲度，除了單純的「側扳法」之外，還要加上兩個拔罐杯輔助，才能迅速有效地調正腰椎曲度。

▸主要推整骨骼透視區◂

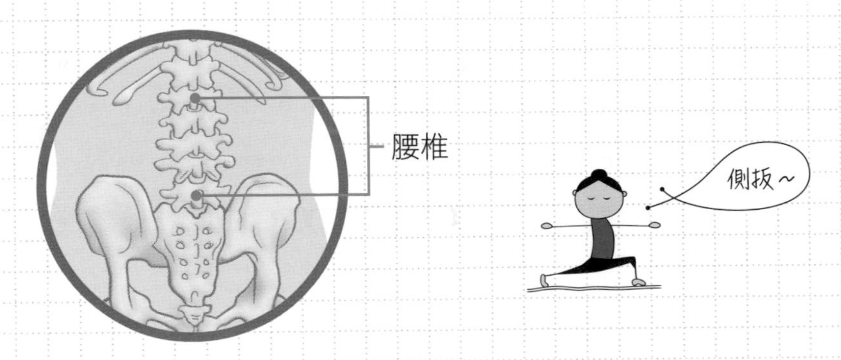

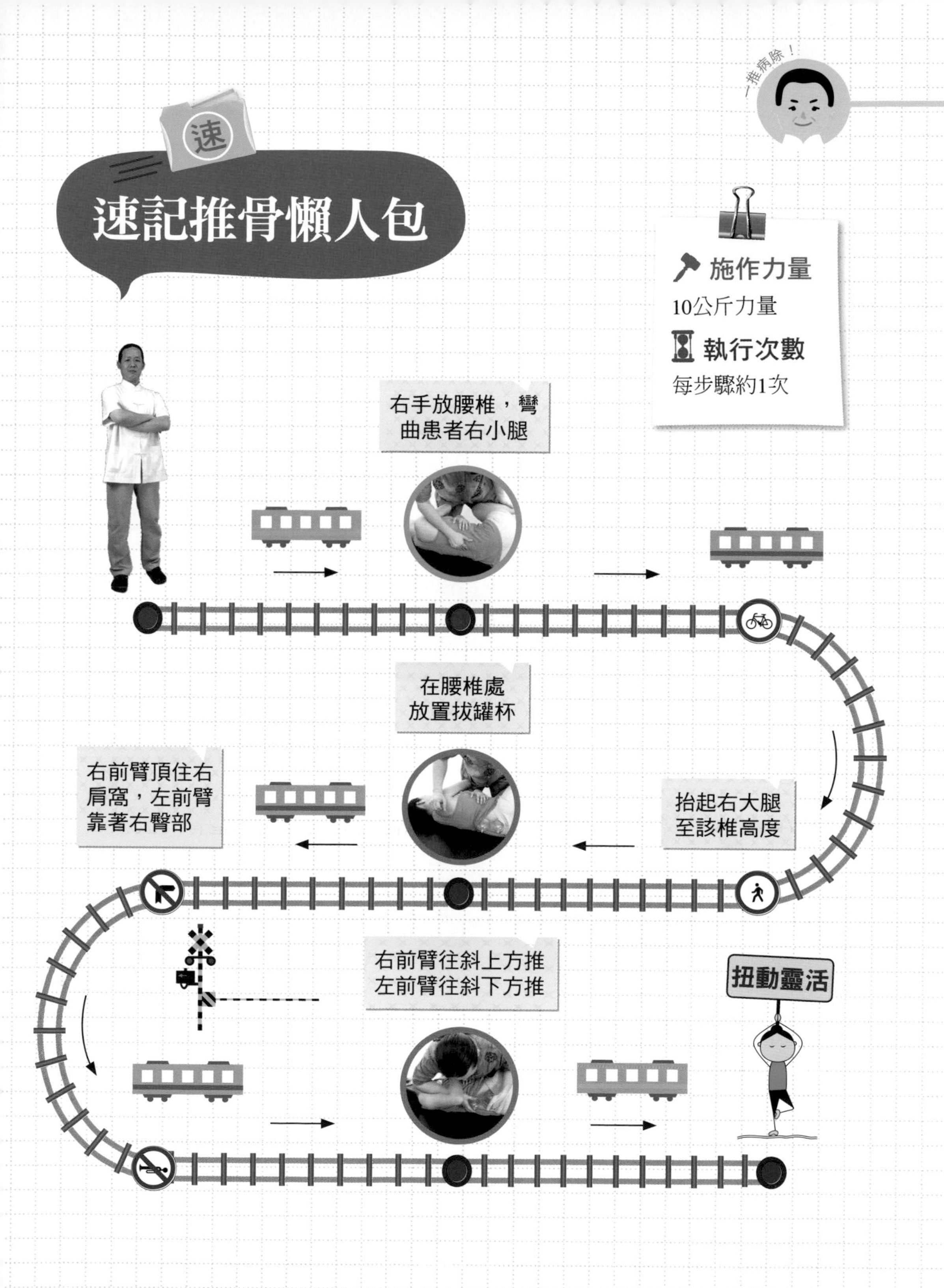
一推病除！
速
速記推骨懶人包
施作力量
10公斤力量
執行次數
每步驟約1次
右手放腰椎，彎曲患者右小腿
抬起右大腿至該椎高度
在腰椎處放置拔罐杯
右前臂頂住右肩窩，左前臂靠著右臀部
右前臂往斜上方推
左前臂往斜下方推
扭動靈活

推拿套路 O

適應症：腰痛

1 請患者朝左側躺於床緣，操作者右手放在患者腰椎需調整的部位，左手將患者右腳彎曲到右手感到拉緊該椎的高度，接著再以左大腿頂住患者右小腿。

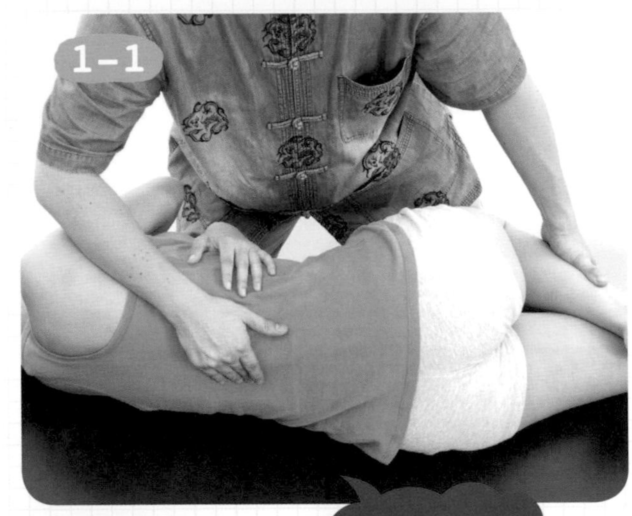

右手放腰椎，左手握住右小腿！

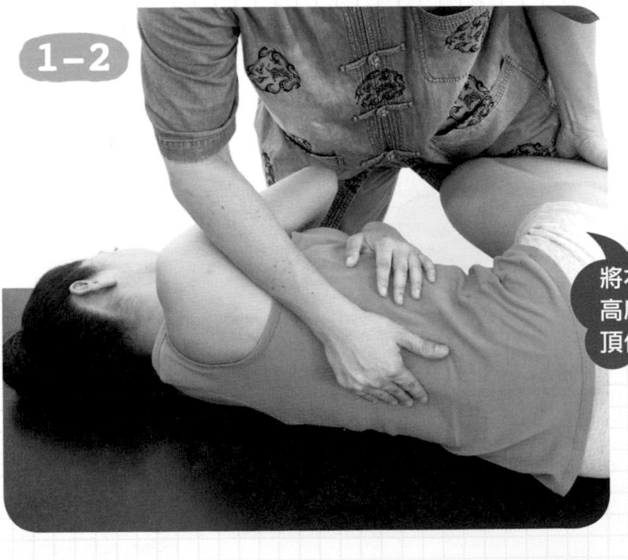

將右腳拉到該椎高度，並用大腿頂住！

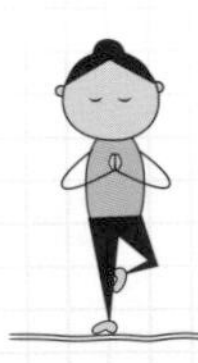

在患者腰椎凹陷處放置2個拔罐杯，以拔罐杯拉住脊椎。

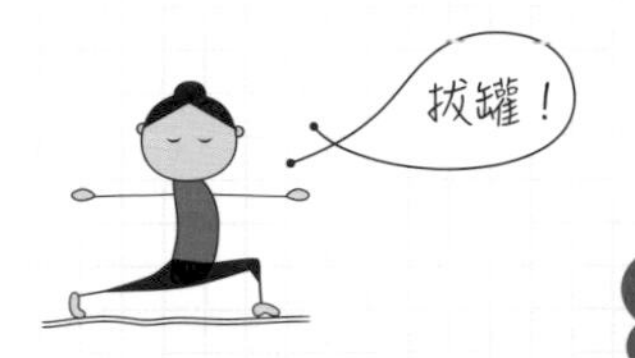

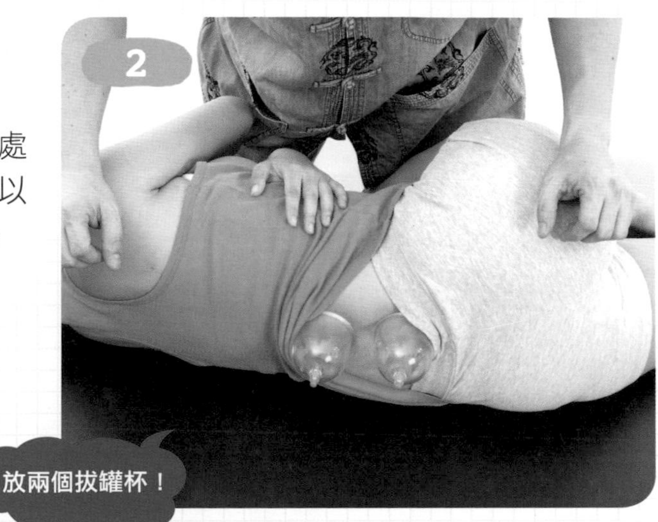

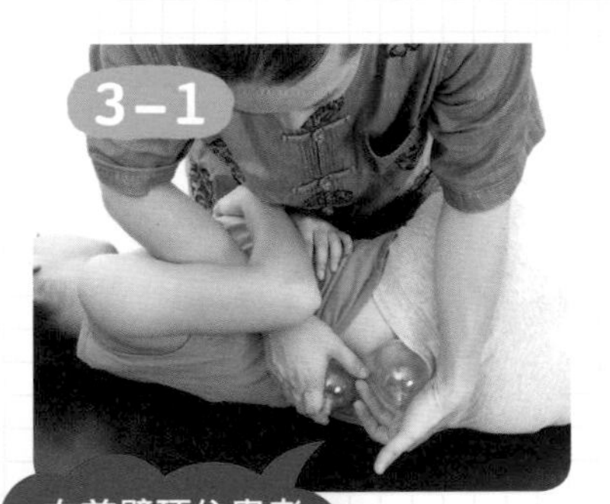

3 請患者呼吸換氣，並於吐氣的同時操作以下動作：操作者右前臂頂住患者右肩窩，往外側斜上方推、左大腿往床邊下壓患者右腳、左前臂將患者臀部往內側斜下方推，就能調正患者凹陷的腰椎。

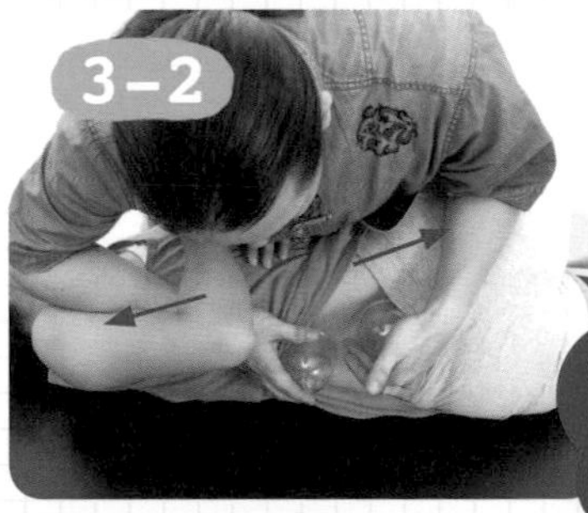

右前臂往外側斜上方推，左前臂往內側斜下方推！

翁師傅推拿NOTE

重點放在「左大腿往床邊下壓患者右腳」的動作，如此一來，腰椎的調整力道才夠輕巧，另一側也得以相同動作來完成調整。

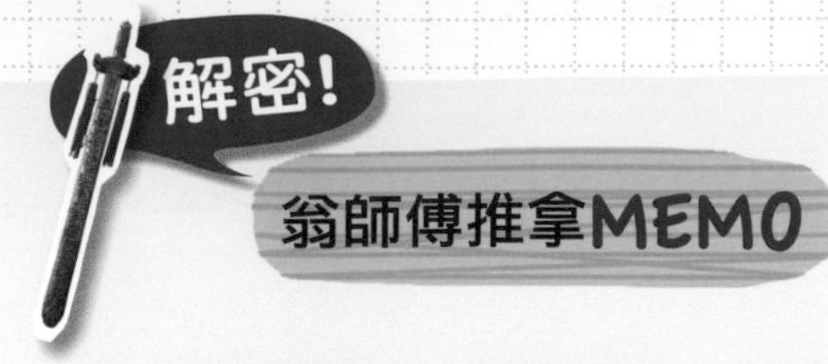

在物理復健中心處理腰痛，一般都會利用牽引機來調整腰椎，而拉腰的重量會由體重的八分之一開始，最多加到體重的二分之一，雖說可治療輕微閃腰，但若是嚴重的案例就無法了！

原因在於拉腰的方向只有一個，但腰椎卻是有曲度的，當有複合型的問題同時產生，如腰椎內凹再加上椎體扭轉、腰椎滑脫再加上椎體後倒等，若只有單純的拉腰是無法解開的；而即便拉腰暫時解決了腰痛，但仍無法完全復原，因為新的病因會在拉腰後出現！由於正常的腰椎需要曲度，但拉腰最後的結果就是腰椎拉直了，卻完全沒有曲度可言，一旦腰痛再度發作，腰椎通常已經退化變形，此時便只能走上開刀一途，故在此提供改良過的「側扳法」來解決！

但使用「側扳法」調整時，為什麼還要加上兩個拔罐杯呢？這是因為若只有單純的側扳法，身體會自行決定椎體移動的方向，但只要加上兩個拔罐杯，就能有效控制移動方向，這對腰椎曲度的調整可說是事半功倍。

或許，有人會問：「為什麼不是一個或三個拔罐杯呢？」其實，這是經過我幾千次臨床調整所歸納出來的結果。

不管是腰椎滑脫、椎間盤突出、腰椎側彎或骨骼變形，都可利用這種技法，在最短時間內將骨骼調整歸位，只要腰椎曲度正確，腰部神經就不會受到壓迫，自然也就能解決疼痛或痲痺問題！

而閃到腰造成的腰椎滑脫有內凹也有外突，內凹的症狀只要利用本單元的「推拿套路O」即可解決，若是外突則可利用第十三單元〈胃痛〉的「推拿套路M」前兩個手法解決，只要推移脊椎的手是在外突的腰椎上來調整即可。

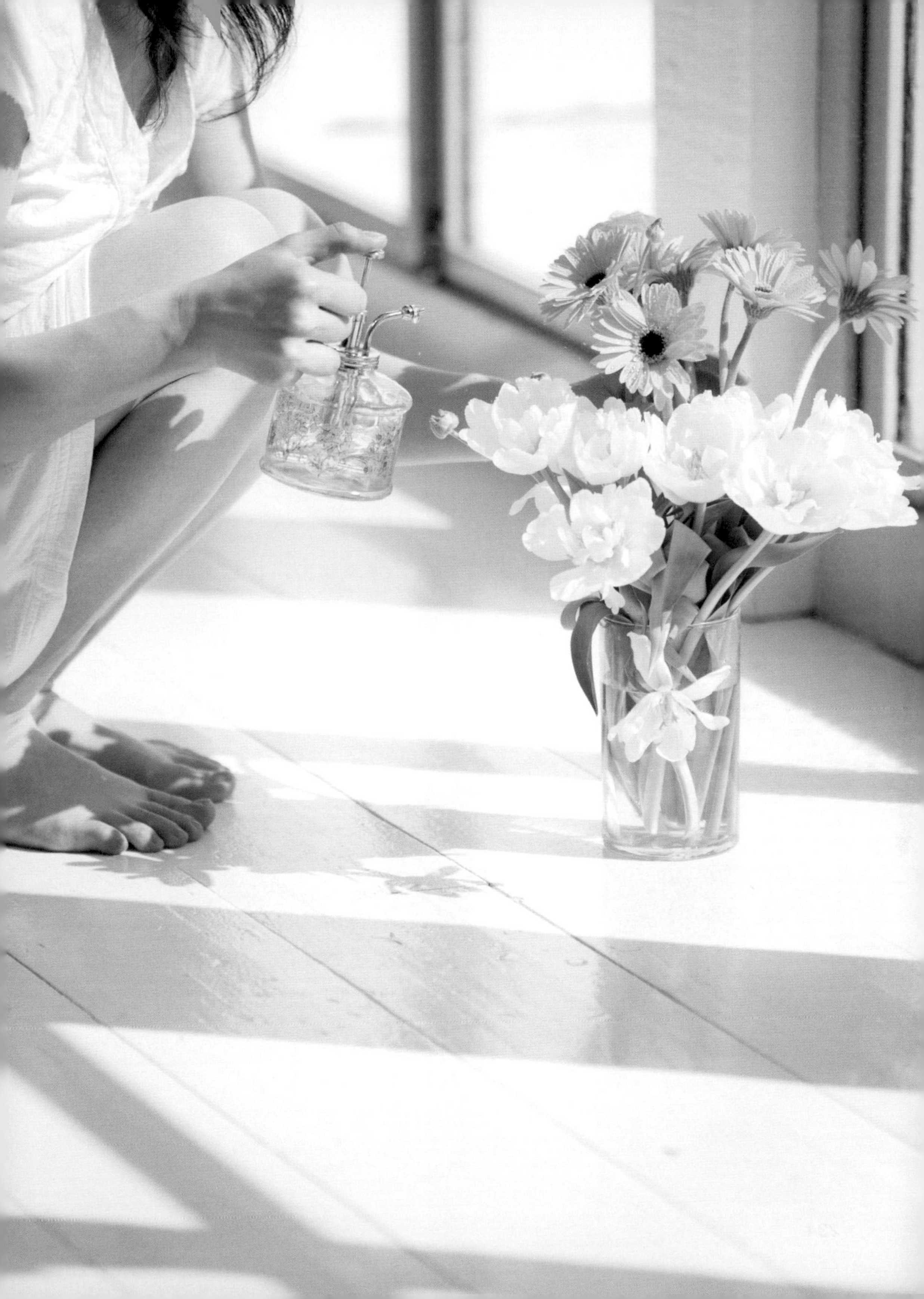

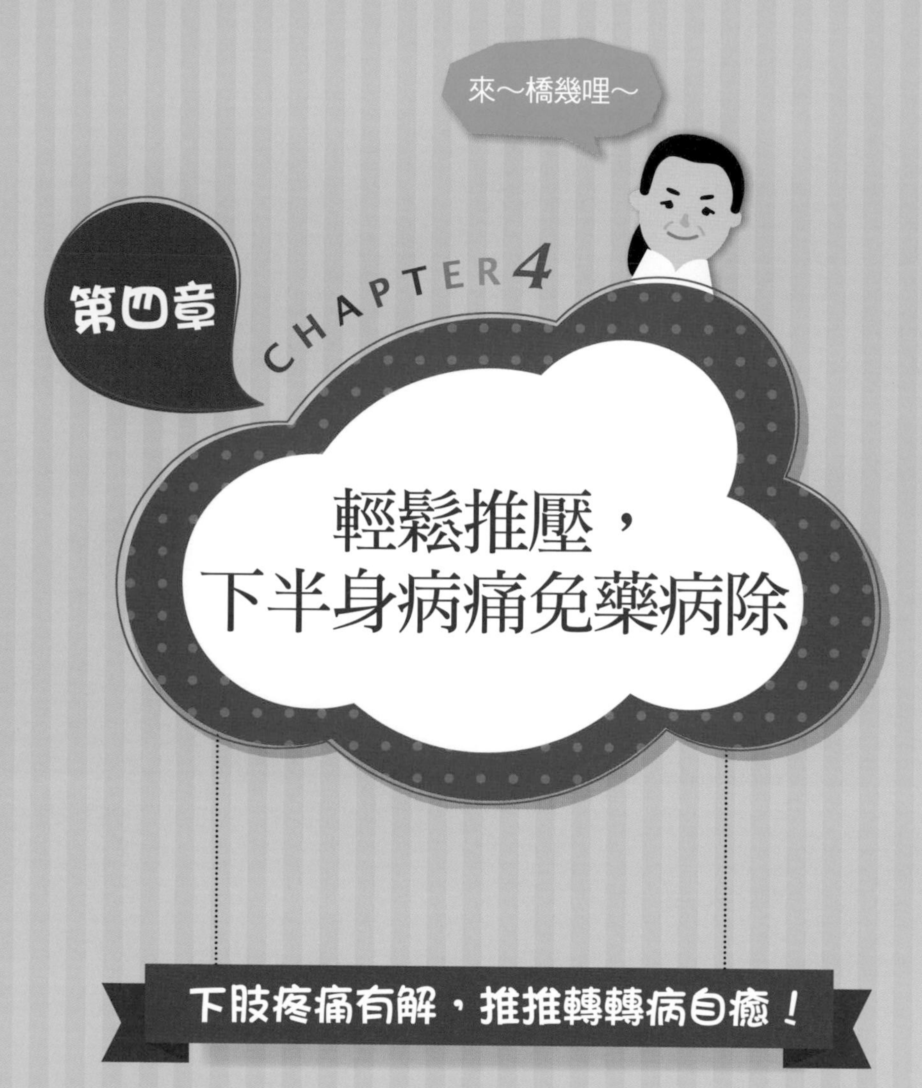

輕鬆推壓，下半身病痛免藥病除

下肢疼痛有解，推推轉轉病自癒！

有時，你所認為的不治之症，

透過徒手推拿，就能讓你重拾健康！

長短腳、扁平足等被認為是先天因素所致的下肢疾患，

其實只是你所看到的表象！

只要讓骨骼回歸到正常位置，

也能化「不可能」為「可能」！

翻翻就「推」速查表

適應症	適用套路	頁碼
骨盆傾斜	推拿套路P	P.250
鼠蹊痛	推拿套路Q	P.264
屁股痛	推拿套路R	P.278
膝關節痛	推拿套路S	P.292
腳踝痛	推拿套路T	P.306
腳跟痛	推拿套路U	P.317
腳抽筋	推拿套路V	P.330
長短腳	推拿套路W	P.341
扁平足	推拿套路X	P.354
足底筋膜炎	推拿套路Y	P.369

推 推 按 按 病痛 消

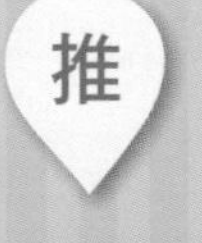
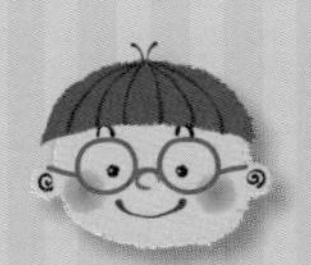
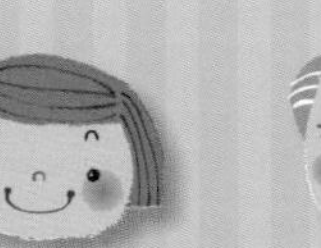
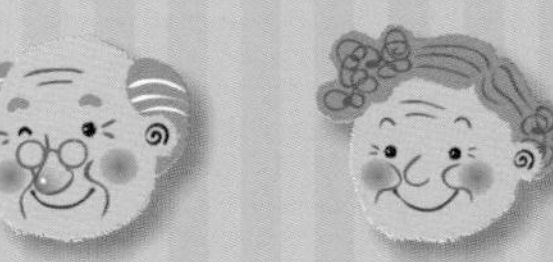
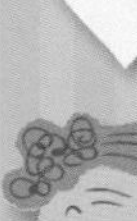

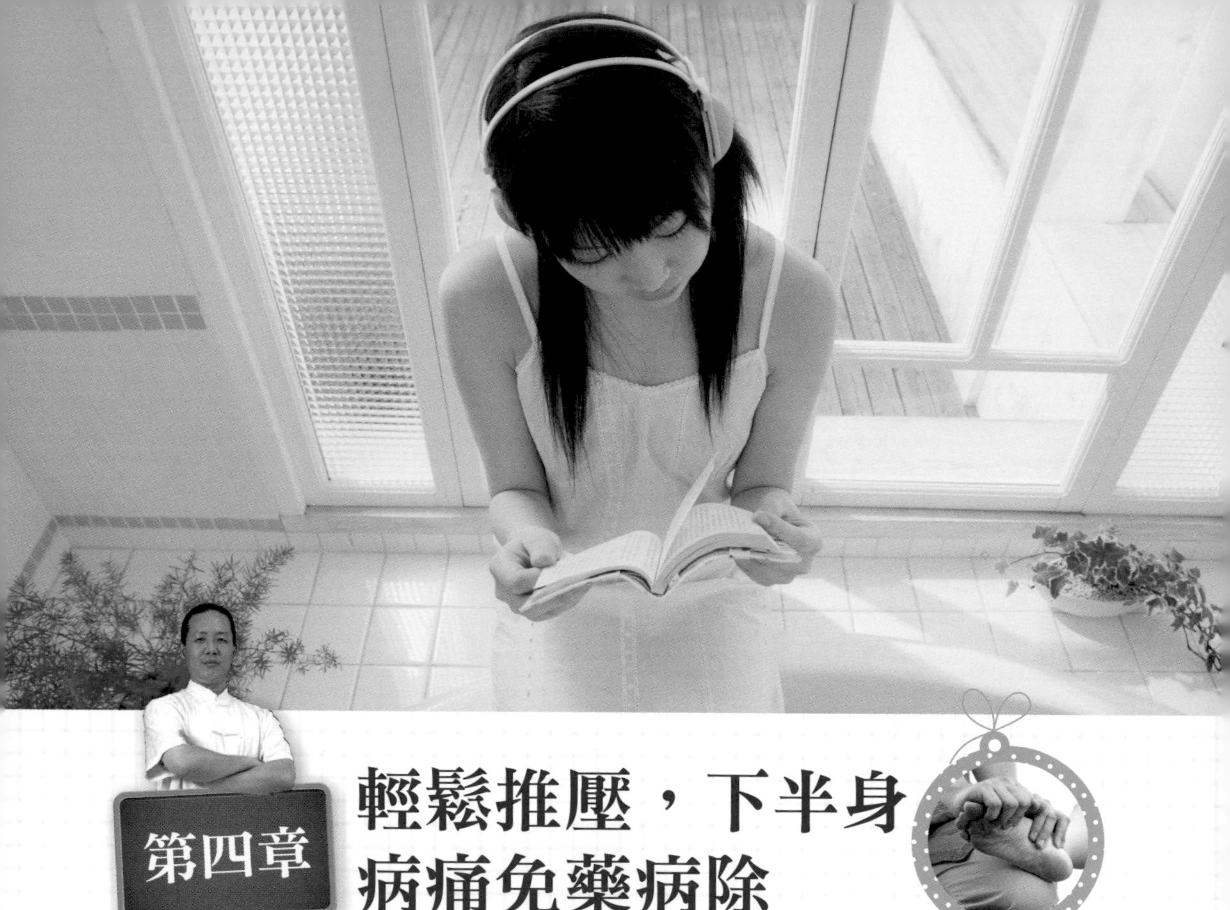

第四章 輕鬆推壓，下半身病痛免藥病除

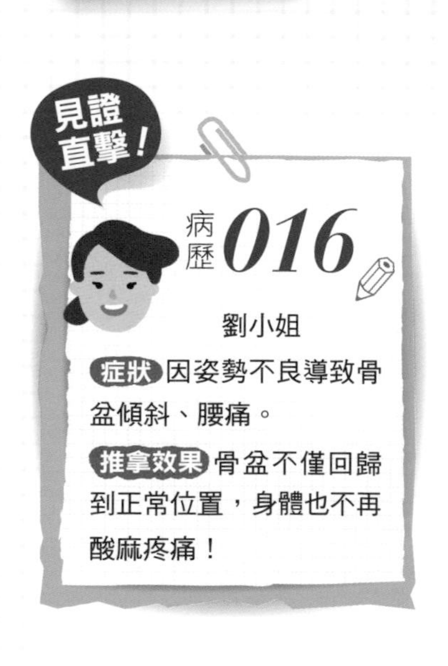

16.骨盆傾斜

～壓移骨盆，從此端正不斜～

我從事人體整復工作十多年，三天兩頭就會有「因長期姿勢不良導致骨盆傾斜」的案例，可見這已成為現代人常見的困擾。前陣子，就有一位擔任櫃檯總機的劉小姐，因為骨盆傾斜而前來求助於我。

劉小姐到新公司上班不到一個月，腰部就

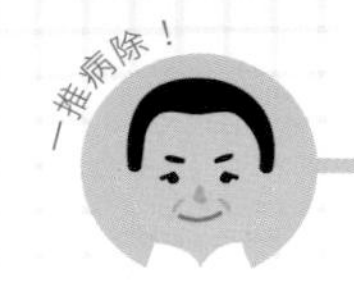

開始疼痛不已，而且還持續加劇，在仔細詢問她的工作及生活型態後，才了解是她的辦公位置出了問題！

劉小姐平常工作時，是面對櫃檯正前方坐著，但電腦在她的左手邊，必須經常向左扭轉上半身操作電腦，偏偏櫃檯處既小又窄，下方又放了發票機及各類雜物，使得她的雙腳根本動彈不得，無論她要操作電腦、接聽電話或轉身取物，永遠只能動用上半身。

正是這種上下半身無法協調的情況，導致她的骨盆逐漸傾斜，腰部因而疼痛不已。既然找到了病因，我便以本單元的推拿套路P調整了劉小姐的骨盆與腰部，使患部骨骼回歸原位，而長期困擾她的酸麻疼痛，亦不藥而癒，讓劉小姐嘖嘖稱奇又雀躍不已！然而，即使身體已恢復健康，我仍希望她的辦公位置能調整成符合人體活動的擺設，以免骨盆再度傾斜！

還記得當初與日本礒谷良仁老師學習礒谷力學調整法時，就特別說明到像是骨盆傾斜等這些問題並不屬於疾病，而是屬於生活習慣病，如果人們的習慣良好，其實不太會出現問題，只要免疫循環系統正常，就能抵禦外來的疾病威脅，甚至壽命還有可能高達120歲，這也就是為什麼日本超過百歲的人瑞有好幾萬人！

事實上，生活中的各種習慣只要能符合人體工學，就不太容易受傷，簡單的大原則就是「站要站直、坐要坐挺、躺要躺平」，平時工作所使用的工具與環境也都要符合這些條件，而案例中的劉小姐就是與上述條件相違背，才會在短時間內造成傷害！

因此，在調整完後，我叮囑她應將電腦移到正前方，並將螢幕高度做適當調整，以防使用時彎腰駝背，如此身體便能保持在正確的角度下工作；另外，辦公時，每隔一段時間需起身走動、休息，以適當活絡身體，防止肌肉僵硬！

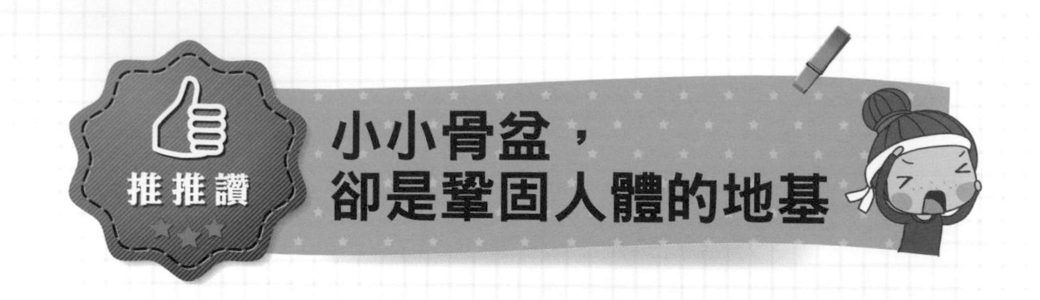

曾有報導指出：「台灣七成以上的女性都有骨盆傾斜的問題！」在路上，其實只要稍加留意，就會發現有些人走路會出現外八或內八，甚至更有人因長短腳的問題，一隻腳穿著加厚的鞋子。

讀者們可只穿貼身衣物照鏡子來觀察身形，若發現自己的腰側一高一低，甚至腰身一邊是凹進去，另一邊卻呈直線，使得背部左右側不平衡，皆是骨盆傾斜的典型象徵。

骨盆傾斜的原因

如果將人體比喻成一棟建築物，骨盆就是人體的地基，地基一旦傾斜，建築物也會跟著不穩，健康自然受到牽連。為了防止骨盆傾斜，必須先找出致病原因，才能善用推拿手法來永除後患。一般來說，有以下成因：

➔長期姿勢不良

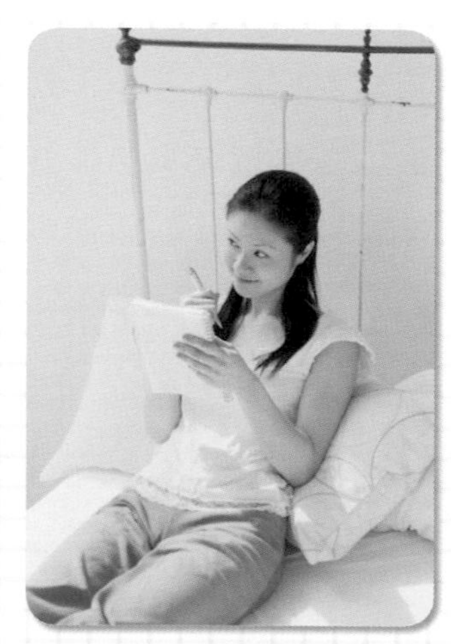

現代人普遍都有姿勢不良的惡習，所以骨盆傾斜已成為常見病症。舉例來說，許多人經常在沙發上亂躺亂坐，不是斜躺，就是背部習慣往後靠，使得腰部懸空，致使曲度逐漸不正，造成駝背現象，影響骨盆平衡。

此外，多數人在工作或生活中，經常會翹二郎腿，而翹起的腿會往外拉，另一條腿則會向內縮，長久下來，便造成骨盆拉力不均。例如習慣

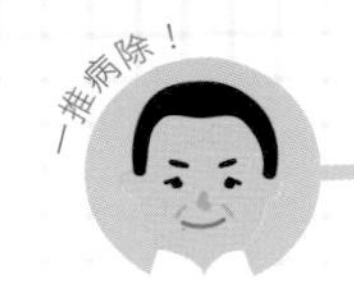

翹右腳的人，骨盆會漸漸向右傾斜及向外旋轉，右腳則會慢慢變長，造成骨盆單邊傾斜。因此，翹二郎腿可說是骨盆傾斜的主要原因。

還有喜歡斜坐、斜躺、斜靠、側躺、側睡的人也會使骨盆不正，使得身體某些部位酸麻疼痛。當然，人體為了追尋舒服的姿勢，便又會更加扭曲身體，在不斷的惡性循環下，骨盆傾斜的程度將愈來愈嚴重！

而像是生產線的工作人員、櫃檯小姐、戲院售票人員等職業，經常因動作單一、活動受限，或是工作空間狹小，以致於身體缺乏大幅度的活動機會，像是這類已被固定位置的工作，骨盆受傷及傾斜的機率較高！

➔暴力撞擊使然

由於骨盆肌肉、韌帶拉力都非常強健，在其守護下，骨頭並不容易受傷。但若是暴力撞擊，大多會使骨盆傾斜，例如車禍、不小心碰撞、爬樓梯時失足滑落、地板濕滑而不慎摔跌等，都有可能摔歪骨盆。

我遇過年紀最小的骨盆傾斜個案，就是暴力撞擊下的受害者。這位國小四年級的學生，身強力壯、活潑好動，有一天下課回家，阿嬤發現他跛著腳走路，細問之下才知道他當天上游泳課時，在池畔邊奔跑，一不小心滑倒，當場一條腿發麻，接著腳、腰也出現著疼痛，行動起來不僅有困難，更無法蹲下！

原先以為孫子會慢慢復原，豈料他依舊疼痛難忍，剛好那段期間，阿嬤因膝蓋及行動不便的問題持續找我治療，所以就在孫子受傷兩天後，便帶著他一起來找我。當我幫他檢查時，才發現情況沒有那麼簡單：小朋友這一摔，不但骨盆歪掉，腰椎也跟著滑脫移位，造成椎間盤突出，壓迫到坐骨神經，形成坐骨神經痛，甚至還造成單腳麻痺的現象。

我利用本單元的推拿套路P，依序先將小朋友傾斜的骨盆拉正，再將滑脫移位的腰椎排列整齊，一次就讓小朋友回復原狀，不僅全身再無麻痛感，蹲下、行走更能隨心所欲！

除此之外，我還遇過一個嚴重的個案。這位20歲的江先生騎機車上學時，在十字路口被一輛闖紅燈又違規迴轉的轎車撞到，當時他戴的是半罩式安全帽，人被撞飛後，下頷骨因缺乏保護而受到重創，當場斷成五節，雙腳也因傷重而無法走路。

江先生在醫院昏迷了一個多星期才醒過來，由於下顎及牙齒的損傷太嚴重，於是醫生先進行齒列矯正的手術來固定患部。

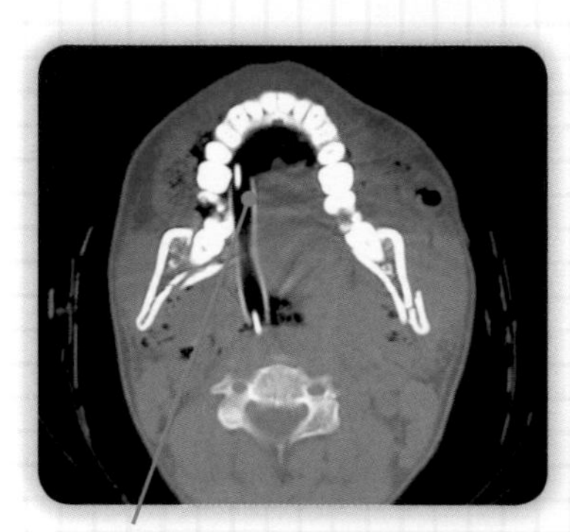
下顎多處斷裂腫脹！

雖然撿回一條命，但江先生的左手從此就像得了帕金森氏症那樣抖個不停，無法停在自己想要的位置，也沒有力氣拿任何東西；此外，右腳的反應也總是比左腳慢了十幾秒，彷彿拖了千斤重物般寸步難行，腳趾甚至完全無法活動，平時只能靠輪椅行進，就連上廁所也要有人幫忙。

由於江先生還無法出院，於是我便到他住的復健醫院觀察實況，見到江先生時，他已住院三個多月，左手與右腳每天都要做4個小時的復健，靈活度雖稍有提升，功能性卻毫無進展，使得他意志十分消沉。

我幫江先生檢查之後發現，他是因外力重創使骨骼移位而壓迫到神經，造成手腳無法受控。於是我請他躺下，讓我做幾個關鍵性的骨骼調整，結果不到十分鐘，他的右腳便能當場舉起，重拾他康復的信心，進而願意找我做後續的調整。

江先生第一次來找我時，是坐著輪椅來的，當時他幾乎沒有任何行動能力，就在這次調整後，身體靈活度大增，讓他相當吃驚，因為被我調整

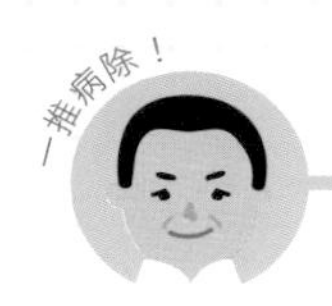

一次的效果，竟遠勝他住院復健的這三個多月；當他過了一週再來時，已能在他人的攙扶下慢慢行走，顯著的療效，也讓一些鄰居跟著他前來看我調整的過程。

然而治療期間，我仍建議江先生按時回醫院複診，請醫生觀察他病情的進展，隨著一次又一次的處理，醫生也發現江先生的狀況日漸好轉。

在第十次的治療後，江先生終於能夠走路了，只是仍搖搖晃晃，很容易跌倒；左手雖抖個不停，但已能拿些較輕的東西；雖然右腳趾還無法靈活轉動，但每天都能稍稍活動一下；而右膝依舊腫脹不消，右腳掌也不太能背屈，所以無法單腳站立，右腳溫度始終偏低。

照常回醫院複診的江先生，這次竟被醫生通知以後不必再來，因為連專業醫生都認為江先生只能恢復到接近常人健康狀態的一半，往後已不太可能再有進步。即便如此，江先生也不願放棄任何治癒機會，所以依然持續找我調整。

我前後共幫江先生調整了37次，最後他的左手功能終於恢復正常，拉單槓可以超過脖子至少6下；右腳的平衡感雖比正常左腳稍差，也能競走400公尺的操場十圈，或做短距離的小跑步，甚至還能連續來回爬六趟以上的四層公寓樓梯，體能與一般人相比不遑多讓；而且腳趾已能正常活動，不僅能做金雞獨立的動作，還可以自由騎乘機車或腳踏車，藉由推拿來解除神經的壓迫，使原先狀況嚴重的江先生，已幾近恢復正常呢！

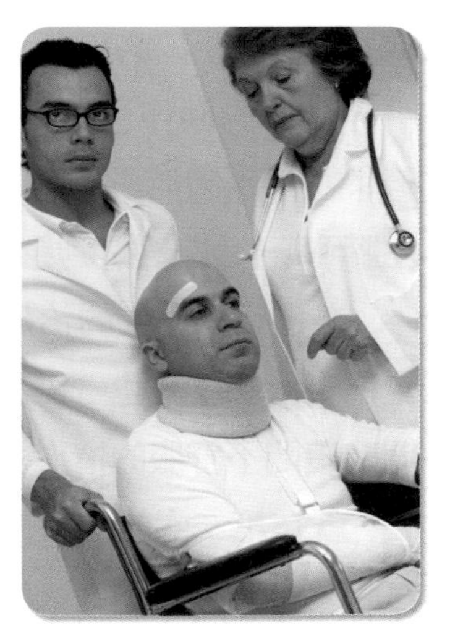

➔先天疾病所致

當然也有些骨盆歪斜的情況，是先天原因所致，例如胎兒在通過母體也會連帶萎縮，血液和淋巴循環因此受阻，間接引發相關疾病，如便祕、腹瀉、婦科疾病、心肺功能下降等症狀。

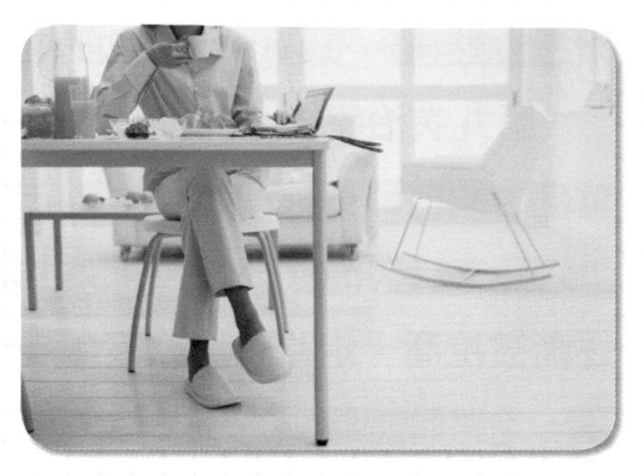

為了預防骨盆傾斜，平時活動應保護自己，以免發生意外；還要維持良好姿勢，避免側睡、駝背、站三七步與翹二郎腿，平躺時腰椎不可懸空，須有完整的支撐，才能減少骨盆傾斜的機率。

中西醫如何治療骨盆傾斜？

西醫的治療會先拍X光片，檢查骨頭是否移位，再於患部熱敷以減輕疼痛，並開立消炎藥、止痛劑和肌肉鬆弛劑，輔以復健運動，若嚴重者則須施以外科手術矯正。

對於骨盆傾斜所造成的長短腳，西醫通常會為患者設計專屬的厚底鞋穿在較短的那隻腳上，使兩腳高度一致，便於行走。可惜此法治標不治本，最後只會使骨盆愈來愈歪、脊椎側彎愈來愈嚴重，而鞋底也必須不斷加厚，對於治療，根本沒有任何成效！

相較於中醫的治療，因是內外兼顧，所以會先開立強壯筋骨、改善血液循環等內服中藥，針對痛點以熱敷、蒸薰、敷上止痛藥膏或貼布來消除疼痛，再用針灸疏通經絡，依照骨盆傾斜程度，搭配整脊、推拿來逐次調整，配合生活上正確的體適能指導來進行適當運動；此外，除了骨骼角度的調整，還須改正平時會傷害身體的不良習慣，才能防止同樣的問題反覆發生。

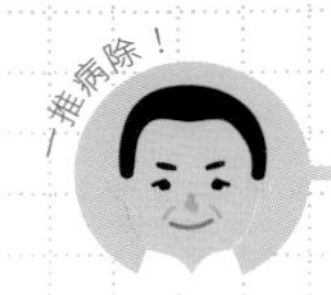

必學！
翁師傅推骨換健康

壓移骨盆與雙腳，輕鬆治好骨盆傾斜！

由於骨盆肌肉、韌帶等拉力強健，所以一旦骨盆傾斜並不容易調整，必須有一定的技巧熟練度，才能精準對正。中醫的傷科調整手法多半著重鼠蹊部拉正，卻忽略了薦髂關節的問題。

一般能完全調好骨盆傾斜的整脊師不多，雖說當下完成後，看似恢復正常，但因為沒有做好完整步驟，所以不到一週，骨盆又會開始歪斜！

骨盆是由左右兩塊髂骨、以及中間一塊倒三角形的薦椎組成，而骨盆傾斜主要是因為左右兩側的薦髂關節耳狀面無法對正，導致臀部兩側感到疼痛，情況嚴重者，薦髂關節還會有水腫突出的症狀。

除此之外，骨盆傾斜還會造成大腿骨翻轉，形成腿部假性延長或縮短，也就是所謂的「長短腳」。所以骨盆傾斜的調整有兩大重點：一是大腿股骨頭的修正，二是骨盆髂骨和薦椎相對位置的修正。只要以本單元傳授的手法處理這兩大部分，骨盆傾斜的問題也就能完全根治。

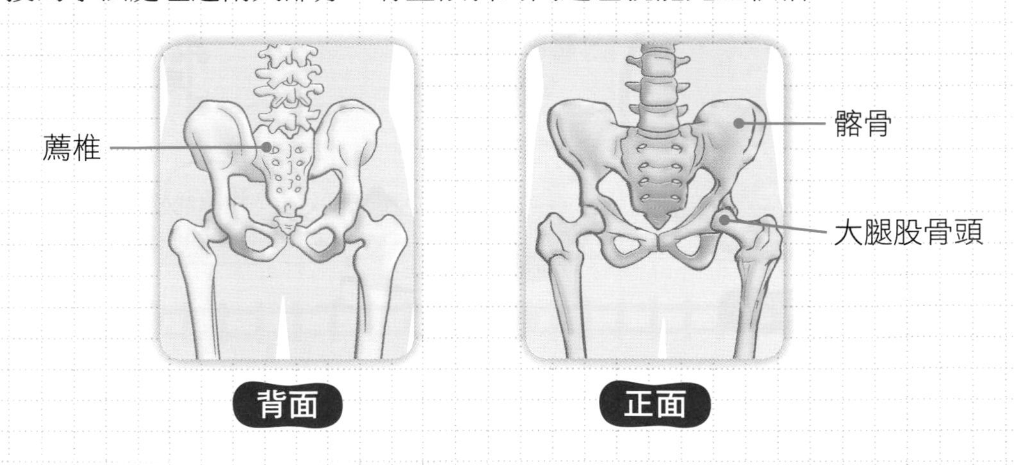

推拿套路 P

適應症：骨盆傾斜

1 調整技法共分兩部分，第一先做檢測：請患者仰躺，操作者將患者兩腳合攏彎曲，抬高至與腰呈90度角的位置。

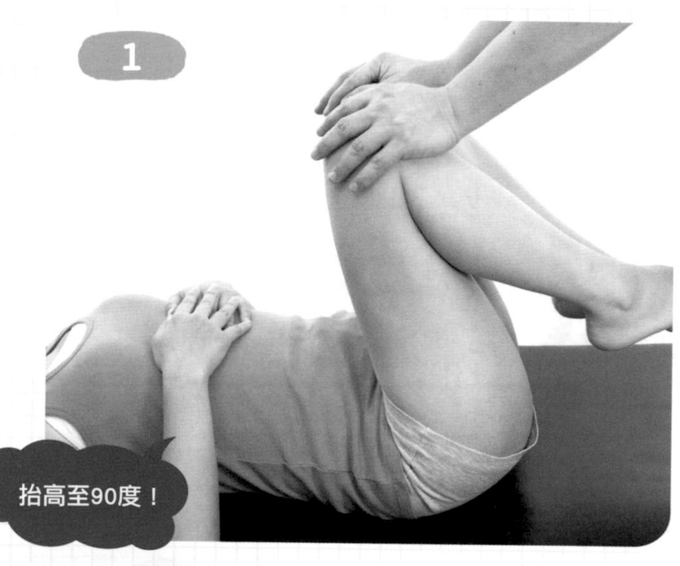

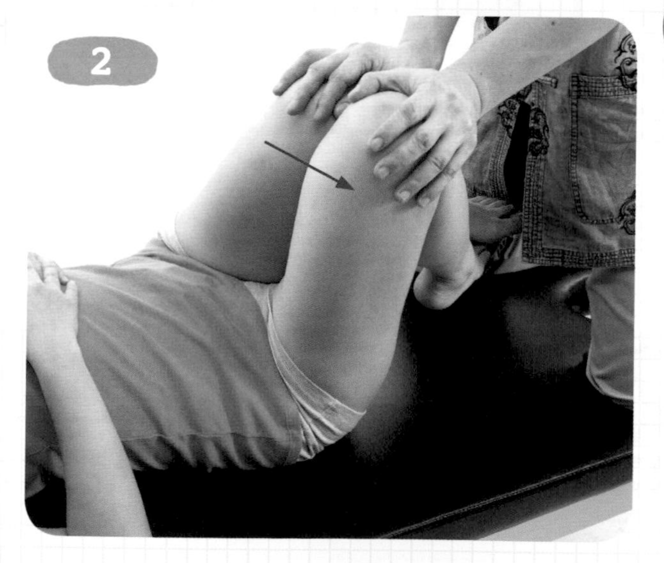

2 操作者將患者雙腳朝兩側來回微微傾斜測試，當患者朝右邊傾斜時，遇到較大的拉力，即代表患者的右骨盆向內傾斜，此時腿部朝外的傾斜角度也會較小。

翁師傅推拿NOTE

將雙腿朝右傾斜，會感覺到較大的拉力，且朝外的傾斜角度較小，此為右骨盆向內傾斜的特徵！

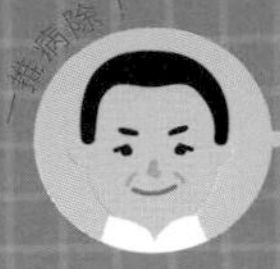

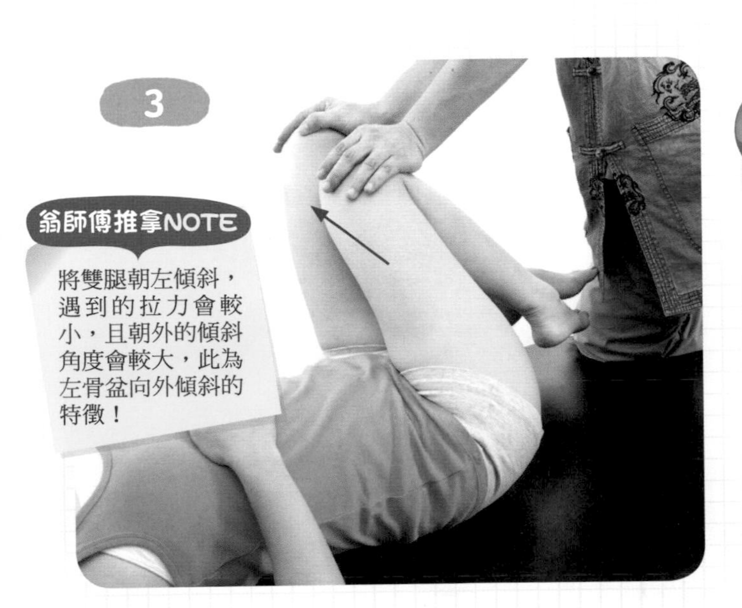

3 接著，雙腳朝左邊傾斜，其遇到的拉力較小，即患者的左骨盆向外傾斜，此時腿部朝外的傾斜角度會較大，所以左骨盆要向內調整、右骨盆要向外調整。(在此以骨盆向左傾斜做示範)

第二部分則是進行調整：操作者左手握住患者左腳踝上方，右手扶在患者左膝關節下方，先彎曲患者的左腳，再由外向內旋轉至「正對患者右手肘」的位置。

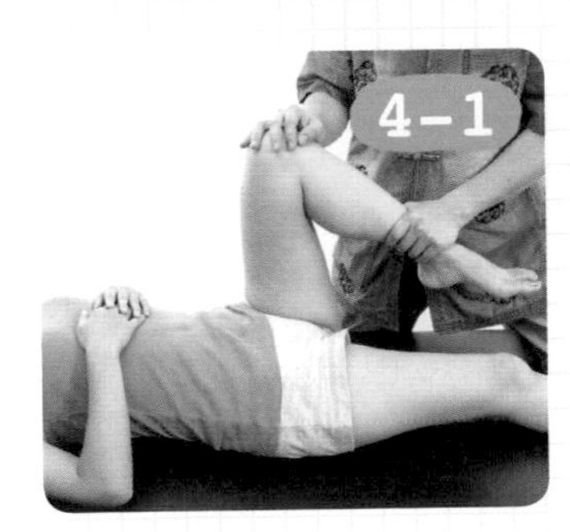

右手扶著膝蓋，左手握住腳踝！

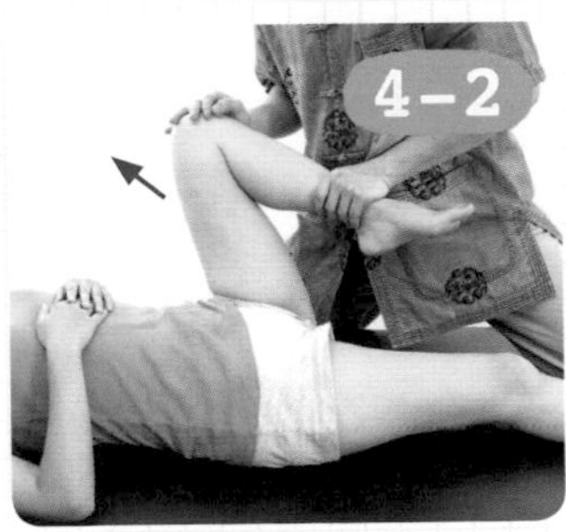

向外旋轉！

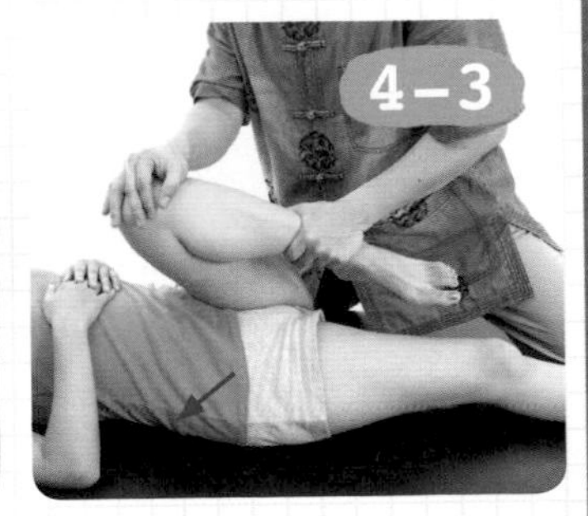

正對右手肘的位置！

推拿套路 P

適應症：骨盆傾斜

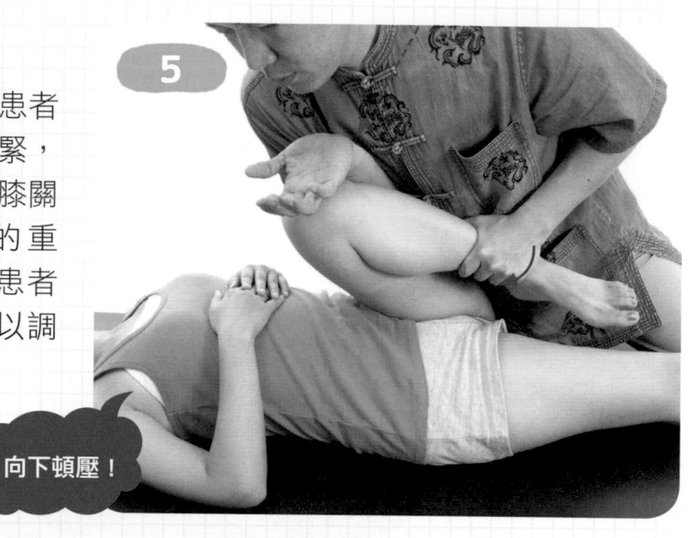

5 在此位置將患者小腿向內旋緊，並彎曲患者膝關節，以自己身體的重量，分次慢慢地朝患者右手肘的方向頓壓以調整骨盆。

6－1

讓患者的腳踩在床上，並用膝關節頂住避免移動！

6 頓壓後，順勢讓患者的左腳彎曲踩在床上，兩手握住大腿兩端，盡量伸展其髂脛束的張力，然後讓患者的左腳伸直。

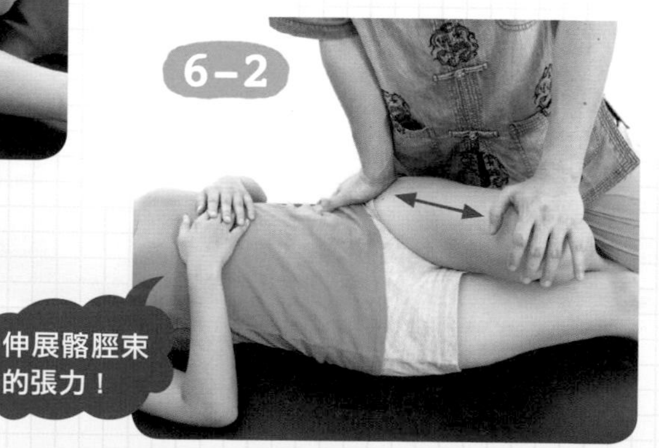

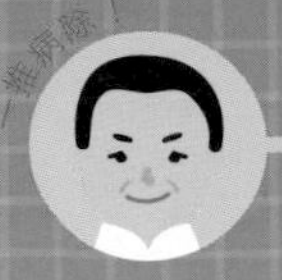

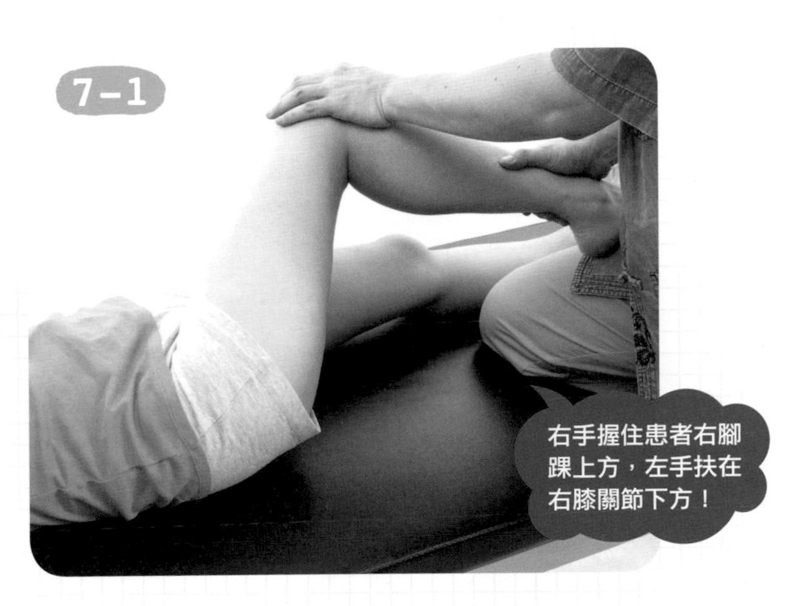

接著，操作者右手握住右腳踝上方，左手扶在患者右膝關節下方，彎曲患者的右腳，使其由內向外旋轉，然後讓右腳踝掛在操作者右大腿上。

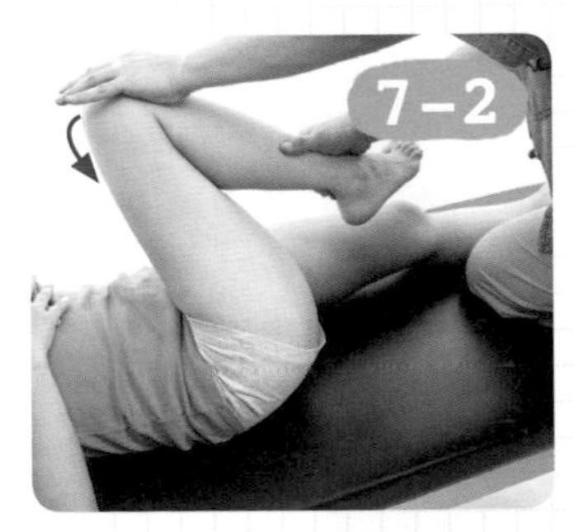

由內而外開始旋轉！

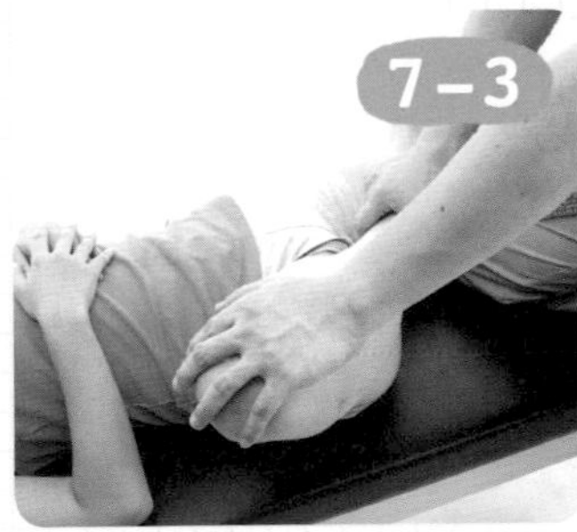

盡量拉大旋轉角度！

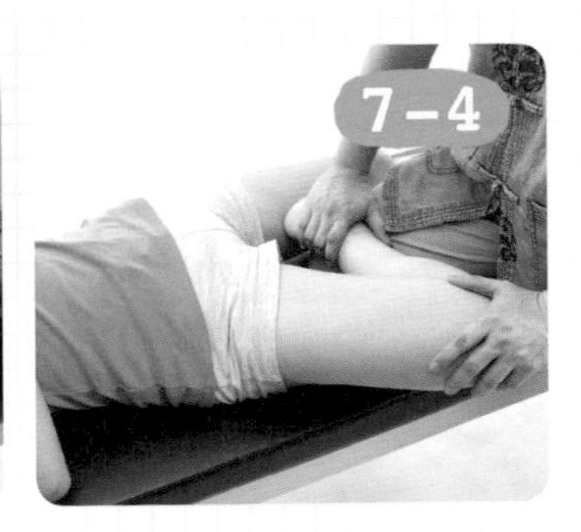

掛在操作者右大腿上！

推拿套路P

適應症：
骨盆傾斜

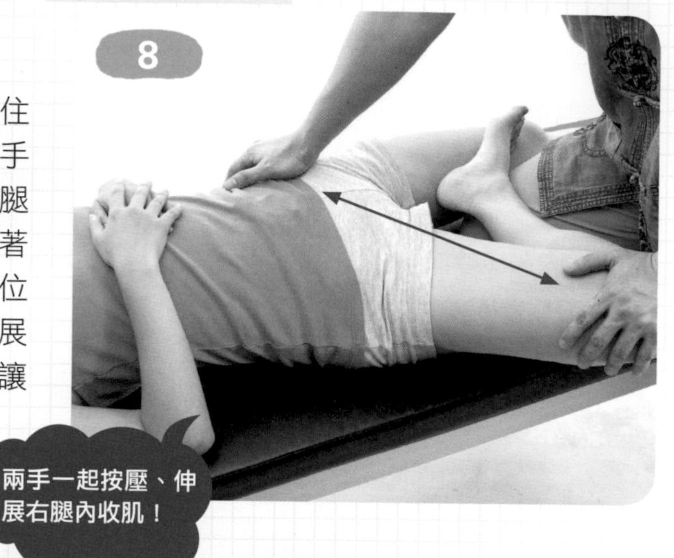

8 操作者左手壓住右膝關節，右手先將患者右大腿內側的內收肌揉鬆，接著右手扶在右髂前上棘位置，兩手再一起按壓伸展患者右腿內收肌，然後讓患者的右腳伸直。

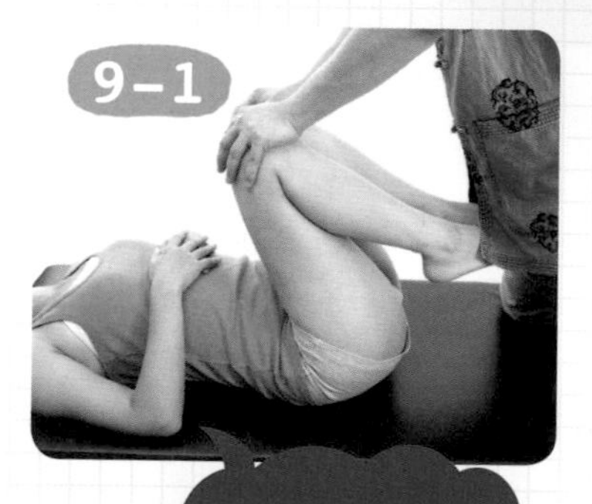

9 彎曲患者兩腳後再上推至90度位置，然後做幾次向骨盆方向輕輕頓壓放鬆的動作，即可完成；接著再次檢測第二與第三步驟，就能完成骨盆的調整。

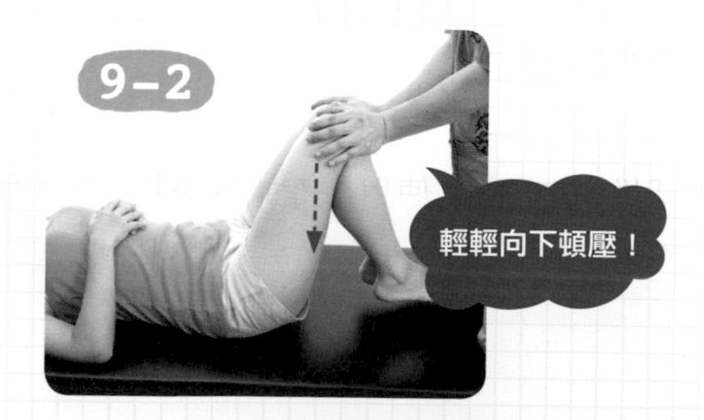

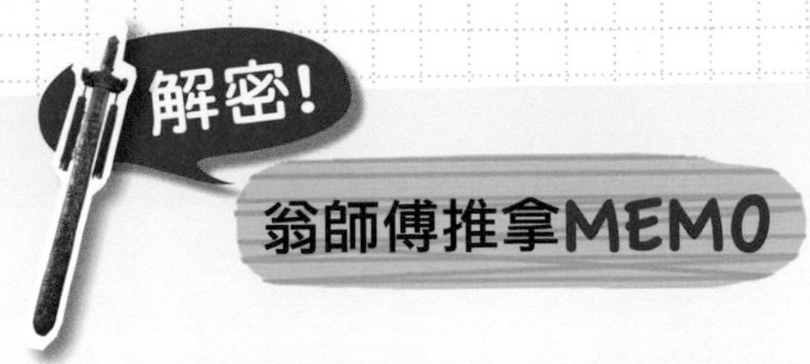

骨盆傾斜的情況，輕則引發長短腳，重則容易合併骨盆脫垂的問題，尤其骨盆脫垂會造成女性子宮傾斜，降低懷孕機率。

骨盆傾斜的角度如果過大，會擴大大腿扭轉的角度，股骨在異常角度下活動，會因長時間磨擦而損傷，容易造成大腿股骨頭缺血性壞死；通常到這個地步，醫院骨科只能換人工關節做治療，但徒手技還是有法可解，使患者免受開刀之苦。

對於幼齡的小孩來說，骨盆傾斜會連帶造成脊椎側彎與駝背，嚴重影響生長，身高往往會矮人一截，若能及早發現與調整，這些問題都可解決；加上適度的運動，魚、肉、蛋等營養補充，以及充足的睡眠，皆可使生長速度加快，諸如此類的案例不勝枚舉，最後高人一等者也大有人在。

前文曾提到：骨盆傾斜的調整是容易忽略的盲區，大多數的整脊師只注重患者兩腳長短的處理，卻疏忽了真正的病灶在於骨盆傾斜，只知治標未能治本，反反覆覆調整的都是同一部位，沒有結束的一天，最後對調整技法感到失望而放棄治療，那就非常可惜了。

曾經聽說，有整脊師調整骨盆時會從恥骨處按壓，但因其神經敏感易痛，且對女性來說，通常容易有被侵犯的感覺，不僅局部調整效果不佳，又會造成當事者不快，故應儘量避免。事實上，只要從大腿調整，就能產生明顯效果！

只要將本單元的「推拿套路P」，搭配第十七單元〈鼠蹊痛〉中的「推拿套路Q」使用，就能解決骨盆傾斜的問題，徹底消除身體不平衡所產生的毛病。此外，後面幾個單元會提到青蛙腿與彈響髖，其與骨盆傾斜有絕對關係，若能徹底發揮本單元的技巧，便能完全根治。

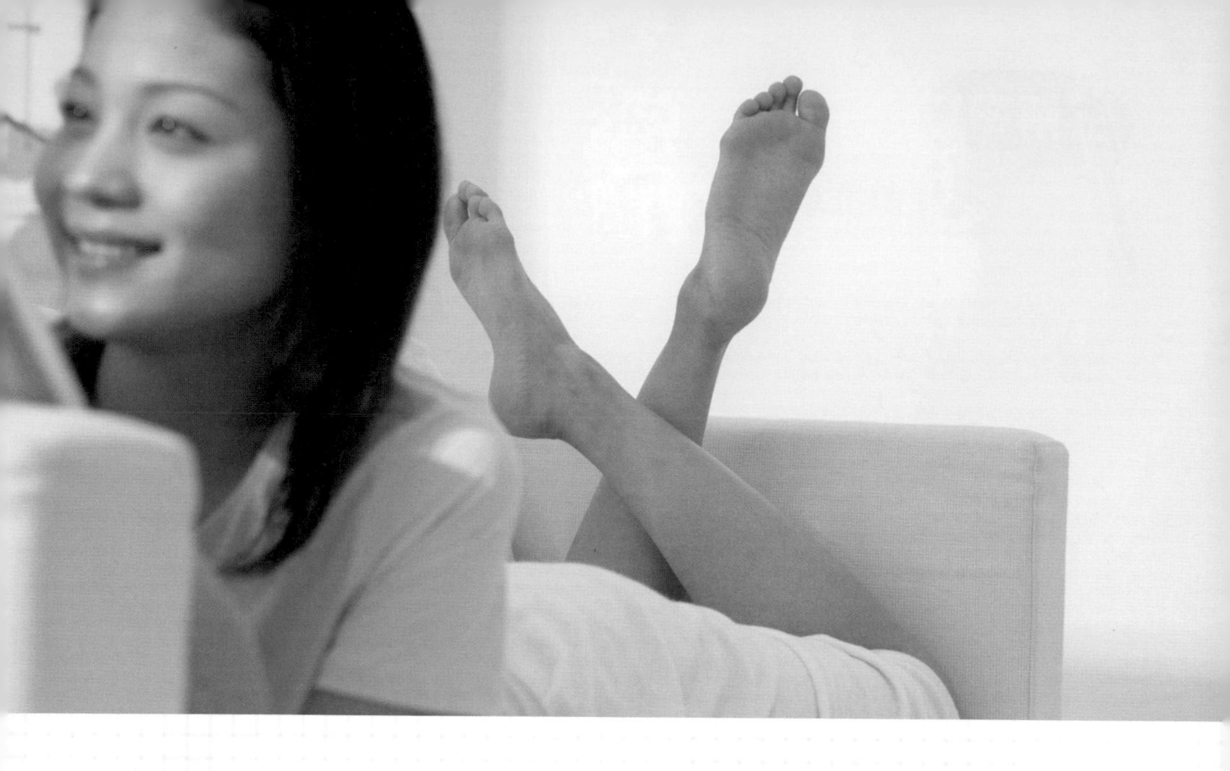

17.鼠蹊痛

～推移大腿股骨，鼠蹊痛徹底消失～

見證直擊！

病歷017

老婆婆（約70歲）

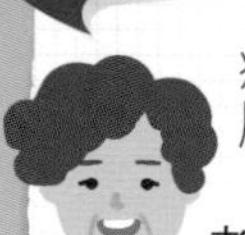

症狀 鼠蹊部大腿髖關節移位，走起路來容易腳痛。

推拿效果 不僅能久走，體力也比之前更好！

我曾遇過一位印象令我十分深刻的鼠蹊痛個案，她是一位將近七十歲的老婆婆，當她來找我時，見到我的第一句話竟是：「翁師傅，我每天都好想死啊！」

我聽完嚇了一大跳：「為什麼會想死？」

「因為，我不會走路……」老婆婆哭喪著臉說，當時她已陷入嚴重的憂鬱。

「不會走路？您不是走路來的嗎？」我十分不解地問。

「對啊！但問題是我每天早上去市場買完菜回來，就再也沒辦法出門了。」她沮喪地說。

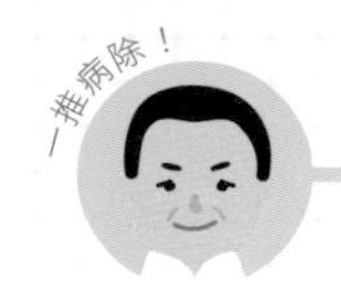

老婆婆每天早上醒來時，什麼疼痛也沒有，但只要下床走不到5分鐘，鼠蹊就開始發疼，平時也不耐久走，每天買完菜回家，鼠蹊就痛得走不了，因此活動範圍十分有限，每天就像被軟禁在家一般，對這位好動的婆婆來說，日子過得簡直生不如死。

為了治療這個毛病，家人帶老婆婆看了許多醫生，打針、吃藥、復健樣樣來，但始終不見好轉。由於行動不良，血液循環與身體代謝機能也相對變差，體力更是奇弱無比，只好經常睡覺休養。而且老婆婆這一病就是十幾年，病因早已不可考，只知道自己大部分的時間都被關在家裡，時時刻刻都痛不欲生。

老婆婆在接受我的治療前，平時都不太敢出門，因為她知道自己沒辦法久走，偶爾有朋友邀她參加旅遊或進香團，也只能設法婉拒，然後在家暗自難過。沒想到第一次調整完，老婆婆就在自家附近開始走動，而且一天出門好幾趟都沒問題；第二次結束，她便能跟朋友去旅遊或進香，甚至參加旅行團到大陸爬武夷山呢！

其實，老婆婆的問題就出在鼠蹊部大腿髖關節的移位，壓迫到了腳部的支配神經，使得走路時間一旦增加，腳的活動能力馬上就會因神經發炎而下降，當然就走不遠了。

而就在第三次調整完後，因適逢新年，老婆婆的兒女、媳婦等晚輩都回家過年，往年大家都會陪老婆婆打麻將，但因老婆婆體力不佳，頂多打完一圈就會喊停，然而痊癒的那一年，老婆婆打了通宵的麻將，所有人都累趴了，老婆婆卻依然精神奕奕，把兒孫們全嚇壞了。

他們對老婆婆的轉變大惑不解，一問之下才知道老婆婆找我調整後，所有毛病都沒了，結果一過完年，我的患者突然爆增，因為老婆婆的兒子、女兒、媳婦、女婿、孫子、孫女、親戚朋友等，全都來找我報到了！

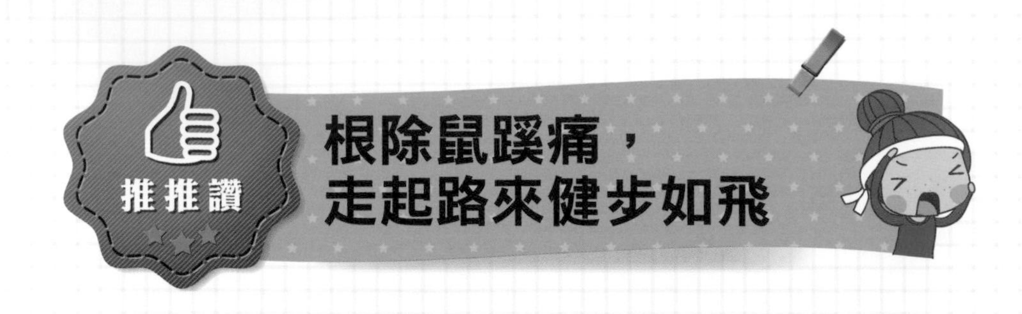

2011年，美國職棒大聯盟的超強隊伍遊騎兵隊參加世界大賽時，強棒漢米爾頓（John Hamilton）因鼠蹊部疼痛，導致下盤無法正常扭轉使力，使得長打火力盡失，結果在兩場比賽的八個打數中，只勉強擊出一支安打，令球隊和球迷大失所望。足見鼠蹊痛的影響並非僅是疼痛，更已擴及到人們的行動和健康了！

鼠蹊痛的致病因素

鼠蹊痛是個令人尷尬的病症，很多患者不好意思就醫，也不敢跟人談論，殊不知放著不管只會讓病情惡化，日子愈來愈難過。其實，鼠蹊部疼痛的原因很多，大致可分為以下三類：

❶ 生理疾病

包括鼠蹊部的淋巴腺腫大、下腹部肌肉拉傷、尿路結石，甚至腸胃出了問題，都可能造成鼠蹊部疼痛；而男性的鼠蹊部疼痛還可能是腹股溝疝氣、精索靜脈曲張使然，女性的鼠蹊部疼痛則可能是子宮頸癌、卵巢癌的前兆。

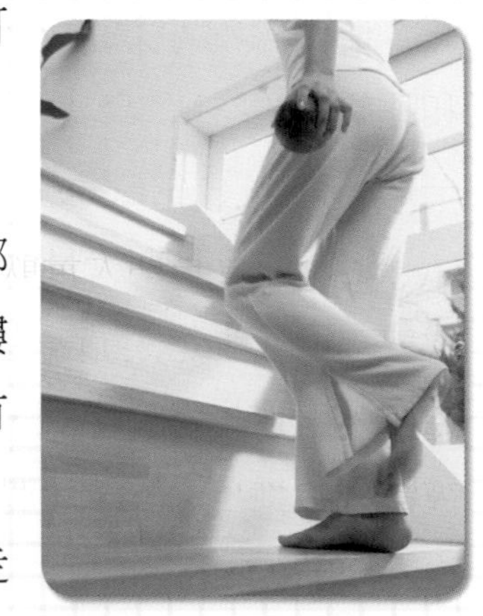

❷ 鼠蹊部的骨頭出現問題

除了上述生理性疾病外，更多是因為鼠蹊部的骨頭出了問題。有不少比例的老年人無法爬樓梯、跨門檻、長距離走路，甚至連短程行走都有困難，都是源自於此。

只要仔細觀察就會發現，很多老年人不想走

路，其實是因為鼠蹊部疼痛，但卻誤認為是自己年紀大，所以毛病多，而忽略檢查和治療，任憑情況愈來愈惡化。

❸意外受傷所致

雖然很多老年人都有鼠蹊部疼痛的現象，但並非老年人的專利；有時年輕人走路不慎滑跌，或只是單腳打滑拐到，都會使大腿骨扭轉而卡住關節，造成鼠蹊部疼痛。

抑或是大腿股骨受到外力創傷，造成移位、扭挫傷，都會形成鼠蹊部疼痛，像是勞動工作者、棒球、足球、高爾夫球、路跑、單車等運動選手，都是容易傷及鼠蹊部的高危險群。

一般來說，鼠蹊部有問題的人，走起路來不僅會外八，腳也很難舉高，尤其爬樓梯時無法抬腳跨步，只要稍微動一下，鼠蹊部就疼痛不已。

有以上明顯症狀者，經常是受外力撞擊使然，且通常是單腳拐到所致。時間一久，腳的活動角度會逐漸縮小，甚至出現跛腳；大腿做內旋、外旋或前屈動作時，亦會感到不適，甚至連大腿內側、膝蓋、屁股也都會酸痛不已。

由於患者的鼠蹊部一開始只是隱隱作痛，並沒有明顯疼痛，所以很容易被誤診為肌腱拉傷或肌肉酸痛，而不積極治療，結果導致大腿股骨頭壞死，使供應股骨頭的血液遭到破壞，因而疼痛難當、行動困難，尤其休息和睡覺時更是難以忍受。而長久下來，便逐漸成為長短腳，最後走上開刀一途，換上了人工關節！

此外，有長期大量飲酒習慣的人，股骨頭的損壞速度會比一般人快，我曾在臨床上追蹤過一名已有明顯股骨頭壞死的患者，由於年輕時就喜歡飲酒，工作也常有應酬，故二十年來已養成大量飲酒的習慣，才四十歲就被醫生診斷出「輕微股骨頭壞死」。後來，因症狀不嚴重，便透過徒手調整來緩解疼痛，然而即使成效不錯，仍因一時戒不掉飲酒惡習，導致他短短半年內，股骨頭的損壞程度就惡化到原來的兩倍，最後不得不開刀解決，對喜愛飲酒的人來說，不可不慎啊！

所以，千萬別把鼠蹊痛當成小毛病不聞不問，就算再尷尬，也要勇敢就醫、解決病痛。此外，更建議久坐工作者應經常伸展下肢；運動前應做好暖身，減少拉傷或骨頭移位的機會；並選擇適合自己的運動，以免超過體力負荷而受傷。

中西醫如何治療鼠蹊痛？

遇到鼠蹊部疼痛的患者，西醫首先會以X光、核磁共振或電腦斷層掃描檢查骨頭狀況，確認是否有移位或壞死的問題；嚴重者，必須開刀換成人工髖關節。

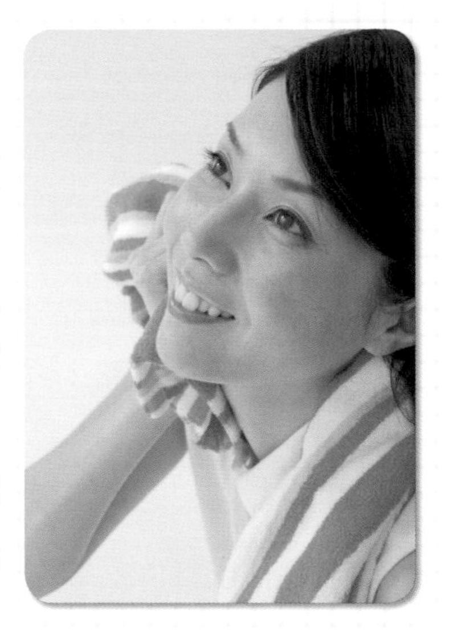

如果症狀輕微，醫生會先開立消炎藥、止痛劑和肌肉鬆弛劑，並為患者設計可以活動髖關節、鼠蹊部的復健運動，例如走路、抬腳、踩腳踏車、腳向內或向外跨等動作。但因未能對症下藥，復健效果通常較低，所以患者最後都會放棄治療。

若是尋求中醫，則會開立通筋活血或補骨健骨的藥方，於患部施以熱敷、遠紅外線照射、針灸、推拿、拔罐、止痛藥膏或藥布，以減輕患部疼痛，或藉由傷科技巧推回已移位的骨頭。

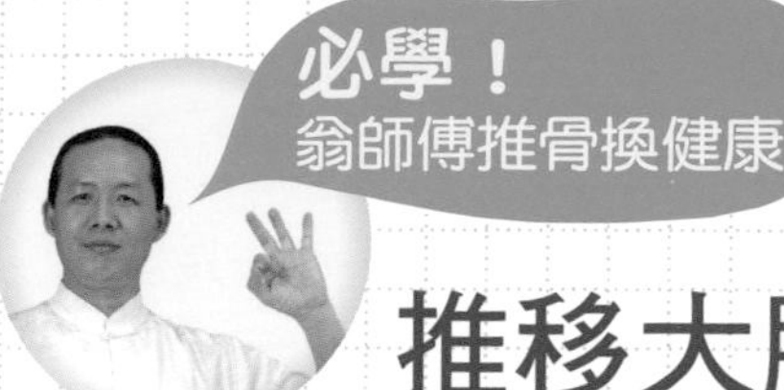

推移大腿股骨，徹底根治鼠蹊痛

想知道鼠蹊部的活動功能有無問題，可用以下方法測試：首先，平躺在床上，將膝關節彎曲並且向外平放，腳掌貼平在另一條大腿的內側，若膝關節能貼平在床面，代表鼠蹊部功能正常；反之，就能看到腳懸在空中放不下來。

在臨床上，我曾遇過幾個案例，一些雙腳無法完全直立的患者，在經過幾次調整後，也都能輕鬆地盤腿而坐，活動機能也都恢復正常，其原先造成生活上的各種不便亦完全消失。

其實，一般鼠蹊部疼痛，都是因為大腿股骨有某種角度的移位和扭挫傷，造成大腿骨特殊角度的翻轉、卡住，使得患者走起路來像是拐到筋，怎麼走都會有不適感。由於關節一直沒對正，時間一久，筋結愈卡愈緊，便會開始出現纖維化、鈣化、變硬，最後靈活度及活動度也都一起下降。

既然原因起於大腿股骨頭，調整時一定要將此處列為重點，即使大腿股骨頭已經壞死，大部分也能修補回來，並非一定要換人工關節。只要先操作第十六單元〈骨盆傾斜〉中的「推拿套路P」的骨盆調整技法，並在患者臀部墊上一個木製三角枕，製造一個支點，再用本單元介紹的「推拿套路Q」，將患者大腿朝外側繞一圈，然後對準接上，患者便能馬上抬腳，甚至健步如飛，立即解決鼠蹊部的疼痛。

如果遇到大腿活動角度過小的情形，就必須分多次調整，只要每一次的調整都能進步，恢復健康指日可待。但要注意：在旋轉患者大腿股骨頭時，不要太用力，利用患者身體的重量壓住即可，以防出現意外。

而此技法的調整重點在於股骨頭的移位，與第二十三單元〈長短腳〉的技法雖像，但卻完全不同！長短腳的重點在大腿骨的旋轉調整，位置雖然接近，但差之毫釐、失之千里，很多徒手調整就是差在這種小地方，所以才會有花費很多時間治療卻不能根除的煩惱。

精確的判斷與精準的調校是解決問題的根本，調整手法不需太過華麗也不需使用暴力，但須考慮個案的各種條件，做出最正確的選擇，方能手到病除！

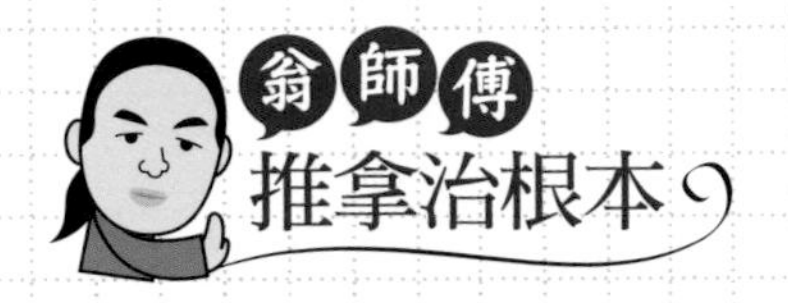

在傳統的整復推拿手法中，此技法其實非常簡單、實用，只要不使用暴力，並利用患者的體重來順勢調整，便能解決，而且不會造成任何傷害，即便是骨質疏鬆症的患者，也可進行調整，使其恢復正常。

▸ **主要推整骨骼透視區** ◂

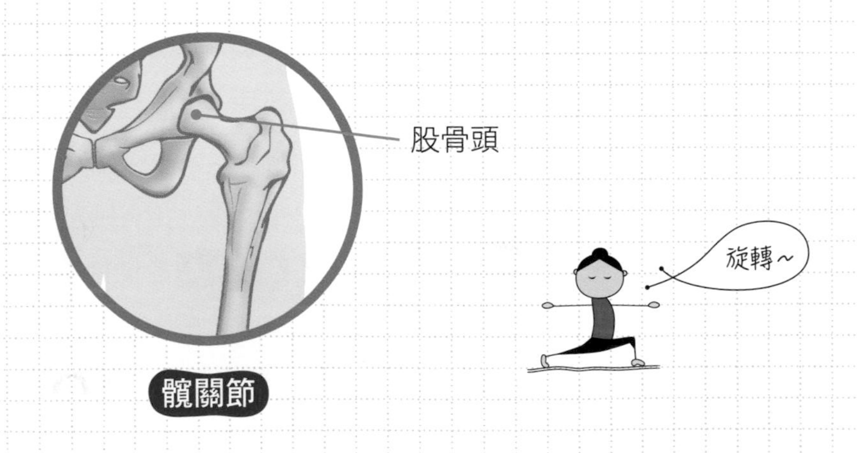

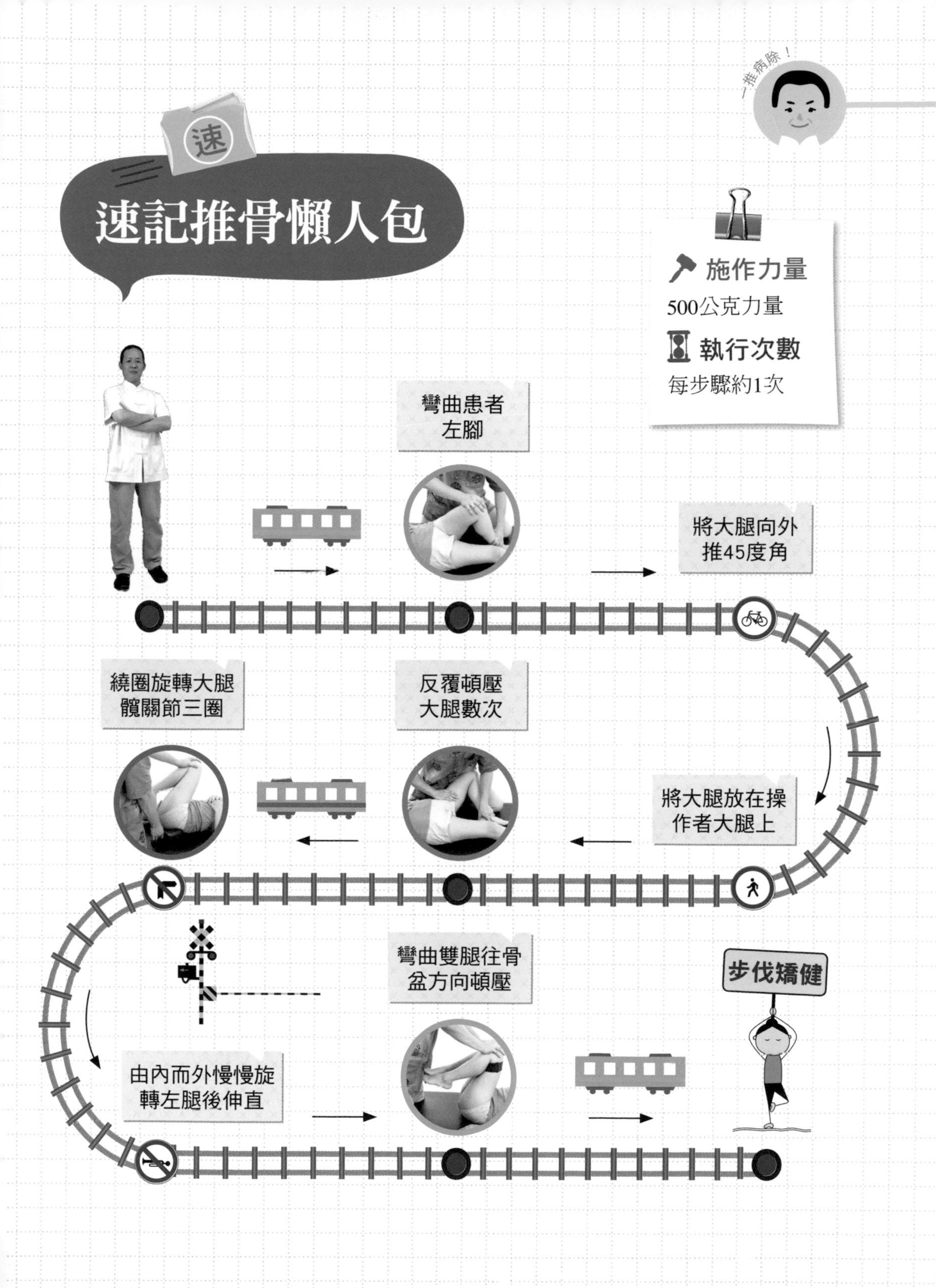
一推病除！
速
速記推骨懶人包
施作力量
500公克力量
執行次數
每步驟約1次
彎曲患者
左腳
將大腿向外
推45度角
繞圈旋轉大腿
髖關節三圈
反覆頓壓
大腿數次
將大腿放在操
作者大腿上
彎曲雙腿往骨
盆方向頓壓
步伐矯健
由內而外慢慢旋
轉左腿後伸直

推拿套路Q

適應症：鼠蹊痛

1 操作者左腳跪在床緣，將患者左腳彎曲立起來，再向外推45度角，斜放靠在操作者的左大腿上。

1-1

將患者左腳彎曲！

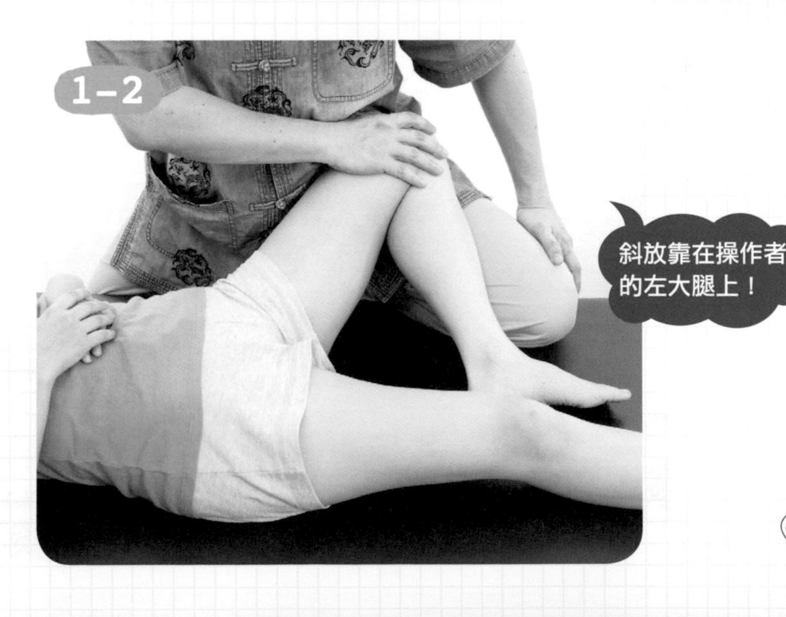

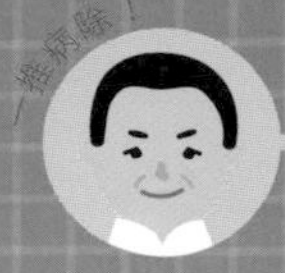

2 左手握住患者腳踝，右手從大腿髖關節處由內向外45度角推，慢慢地反覆頓推，以鬆開大腿內側肌肉拉力。

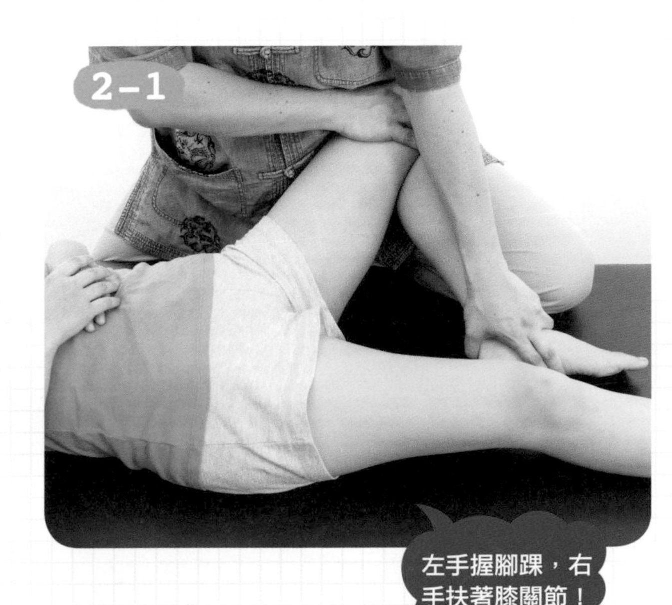

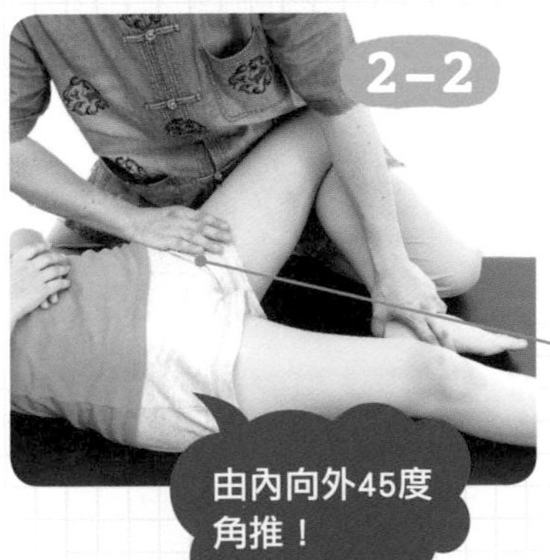

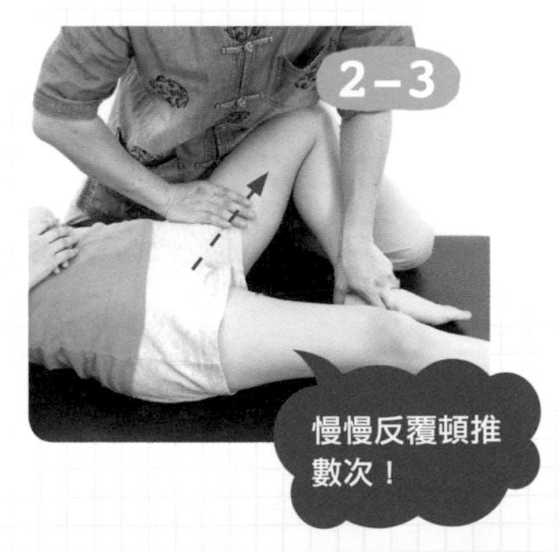

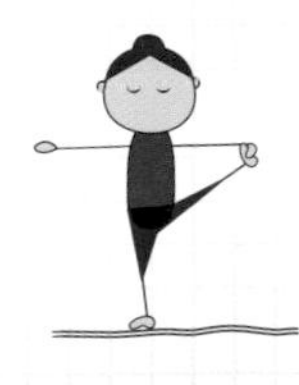

推拿套路Q

適應症：鼠蹊痛

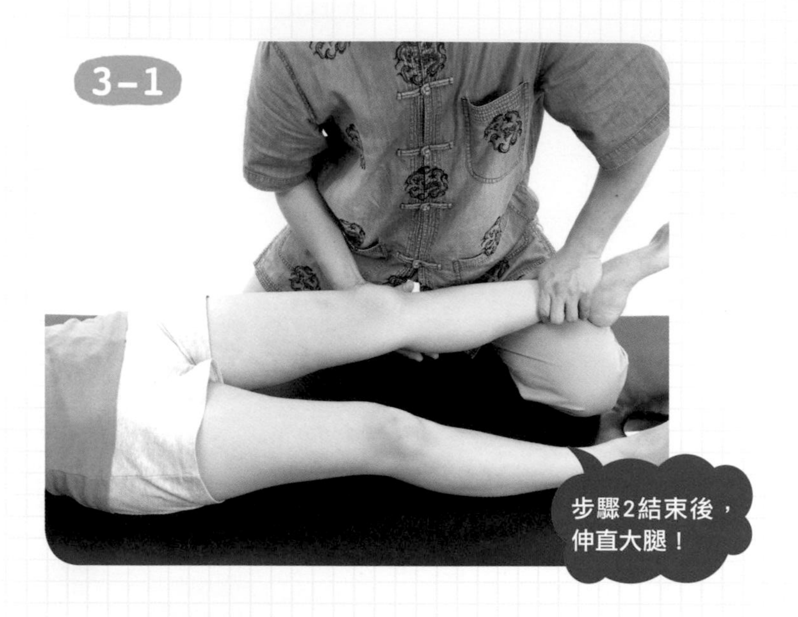
3-1

先伸直左大腿再彎曲，繞圈旋轉大腿髖關節三圈，以放鬆髖關節，減緩患者不適，以上兩步驟至少須進行兩次。

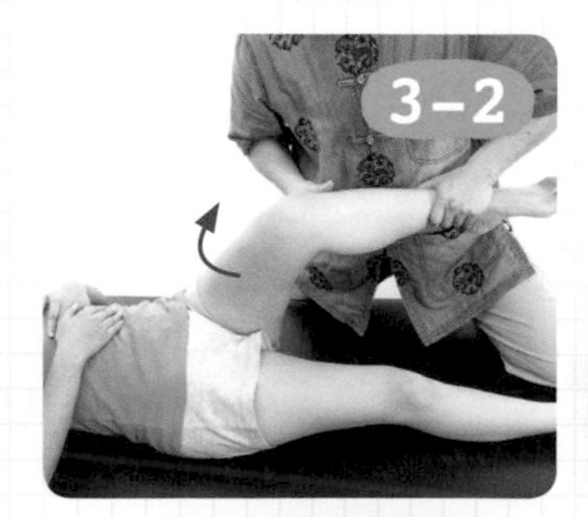
3-2

彎曲左大腿後旋轉！

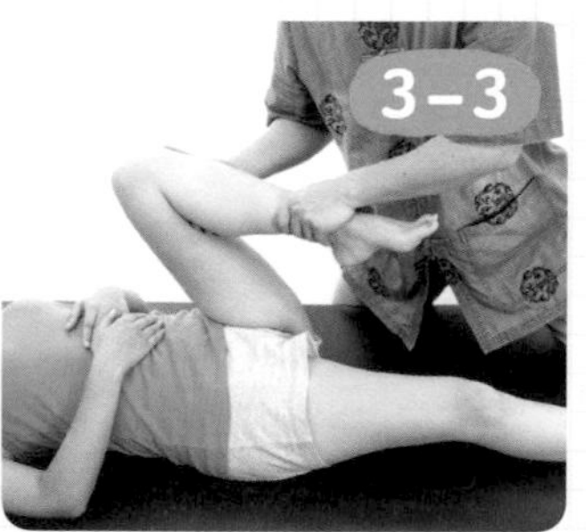
3-3

往上面繞！

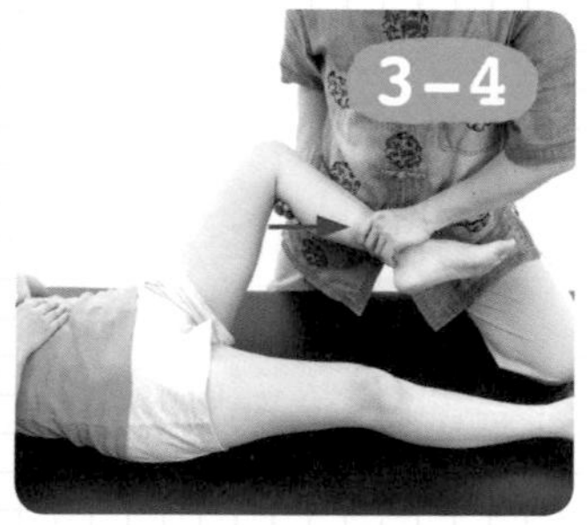
3-4

再慢慢往外！

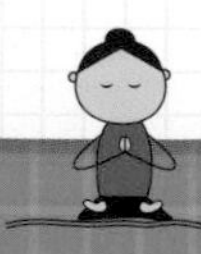

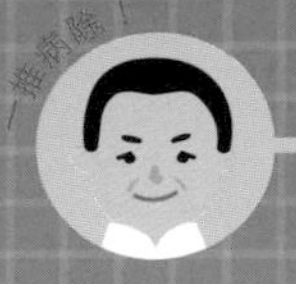

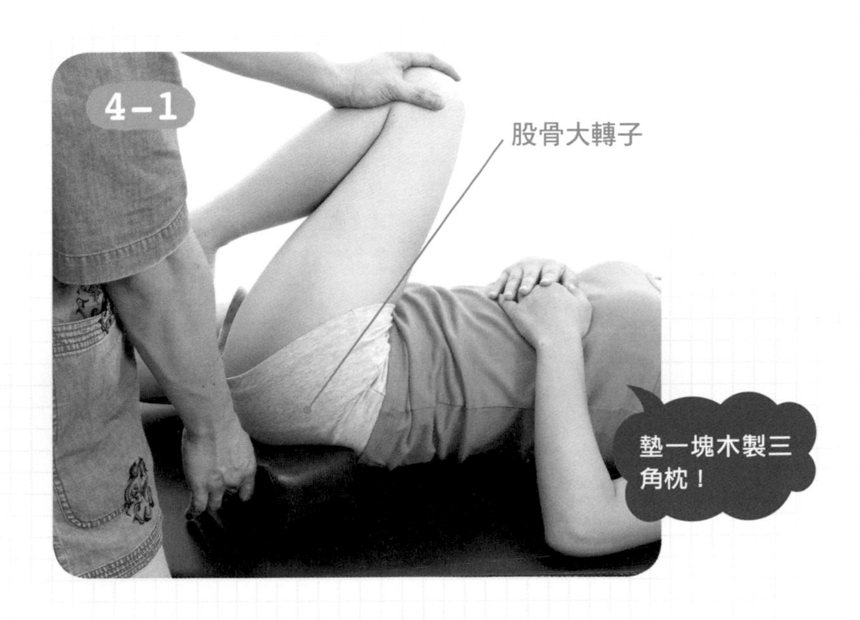

在患者左大腿股骨大轉子下方墊一塊木製三角枕，將左腿由內而外慢慢旋轉，然後伸直。

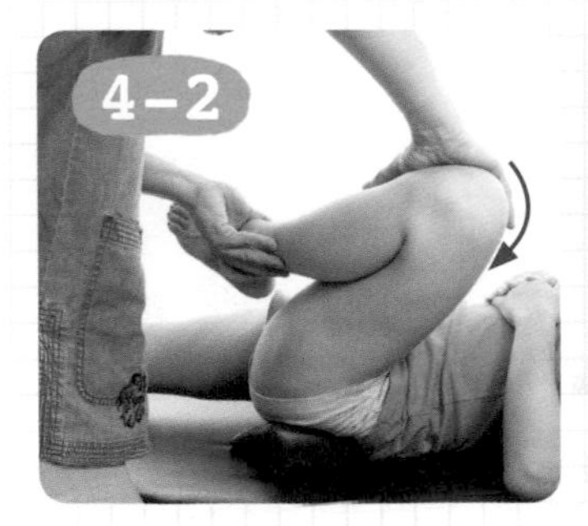

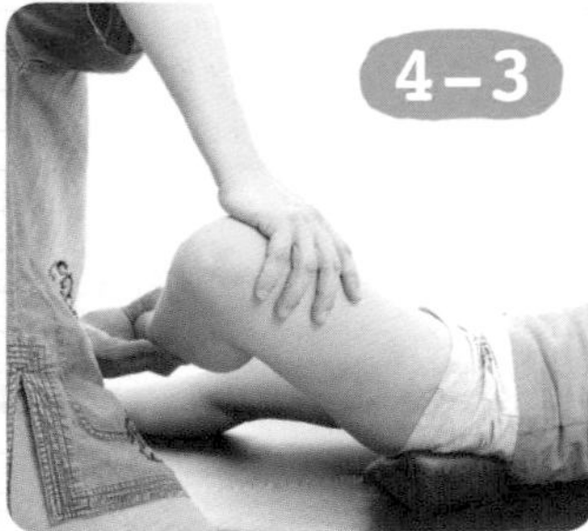

方向應由內而外！

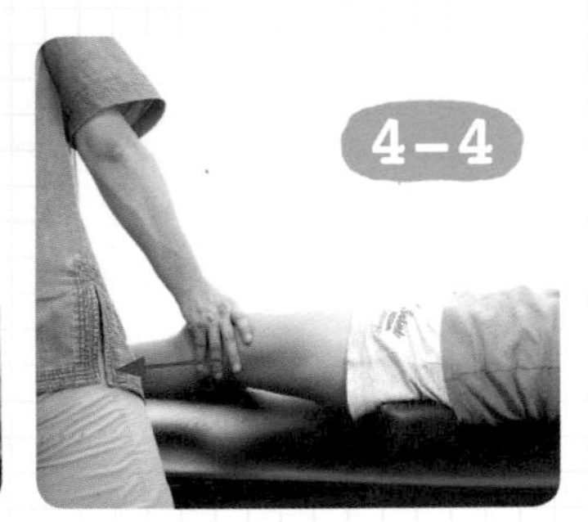

最後伸直大腿！

翁師傅推拿NOTE

這個步驟可對正患者股骨關節，並消除異常突出的大腿外形，此動作要反覆進行兩次。

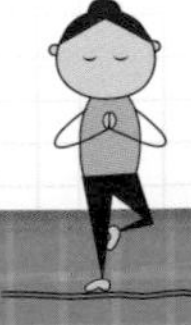

推拿套路Q

適應症：鼠蹊痛

5 右腳也依照前四個步驟調整完成後，以帶子稍微綁住患者兩條大腿，並彎曲雙腳成90度，再慢慢往骨盆方向頓壓，鬆開，對正患者骨盆即成。

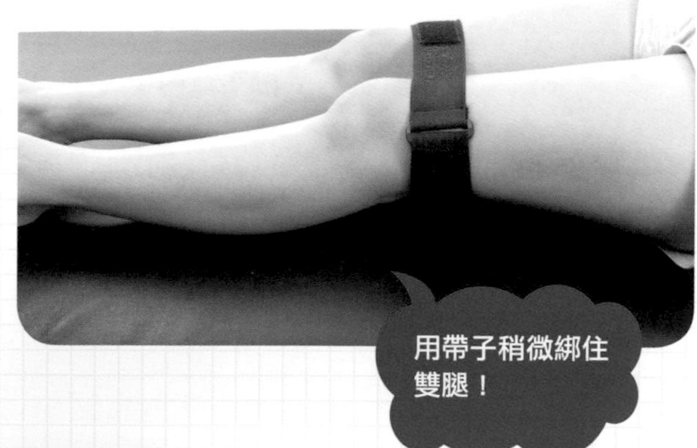

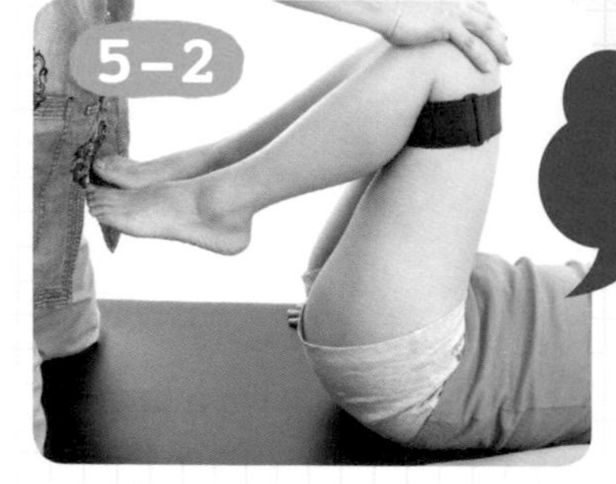

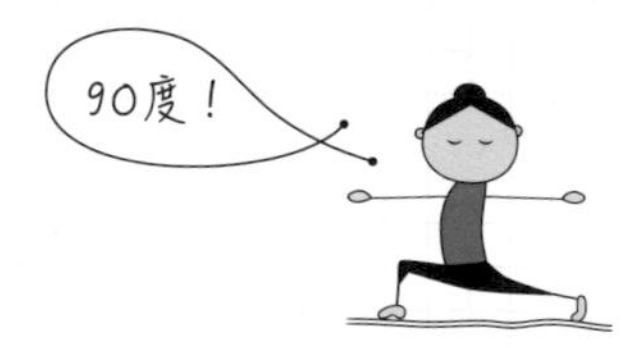

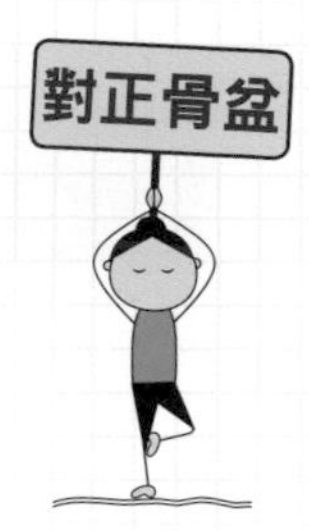

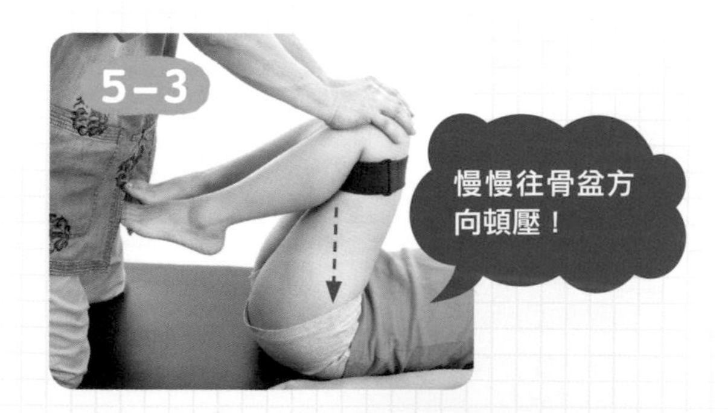

解密！

翁師傅推拿MEMO

看到如此大幅度旋轉股骨頭關節的調整手法，有人可能會擔心折斷患者的股骨頸，但事實上並不會這麼危險，除非是力道過大或慣用暴力矯正的操作者，才可能損折患者的股骨頸。否則，只要仍能行走，骨頭的強度都會大過此技法所施之力，我入行十多年來、調整過上萬人，從沒讓人受傷。

本書所有的調整手法都強調要「輕柔和緩」，好讓操作者一方面感受患部的變化，一方面掌控調整過程中發生的各種情形，只要放慢調整速度，便可隨時停止。

一旦患者有任何不適，必須馬上停手，並與患者協調，或更換姿勢、角度，如果真的不行，就等下次再調整吧！而在此時，可預先處理好患部周圍能調整的部位，那麼下次再進行時，便會因患部周圍組織的拉力放鬆，而擴大其調整空間。

對於爬樓梯、跨門檻有困難以及不耐久走等問題者，可以此簡單、實用的技法來處理，而其復原效果不僅是最完整，同時還能解決患者「臀部兩旁大腿骨突出」的窘境，對於調整O形腿，有相當大的助益。

此外，本單元的技法還有雕塑臀型的作用，因多數人常因懷孕生產、車禍等後天因素使得臀部變大，所以只要調整好大腿骨就能恢復原狀。

至於文中提到的木製三角枕，在P.470介紹的醫療器材行就能購得，如果真的找不到，也可使用其他物品替代。例如，我會拿幾本厚一點的書堆疊起來，高度大約在5公分左右，如此可代替三角枕的功能。在此勉勵各位讀者，只要練熟徒手技法，很快地就能跟我一樣——走到哪裡操作到哪裡，完全不受場地、器材的限制！

見證直擊！
病歷 018
蕭女士（50多歲）
症狀 臀部長期腫脹、發炎、不適，且上坡步行時還會出現疼痛。
推拿效果 身體所出現的疼痛皆已解決！

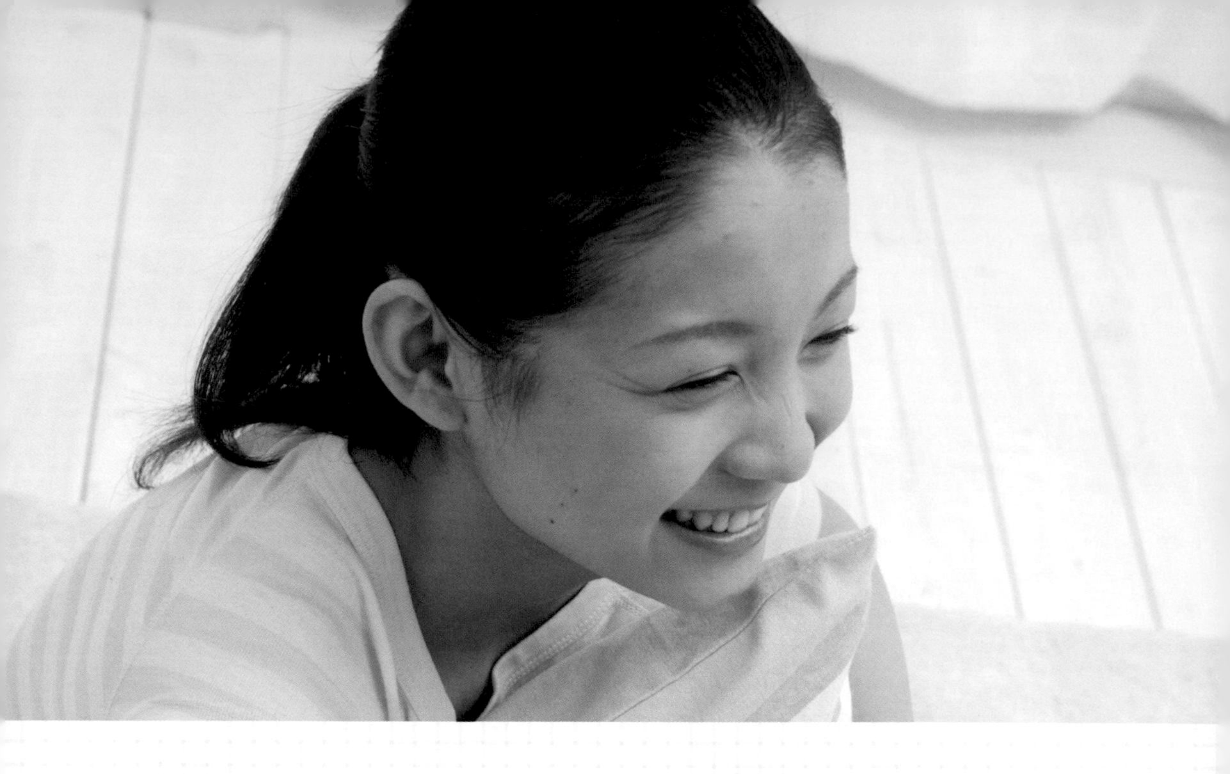

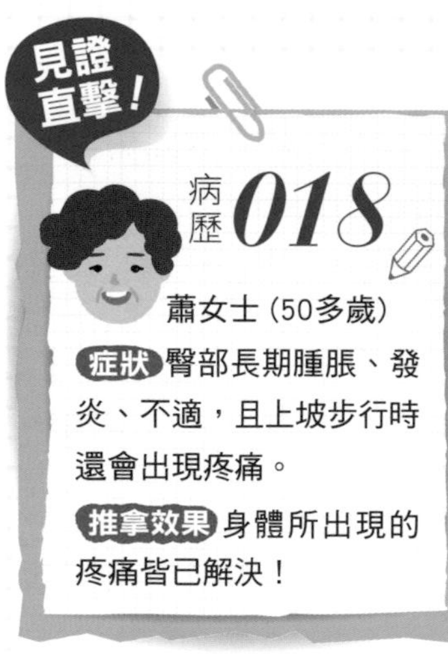

18.屁股痛

～推移薦椎，輕鬆根治屁股痛～

我曾治療一位薦髂關節移位的個案，她是五十多歲的蕭女士，每天早上都會帶狗外出運動，遇到下坡或在平地走路時都很正常，但只要一到上坡路段，才走幾步路，臀部就會出現異常疼痛，最後只好撐直兩條腿、踮著腳外八走路，姿勢雖怪，但也莫可奈何。因為蕭女士只要腳一彎曲抬高，屁股就會痛得不得了！

會出現這個症狀，必須追溯蕭女士多年前騎乘摩托車時發生的車禍！當時她的薦椎被強大的外力撞歪，雖說骨盆位置依舊正常，也沒有出現長短腳現象，但卻忽略了薦髂關節移位的情形，而當時醫生誤診為梨狀肌綜

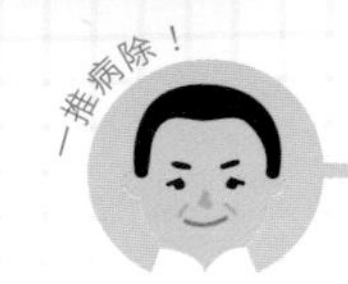

合症，使其屁股不僅長期腫脹、發炎、疼痛，且永遠都是硬梆梆的。

為了緩解疼痛，她也做過注射治療，經常熱敷患部、捶打臀部，以放鬆僵硬的肌肉，並進行髖關節的復健運動。每隔一段時間，狀況似乎才好轉一些，就又會開始發作。正因為沒有正確治療，所以病痛才會纏著她不放。偏偏她的住家在半山腰，每天運動、上下班都必須走一段上坡路，讓她苦不堪言。

宿疾久治不癒，令她十分苦惱，除了繼續進行原先的治療，她也到處打聽其他方法。於是有一天，她找到了我的臉書〔翁氏傳統整復推拿〕粉絲團，發現我在網上分享的案例症狀跟她很像，於是便寫信問我她的情況是否有救，我看完她的描述後，認為這並無大礙，便告訴她病況有解！

蕭女士的病因既不是腳痛、腰痛，也不是坐骨神經痛，所以一開始我也以為她是梨狀肌綜合症，結果第一次治療後，似乎不見任何效果，其臀部腫脹的情況還是很嚴重。幸好她並未失去信心，認為一種新方法好歹也要試個兩、三次，才能判定效果如何。

後來我也覺得不太對勁，這才發現她原來是薦髂關節疼痛，而且薦椎嚴重後突，因此只要修復她移位的薦髂關節，一切就能恢復正常。於是我先鬆開她臀部後面的筋膜，弄清楚關節間的連動關係，再將薦椎往身體內側推，使其回歸原位，以減輕薦髂關節的韌帶拉力，讓臀部的腫脹隨之消除。就在第二次的治療後，屁股的疼痛明顯減輕，第三次治療後，走路情形則大幅改善，使蕭女士信心大增。

直到第六次治療後，之前的腫脹終於消失，我才得以將蕭女士的薦椎轉正拉好，從此以後，蕭女士所有的疼痛與異常問題才徹底根除！

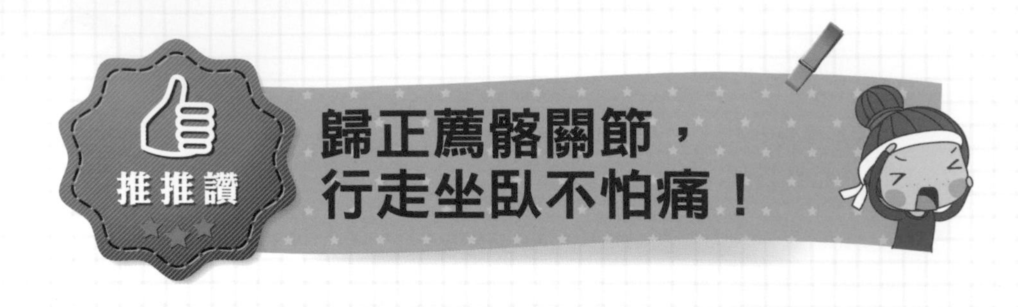

歸正薦髂關節，行走坐臥不怕痛！

許多到骨科求診的患者常會抱怨：「醫生，我的腰不會痛，但是我的臀部會痛，這是怎麼回事？」其實，屁股痛並不完全是骨盆出了問題，有些患者經過檢查，其骨盆位置是正常的。

目前香港有一個醫療團隊，是由一群骨科醫師組成，名為「脊醫」。該團體認定「屁股痛」是因為薦髂關節移位所致，因合併出現某些假性症狀，故常導致醫生誤診為梨狀肌綜合症，前述蕭女士即為一例！

由於梨狀肌位於臀部深處，外形很像一顆梨子，故被稱為「梨狀肌」，主要負責髖關節外旋的功能。一般來說，坐骨神經是從梨狀肌下方通過，少部分的人則是直接穿透梨狀肌，所以梨狀肌一旦受傷、發炎、出血、過度使用或腫脹時，就會產生局部疼痛或壓迫到坐骨神經，導致單側臀部疼痛，嚴重者甚至還會跛腳，此即為「梨狀肌綜合症」。

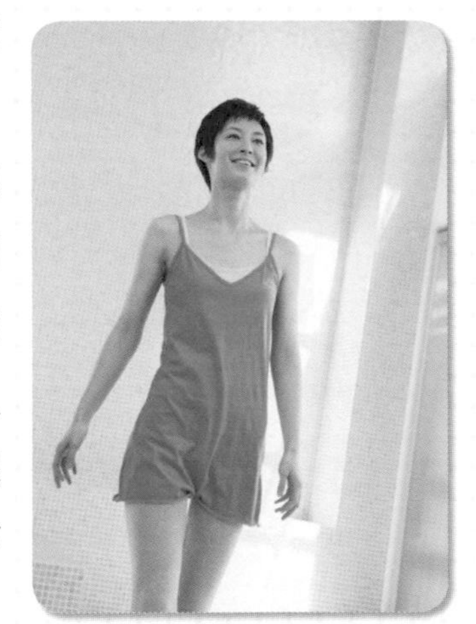

對於是否罹患梨狀肌綜合症，其檢測方式也很特殊：首先，讓患者躺平，這時全身並無任何不適，然而當患者的痛腿一旦抬高超過10度，屁股就會感到疼痛；若繼續抬高超過60度，疼痛又會停止。所以，梨狀肌綜合症的患者只有在大腿抬高到某個角度時，才會出現痛感，是個陰晴不定、難以捉摸的疾病。

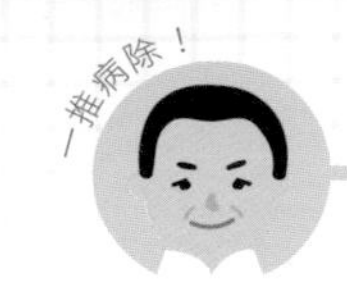

薦骼關節移位才是屁股痛主因

然而，大部分的屁股痛並非梨狀肌綜合症，而是薦骼關節出了問題。人體有一對薦骼關節，位在薦椎兩側，其關節面略呈耳狀，並有韌帶附著。薦骼關節的旋轉角度並不大，只能稍微前後旋轉活動，以緩衝腰椎和脊柱承擔的外力，所以又稱為「微動關節」。隨著年齡的增長，薦骼關節的活動幅度會慢慢變小，男性尤其明顯；但女性則會因每次月經或分娩時，受到荷爾蒙的影響而擴大薦骼關節的活動。

多數屁股痛的症狀是因為薦骼關節移位而產生水腫，造成韌帶周圍僵化、纖維化，最後產生了封閉性發炎等問題，使得屁股因此腫脹疼痛，甚至出現假性長短腳的現象。

這時，當患者的痛腿抬高到70～90度之間時，屁股便會明顯感到疼痛；但只要患者站立、坐著不動時就沒事，一旦久躺、上坡或下坡活動到薦骼關節，屁股就會開始疼痛，而且時間一久，患者將無法彎腰，還會出現腰肌僵硬、腰酸背痛、腰部無力，使活動受到限制，甚至連臀部和腿部都會感到酸痛痲痺，造成患者睡眠品質不佳，甚至失眠。

➔薦骼關節為什麼會移位？

薦骼關節移位通常不容易被發現，除非是經驗豐富的專業醫生或整脊師，才能判斷出真正的病因；而以下是造成薦骼關節移位的四大成因，須盡量小心避免：

1. **外力撞擊：**例如從樓梯上失足跌落，或不小心坐空椅子跌坐在地、打球跳高時單腳著地、轉身搬移重物時，撞到脊椎或尾椎等。
2. **姿勢不良：**身體姿勢不符人體工學時，也可能使薦骼關節移位，導致屁股局部疼痛，例如起床姿勢不良、身體不當扭轉、彎腰或蹲下搬重物時斜扭腰部等都可能導致薦骼關節移位。

❸ **年紀和體重問題**：部分中老年人和孕婦因為年紀和體重的增加，無形中加重了薦髂關節的負荷，因而造成薦髂關節移位。而長年從事重力勞動工作者，因經常搬運重物，導致薦髂關節移位的機率也會比常人高。

❹ **生理疾病**：罹患痛風、僵直性脊椎炎、類風濕性關節炎等患者，也是薦髂關節移位的高危險群之一。

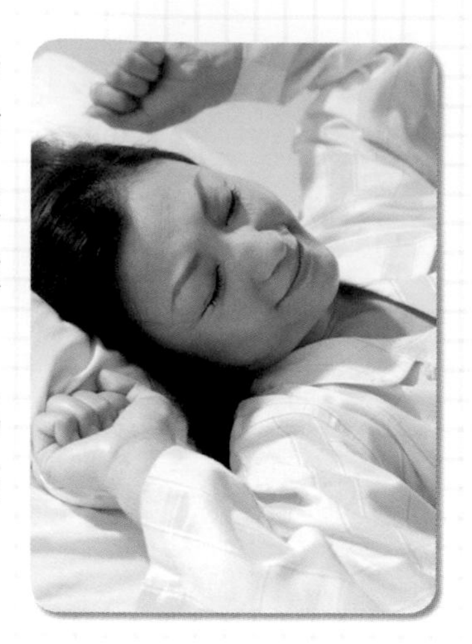

中西醫如何治療薦髂關節移位？

有關薦髂關節移位的治療方式，中西醫雖採取不同的藥方和輔助儀器，但治療原理可說是殊途同歸。

西醫一般對薦髂關節的治療，會先為患者開立消炎藥、止痛劑、肌肉鬆弛劑，或注射酵素，以減輕患部疼痛，並利用超音波、干擾波、遠紅外線等物理治療；或調整周邊軟組織，以使薦髂關節復位，並設計相關復健運動，加強治療效果。

中醫則會開立舒筋活血、補肝益腎的方劑給患者服用，假使患部出現腫脹，則會敷以藥膏或藥布，並以熱敷、針灸、電療，或以傷科整復的手法矯正移位的薦髂關節來治療。

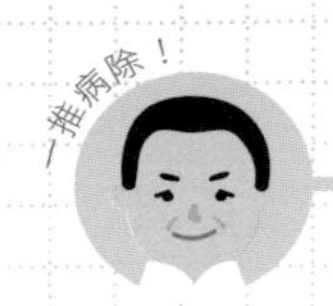

必學！
翁師傅推骨換健康

推移薦椎，治好屁股痛so easy！

屁股痛最主要的原因就在薦椎移位，有時還會有薦椎向後突出的情形。正常人的屁股肌肉都很Q彈，尤其小朋友的血液循環良好，肌肉伸展性較佳，若有這種症狀時，容易造成肌肉拉力異常，將屁股該有的肌肉被拉到兩側，致使屁股缺乏彈性而只有硬硬的骨頭。此時只要調正薦椎，便可將兩側肌肉拉回原位，患者當場就能擁有圓翹屁股，比任何美臀整型手術更有效。

在美式整脊的技術中，有特別強調薦骼關節問題的調整體系，因為有X光片的判讀，顯得科學證據較為充足，容易為人所信服，但也因為判斷的條件複雜，使得學習過程漫長且不易上手。甚至，一旦判讀錯誤，調整出來的成果也會錯誤百出，不僅沒有解決問題，反而使症狀更加惡化，造成人們對整脊技術的誤解。

以下介紹的方法簡單易操作，雖然沒有整脊技巧的高精準度，但在臨床上卻會是讓人「很有感覺」的妙方，而且效果能夠長效持久，對於薦骼關節的調整，有其關鍵作用！

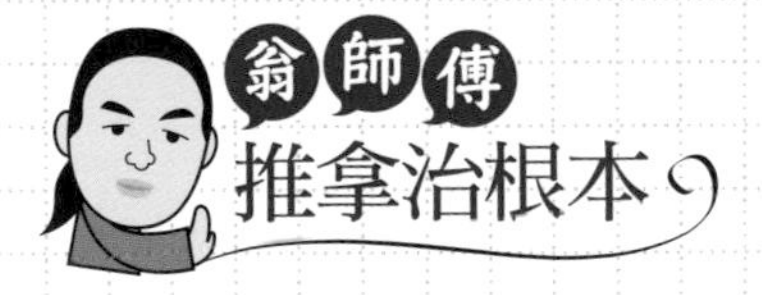

技巧要簡單又實用，說真的並不容易，以下是我臨床工作十幾年來，超過萬人反覆測試，才得出的結果，只要依照此順序調整，往往都有極佳

療效。

而本單元最主要調正的是薦髂關節，雖說薦髂關節只有三塊骨頭，但要拆解薦髂關節的問題卻有些複雜，我們必須先從放鬆周圍肌肉與韌帶拉力開始下手，其流程分為三段：

第一段：骨盆兩側的髂脛束固定住髂骨到小腿脛骨的外側，故以步驟1就能鬆開髂脛束的拉力。

第二段：屁股最大塊的肌肉是臀大肌，所以以步驟2及步驟3就能鬆開臀大肌大面積的拉力。

第三段：屁股最深層的肌肉是梨狀肌，而最後應鬆開梨狀肌對薦椎的拉力，只要透過步驟4就能解決。

就我所知，以這樣的流程放鬆薦髂關節周圍的肌肉與韌帶拉力，不僅深層又能全面放鬆，如此一來，調整薦髂關節的位置就會容易許多。但若是遇到移位多年的個案，通常薦髂關節周圍的肌肉、筋膜與骨骼會互相黏住，而無法各自獨立活動，故可在腹部墊一個20公分厚的抱枕，利用步驟3及步驟4再進行一次深層按壓放鬆，這樣按壓的深度與彈起距離會比較長，鬆解粘黏的效果也會很好！

▸主要推整骨骼透視區◂

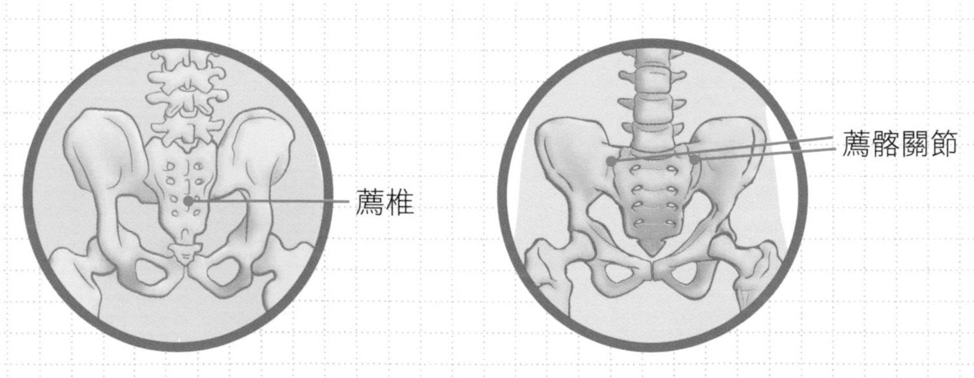

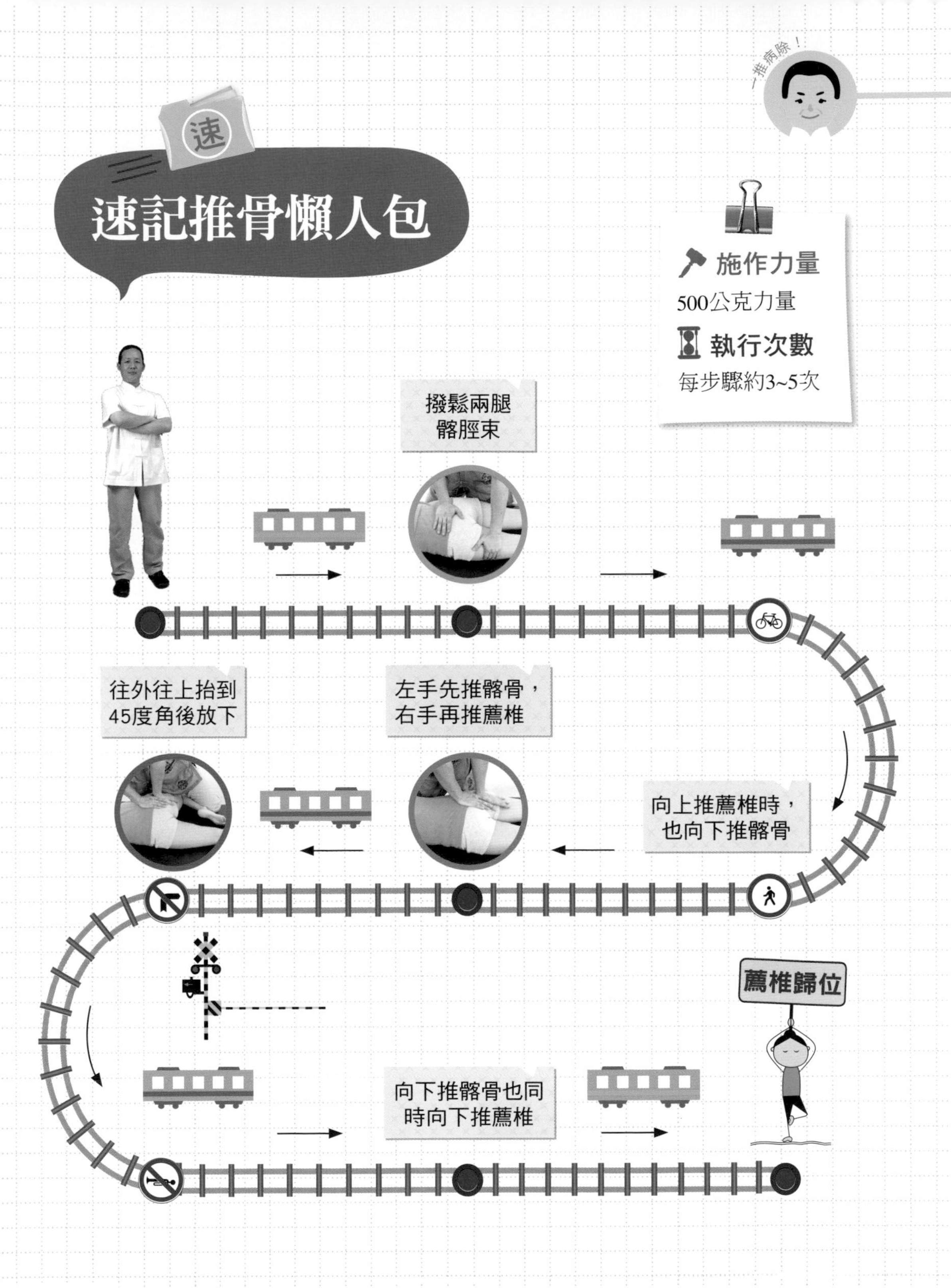
一推病除！
速
速記推骨懶人包
施作力量
500公克力量
執行次數
每步驟約3~5次
撥鬆兩腿
髂脛束
左手先推髂骨，
右手再推薦椎
往外往上抬到
45度角後放下
向上推薦椎時，
也向下推髂骨
向下推髂骨也同
時向下推薦椎
薦椎歸位

推拿套路R

適應症：
屁股痛

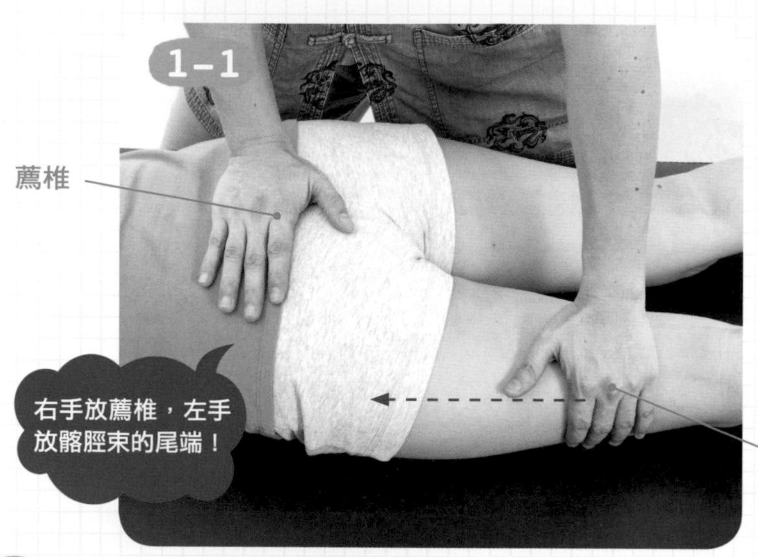

1 在調整前，先放鬆患者髂脛束的拉力。其操作手法為請患者趴下，操作者右手推著患者的薦椎搖動，左手由下而上橫向撥鬆髂脛束，兩腿都要進行相同的動作。

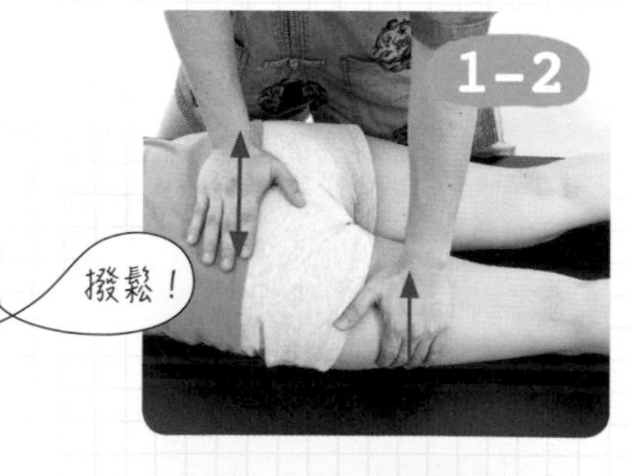

右手搖動患者薦椎，左手由下而上橫向撥鬆！

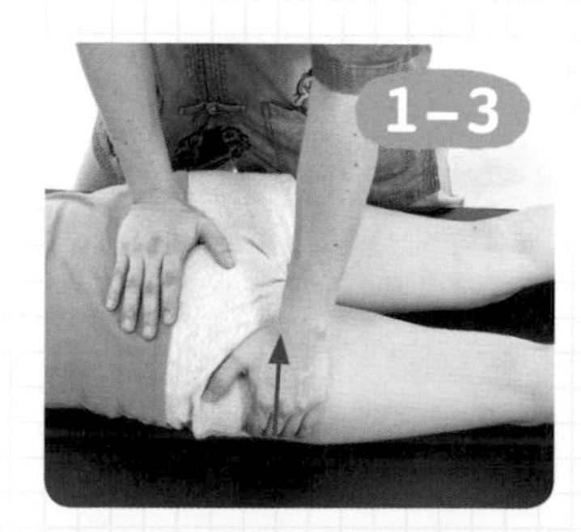

一直撥鬆到臀部側邊！

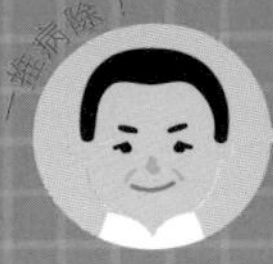

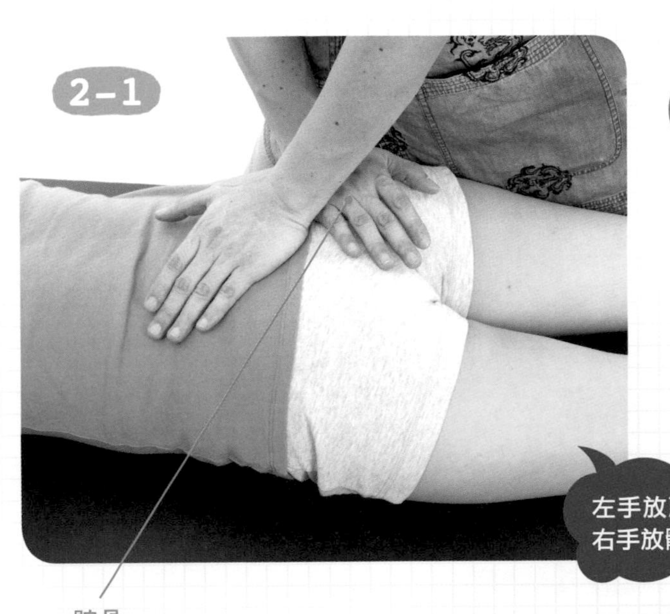

2 操作者左手將患者薦椎向上推，右手同時向下推髂骨，以鬆動薦髂關節，臀部另一側也要做一回相同動作。

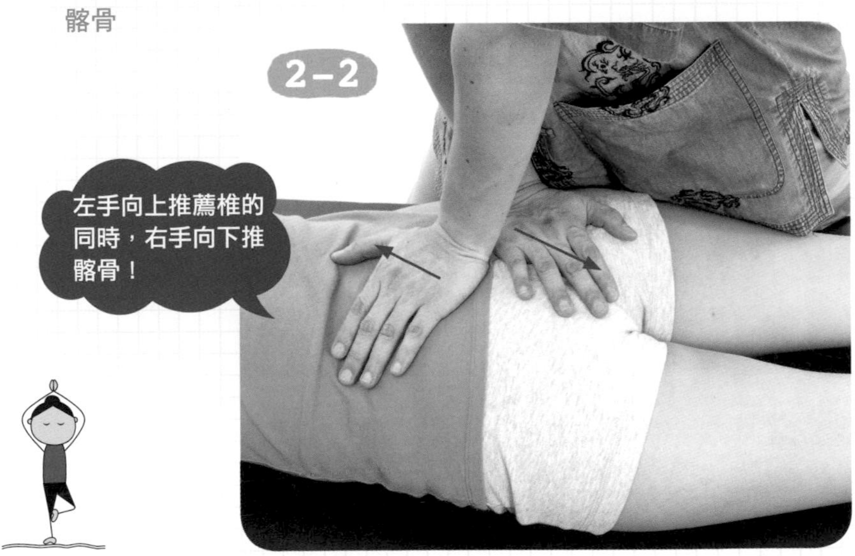

推拿套路R

適應症：屁股痛

3 左手先將患者的髂骨向下推，右手再跟著向下推薦椎，繼續鬆動薦髂關節，臀部另一側也做一回相同動作。

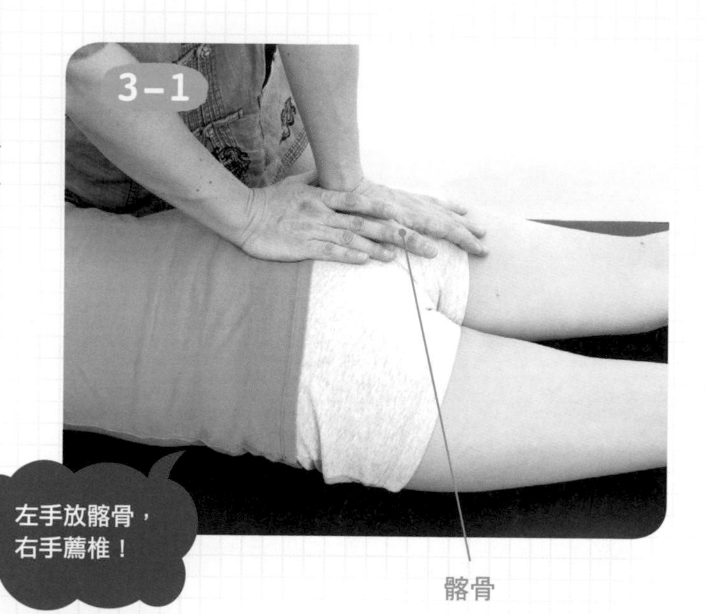

3-2

左手先將患者的髂骨向下推，右手再跟著向下推薦椎！

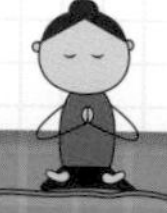

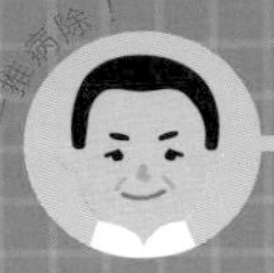

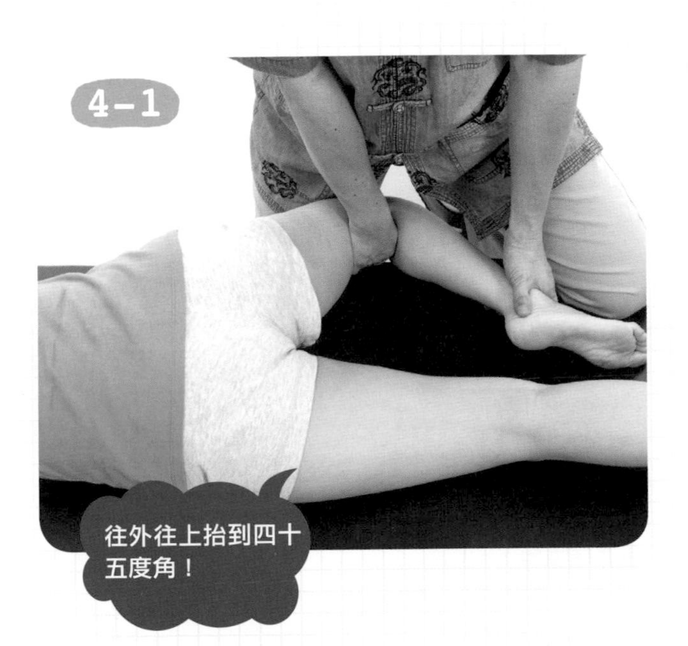

4

彎曲患者膝關節，往外往上抬到45度角後放下，讓身體停留在這個角度。操作者以左膝頂住患者彎曲的右腳，然後再進行一次步驟3的動作，臀部的另一側也做一回相同動作即成。

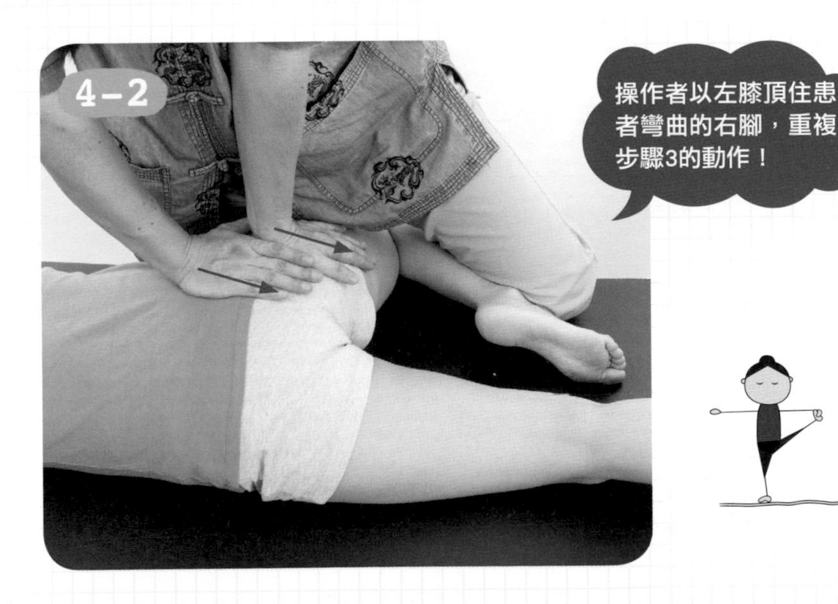

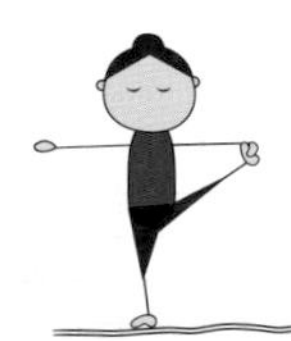

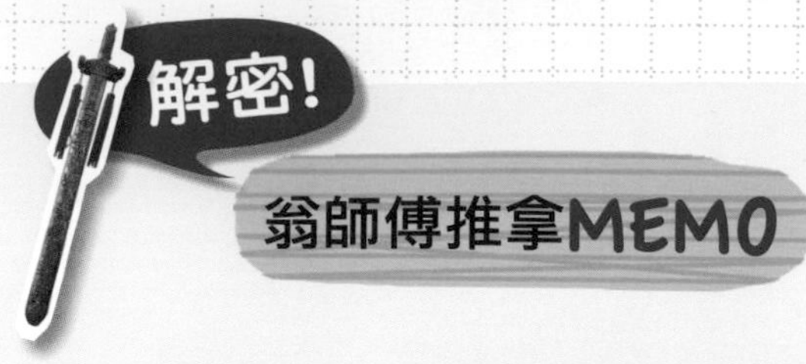

在做最後一個調整動作時，有些骨骼移位較大的患者，患部會發出巨大彈響聲，這表示症狀較為嚴重；但在經過調整後，效果將立即顯現，疼痛感會大幅緩解。

這套技法看似容易，實際上的機轉卻不簡單；如果可以先用第十五單元〈腰痛〉裡的「推拿套路O」，解決患者腰部的拉力，再使用本單元的「推拿套路R」，放鬆薦髂關節的拉力，加上第二十二單元〈腳抽筋〉裡的「推拿套路V」，拉高患者脫垂的骨盆，接著使用第十七單元〈鼠蹊痛〉裡的「推拿套路Q」，解決患者骨盆內側的拉力，最後再搭配第十六單元〈骨盆傾斜〉裡的「推拿套路P」，調整好患者骨盆前側的拉力，成效將更加顯著。在我十多年臨床上的統計結果顯示，最為良好的一次效果是將突出的薦椎往內推進一半的距離！

關於這個部位的調整，很多人在臨床上都會遇到瓶頸，主要是因為屁股的肌肉很多，而且拉力很大，單用手的力量很難與其抗衡，如果沒有十分純熟的技巧，難有明顯療效，故而衍生出另一派的技巧：用腳踩踏患者的屁股，利用操作者全身重量，再加上頓力，提升調整力道。雖然腳踏效果高於手的調整作用，但力道強大，也會有其風險，若不慎「失足」，後果通常不堪設想，所以較不建議初學者運用。

而本書提供的技法簡單好用、風險低，可讓操作者輕鬆突破瓶頸，唯一必須注意的是：若操作者手部下壓的力量太大，很容易扭傷手腕，我本身就遇過幾次，後來也漸漸懂得拿捏力道！其實，只要用心體會、勤加練習，此法定能成為一個黃金級的應用喔！

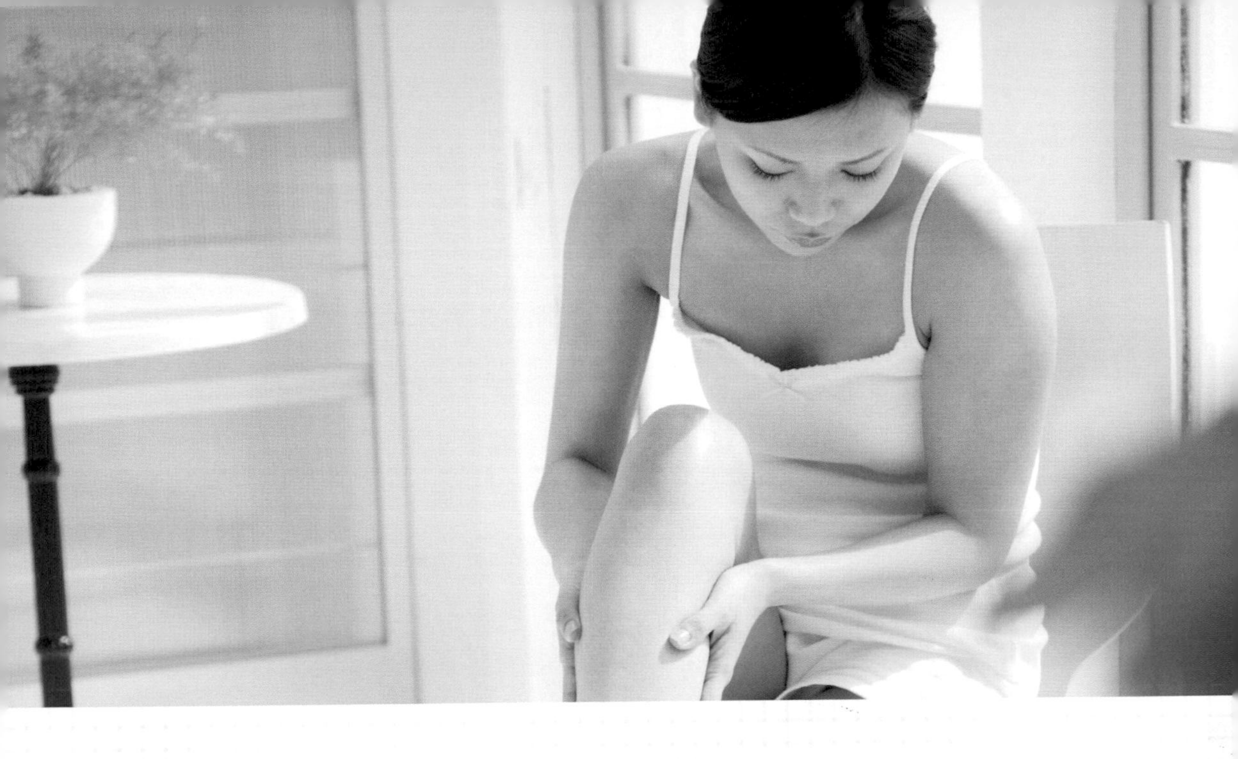

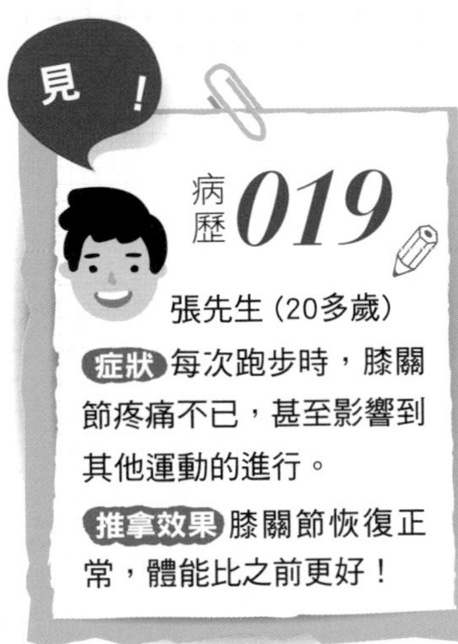

19.膝關節痛

～調移髕骨與脛骨，膝關節輕鬆重現～

我調整過不少膝關節毛病的患者，當時有一位二十多歲的張先生，他就讀警察大學，即將任職為警官。由於累積不少新舊運動傷害，深知這類問題找西醫進行物理治療效果太慢，於是便上網找尋相關治療資料，因而發現〔翁氏傳統整復推拿〕的臉書粉絲團，隨即便前來找我求助。因療效顯著，從此以後，只要遇到運動傷害，他都會來找我報到！

警大十分重視學生的體能成績，提供許多防身術、攻擊及搏擊技巧方面的訓練。據張先生表示，校方規定每個學生都必須在校外的正式公開比賽中，奪得兩面以上的獎牌，才能順利畢業。結果在某次比賽時，不小心被對手側身掃腿踢中膝關節，造成膝關節扭挫傷。由於參賽選手個個身手矯健、力道過人，所以張先生的膝蓋當場紅腫得很厲害，甚至痛到完全無法走路。

雖然經過緊急治療，服用了消炎止痛藥，病情也得到了控制，但從此只要一跑步，膝關節就會疼痛不已，更遑論是其他運動，也因此嚴重影響他的考核成績。於是，就在他受傷後的兩個星期，便跛著腳來找我治療。

由於張先生的傷勢嚴重到膝關節的韌帶與組織全都鬆掉，所以我利用本單元的推拿套路S，幫他進行第一次的調整，腫脹的膝關節立刻消了一半，走路也不再一跛一跛；兩週之後，我再以同樣手法調整他的患處，結果膝關節當場完全消腫。

但是，僅僅兩次的施作還是無法擁有良好的穩定性，即便張先生能正常走路和跑步，但只要距離稍長，膝關節痛又會再度發作；直到他做完第三次調整後，所有問題才徹底消失，膝關節也恢復成原先的結實外型，功能亦完全正常，並因此順利通過體能考核。

雖說在張先生的警察生涯中，遇過許多運動傷害，但這次這麼嚴重的膝關節受損卻是頭一遭，原本他以為只要貼貼藥布就能消炎，可是移位的膝關節卻反覆出現疼痛，直到我幫他完全調整對正之後才解決。有了此次的經驗，讓他徹底了解正確的運動防護不可少，隨時都應注意運動前的暖身以及運動後的休息，受了傷就要及早解決，才不會讓患部雪上加霜！

順帶一提，從警大光榮畢業的張先生，因其身手矯健，還曾擔任過前副總統蕭萬長的貼身護衛呢！

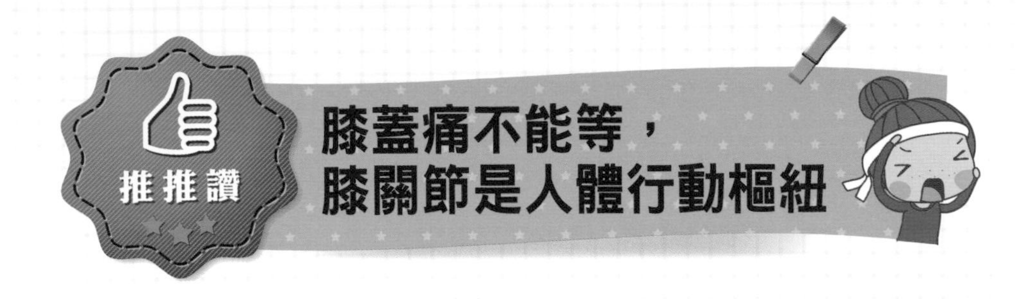

華人之光林書豪曾因左膝半月板有一小小撕裂傷而必須開刀治療，術後休養六週的他，雖無緣參與NBA上半年度的季後賽，但膝蓋康復後，重回球場，依然締造輝煌的成績；然而有不少球員或舞者就沒有這樣的幸運，膝蓋嚴重受傷後，卻從此斷送了職業生涯！

膝關節為什麼會痛？

膝關節是人體活動的重要關節，主宰走、跑、跳、蹲、跪等動作，正因使用率高，受傷機率也相對提升，一旦有所損害，行動將完全受限，生活品質也會降低；再加上年紀逐漸增長也是主因，根據調查顯示，超過60歲的老年人，有六成以上容易罹患退化性關節炎，因此千萬不能輕忽！

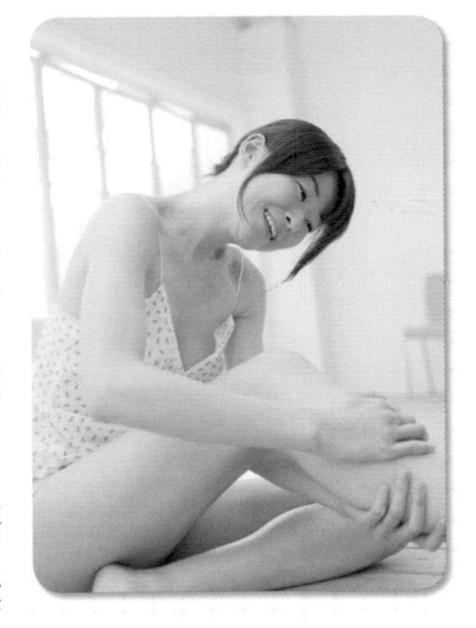

膝關節痛的相關病症不勝枚舉，常見的有膝關節退化、關節軟骨破裂、髕下滑囊炎、膕窩囊腫（又名「貝克氏囊腫」）、鵝足狀滑囊炎、前十字腱斷裂、後十字腱斷裂、內外側肌腱損傷、半月板破損與移位（俗稱「關節鼠」）、肌腱炎、髕骨軟化症（又稱「電影膝」或「劇場膝」）、脛側副韌帶發炎、腓側副韌帶發炎、腓腸肌拉傷或裂傷等不一而足；上述膝關節相關疾病，基本上都可透過徒手技調整恢復正常，唯組織斷裂者除外。

膝關節乃由大腿的股骨、膝關節前方的臏骨、小腿脛骨組成，明明只有單純的三塊骨頭，卻會因其損傷，影響人體活動，甚至在診斷與治療上頗有難度，假使無法對症處理，膝關節痛便會持續。此時必須倚賴有經驗的醫生或整脊師謹慎細察，再對症下藥，才能還你一對健康完好的膝關節。

而造成膝關節受損的原因，可區分為下列三項：

❶ **運動扭挫傷**：這是大部分膝關節受傷的主因，諸如籃球、足球、棒球、橄欖球球員的膝蓋，都很容易因為碰撞、跌倒而受傷。

❷ **長時間維持同一姿勢**：經常蹲著工作的水泥工、油漆工或農夫，以及下半身循環不良的人，也是引發膝關節痛的高危險群。

❸ **經常走路、搬重物**：這種姿勢容易累積慢性勞損，逐漸造成膝關節半月板的磨傷，最後也都免不了有膝關節痛的問題。

➔愛護膝關節，保養不可少

假使女性膝蓋出現異狀，應少穿裙子；騎乘機車或運動時，應戴上護膝，穩定膝關節，防止損傷；而體重過重者，則應減重，降低膝關節的負擔。

膝關節是由軟骨、肌腱、韌帶、肌肉組成，所以多補充鎂、鋅、銅、錳、鈣等礦物質可強健骨骼；尤其彈性蛋白與膠原蛋白可強化韌帶與肌肉；維生素A與維生素C則可延緩關節老化。故平時應均衡攝取上述營養素，以照顧好自己的膝關節！

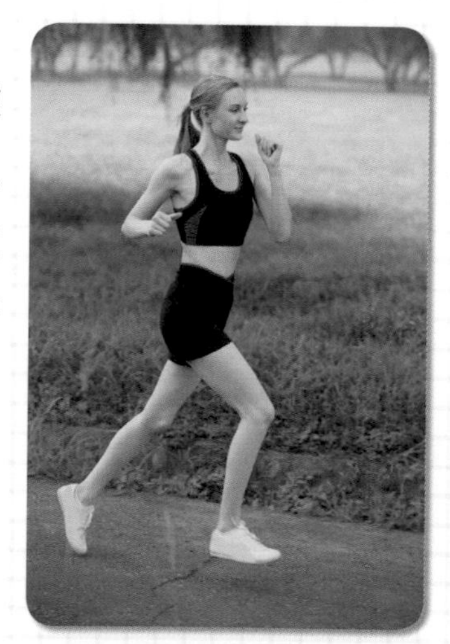

此外，要預防膝關節的病變，平時可抽空進行一些運動來保養、強化膝蓋：

❶ **步行和慢跑**：兩者都是極佳的鍛鍊方式，因

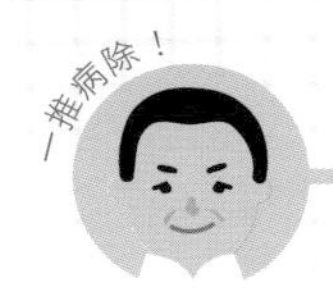

為能徹底活動肩關節到踝關節等處，但必須注意姿勢的正確，才不會傷到其他部位。走路或跑步時，應以最適合自己的方式來調整步伐，著地的力道要輕，跨步距離不要太大，並選擇適合自己的跑步鞋。

❷ **游泳**：此類運動可透過水的浮力，減緩地心引力的影響，使人體活動到全身關節與肌肉。

❸ **騎腳踏車**：此為非負重型運動，但因會長時間維持相同動作，故騎乘姿勢必須正確，才不會造成運動傷害。而正確姿勢應為雙臂稍微彎曲，以分散撞擊力量，臀部則要剛好坐滿椅墊後側，騎乘時，應適時抬起臀部，讓臀部稍作休息；預備踩踏板的一腳應彎曲，已踩下踏板的一腳也要保持微彎，切記不可將腿完全伸直，否則過度施力，會造成膝蓋傷害。

❹ **蹲膝訓練**：其兩腳須直立，腳掌打開相距10公分，然後兩膝微彎蹲低10公分，保持身體挺直不可前傾，維持姿勢直到腳酸為止；經常做這種蹲膝訓練，可幫助膝關節注入關節液，活化膝關節功能，消除異樣感與彈響聲。

➔膝關節受傷後的禁止活動

至於膝關節已出現症狀、不適者，則須避免下列活動的進行：

❶ **避免大量使用膝關節**：例如爬山、爬樓梯或有蹲下姿勢的運動，都會大量使用到膝關節，而膝關節已有病變者，應立刻停止。

❷ **避免增加膝關節壓力的動作**：例如跪膝、盤坐等，都會增加膝關節壓力，應盡量避免。

❸ **痛了就喊停**：做任何運動或動作時，一旦感覺到膝關節疼痛，應立刻停止，以免造成身體傷害。

中西醫如何治療膝關節痛？

對於膝關節痛的治療，西醫多半只會解決腫脹問題，因此往往在傷害發生後，會要求患者勤冰敷、多休息，並將傷腳抬高，以消除腫脹、減輕疼痛。

此外，也會以X光及核磁共振確認病因，除了開立消炎藥、止痛劑之外，還會為患者施以按摩、水療、電療、超音波、牽引運動等物理性治療，必要時則會在痛點注射類固醇、痲醉劑或玻尿酸；情況嚴重者，則會開刀進行關節鏡治療或換成人工膝關節，以除後患。

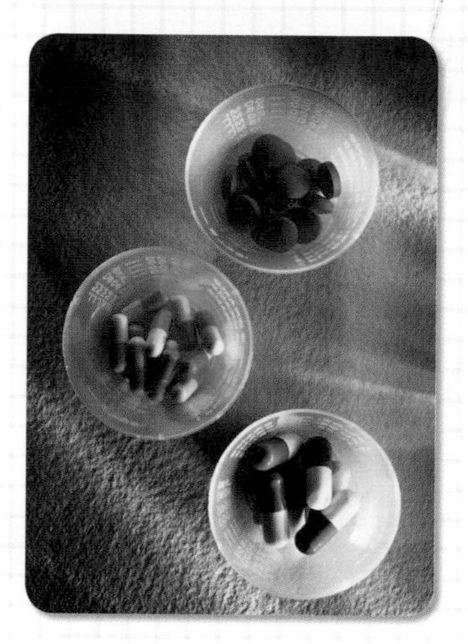

而中醫的治療，則多在急救處理後，開立疏筋活血藥方，輔以針灸、熱敷、推拿、貼藥膏或藥布等，或以傷科手法來對正移位的膝關節。至於效果高低，皆因個人體質、後續保養而異！

除此之外，還能以拍痧棒拍打來刺激患部，使其稍微發熱腫脹後再敷藥來消炎散瘀，這樣的方式雖然是土法煉鋼，但對陳年痼疾卻有妙用，只是方法有點痛，並不是每個人都能接受。

用拍打的方式在短時間內是很有效的，但過了一段時間就會復發，因為源頭並沒有解決，只是緩兵之計罷了。唯有將膝關節調正，才能徹底根除疼痛。

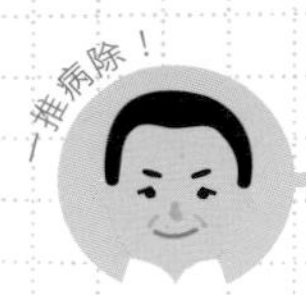

必學！
翁師傅推骨換健康

調移髕骨與脛骨，膝關節恢復活力！

許多醫生常建議膝關節痛的患者，應多吃富含葡萄醣胺的產品，以刺激軟骨細胞再生，但實際上膝關節痛並不是單純補充葡萄醣胺即可，絕大部分的膝關節痛都是來自於小腿骨外移。由於小腿骨常因人體活動頻繁而往小腿腓骨側移動，因此無法與大腿骨的膝關節對正，造成膝關節長期磨損，韌帶拉力過大，使得軟組織跟著腫脹。

膝關節雖然容易出現毛病，但萬變不離其宗，只要把握一個大原則，就不難痊癒——解決患者的骨盆傾斜！遇到任何膝關節問題，都必須先調整好患者傾斜的骨盆，只要修正骨盆的角度與高低，就能減少大腿的肌肉拉力，降低膝關節的阻力。

有些病症甚至只要矯正傾斜的骨盆，膝關節痛就會自動消失！舉例來說，髕骨軟化症就是髕骨底下被大腿股骨磨破了皮，使得髕骨發炎，才會造成腫脹疼痛，患者只要稍微久坐，就無法起身。其修復方式必須從骨盆著手，只要治療好骨盆脫垂，髕骨軟化症便不藥而癒。

事實上，所有膝關節痛都源自骨頭與骨頭的相對位置不正，才會產生韌帶或肌肉拉力異常，造成骨頭長期磨損，最後形成難纏的病症。因此，只要找出移位的骨頭，再利用本單元介紹的推拿套路S將其對正接合，即能輕鬆解決膝關節疼痛！

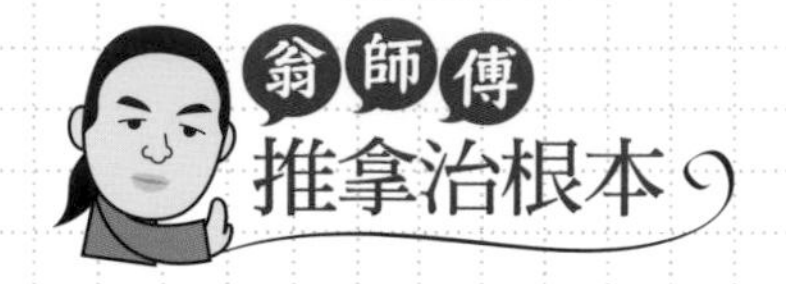

解決膝關節的問題只有一個重點，就是將大腿股骨與小腿脛骨的角度對正，所有症狀便能煙消雲散，甚至不需要特別針對個別問題調整，膝關節的功能也會自動恢復，雖看似簡單，但同時也是調整膝關節問題的最大盲點，故須多加注意。

在臨床上，最常見的膝關節症狀就是小腿骨外移，撇除暴力外傷不談，到目前為止，我還沒有遇過其他原因！或許有可能是來自於生活習慣不良，也有可能是骨盆牽拉所致，不管原因為何，只要利用本單元的推拿套路S就能解決！

另一個常見問題，就是大腿骨的旋轉造成膝關節軟組織磨損發炎的情形，意即前文提到的「電影膝」或「劇場膝」。而其症狀為採俯臥姿時，膝關節會馬上產生刺痛，所幸這個問題只要利用第十六單元〈骨盆傾斜〉的「推拿套路P」調整好骨盆，以及第二十三單元〈長短腳〉的「推拿套路W」調正大腿骨，疼痛就會自動消失！

▸主要推整骨骼透視區◂

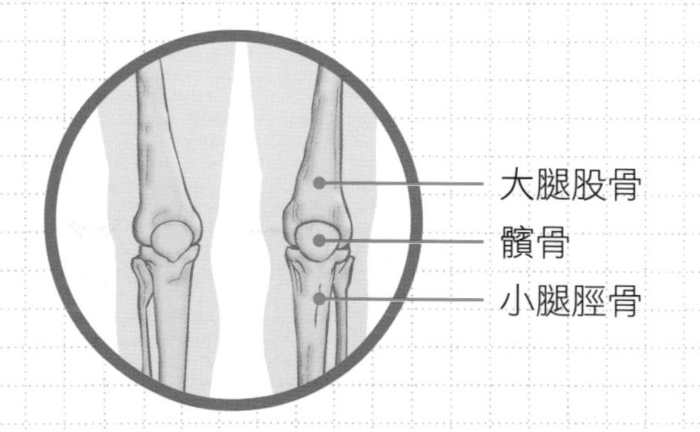

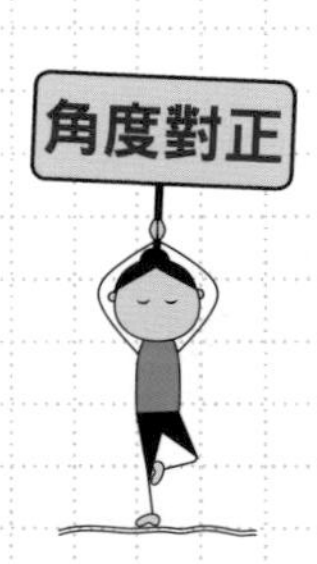

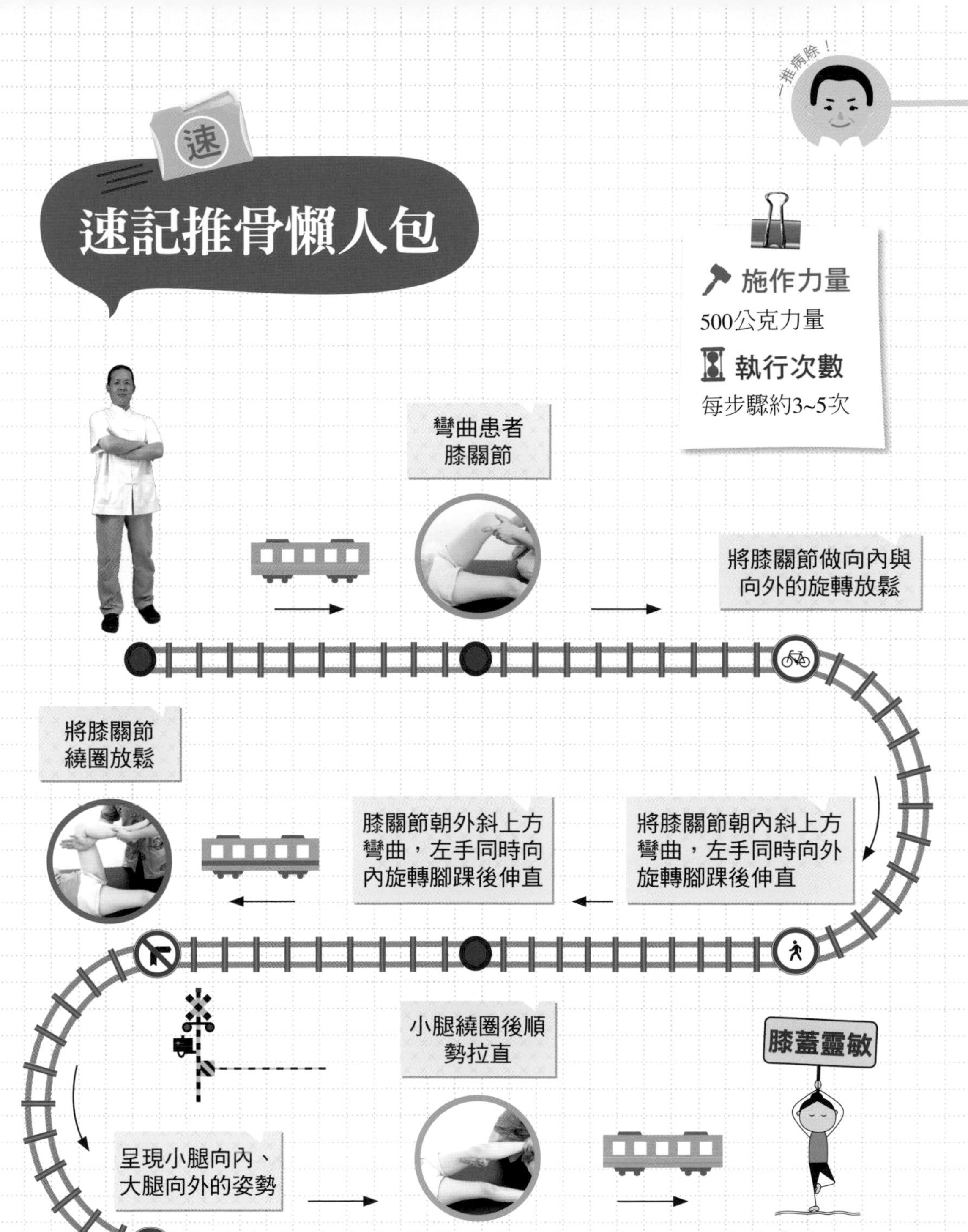
一推病除！
速
速記推骨懶人包
施作力量
500公克力量
執行次數
每步驟約3~5次
彎曲患者
膝關節
將膝關節做向內與
向外的旋轉放鬆
將膝關節朝內斜上方
彎曲，左手同時向外
旋轉腳踝後伸直
膝關節朝外斜上方
彎曲，左手同時向
內旋轉腳踝後伸直
將膝關節
繞圈放鬆
呈現小腿向內、
大腿向外的姿勢
小腿繞圈後順
勢拉直
膝蓋靈敏

推拿套路 S

適應症：膝關節痛

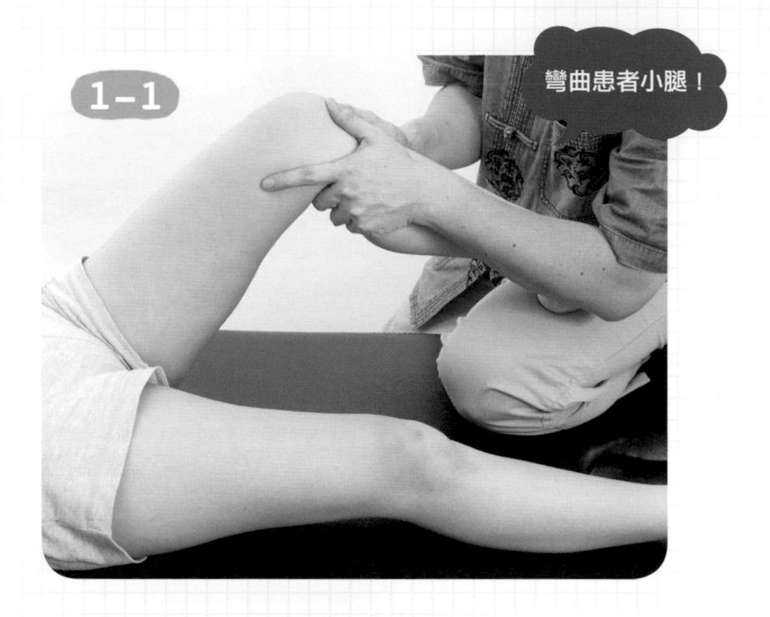

操作者兩手握住患者膝關節下的小腿處並使其彎曲，兩手大拇指頂住髕骨下方，再將膝關節做向內與向外的旋轉放鬆動作。

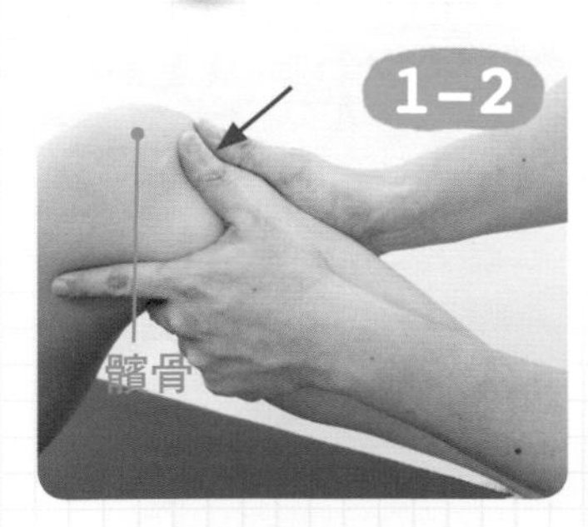

大拇指頂住髕骨下方！

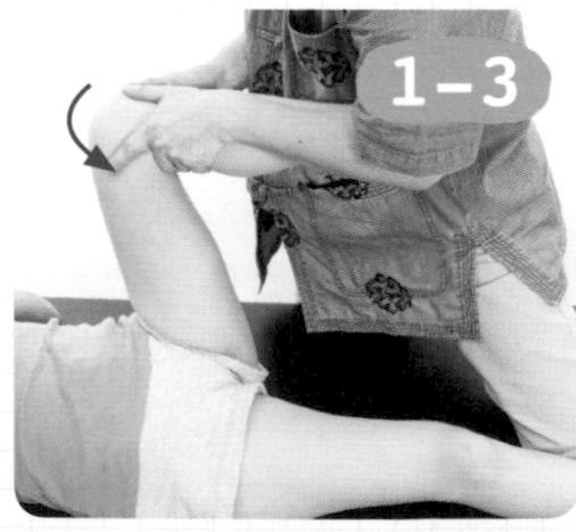

先向內旋轉膝關節！

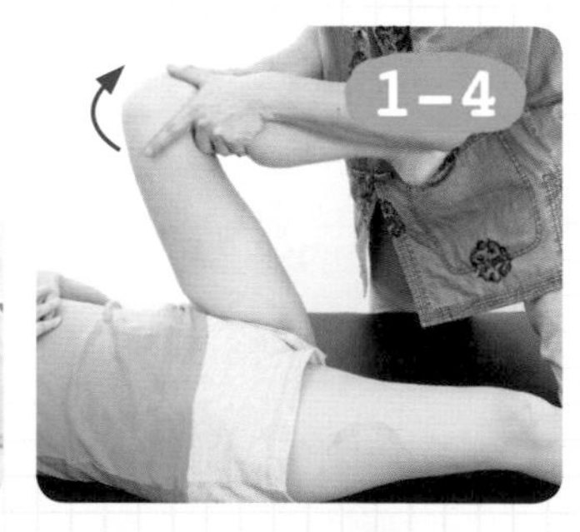

再向外旋轉膝關節！

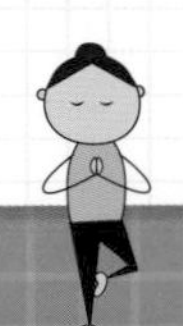

翁師傅推拿NOTE

膝關節的調整共分成兩個階段，第一階段要先調整髕骨，第二階段才能調動膝關節喔！

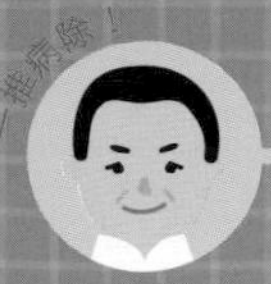

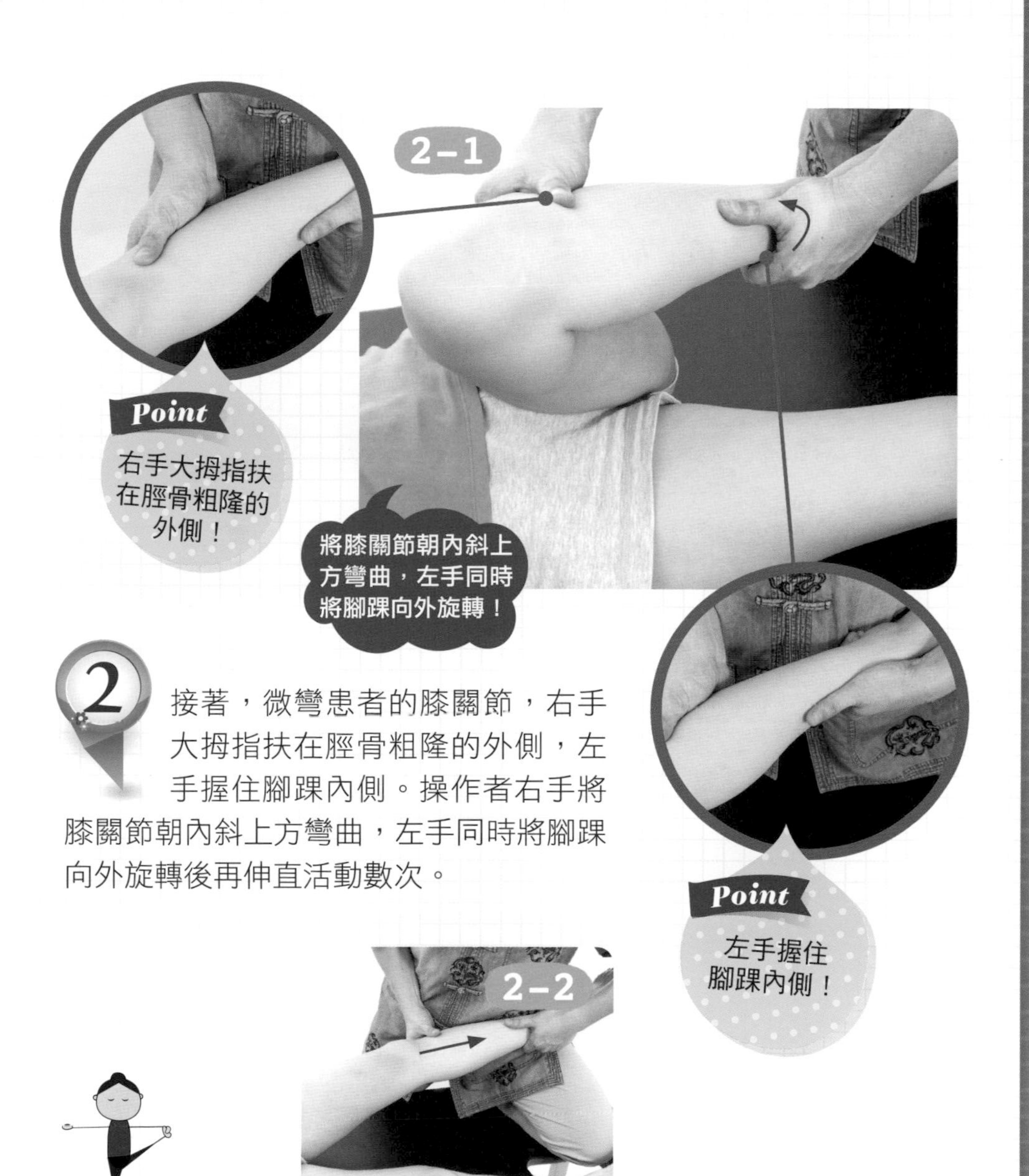

2

接著，微彎患者的膝關節，右手大拇指扶在脛骨粗隆的外側，左手握住腳踝內側。操作者右手將膝關節朝內斜上方彎曲，左手同時將腳踝向外旋轉後再伸直活動數次。

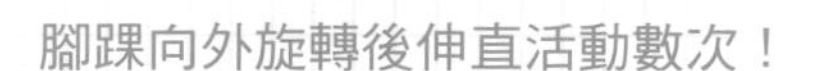
腳踝向外旋轉後伸直活動數次！

推拿套路 S

適應症：膝關節痛

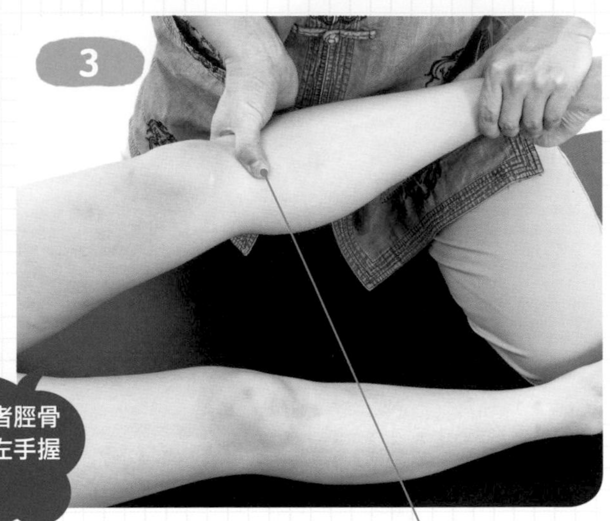

3 操作者的右手大拇指換到患者脛骨粗隆的內側，左手握住患者腳踝外側。

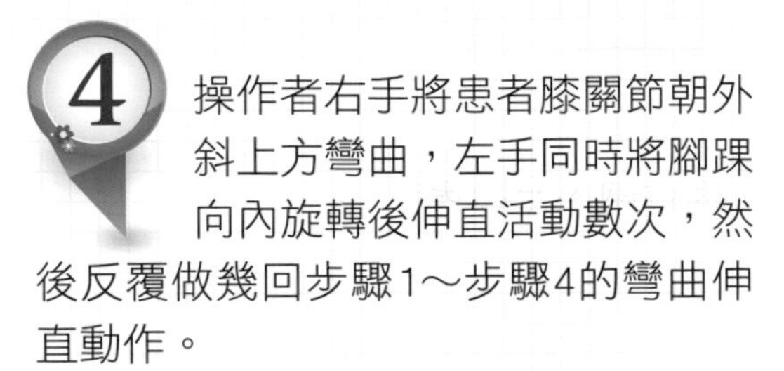

4 操作者右手將患者膝關節朝外斜上方彎曲，左手同時將腳踝向內旋轉後伸直活動數次，然後反覆做幾回步驟1～步驟4的彎曲伸直動作。

5 操作者將右手手腕背屈墊在患者的膝關節下方，左手抓住腳踝。

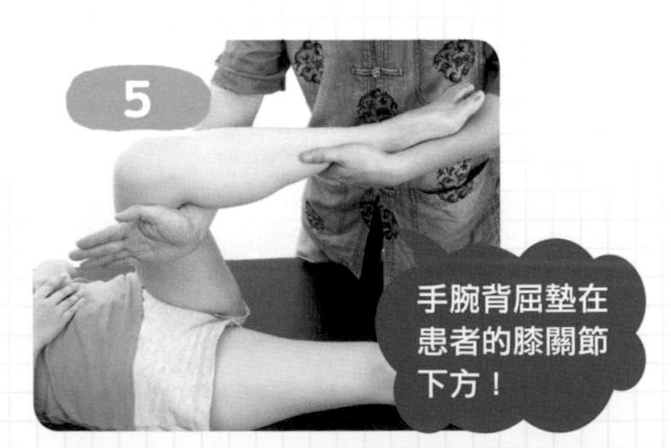

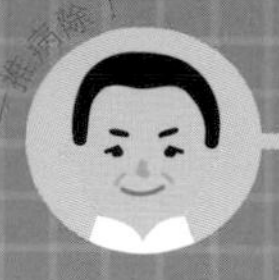

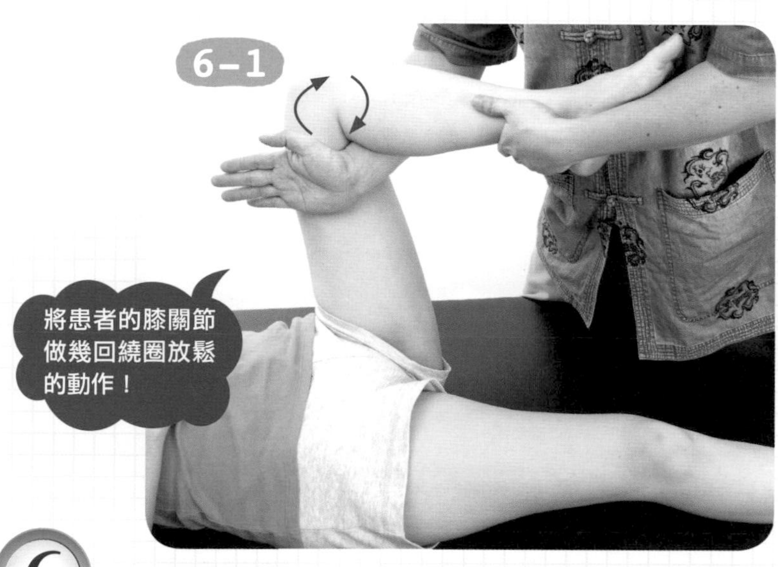

6 操作者將患者的膝關節做幾回繞圈放鬆的動作後，墊在患者膝關節下方的右手，仍維持同樣的姿勢，然後用力卡著，使小腿向內、大腿向外，並將小腿繞圈後順勢拉直，以上動作進行兩、三回後即成。

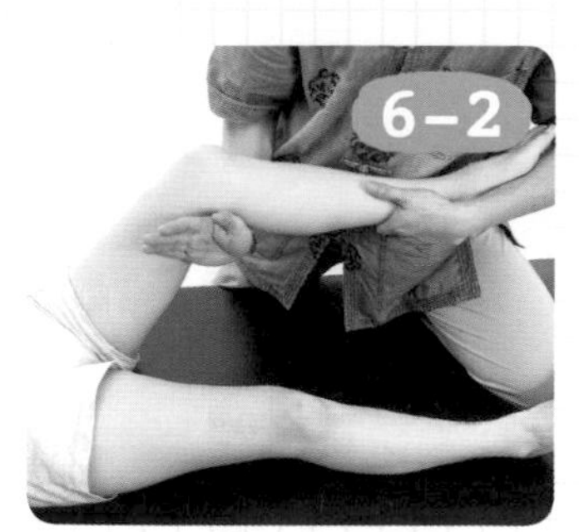

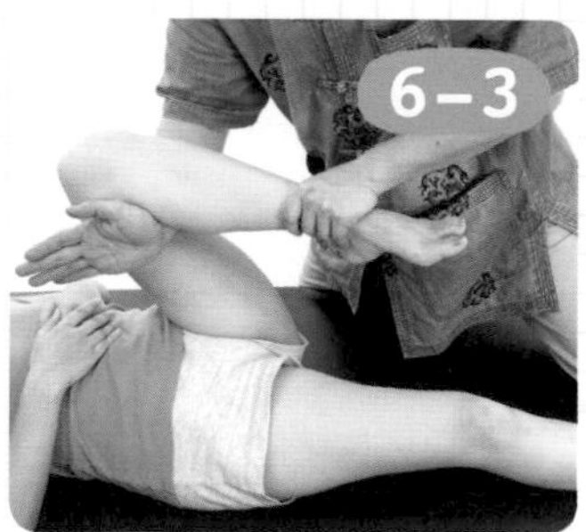

呈現小腿向內、大腿向外的姿勢！

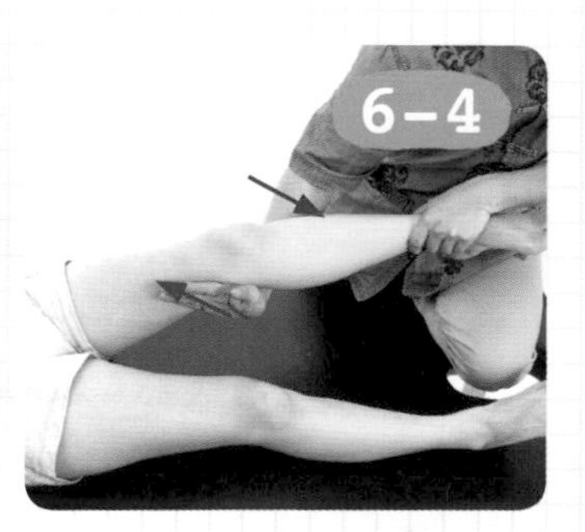

將小腿繞圈後順勢拉直！

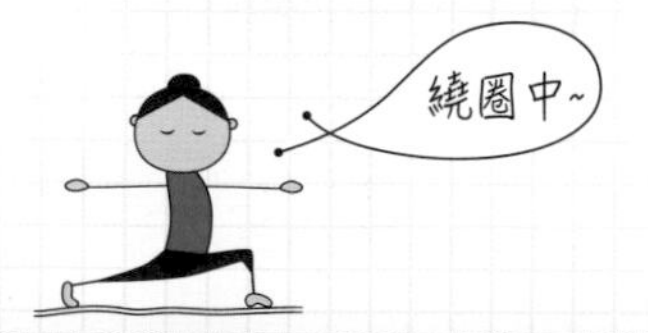

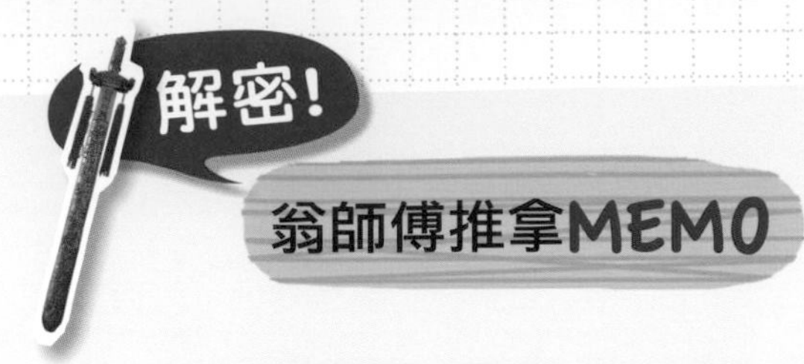

想了解膝關節的調整是否正確，只要做一個動作檢測，就能知曉！將患者小腿向內稍微旋轉，並往後彎曲，腳跟骨如果可以碰到屁股，就算是完成極限角度的調整。

其實，只要人的腳跟骨可以碰到屁股，膝關節就絕對沒問題，如果無法碰觸，那就是還未徹底解決膝關節痛的問題。這時，可以先用第十六單元〈骨盆傾斜〉中的「推拿套路P」調整骨盆角度，再利用第十七單元〈鼠蹊痛〉中的「推拿套路Q」將股骨頭的角度對正，最後再用本單元的「推拿套路S」調整膝關節，效果就會加乘！

以上技巧雖然看似簡單，但實際上各有調整關鍵。除非是膝關節骨頭已經退化變形，否則只要按照順序調整膝關節，任何症狀都能解決。即便是遇到較嚴重的腫脹，只要多做幾次，也會慢慢消腫而恢復正常。

此外，在調整膝關節時會因為兩個條件而直接影響成效。一是生理性問題，也就是如果睡眠不足會造成肌肉拉力過大，肝機能代謝不足，進而引起肌肉中的乳酸與胺基酸代謝不良，使肌肉與韌帶的伸縮性不夠而難以拉開，這時只要睡眠充足就能解決了！

另一個是結構性問題，意即骨盆脫垂會造成腿後肌腱拉力過大，也會間接加重膝關節的壓力，這時只要利用第二十二單元〈腳抽筋〉的「推拿套路Ｖ」來調整骨盆，通常只要往上推一次骨盆之後，膝關節的靈活度就會馬上提升，推過三次之後，腳後跟便可碰到屁股，膝關節的壓力也能因此降到最低。

如果是遇到膝關節調不動的情形，只要先利用第二十二單元〈腳抽筋〉的「推拿套路Ｖ」鬆開膝關節拉力再來調整，就能馬上解決！

見！
病歷 020
陳小姐（30多歲）
症狀 腳掌變形導致運動時疼痛。
推拿效果 舟狀骨歸位後，不僅雙腳外型一樣，也不再出現不適！

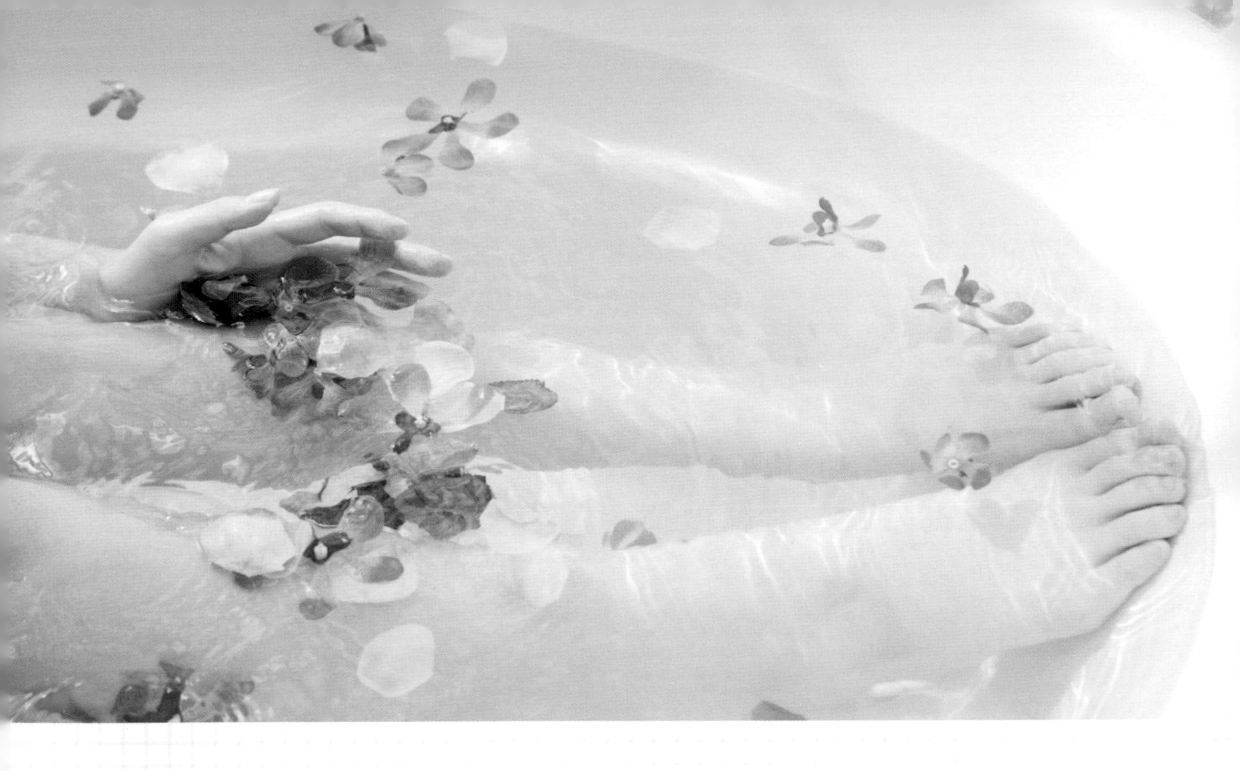

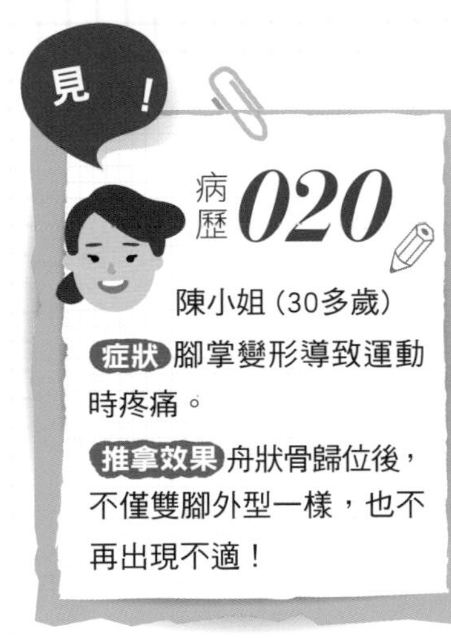

20.腳踝痛

～調正距骨，再現腳踝完美姿態～

我治療過的腳踝問題不計其數，尤其以打籃球扭傷者居多，但最特別的是一位三十多歲的陳小姐了。

在她還是學生時，有一次騎機車與人發生碰撞，結果機車倒地直接壓在她的腳踝，造成左腳踝扭挫傷及舟狀骨嚴重移位，腳踝內側因而突出一顆湯圓大小的骨頭，經過緊急治療，腳傷雖已痊癒，也能正常走路，但突出的舟狀骨卻足足困擾她十多年之久。

由於陳小姐有扁平足，所以她一直以為是扁平足造成了骨頭突出，患部雖然不痛，但因為腳掌變形，讓她很難買到合腳的鞋子，不僅穿鞋時容易磨擦患部，甚至還會因運動過量而使患部疼痛不已。

十多年來，陳小姐看遍中西醫，但始終無法解決，後來透過一位美容沙龍業者的介紹下才找上了我。當我仔細檢查後，發現這與扁平足無關，因為另一隻腳並沒有骨頭突出的問題。

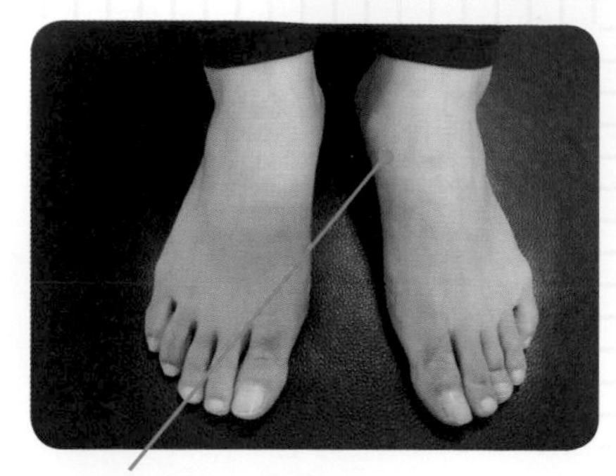
突出的舟狀骨

我先以本書第二十四單元〈扁平足〉的「推拿套路X」調正陳小姐的扁平足，再試著將突出的舟狀骨推回去。據陳小姐描述，曾有許多醫生和推拿師試圖想要調整，但不是把她的腳踝推到腫起來，就是推不進去。但我只花三秒鐘就將陳小姐突出的骨頭推進去一大半，讓她開心到幾乎要哭出來，口中還直喊：「太神奇了！太神奇了！」

兩個月後，她又來調整第二次，而接下來的問題因為和腳踝關節的相對位置有關，故須使用調整腳踝的徒手技，我常用的技法有兩種，第一種就是本單元的推拿套路T，在幫她調整後，她的腳踝已幾近完美，接著再用第二種技法，也就是第二十一單元〈腳跟痛〉的「推拿套路U」加強，骨頭角度便恢復原狀。

遭受腳踝問題困擾已久的陳小姐，從沒想過有一天能見到外觀一樣的兩腳，這簡直讓她高興得要飛上天了呢！

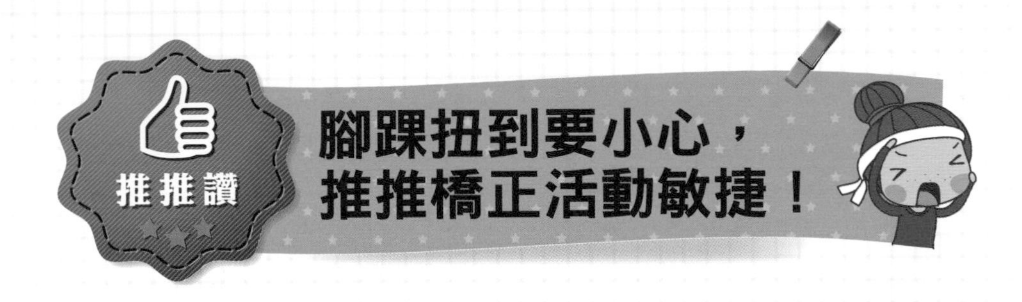

一般人不小心扭到腳，並不會特別在意，最多買個酸痛藥劑塗抹或藥布貼敷，或者是請人推拿敷藥，除非狀況嚴重，否則很少主動就醫治療。

其實，踝關節不僅面積小、周圍包覆的肌肉也很少，所以受傷機率是全身關節損傷中的第一名。一旦治療不當，很容易留下後遺症，並且會一犯再犯，讓人相當困擾！

稍不留意，腳踝易受傷

踝關節因保護機制少，所以很容易受傷。若不幸發生下列情況，有可能要當上好一陣子的「跛腳」了！

❶ 意外傷害

像是走在凹凸不平的路面、不小心踩進坑洞、打球時踩到別人的腳、爬樓梯時踩空等，都很容易扭傷踝關節。

❷ 運動過度

站立行走或跑步時間太長、經常做下肢運動，或是喜歡跳舞、溜冰、打籃球、踢足球的人，也都是扭傷腳踝的高危險群。

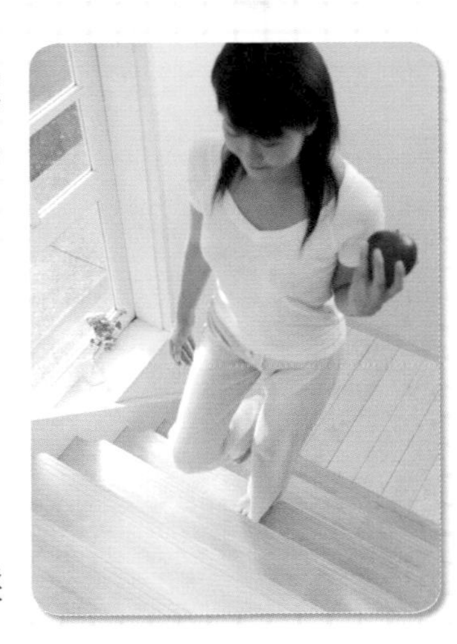

❸ 生理疾病

扁平足、體重過重者會加重腳踝的承受力，故與常人相比，較容易受傷。

❹ 鞋子設計不良

若鞋子的支撐力及彈性不佳，會使腳在未踩

平的狀況下，因施力不當而傷及踝關節。舉例來說，一般常穿高跟鞋的女性很容易扭到腳踝，因為人在兩腳直立、不穿鞋踩地的狀態下，踝關節較穩定，但腳踮得愈高，會使腳踝的穩定性愈差。這是由於腳踝的結構十分特殊，呈現前大後小的T型形狀，腳跟一旦踮高，穩定性會大幅下降，所以穿高跟鞋，等於是踮著腳走路，很容易扭傷腳踝，造成踝關節移位。

此外，長期穿高跟鞋的女性，還可能出現鷹爪趾的症狀，腳上甚至會出現高跟鞋鞋型、腳掌破皮、長繭、雞眼、指甲嵌入肉裡等情形，而腳底變形的問題就更不用說了。

為了有效預防腳踝受傷，平日走路或跑步時，應留意四周環境，避免意外傷害；運動時要先熱身，多活動腳踝，勤做腳踝肌力和關節靈活度的訓練，避免運動過度，以防腳踝扭傷；平時則應穿著舒適合宜的鞋子，女性則應盡量穿著低跟鞋或平底鞋，以減少踝關節的負擔。

腳踝扭傷，小心衍生副作用

不小心扭傷腳踝的人，只要當下沒有太痛、還可以行走，通常不會特別為此診治，當然也就無從發現腳踝真正的傷勢或是否會留下後遺症。直到有一天疼痛難當，找不到根治的方法，便只能設法減緩疼痛，很多人便因此長期就醫，過著不方便的生活。但事實上，再難纏的腳踝問題，都有根治的良方，患者毋須忍痛。

腳踝一旦扭傷，可能會因腫脹疼痛而無法走路，造成生活上極大不便，甚至還有可能傷及其他部位，造成骨折、肌肉或肌腱拉傷，若是處理不當，日後還會經常復發，甚至引發膝蓋、腰部、肩膀等他處酸痛，其腳踝扭傷的影響力不容小覷！

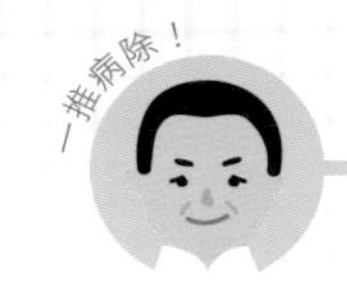

腳踝扭傷容易誤診成足底筋膜炎

雖說只是簡單的腳踝痛，但有些患者耗費數月時間就醫，卻治療未果。原因在於足踝扭傷經常被誤診為足底筋膜炎，由於未能對症下藥，所以患處仍不見起色。

曾經，我也一直納悶，這兩種病症檢測的方式與結果完全不同，應該容易分辨，但後來連續治療了數百個腳踝扭傷的患者，才了解其誤診的最大關鍵在兩者的痛點都位於「腳底」，只是位置不同！雖然兩者症狀不一樣，但卻經常混為一談，應該是忽略了物理檢測的重要性。

➔腳踝扭傷的痛點與症狀

雖然腳踝扭傷和足底筋膜炎的痛點都在腳底，但腳踝扭傷主要是在腳跟底部與內踝下方，而腳底中央則不會有肌腱炎。

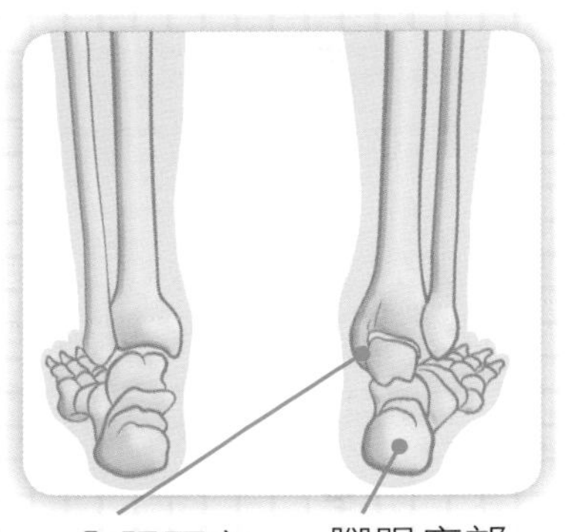

腳踝扭傷是俗稱的「翻腳刀」，患者會有紅、腫、熱、痛等症狀，甚至會影響到行走。但若是腳踝半脫位，輕微者平時並不會有任何症狀，只是比較容易扭傷，嚴重者才會有腫痛問題。

腳踝半脫位的調整方法其實跟腳踝扭傷一樣，只要利用本單元介紹的推拿套路T，即可將踝關節完整歸位，疼痛也會馬上消失。

➔足底筋膜炎的痛點與症狀

足底筋膜炎的痛點在腳拇趾第一蹠骨與內側楔狀骨的跗蹠關節下方（如P.302圖示），並合併了腳底中央產生的肌腱炎，只有腳底在承重時才會出現疼痛，此即所謂的「足底筋膜炎」。

一旦腳底隔一段時間才又承重，便會引發疼痛，例如患者晚上躺著睡覺時，腳底放鬆並無任何負擔，但早上下床時，一踏地站立，腳底瞬間承重，便會產生強烈劇痛，大概要過個三、四十分鐘後，疼痛才會逐漸緩解。

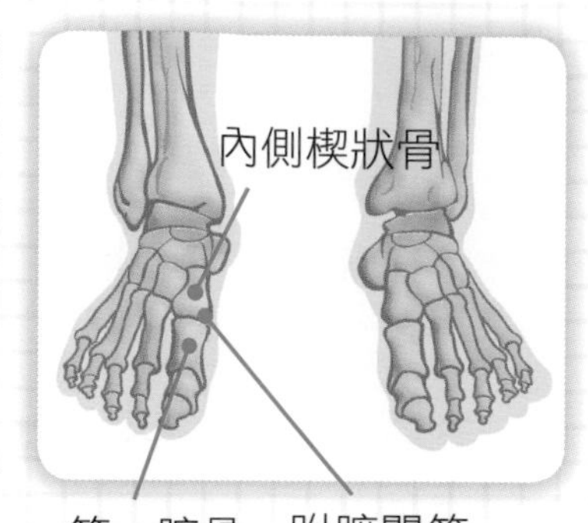

這是由於足底筋膜經過長時間休息後，會維持在較短的長度，一旦雙腳下床踩地時，會對足底筋膜造成一種又快又強的拉力，因而產生劇痛。但經過一段時間的行走，足底筋膜會逐漸變鬆，症狀也因此緩解。

其實，只要以第二十五單元〈足底筋膜炎〉的「推拿套路Y」，將內足弓調整歸位即可解決，而且通常一次OK，嚴重一點的才需要調整兩次。足底筋膜炎並非無法治癒，可惜許多醫生都放錯重點，沒有尋得疼痛根源；但只要找出真正病灶，施以正確的推拿手法，即能徹底根治！

中西醫如何治療腳踝痛？

西醫通常會要求腳踝痛患者先冰敷或用彈性繃帶壓住患部，同時墊高腳部；接著再以X光、超音波檢查或核磁共振來確定病因。

另外，還會開立消炎藥、止痛劑，搭配電療、超音波、貼藥布等方式治療，而病情嚴重者必須打上石膏、夾板或護具，必要時須使用拐杖行走。待腫痛消退後，再要求患者進行如活動關節、肌腱伸展及肌力訓練等復健。

中醫則會先幫患者冰敷消腫、做壓迫性包紮，並請患者將腳抬高多休息；開立通經活血、除溼祛風的藥方，待患部消腫後，再施以針灸、電針、推拿來理筋正骨，或搭配中藥蒸薰，以改善患部的血液循環。

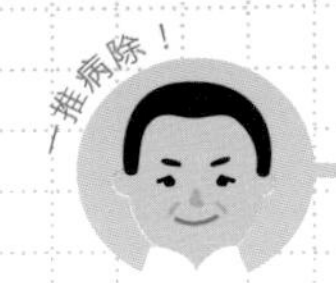

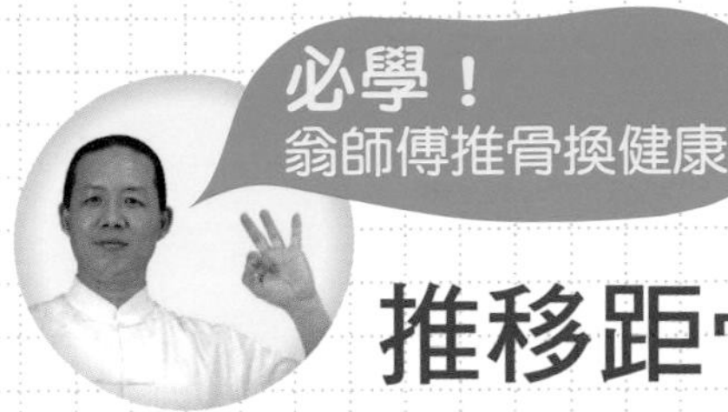

推移距骨，根除腳踝扭傷！

腳踝關節是由脛骨、腓骨和距骨所組成，小腿的脛骨和腓骨形成ㄇ字形的關節面，卡在腳掌的距骨上。距骨前寬後窄，只要踮起腳來活動，腳踝關節便會完全鬆開，若腳掌踩平在地面，腳踝關節則會呈90度的閉鎖狀態。

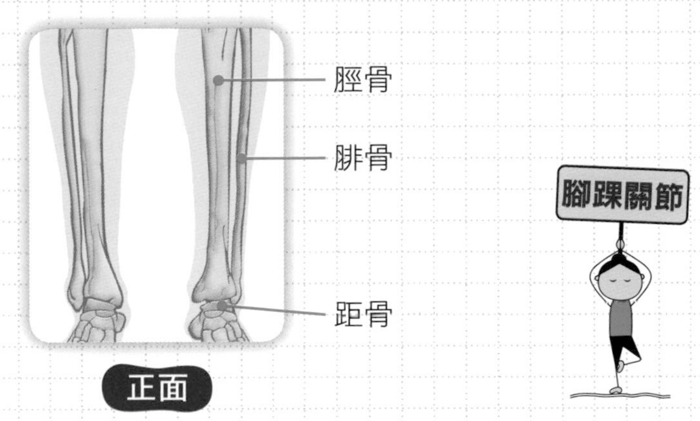

腳踝痛通常是因為外力撞擊，導致這個相接位置傾斜或移位，才會形成腳踝扭挫傷，進而壓迫到周圍血管、組織，造成血液迴流不順，使患部出現腫脹疼痛，腳當然也就無法行動！

當腳踝出現紅、腫、熱、痛的現象時，第一時間必須冰敷來抑制發炎，以便患部消腫才容易進行後續的調整。

大部分從業人員的調整重點，都只針對腳掌的肌肉拉力放鬆、促進血液循環及消除腫脹，卻不太注重距骨的調整，以致於腳踝痛不斷復發，其實只要將距骨的位置調整歸位，腳部血液循環就會變好，腫脹與疼痛將會消散。

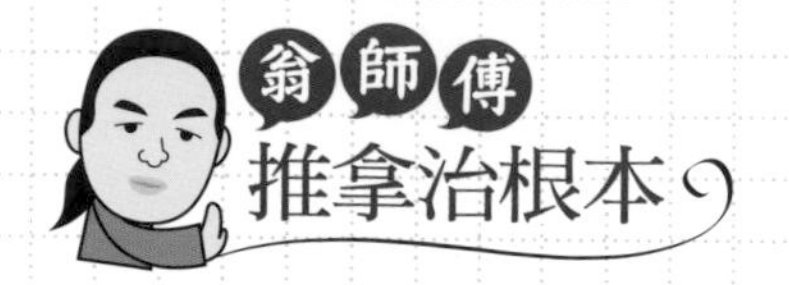

腳部的肌肉控制功能都來自於腰椎的神經支配，腰椎神經一旦受到壓迫，將直接造成腳部肌肉拉力不足，腳踝及腳掌各部位功能也會因此變得鬆散不穩，穿鞋時很容易使鞋子變形及鞋底異常磨損，甚至平時打赤腳走路也會出現腳底痛。

若小時候練習走路時經常坐學步車，或父母經常牽著小孩的手長時間學走路，很容易會因肌肉拉力不足，導致腳掌變形，產生扁平足的毛病。而腳掌變形，腳跟骨也就跟著移位，腳踝關節當然也會出現相對應的問題。由於踝關節一直處於不穩定的狀態，故腳踝扭傷的機率比一般人高！

因此，腳跟骨如果有移位，會造成腳踝結構不穩，扭傷便不斷復發，只要利用第二十一單元〈腳跟痛〉的「推拿套路U」，就能有效處理腳跟骨的移位，之後再解決腳踝扭傷將會更為容易！

其實，腳踝痛的原因，主要來自於踝關節移位，本單元將介紹省時省力且效果奇佳的方法，只要熟練技巧，再麻煩的踝關節問題，也能秒殺解決！

▶主要推整骨骼透視區◀

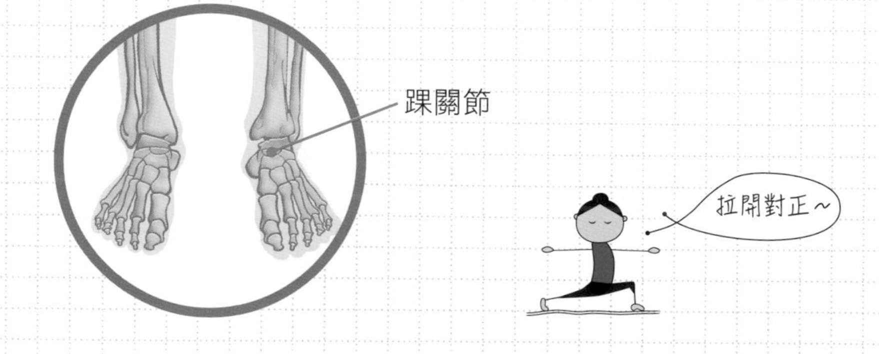

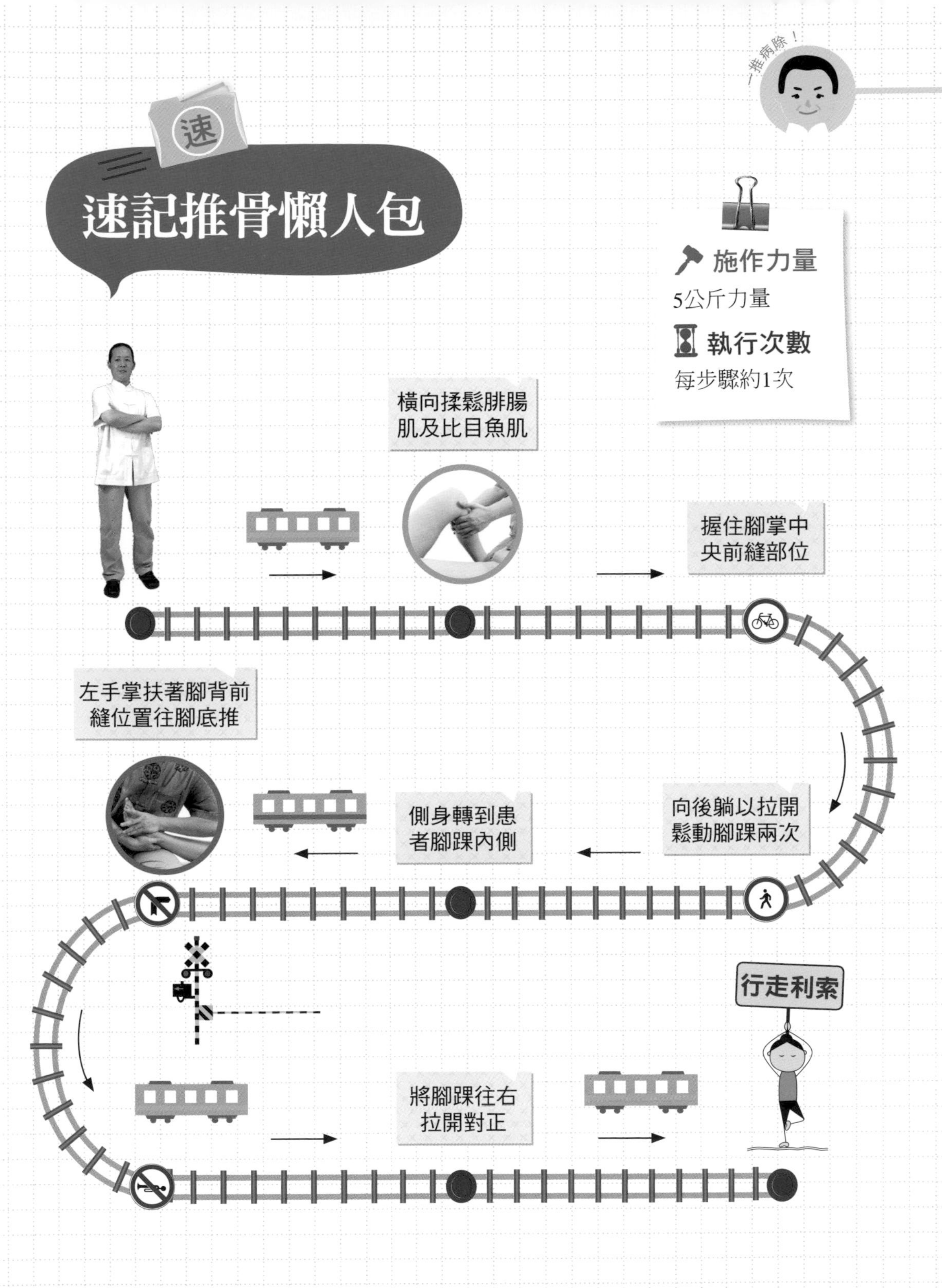

一推病除！
速
速記推骨懶人包
施作力量
5公斤力量
執行次數
每步驟約1次
橫向揉鬆腓腸肌及比目魚肌
握住腳掌中央前縫部位
向後躺以拉開鬆動腳踝兩次
側身轉到患者腳踝內側
左手掌扶著腳背前縫位置往腳底推
將腳踝往右拉開對正
行走利索

推拿套路T

適應症：腳踝痛

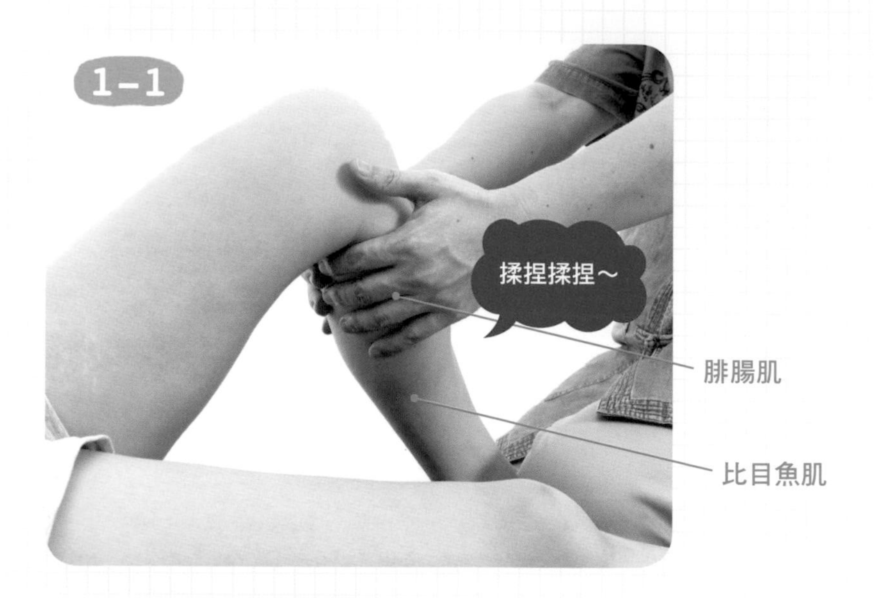

先請患者平躺，彎曲患者的腳踩在床上，操作者兩手將患者小腿肚的腓腸肌及比目魚肌由上而下地往橫向揉鬆。

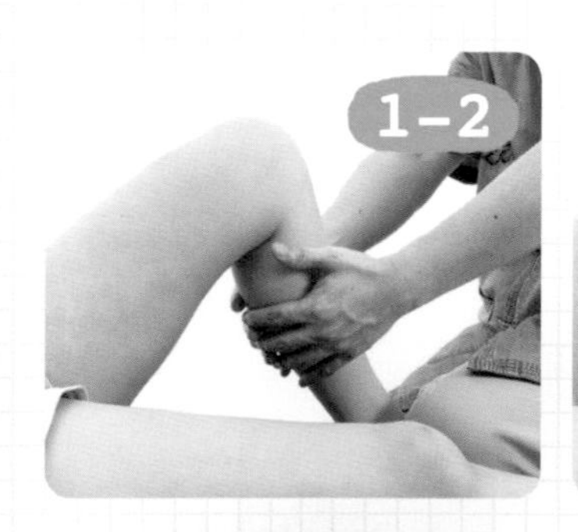

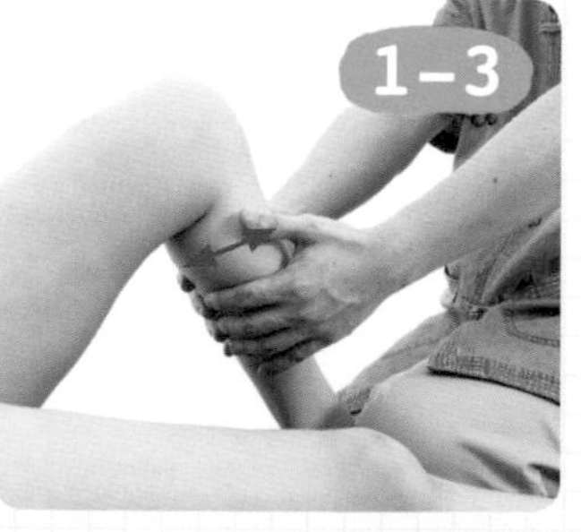

橫向揉鬆、按壓！

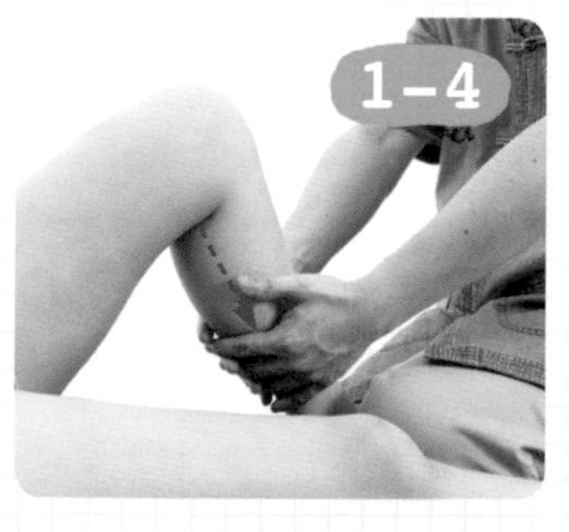

由上而下！

翁師傅推拿NOTE

在調整腳踝之前，必須先橫向揉鬆患者小腿肚肌肉，以增加患者腳跟肌腱的伸展性。

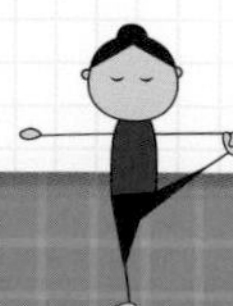

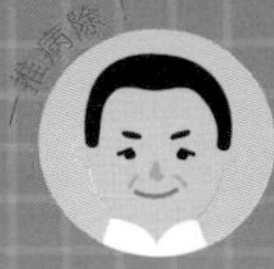

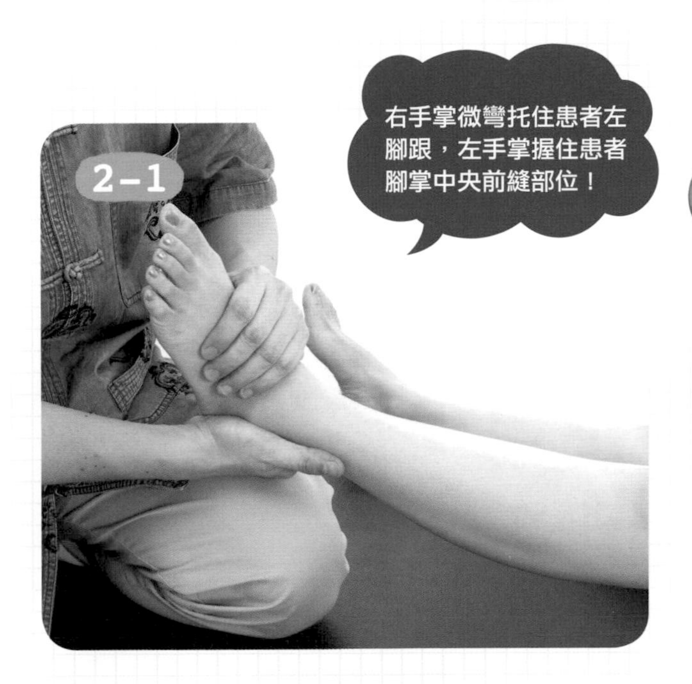

2 操作者右手掌微彎托住患者左腳跟，左手掌握住患者腳掌中央前縫部位，利用操作者向後躺的力量，將患者的腳踝拉開鬆動兩次。

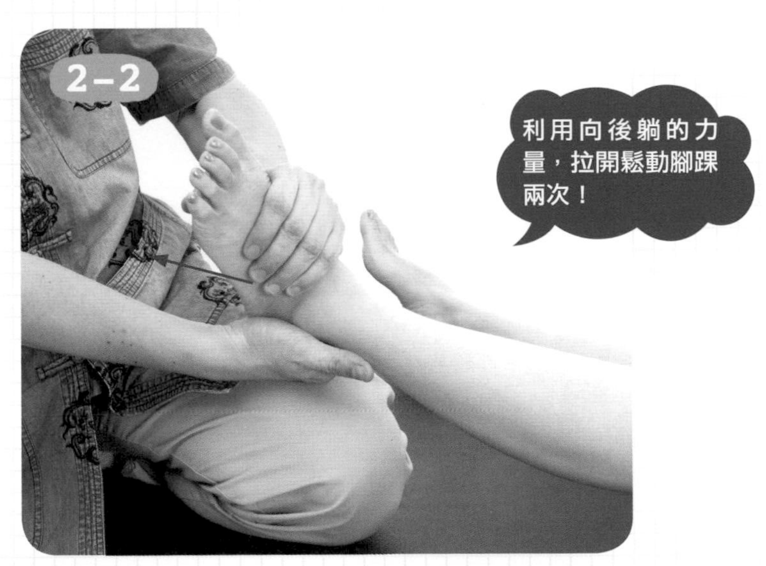

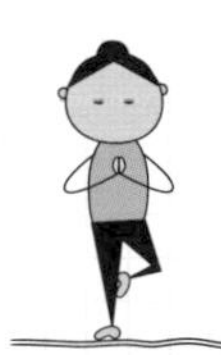

推拿套路T

適應症：
腳踝痛

3 操作者向左側身轉到患者腳踝內側，右手一樣托住腳跟，左手掌轉到腳背並扶著前緣位置往腳底推，同樣利用身體重量，將腳踝拉開對正，即可完成。

3-1
右手一樣托住腳跟，左手掌往腳底方向推！

3-2
利用身體向右的力量，將腳踝拉開對正！

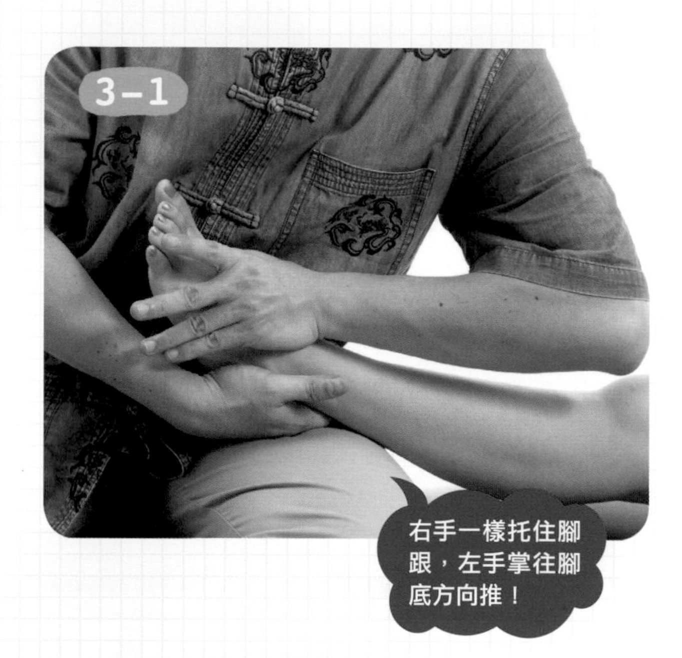

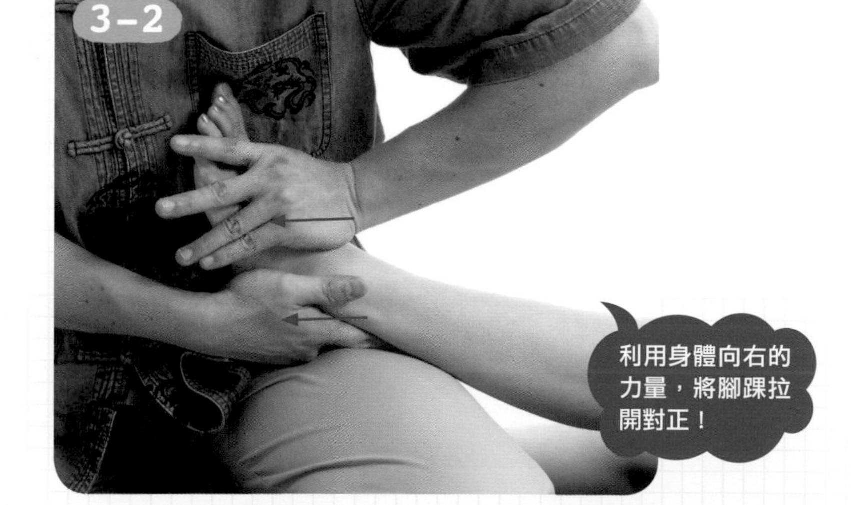

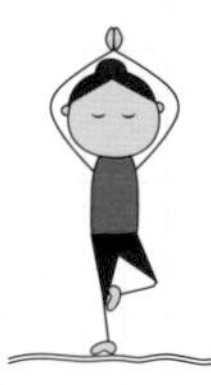

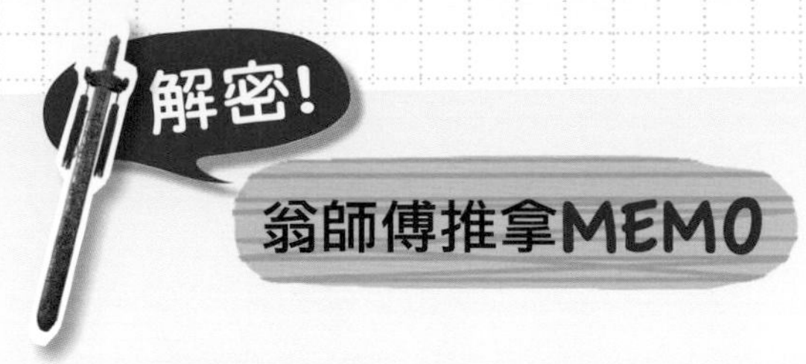

腳踝痛的調整重點非常簡單，只要將腳踝距骨的關節面修好對正即可，腳踝扭挫傷並不完全是骨頭結構的移位，而是因為腰椎移位壓迫到神經，使得腳部的支配神經功能下降，造成肌肉拉力不足，因此經常腰痛的人，腳踝也很容易扭傷。

腳踝痛是常見傷害，臨床上也常看到不斷復發的案例，最主要的原因在於患者腰椎的神經壓迫沒有解決，使得腳部的肌肉拉力不足，一旦地面稍有不平就會一再扭傷，若要根除腳踝扭傷的問題，就要連腰椎移位一併調整。

只要先用本單元的「推拿套路T」調整好腳踝功能，再配合第十五單元〈腰痛〉中的「推拿套路O」解決腰椎壓迫神經的問題，腳部的肌肉拉力就能恢復正常，而腳踝扭傷的問題也就痊癒了。

只要腰椎的神經功能正常，便能恢復並增強肌肉的拉力，而肌肉拉力強化了，即便路面崎嶇不平、腳踝稍微扭到，也能安然無事。

切記順序不可弄反，若先處理腰椎，只會造成腳部肌肉拉力變大，反而增加了腳踝調整的困難度，使得腳踝關節拉開的空間不足，造成調整效果不完全，而留下了難以處理的後果。

只要一個簡單的觀念，就可以徹底解決問題，身體很多部位也是如此，神經的支配與功能的控制永遠都會搭在一起，調整的順序亦有先後，只要順序對了，沒有解不開的難題！

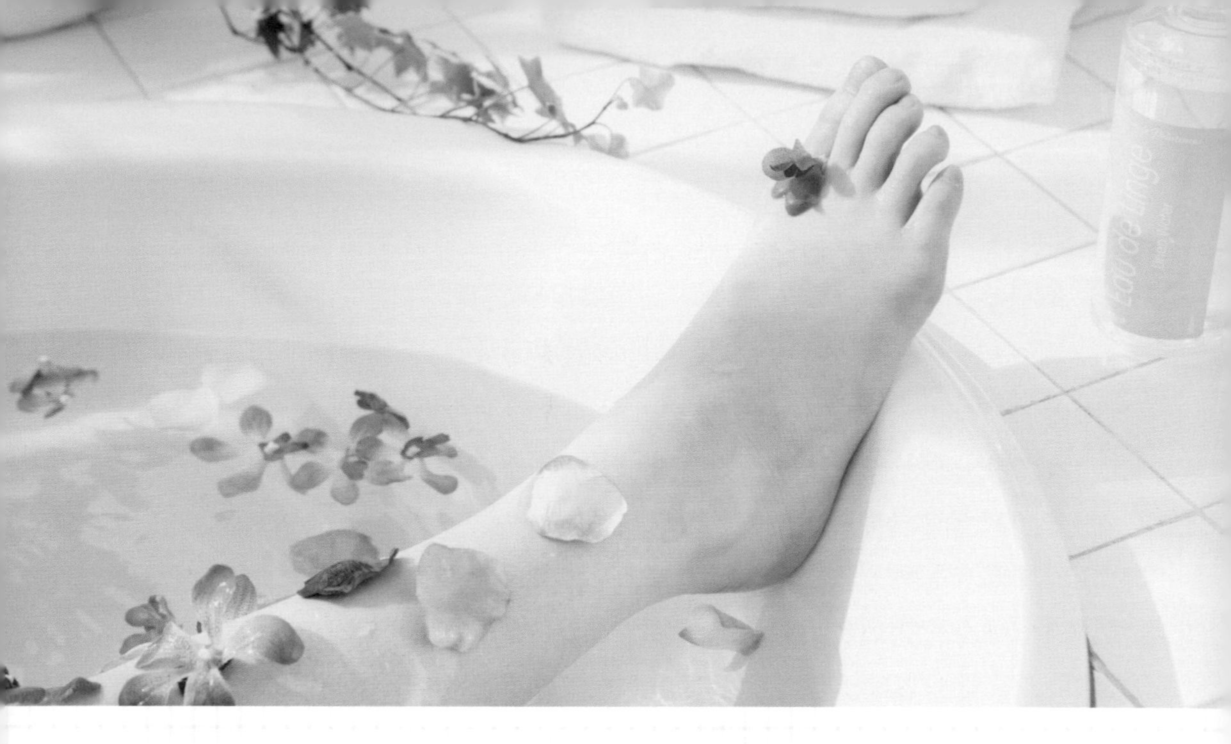

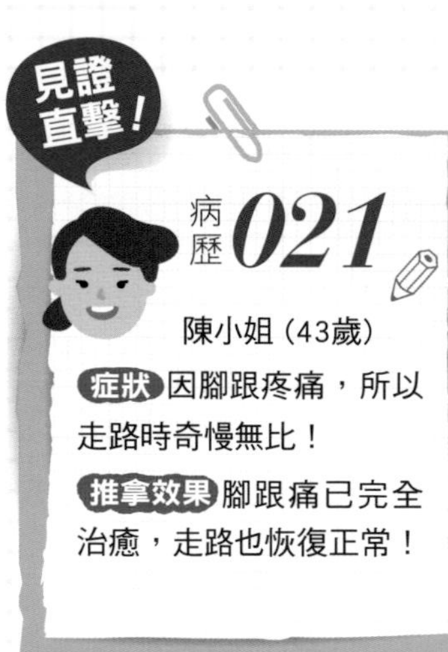

21.腳跟痛

～推移正確痛點，從此與腳跟痛絕緣～

由於腳跟痛(亦稱「跟骨移位」)很常發生，容易讓人忽略病因，所以常會造成誤診，尤其常被誤認為是「足底筋膜炎」。

而在我治療的眾多案例中，就曾遇過相當嚴重的患者。她是一位43歲的陳小姐，偶發性的腳痛持續多年，甚至嚴重到每天起床就感到疼痛，只要下床時碰到地板，腳就如同踩到釘子般刺痛，約莫要過半小時才會緩和下來。平時走路也像老人一樣，奇慢無比，因為每當她走一步路，腳就會痛一下，想快也快不了。

陳小姐記得自己多年前到農場遊玩時，曾從一個大草團跳下，落地時

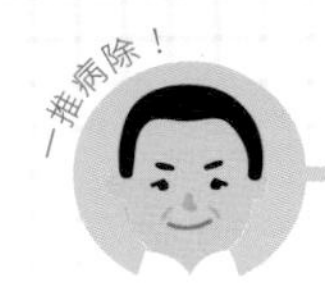

感到腳底略有異樣，但因為走路時並無問題，所以也就不以為意，沒想到後來愈走愈痛，才知大事不妙！

那時她還是政大的研究生，每次下課要趕往另一間教室上課時，總因校園遼闊而必須馬不停蹄地趕場；再加上課餘時間從事教職，以久站居多，因此雖然長期持續治療，但病況依舊沒有起色。

在這漫長的腳痛期間，除了開刀之外，所有療法她都嘗試過了，例如刮痧、拔罐、電療、熱敷、放血、骨振波療法等，效果雖不是很差，但就只能維持短短幾個小時。她甚至還曾因推拿師傅的錯誤調整，導致患部腫脹疼痛，讓她叫苦連天。雖然無奈，但仍需繼續治療，否則腳就會愈來愈痛，在遇到我之前，她已經過了三年多的悲慘腳痛生活！

在我仔細幫陳小姐檢查後發現，她除了足底筋膜炎之外，還有腳跟骨移位、足踝扭傷、足弓變形、骨盆脫垂引發的腳後筋過度緊繃僵硬及阿基里斯腱出現極大異常張力等問題，是很典型的三種腳跟痛原因都有的個案，所以要解決陳小姐的病痛，絕不能忽視腳後肌腱的異常張力，如果只針對腳跟與腳底的痛點刺激治療，不但沒有效果，反而會使病情惡化。

於是我先從陳小姐的骨盆脫垂及坐骨移位問題下手，將兩者調整好之後，阿基里斯腱的張力才能恢復正常。接著再將腳踝及足弓調整歸位，腳痛就能完全消失，不再復發。

第一次調整後，陳小姐的腳痛好了一大半，但因連續幾天在普渡法會久站，病情又開始惡化；而在第三次調整結束後，陳小姐之前起床出現的腳跟痛時間已縮減為10分鐘，而且只會痛一隻腳；第六次後，陳小姐走路速度已恢復正常，腳跟也只有隱約疼痛；第七次結束，陳小姐已完全恢復正常，並與多年來的腳跟痛說拜拜了！

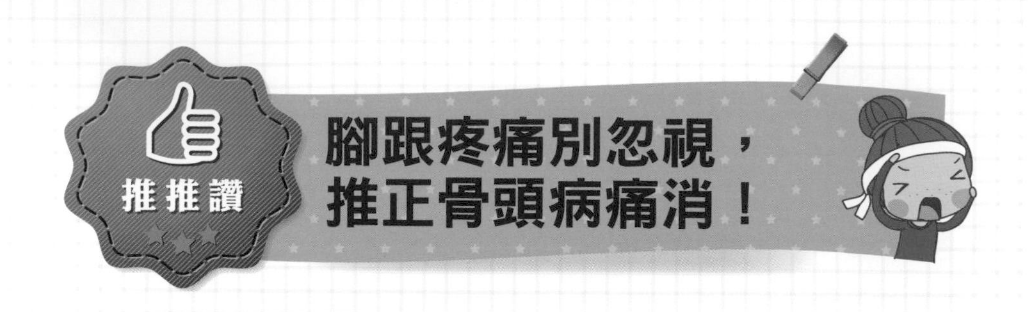

一般人對身上大部分的疼痛都可以忍耐，唯獨腳跟痛讓人一天也受不了，因為腳跟不適會嚴重影響到每天的生活起居。無論是走路、運動或做任何活動，都會使用到該部位，一旦腳跟疼痛，整個人就幾乎動彈不得，而且因為使用率高，所以治療起來也就特別麻煩。

外力撞擊與內傷，均可傷到腳跟

腳跟雖然只是人體的一小部分，然而一旦出了問題，將會造成生活上的困擾，以下是引發腳跟痛的原因，讀者可於平時多加注意：

➔腳部疾病引發

足底筋膜炎、跟腱炎、跟腱撕裂傷、跟骨突出、跟骨滑囊炎等都會造成腳跟痛，痛感甚至會延伸到小腿，而其引發症狀因人而異，例如有些人足部只在開始活動時會痛，或運動後感到不適，穿脫鞋子時有困難、甚至有跛腳現象等，而嚴重者則會在足部靜止不動時出現疼痛，故當足部有任何不適時，應詳加檢查。

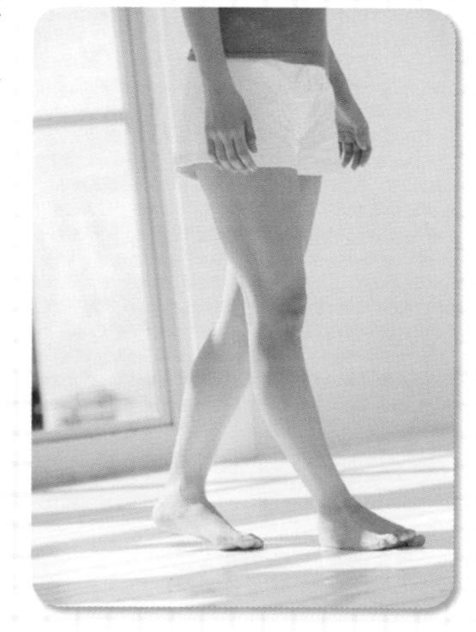

➔長期維持同一姿勢所致

需久站、久走或跑跳等行業的人，腳跟的使用率比一般人高出許多，自然罹患腳跟痛的機率也會相對提高。

例如教師、軍人、廚師、外科醫師、美髮

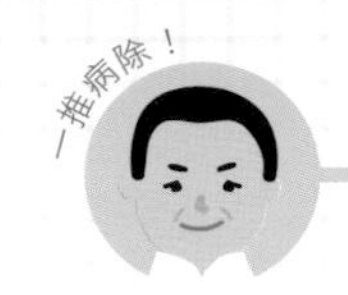

師、專櫃小姐、工廠作業員等；或經常進行「跳躍」動作的田徑及球類運動員，例如跳高、跳遠、體操、籃球、排球、羽球等選手，甚至喜歡追趕跑跳碰的小朋友，都有可能傷及腳跟。

➔因外力撞擊而形成扭挫傷

意外或外力的衝擊，也會造成腳跟骨移位，例如走在溼滑地面上差點摔跤，或腳跟打滑時用力煞住，也會導致腳跟骨因拉力太大而移位。患者平時可能不覺得痛，但只要久走或勞動量一多，患部就會開始疼痛，尤其盤腿而坐，腳跟一壓在地板上，痛感便立刻襲來。

中西醫如何治療腳跟痛？

一般說來，腳跟疼痛的患者，很難當下決定該找中醫還是西醫治療，但兩者各擅勝場，只要醫師診斷正確、對症下藥，皆能治癒，而會一直治不好的人，通常只是誤診！

以西醫來說，會先照X光來確定病因，除了開立消炎藥、止痛劑和肌肉鬆弛劑外，還會搭配熱敷、泡熱水、超音波、低週波電療、大腿後肌肉及跟腱的拉筋伸展運動等物理治療，或於患部注射類固醇或麻醉劑，以減輕疼痛。

中醫則會開立疏筋活血、溫經散寒的藥方，再施以熱敷、針灸、電療或傷科理筋推拿等治療方式。

而患者本身也應減少站立及行走的機會，改穿有彈性、可吸震的厚底氣墊鞋，以增加足部的舒適度，減輕對患部的壓迫。

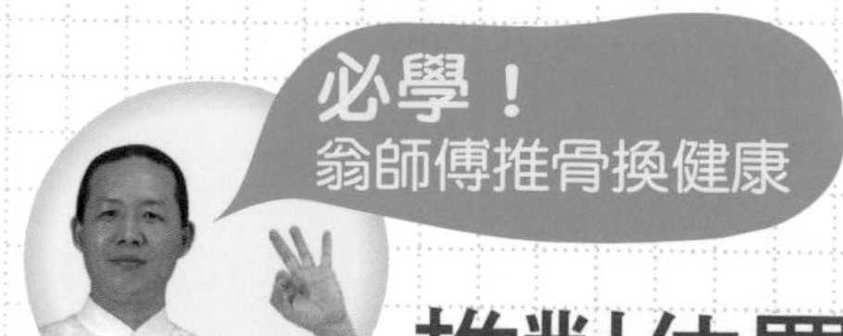

推對位置，不怕腳跟痛找麻煩

說起來我也有過腳跟痛的經驗，有一次我帶小孩到游泳池玩水，在前往更衣室的路上，因階梯溼滑，差點滑倒，所幸及時拉住欄杆用力撐住，人雖沒摔倒在地上，卻聽到後腳跟發出「啪」一聲，從此腳就開始隱隱作痛。

回家後仔細檢查，發現腳跟骨移位了，要調整別人移位的腳跟骨很容易，但要調整自己的可就難了！首先，我讓自己坐著，再彎起腳來，然後用手拉自己的腳跟骨，可惜方位、角度和拉力都不對，怎麼拉都使不上力，上下左右試了好幾次，才終於將腳跟骨拉出，再轉正接回，這個「自我調整秀」差點累死我！

這也是為什麼我的調整技法常跟別人不同，因為很多問題都是從我自己身上找到答案，也因為有切身之痛，才會絞盡腦汁想出和緩又不引發疼痛的操作方式，加上自己親身體驗，便能確定該技法一定有效！

一般來說，腳跟痛是在腳踝內側靠近後腳跟骨處，如下頁圖示，依序有三個不同的痛點，而其形成的原因與解法也不盡相同：

❶ 最靠近後腳跟的第一個痛點，即是腳跟骨移位所致，此時只要將腳跟骨轉正即可解決。

❷ 中間的第二個痛點是腳踝扭傷造成的腳跟痛，只要將腳踝距骨活動角度調整對正即可。

❸ 最靠近腳趾的第三個痛點則是骨盆脫垂造成的腳跟痛，要先解決患者骨盆脫垂及坐骨移位的問題，使其張力正常，才能調整好腳踝及足弓

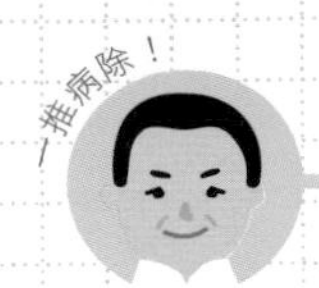

部位，一旦對正腳跟骨，疼痛便消失。

以上三種疼痛原因雖有可能個別發生，但也可能同時，正因病況複雜，只要其中任一痛點沒有妥善處理，患者的腳跟就會持續疼痛，很多醫生或推拿師傅治不好，原因就在此。

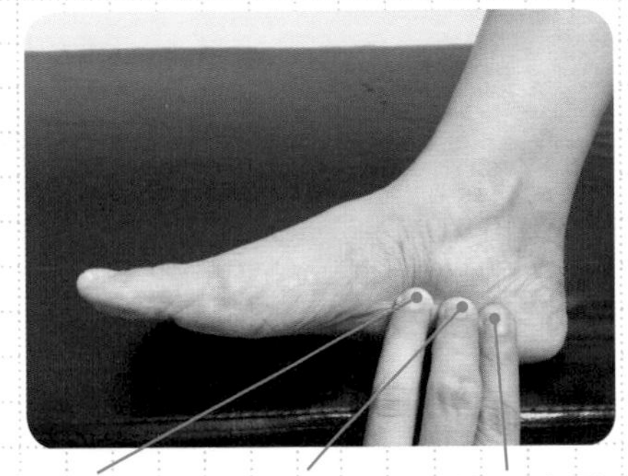

如今讀者已知腳跟的三個痛點，會造成三種不同的腳跟痛症狀，一旦疼痛發生，也能分辨其病因為何，對症下手，方能一推病除、一勞永逸！

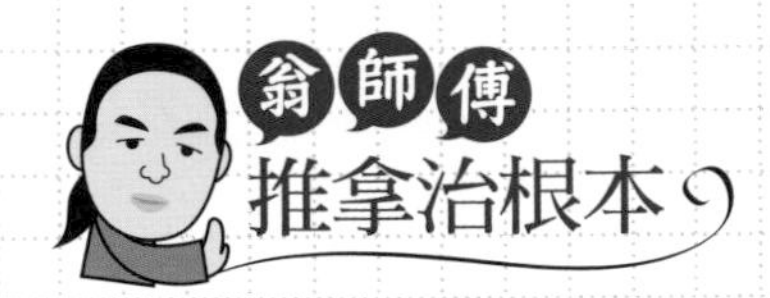

解決腳跟痛的重點在於轉正腳跟骨，需利用腳踝關節分離的空隙來調整，所以想調正腳踝關節，反覆練習必不可少，只要熟練手法，就能輕鬆達到「手到痛除」的境界！

▸主要推整骨骼透視區◂

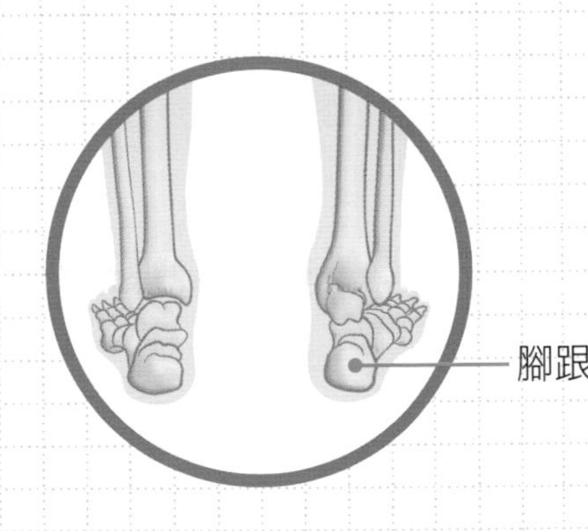

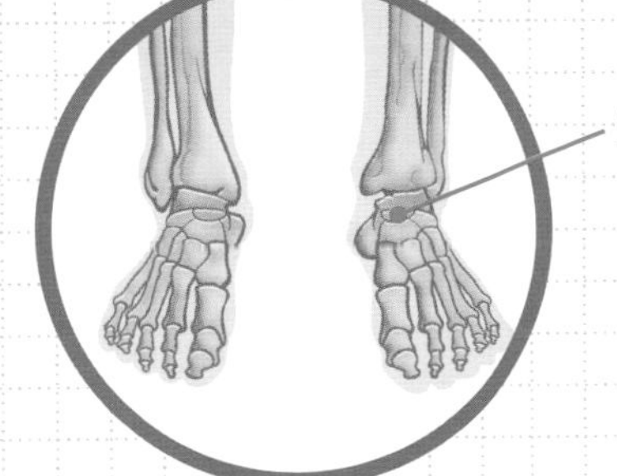

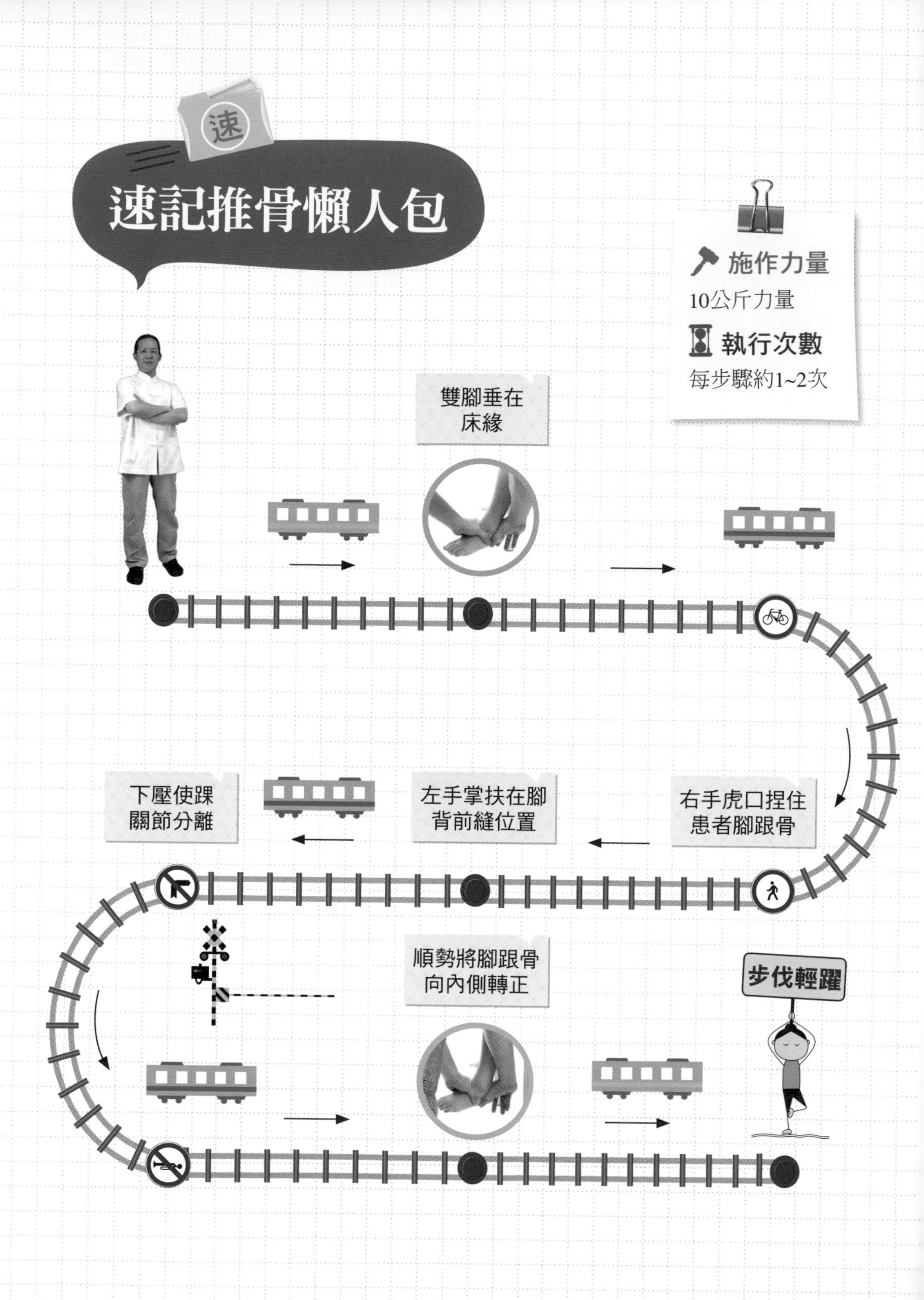
速
速記推骨懶人包
施作力量
10公斤力量
執行次數
每步驟約1~2次
雙腳垂在
床緣
右手虎口捏住
患者腳跟骨
左手掌扶在腳
背前縫位置
下壓使踝
關節分離
順勢將腳跟骨
向內側轉正
步伐輕躍

推拿套路U

適應症：腳跟痛

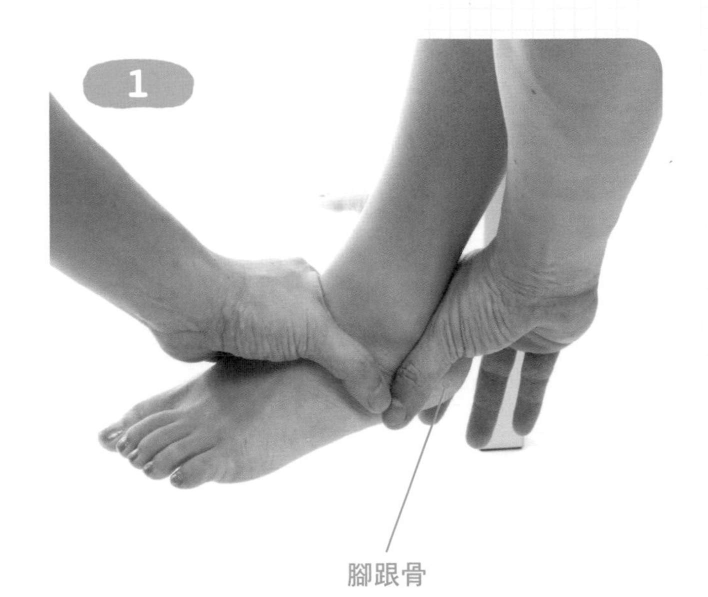

1 請患者躺平並將腳垂在床緣，膝關節彎曲處需緊貼床邊，操作者右手以虎口捏住患者腳跟骨，左手掌扶在患者腳背前縫位置。

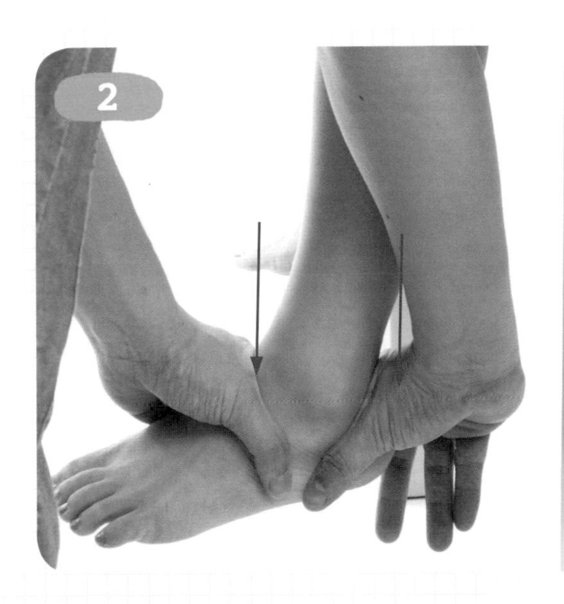

2 操作者利用身體的重量下壓，分離踝關節，並順勢將腳跟骨向腳踝內側轉正即成。

分離踝關節，並順勢將腳跟骨向腳踝內側轉正！

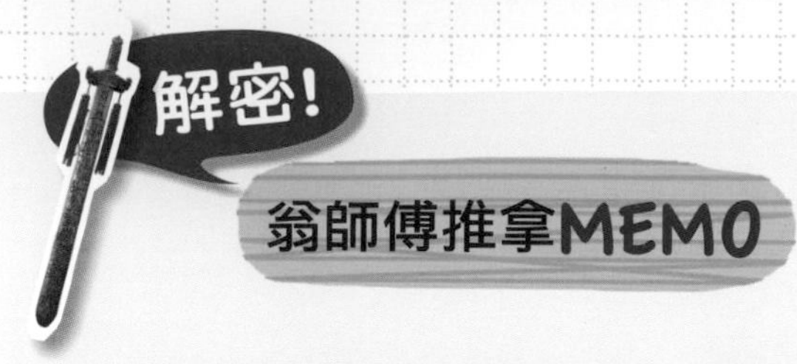

前文提到腳跟痛分為三種，各有不同痛點，第一個痛點在靠近腳跟的部位，只要利用本單元的「推拿套路U」就可解決；第二個痛點在中間，必須用第二十單元〈腳踝痛〉中的「推拿套路T」，以調整對正踝關節；第三個痛點在靠近腳趾的部位，可利用第二十二單元〈腳抽筋〉中的「推拿套路V」，將脫垂的骨盆向上托高，即可使疼痛消失。

這三個痛點只要輕輕用手按壓，就會有明顯痛感，三種疼痛可能分別出現，也可能一起出現，所以務必要小心判斷，只要有一點沒有調整到，腳跟痛就不可能痊癒！

所以痛點位置要再三確認，找到痛點之後，接著要檢查相關部位的問題是否存在，只要痛點確定，該部位也確實有異狀，那處理起來就不會有閃失了。

腳跟痛的形成原因有很多種，雖說剛開始症狀相當輕微，但隨著時間的流逝，腳跟的疼痛與腫脹會愈來愈嚴重，甚至還有可能演變成關節炎，如同前述案例陳小姐，每天下床踩地就像踩到釘子般疼痛，那日子就很難過了。

只要依照本單元所介紹的診斷方法，找出病灶，對症下「手」，就沒有治不好的腳跟痛，只要多一點用心，再加上仔細判斷，人人都可以是「神之右手」，加油喔！

見證
直擊！
病歷
022
陳婆婆（84歲）
症狀 因骨盆脫垂造成嚴重腳抽筋！
推拿效果 不再發生腳抽筋，且行走速度也恢復成一般老年人的標準！

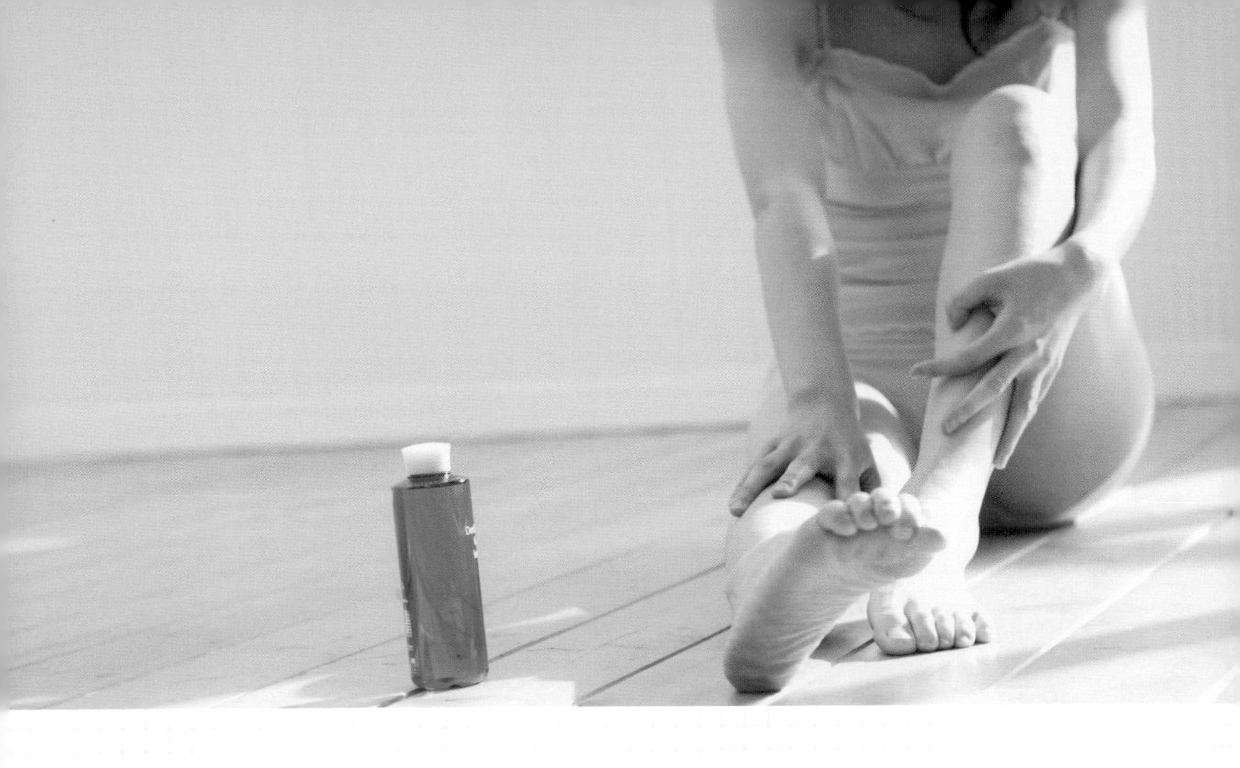

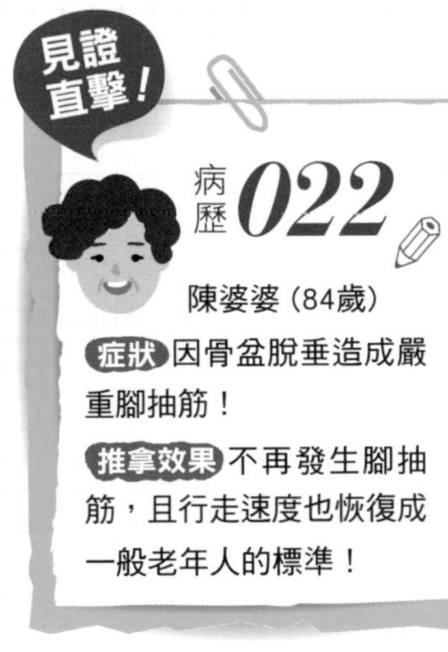

22.腳抽筋

～調正骨盆，免受腳抽筋之擾～

84歲的陳婆婆是一位因骨盆脫垂造成嚴重腳抽筋的個案，其不良於行已有多年。十幾年前，陳婆婆曾到國術館矯正骨頭，結果幾根肋骨不小心被壓斷，從此以後，肋骨便開始隱隱作痛，甚至連咳嗽或呼吸都會不舒服，一直困擾著陳婆婆！

由於肋間神經長期發炎疼痛，所以陳婆婆的睡眠品質極差，再加上她年紀大，又有高血壓和心臟病，因此只要走幾步路，就必須坐下休息；而陳婆婆還有頻尿及漏尿等嚴重問題，幾乎每半小時就必須上一次廁所。

此外，她的膝關節又因膕窩囊腫無法蹲下，加上陳年舊傷及骨折，所以腳還會不定時的抽筋，最常在半夜睡夢中發生，讓陳婆婆終年都在疼痛中度過，每天只能坐在家門口的小板凳上數著過往車輛，然後等三餐、等天黑，毫無生活品質可言。

直到2009年，陳婆婆經人介紹我後，遠從彰化員林北上找我治療，她的嚴重狀況著實嚇了我一大跳！

在經過第一次的調整，陳婆婆的體力雖大幅改善，但仍需拄著拐杖走路，有時還會駝背，身上仍有多處疼痛，但半夜腳抽筋的次數已經減少，單次行走的距離還可增加到二、三十公尺才需要坐下休息。

就在三週後，我又幫陳婆婆做了第二次的調整，這次明顯改善了陳婆婆的駝背，變得比較能挺直走路，腳步也輕快許多，單次行走距離增加到兩百公尺；疼痛的肋骨也在調整三天後消失無蹤，不僅說話及咳嗽更有力，睡眠狀況也明顯變好，原本只能朝右側睡的陳婆婆，現在睡姿已能任意變換了。

隔週，我又做了第三次的調整，這次陳婆婆的走路速度加快許多，右手倚賴枴杖支撐的力量愈來愈小，整個人變得神清氣爽；更神奇的是，多年來突出的肚子，猶如漏氣的汽球般逐漸縮小，腳抽筋的情況也較少發生，頻尿狀況亦大幅改善，約能延長到兩小時才如廁一次，並且也較能蹲下了。

三週後，我又為陳婆婆做了第四次調整，不僅行走速度變更快，用枴杖支撐的次數也減少了，左腳膝關節功能已恢復正常，且能稍微蹲廁所，小腹更持續縮小中，唯右腳膝關節仍有輕微疼痛。

做了第五次調整後，陳婆婆已能不靠枴杖走路，雖然速度不快，但對於倚賴枴杖行走近二十年的人來說，簡直就是奇蹟！第六次結束後，陳婆婆不拄拐杖走路的穩定性大幅提升，速度跟一般老人家差不多，已趨於正

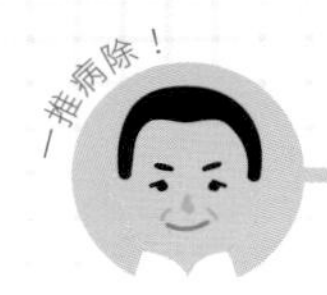

常，腳也不再抽筋，而且使用蹲式廁所，也完全沒問題，其最主要的治療手法，就是利用本單元的推拿套路V來解決。

在YouTube上，可查詢〈翁氏傳統整復推拿 陳X氊〉，即有陳婆婆六段療程的影片，有興趣的讀者可上網搜尋，親眼見證這神奇的過程。

其實，隨著高齡化社會的到來，家中有高齡長輩的比例越來越多，但居家照護卻十分不足，甚至連基本的照顧人手都不夠。上一代在困苦生活中對自己「能省則省」的觀念，也對應到老年時產生酸痛問題的想法。事實上，很多病痛若能提早發現，都是可以治療的，但老年人為了省錢，再加上醫療資訊的不足，最終導致疾病不斷惡化，實在得不償失。

由於現今老年人的生理病痛，常被誤認為是身體機能退化使然，但實際上卻有高比例的族群都是骨盆脫垂所引起，而這只要藉由徒手推拿整復，便能痊癒。

無論我們身體有什麼毛病，只要盡力做最佳化的調整，即便年齡再大，依然可以獲得改善，甚至恢復正常，所以千萬不可輕易放棄任何治癒的機會！目前接過的案例中有懷胎7個月大的孕婦，最幼齡有7個月的嬰兒，最高齡還有97歲的阿婆，在經過調整後，都有良好的恢復狀況。

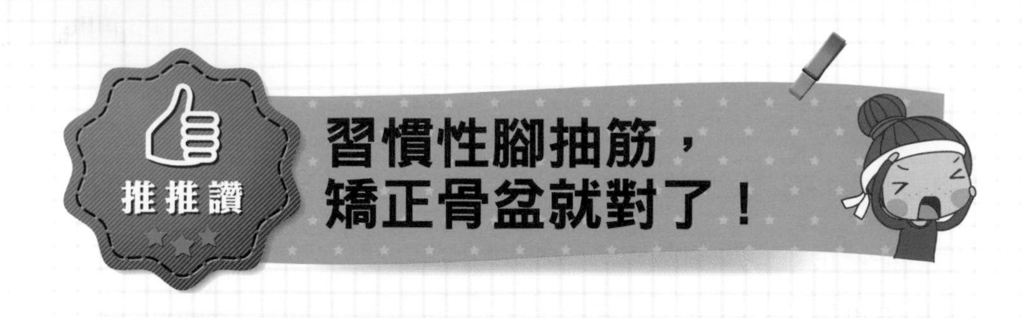

我曾遇過一名個案，他是七十多歲的張老先生，每天晚上只要睡三、四個小時，就會因腳抽筋而痛醒，最後只好將腳打直、不斷按摩患部，半小時後，待患部附近的肌肉都揉鬆了，才能安心入睡。然而，張老先生有時一晚痛醒好幾次，已嚴重干擾到他的睡眠，即使他每天勤於散步、騎腳踏車、打高爾夫球來活絡身體，都還是無法解決腳抽筋的困擾。

起初，張老先生是因身體其他疼痛來找我幫忙，但在述說病況時，提起了腳抽筋的問題，我檢查之後發現，他有骨盆脫垂的現象。經過調整後，才逐漸降低腳抽筋的發生率，從原先一晚多次，慢慢減少發作次數，一直到現在都不再發生過了呢！

探究腳抽筋原因

「抽筋」其實是肌肉突然不自主地出現強直收縮的現象，造成肌肉僵硬疼痛。根據報導指出，45歲以上者，每七人就有一人有腳抽筋的經驗，60歲以上的老人有三分之一會出現習慣性腳抽筋，80歲以上者更高達二分之一；但年輕人也不遑多讓，7%的青少年每年都曾發生過腳抽筋的現象，尤其是16～18歲的階段，最容易腳抽筋；有些人甚至只是伸個懶腰，把腳打直，都會突然抽筋，其中又以女性最常發生。而腳抽筋的形成多為下列原因：

➔運動前暖身不夠或運動過度

許多人在運動前因熱身不夠，導致肌肉還未達到良好的伸展性時，就開始跑、跳、衝，如此很容易發生腳抽筋的情形。又或者因長時間運動，

在肌肉過度疲勞時仍勉強活動，也會出現腳抽筋的狀況。

➔缺乏鹽分與必要礦物質

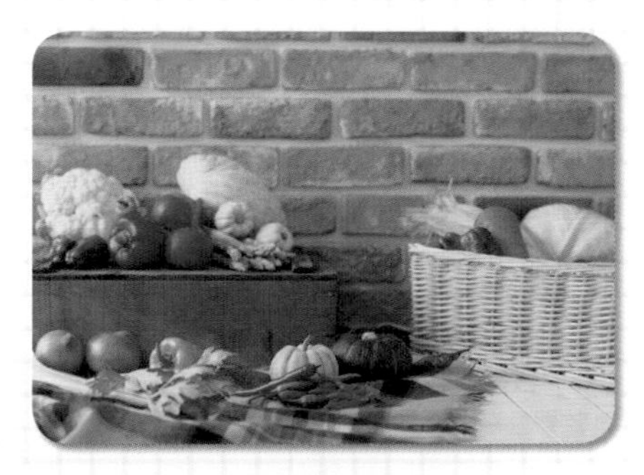

腳抽筋也很可能與體內電解質失衡有關，例如有些人鹽分攝取較少，導致體內電解質與水分濃度不均，無法供給身體基本所需，使得肌肉神經訊號傳達出現異常便造成腳抽筋。

例如，新兵訓練時因大量的體能操練，會使水分和鹽分極易流失，故會規定士兵的水壺中須加入少許鹽，以免大量流汗時，體內電解質失衡，造成腳抽筋。平時也可多吃香蕉、柳橙、芹菜等食物，以補充電解質。

此外，礦物質鎂對肌肉有舒緩功能，身體長期缺乏鎂或鈣的話，很容易引發腳抽筋，平時應多食用紫菜、綠葉蔬菜、糙米、堅果、牛奶及乳製品等含鎂與鈣的食物，保持體內礦物質的平衡；尤其是秋冬時節，人體的排尿量會增加，體內的鈉、鈣等各種礦物質容易大量流失，此時更要多加補充鎂與鈣，以防腳抽筋。

➔生理疾病所致

足部若有局部循環不良、靜脈曲張、腿部動脈血管硬化，或甲狀腺素過低、低血鈣症、骨質疏鬆、懷孕、尿毒症、糖尿病、慢性腎衰竭（需洗腎）、運動神經元疾病、周邊神經病變或脊髓神經根病變等，都會導致腳抽筋。此外，嚴重的腹瀉、嘔吐，或肌肉、肌腱輕裂傷，也會造成腳抽筋的現象。

➔藥物副作用引發

例如某些降血壓及降血脂等藥物，因會使脊椎反射路徑出現問題，導致肌肉不正常收縮，進而引發腳抽筋；另外，像是利尿劑等，因會影響體內水分和電解質平衡，所以也會引起腳抽筋。

➔情緒及環境所致

由於情緒過度緊張、長期壓力的累積，或周圍環境溫度突然改變，都會造成身體肌肉緊急收縮，如此也很容易發生腳抽筋。

➔骨盆脫垂使然

根據我的觀察發現，其實絕大部分的腳抽筋都不是上述五點，而是骨盆脫垂所致。建議讀者可裸體或穿著貼身衣物照鏡子，若發現胸腔肋骨下半段翹起突出，代表有骨盆脫垂的現象。

有骨盆脫垂症狀者，其身體的柔軟度和彎曲功能會變差，腿後筋則緊繃僵硬，且小腹特別大，即使身材瘦小，也會有個不成比例的「大腹部」；並且在睡覺時，通常會因腳抽筋而痛醒，這就是骨盆脫垂所致。

預防腳抽筋，吃睡有良方

在了解腳抽筋的原因之後，我們也可藉由下列四種方式，注意自己的身體狀況及營養補充，以防腳抽筋的發生：

❶睡前保養

睡前可用40度左右的熱水泡腳，大約泡15～20分鐘，不僅可促進足部末梢血液循環，還能預防腳抽筋。另外，若是有習慣性抽筋者，睡前可在易抽筋的部位按摩、泡熱水，或多做伸展運動：其做法為伸展至患部有緊繃感後，維持10秒再放鬆5秒，並重複20次，亦可左右交替，如此便能減少抽筋情形，或緩解抽筋後的疼痛。

❷ 睡眠中的保護

為了防止腿部在夜間著涼而抽筋，冷氣和電扇都不能直接對身體或腳部吹，應穿著能覆蓋到腳踝的長褲，做好適當的保暖，除了能減少抽筋的發生，還可改善早晨起床打噴嚏及流鼻水等過敏現象。

❸ 注意飲食習慣

為防止抽筋發生，不妨檢視一下自己的飲食習慣是否有不妥之處，並應遵循「四少」原則！

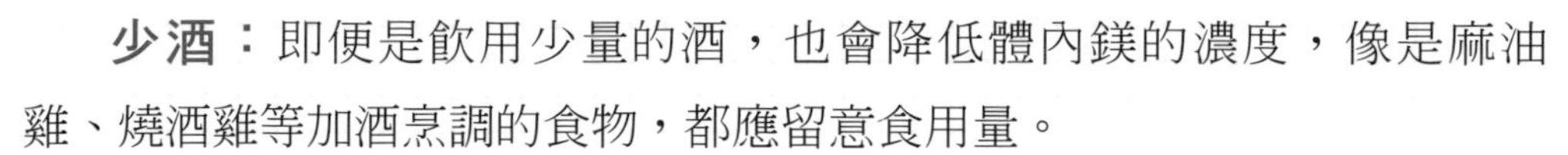

少酒：即便是飲用少量的酒，也會降低體內鎂的濃度，像是麻油雞、燒酒雞等加酒烹調的食物，都應留意食用量。

少油：過多的油脂會使身體難以吸收鎂，故應避免食用油膩食物，才不會影響人體吸收鎂。

少甜食：甜食的代謝過程，會消耗體內的鎂，故應少吃為妙。

少喝飲料：可樂及飲料因為含磷，會干擾鎂與鈣的吸收，而提高抽筋發生率，故應盡量避免。

❹ 可補充的營養

平時可多吃小魚乾、海帶、豆類製品等富含鈣質、維生素D（皮膚多曬太陽就會自動產生維生素D）的食物，亦可選擇腰果、南瓜子、葵花子、丁香魚花生等較健康的零食，而深綠色蔬菜因含較多鎂，可多加食用。

中西醫如何治腳抽筋？

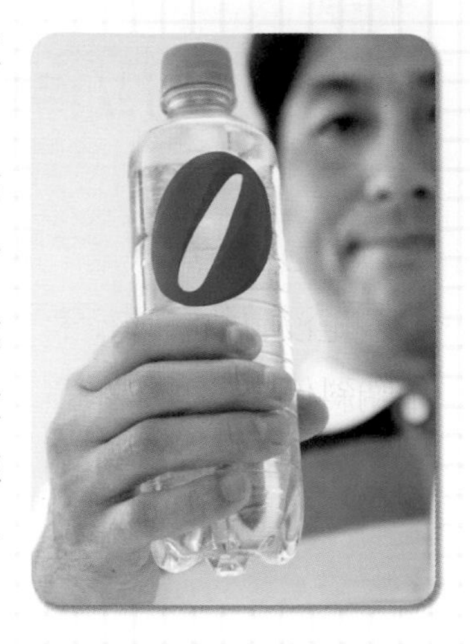

中西醫一般都會將腳抽筋當作是肌肉拉力太大所致，卻不曾想過可能是骨盆移位的問題。

若排除掉病理性因素，西醫通常認為腳抽筋是因為腿部運動量過大，導致肌肉過度疲勞，才會一直處於緊繃狀態，加上沒有及時排掉乳酸代謝物，因而造成小腿抽筋。另外，像是運動時大量出汗，血液中的鹽分流失過多，使得體內電解質失衡，也會形成小腿肌肉痙攣，因此建議患者多喝稀釋後的運動飲料，以補充電解質。

若是以中醫觀點來看，通常會以疏筋理筋、減緩疼痛作為治療重點，並開立通筋活血的藥方，輔以針灸、推拿，或於患部敷藥或貼藥布等方式治療。

然而，本單元提到的骨盆脫垂所造成的腳抽筋，恐怕是中西醫較無法察覺的病因，可使用本單元介紹的推拿套路V調正脫垂的骨盆，徹底擺脫腳抽筋的騷擾！

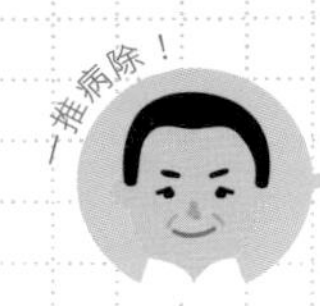

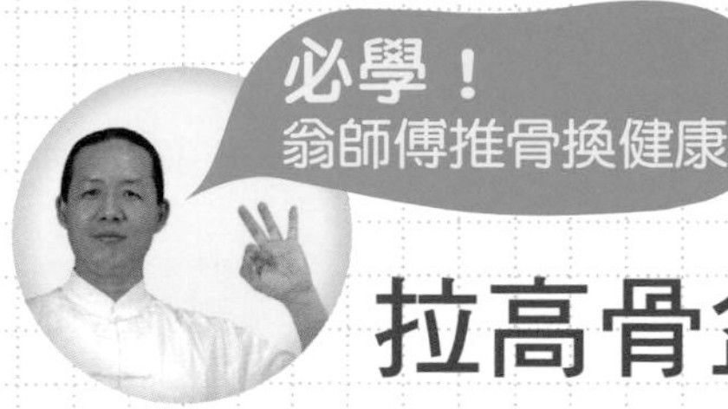

拉高骨盆，雙腳從此靈活

有些人會認為是不是某些特定職業的人容易腳抽筋，但根據我長期的觀察是沒有的，這反而是跟生活習慣不良有關，例如有些人喜歡在沙發上亂躺斜倒，或長期坐姿錯誤，使骨骼一直處於不正常的角度，最後導致骨骼歪曲。至於因搬重物、車禍、從樓梯滑落等意外所造成的骨盆移位，則屬少數。

有關骨盆問題，一般醫生多半能察覺到骨盆傾斜、長短腳等現象，但有些婦女不孕、肋骨外突、胃脹氣等，其實都跟骨盆脫垂有關。

骨盆脫垂所造成的異常拉力，會使坐骨升高，導致腿後肌腱拉緊變硬、伸縮性變差，患者因而難以彎腰，雙手摸不著地板。而在腿後肌腱伸縮性不佳的狀態下，即便患者不是在運動，只要腳一蹬就會拉緊肌腱，一旦拉過了頭，腳就會開始抽筋了。

其實，要解決這個問題很簡單，只要用本單元介紹的推拿套路V，將脫垂的骨盆拉高，即能去除真正的病因，讓雙腳不再為抽筋所苦。

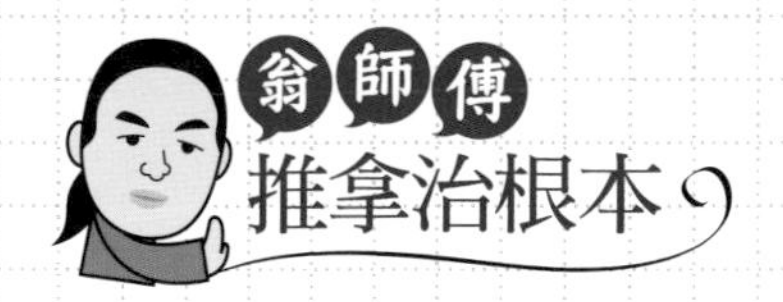

骨盆的調整要分段慢慢壓，若能在腰部正面髂前上棘的位置，摸到平平的骨頭形狀，就表示骨盆高度正確，否則便會摸到尖尖的骨頭形狀，但只要角度調整對了，就能立刻顯現效果。而讀者須注意調整時，力道務必輕巧，千萬不能使用暴力，否則很容易造成肋骨損傷！

因為骨盆的高低與肋骨之間有連動關係，可藉由腹外斜肌與腹內斜肌調整平衡，骨盆位置如果正確，肋骨下段就是平的，否則便會突出，可直接由人體的外觀看出異狀。

假使胸腔下肋突出，就會導致腰椎內凹，平躺時，腰部騰空，骨盆便會脫垂，大腿股四頭肌則會因拉力過大而僵硬，使得膝關節下方出現空隙而無法平貼床面，小腿的阿基里斯腱拉力也會因此變大，而人體正因為這樣的機轉，使得這些現象會從人體上半部慢慢延伸到下肢，最後引發腳抽筋。因此，所有問題的發生都必須尋根溯源，找出最關鍵的調整點！

以往在教學或演講時，我只要示範到這項技法，眾人總是對如此簡單且效果顯著的操作手法感到驚訝，所以只要將本單元的技巧學會、練熟，定能出手如有神，輕鬆解決骨盆脫垂的問題，馬上就能遠離腳抽筋囉！

▶主要推整骨骼透視區◀

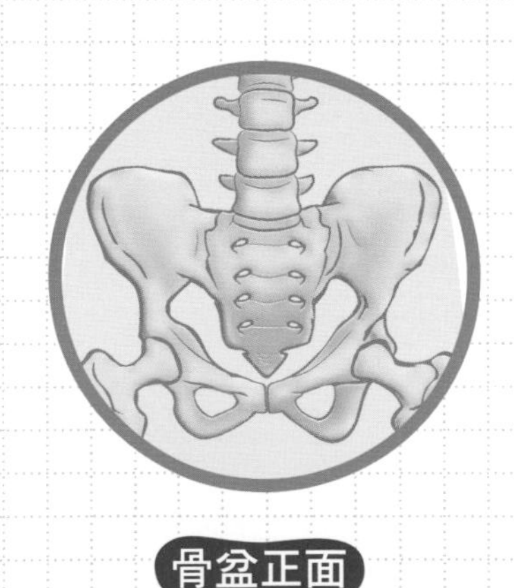

骨盆正面

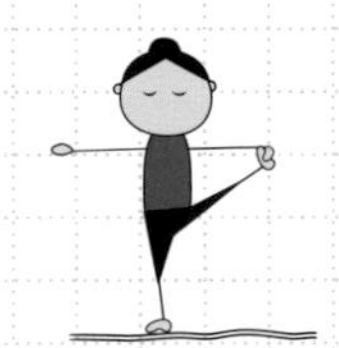

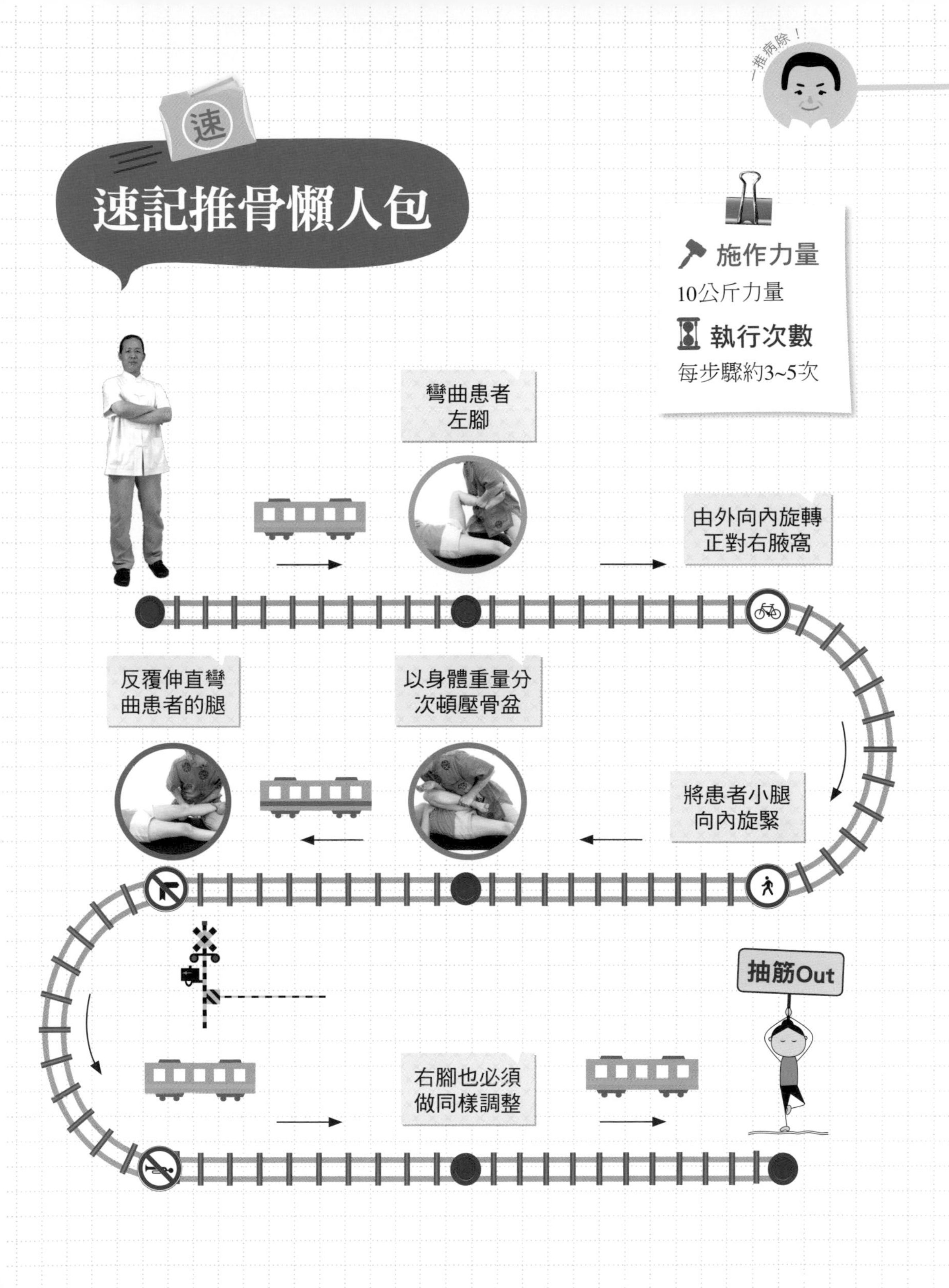
一推病除！
速
速記推骨懶人包
施作力量
10公斤力量
執行次數
每步驟約3~5次
彎曲患者
左腳
由外向內旋轉
正對右腋窩
以身體重量分
次頓壓骨盆
反覆伸直彎
曲患者的腿
將患者小腿
向內旋緊
右腳也必須
做同樣調整
抽筋Out

推拿套路 V

適應症：腳抽筋

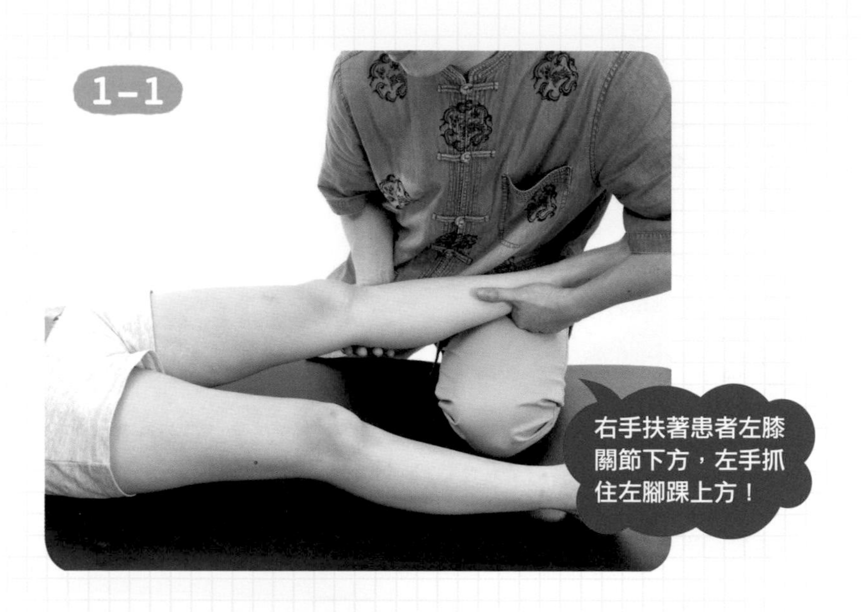

操作者右手扶著患者左膝關節下方，左手抓住左腳踝上方處，並先彎曲患者左腳，再由外向內旋轉至「正對患者右腋窩」的位置。

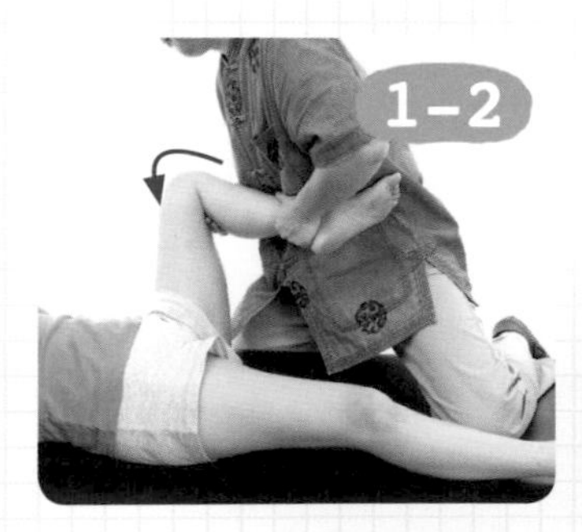

彎曲左腳，由外向內旋轉！

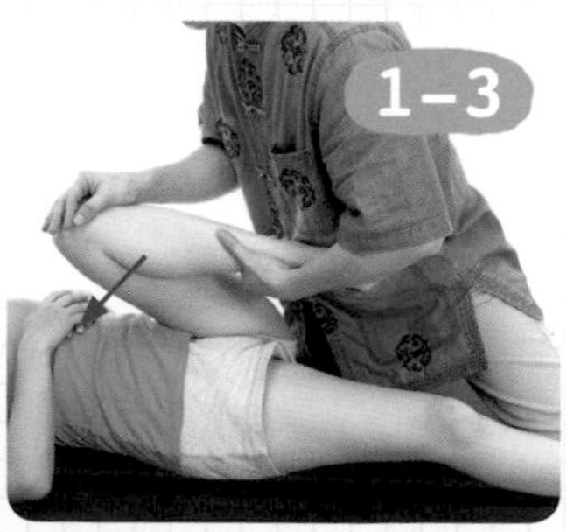

正對患者右腋窩的位置！

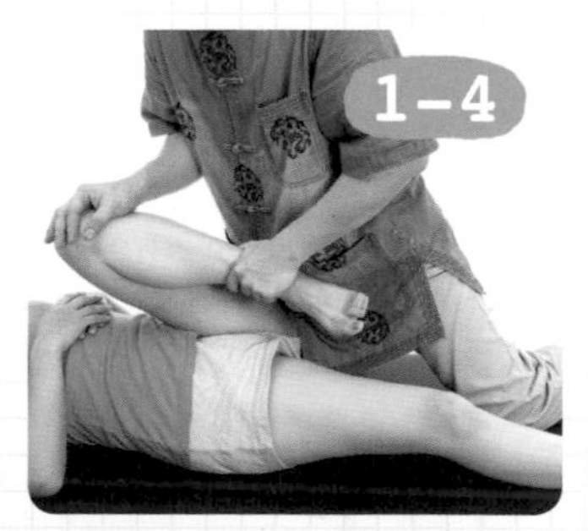

此時左手轉向正握腳踝！

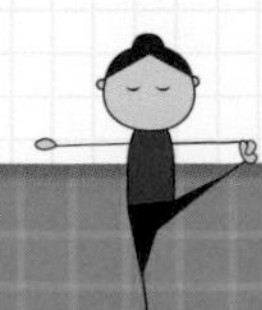

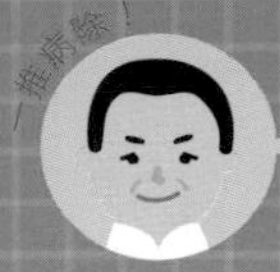

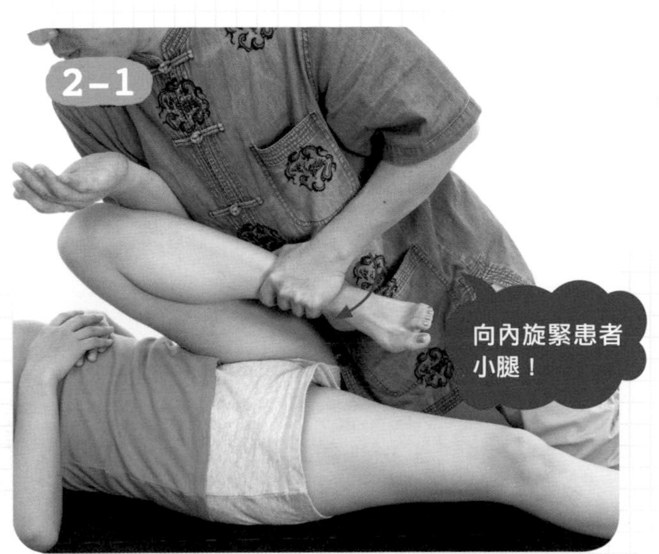

2 在此位置將患者小腿向內旋緊，並彎曲患者膝關節，以自己身體的重量，分次慢慢朝患者骨盆頓壓。

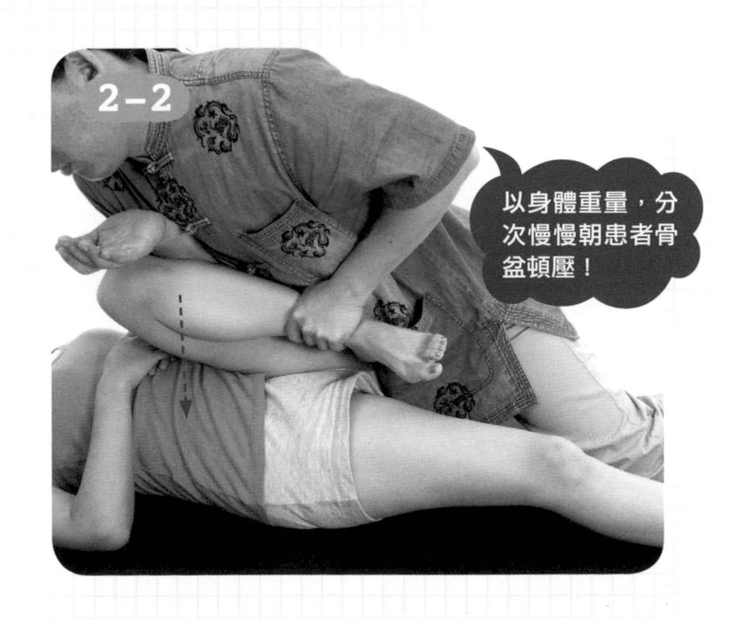

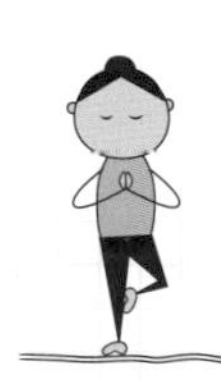

推拿套路V

適應症：
腳抽筋

3-1

3

最後，將患者的腿反覆彎曲伸直幾次，使大腿股骨關節能活動開來，右腳也做同樣的調整，即可順利托高骨盆。

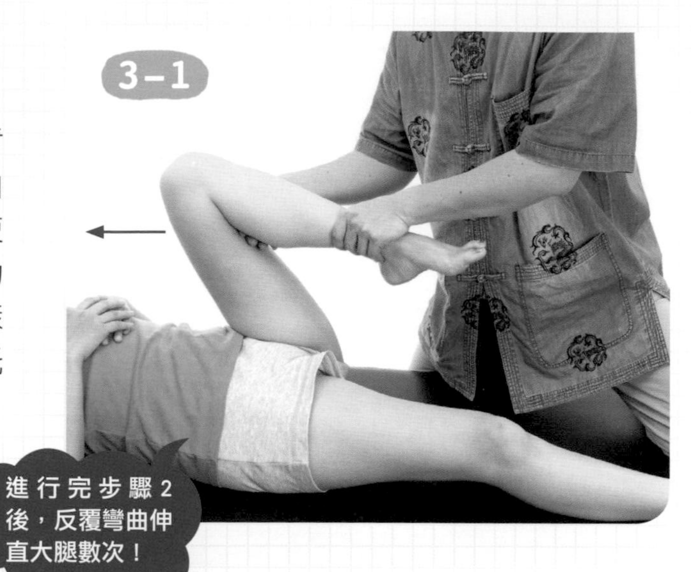

進行完步驟2後，反覆彎曲伸直大腿數次！

3-2

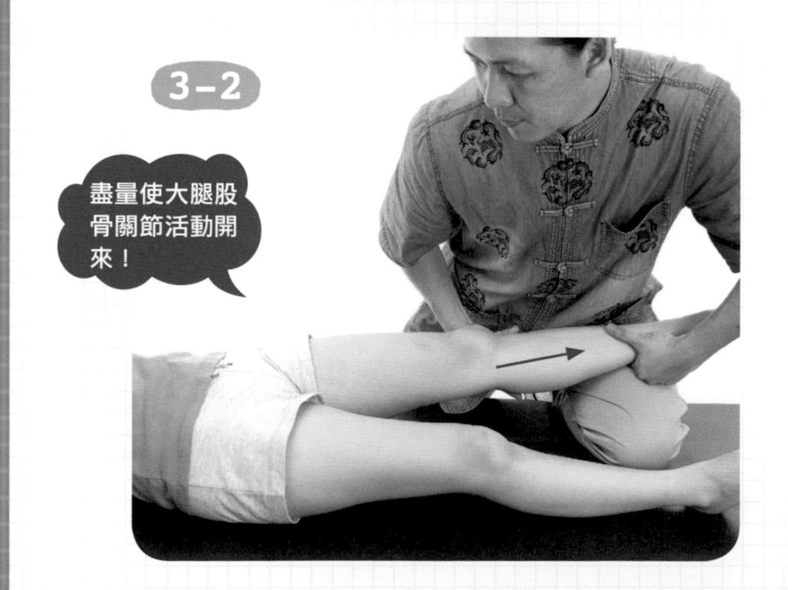

盡量使大腿股骨關節活動開來！

翁師傅推拿NOTE

以上頓壓及伸展動作須重複三遍，如此便可調整到當下最高的骨盆角度！

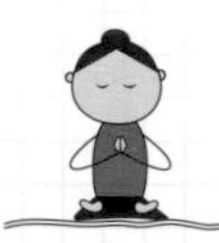

解密！翁師傅推拿MEMO

在臨床上，骨盆脫垂有一個顯而易見的症狀，那就是大腿的股四頭肌有異常僵硬與粗大的表徵，即使在不用力的情形下，依舊會硬梆梆的。而很多人都會誤以為那是運動所練出來的肌肉組織，但其實是大腿股骨的旋轉，拉緊肌肉所致。因此，這一類的人在運動過後，代謝酸痛的機制不僅會異常緩慢，身體的酸痛時間也會延長。

骨盆脫垂除了會導致腳抽筋以外，同時還會出現下肋、肚子突出的現象，因而連帶造成以下問題：

1. 下肋突出而引起胃凸，導致食量暴增而容易發胖。
2. 下肢血液循環不良而水腫。
3. 因腰部柔軟度不良，使得兩腳無法在伸直的狀況下，彎腰摸到地板。
4. 引起子宮傾斜，造成受精卵不易著床，導致不孕。
5. 壓迫膀胱而產生頻尿症狀。
6. 只要一咳嗽就會漏尿。

大部分的專業書籍都沒有提供骨盆脫垂的解決方法，但骨盆脫垂卻會造成上述許多大小毛病，而多數人也會誤認為是自然老化的現象。但事實上，這跟年齡無關，卻與生活習慣連結甚深，尤其是喜歡躺坐在椅子的人，最常發生這類問題，而此姿勢最容易造成骨盆往下拉。

本單元所提供的技巧，效果十分明顯，若能在操作完本單元的「推拿套路V」，再搭配第十六單元〈骨盆傾斜〉中的「推拿套路P」使用，療效會更為顯著！

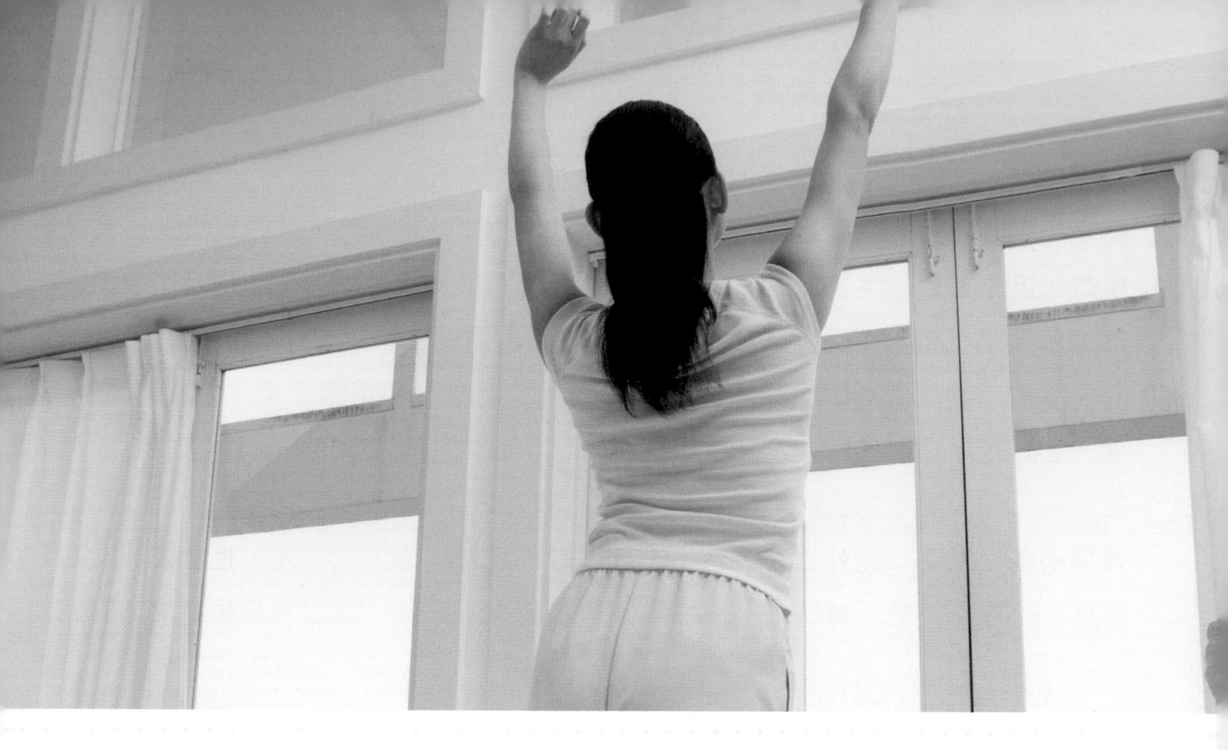

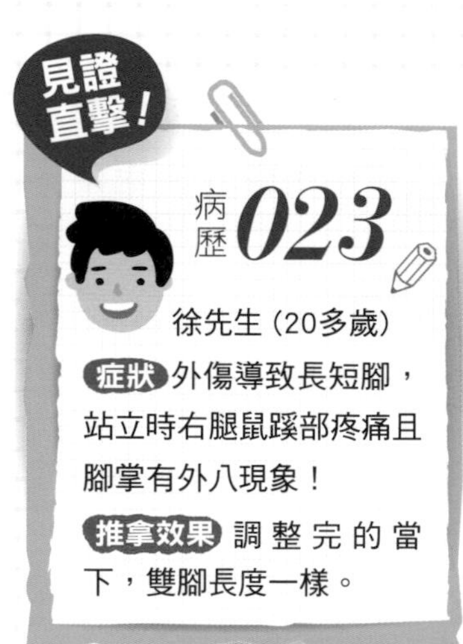

23.長短腳

～調整骨盆和腿骨，長短腳也能對等～

事實上，擁有長短腳問題的人並不少，在我治療的個案也相當多，其中最令我印象深刻的就是一位二十多歲的徐先生，他是個熱愛運動的大男孩，平時喜歡跑步、拉單槓、騎自行車。

有一天，徐先生騎車時不小心摔倒，稍微檢查一下後認為並無大礙，但其實側摔倒地的徐先生，撞到的是右腿股骨的大轉子（臀部側面的突出點），當時大腿股骨頸已經龜裂。

後來醫生幫徐先生開了刀，結果在股骨大轉子外側朝股關節窩的方向，鎖上了一根三吋長的鋼釘固定，藉此避免斷骨的可能性。

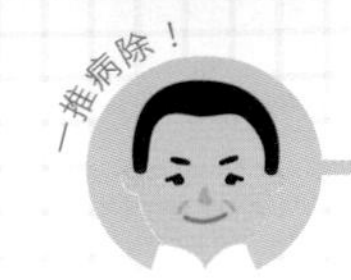

半年後回診的徐先生，醫生要他再等半年，讓骨頭長得更結實後再拔鋼釘。因此直到一年後，醫生才幫徐先生拔除。但因徐先生之前一年來，因鋼釘頂端外露，導致他一走路，右腳就疼痛不已，所以會不自覺地外八，而隨著其外八現象變得愈來愈嚴重，站立時，腳掌幾乎是朝右90度，右腳也慢慢比左腳長，形成了長短腳。

因此，只要徐先生一站立，右腿鼠蹊部便隱隱作痛，下意識便會將身體重心移往左腳；此外，之前為了閃避鋼釘造成的疼痛，坐下時，也會習慣將重心放在左臀，時間一久，徐先生的骨盆逐漸傾斜，且左右骨盆高度相差一吋（2.54公分）之多，雖然禍首鋼釘在一年後拔除了，但不正常的體態已經形成，讓徐先生多年來苦不堪言。

由於徐先生身體長期疼痛，使其肌肉產生異常拉力，久而久之，肌肉產生纖維化、鈣化等現象，右側的髖關節靈活度奇差無比，在要求徐先生躺平且右腳向胸腔彎曲折起時，他連90度的彎曲都無法做到。兩年多來，徐先生看遍中西醫、試盡各種療法，始終不見起色，令他苦惱不已。

直到有一天，徐先生在朋友的臉書上看到一篇轉貼文章，正是我寫的相關成功案例，讓他燃起了一絲希望，因而找上門來。我仔細檢查後發現，徐先生的骨盆嚴重傾斜，左右腳長度竟相差3公分以上，而他最大的問題在於大腿骨的不當翻轉，其次才是骨盆傾斜。

於是我先將他傾斜的骨盆調正，再將脫垂卡住的髖關節拉上來，並把外翻的大腿骨、膝關節調正後，他一下整復床，便立刻有感覺，因為左右腳變得一樣長，站立時右腿鼠蹊部再也不會疼痛，腳掌外八現象當場改善許多。我前後共幫徐先生調整五次，使得困擾他3年多的所有問題，全都消失！

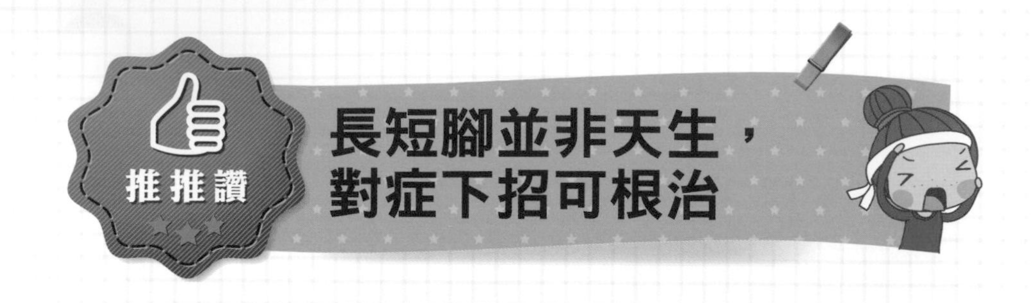

長短腳並非天生，對症下招可根治

其實人打從一出生開始，兩腳的大腿骨、小腿骨都是對稱等長，除了骨折、腫瘤、開刀後遺症等後天因素外，很少人是天生長短腳的。而像是西元1960年左右出生的台灣人，因有相當高的比例是小兒麻痺患者，故兩腳發育很容易不等長；然而，近年來長短腳的相關報導多如牛毛，生活中也常聽到有人說：「某某人好像有長短腳喔！」這時，某某人若又觀察到自己的左右鞋底磨損不均，便是長短腳的徵兆。

根據統計，超過八成以上的民眾有長短腳，這從檢查鞋底兩邊的磨損情況是否一致，肩膀和骨盆兩邊是否等高、臀部是否大小不一，或穿褲子時是否常歪一邊，以及穿裙子時會不會旋轉，或者有無單側頭痛、肩頸酸痛、腰酸背痛等現象，即可得知。

但很多人因為兩腳長度差距小，又無明顯不適症狀，所以並不會意識到自己有長短腳，殊不知輕忽此症絕對是不智之舉。

此外，兩腳一旦相差0.3公分以上，身體便會產生異常姿勢，若是相差0.6公分以上，則可能造成骨盆傾斜與脊椎側彎等問題。

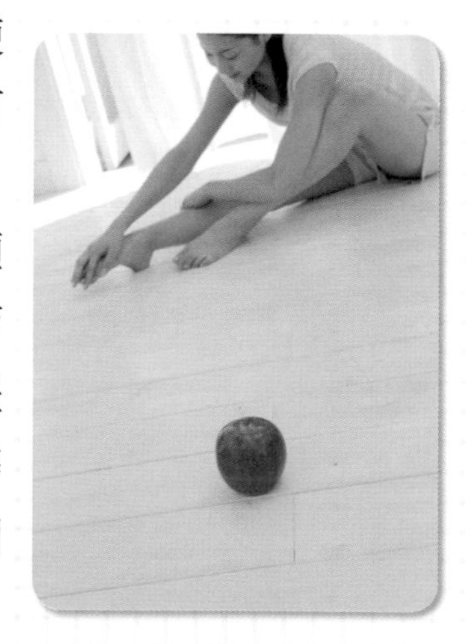

而兩腳差距更大者，甚至還會導致單側頭痛、肩頸酸痛、腰酸背痛、坐骨神經痛、髖關節退化、髂脛束肌腱炎、膝關節退化、膝關節扭傷、足底筋膜炎、前腳掌疼痛、拇趾外翻……等多不勝數的疾病，嚴重者甚至必須開刀換人工關節，所以千萬不能小看長短腳的問題。

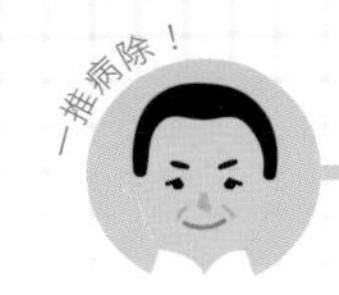

為什麼會有長短腳？

長短腳的形成與其生活習慣有很大關聯，例如長時間久坐、腰部深層肌群長時間處於緊繃狀態或者身體習慣性歪向一邊，使得左右兩側肌肉不平均等，都會導致骨盆傾斜。而習慣翹二郎腿、或喜歡單腳盤腿坐在椅子上的人，也容易使髖關節周圍的肌肉失去平衡，讓長短腳的問題雪上加霜。

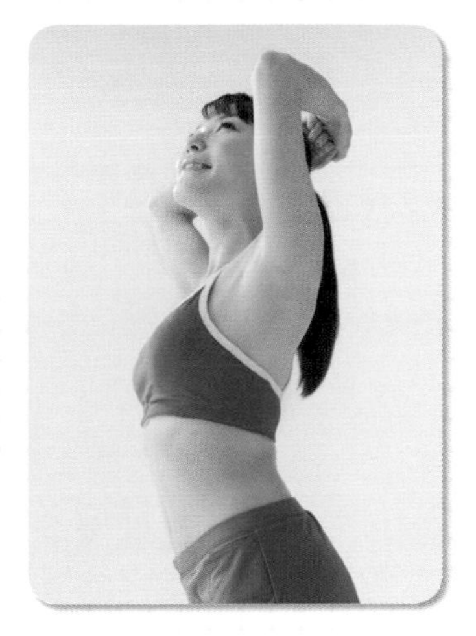

所以平常應多注意自己的站姿與坐姿，每坐一小時就要起身活動一下；若有不良惡習，也要設法改善，並養成適當的運動習慣，以強化骨盆周圍肌群的穩定度，方能有效防止長短腳的形成。

中西醫如何治療長短腳？

關於長短腳的治療，中西醫的療法頗有差異，其療程與所花費的時間也各不相同。

西醫會先以X光確認病因，若是先天或因疾病、外傷、骨折、開刀等原因，造成結構性異常而無法矯正，通常只會幫患者墊高鞋底，以保持兩腳平衡；若是因骨盆歪斜或骨盆周圍肌肉張力不均，則會施以復健運動矯正，改善長短腳的問題；若是因足弓支撐度不足，患者就必須穿矯正鞋支撐腳弓，但不一定要墊高鞋底。

中醫則會以傷科手法來矯正脊椎，以調正患者歪斜的骨盆，若能對症下藥，只要幾分鐘即可使兩腳等長。

必學！
翁師傅推骨換健康

推移骨盆和腿骨，還你健康等長的雙腳

長短腳若只著重在局部修復，乍看之下，兩腳長度可能一致，但病因若未得到根治，時間一久，兩腳又會開始一長一短。除了骨盆傾斜所造成的原因，兩腳長短之別也與大腿股骨頭的翻轉、角度的組合有關，而這也是本單元的調整重點。

大腿骨骼是人體十分特殊的結構：股骨是由膝蓋處長上來，有點斜向外側再折進來，就像老人家拄的七字枴，經過130度的彎曲轉折，再接上骼骨，而不是直直地接在髖關節上。這個轉彎處能使大腿自由旋轉，但也會造成腿部的假性延長或縮短，因此長短腳的主因正是大腿骨的不當翻轉使然。

檢測長短腳最精準的方式如下：請受測者躺平，將兩腳拉近，比對兩腳內踝骨頭的高度位置是否一致。人體躺平時，正常兩腳掌應外開45度角，若腳掌過度外開，表示大腿骨向外翻轉，該腳就會比較長；若腳掌直立，則表示大腿骨向內縮，該腳會相對變短，一長一短便形成了長短腳。

長短腳很容易導致骨盆傾斜，造成脊椎側彎，並引發身體多處疼痛與疾病；一旦傾斜的骨盆沒調整好，長短腳就會不斷復發，只要同時調正骨盆和大腿問題，便能徹底根治。

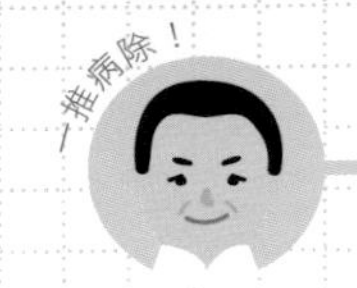

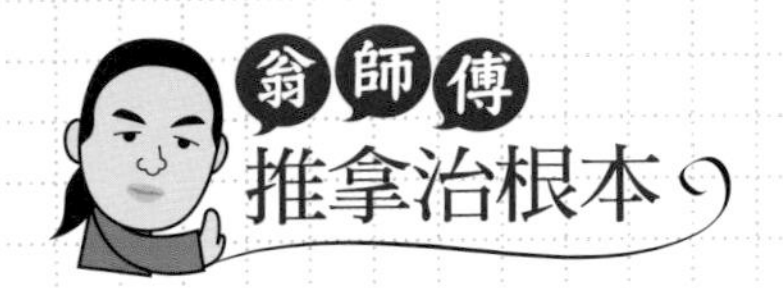

先依照前文所述，檢查患者雙腳腳掌是向內傾或向外傾，確認兩腳各自的長短及調整方向後，再依照以下技巧調整即可。

眼尖的讀者可能會發現，本單元與第十七單元〈鼠蹊痛〉的調整過程很像，但其實重點卻完全不一樣，只要仔細觀察，便會發現少了一個「三角枕」的工具！第十七單元的重點在於股骨關節的移位，所以需要三角枕幫忙將骨骼推進髖關節裡，但本單元的重點則在於大腿股骨的旋轉，故只要旋轉大腿即可！

此外，本單元也與第十六單元〈骨盆傾斜〉的調整技巧很相近，但卻少了側向加壓的動作，因為第十六單元的重點在於利用大腿股骨的力量扳正髂骨角度，故其力道比本單元要費力許多！

▶主要推整骨骼透視區◀

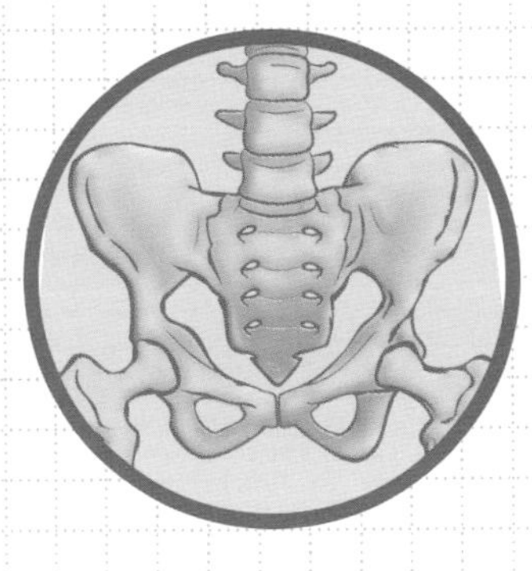

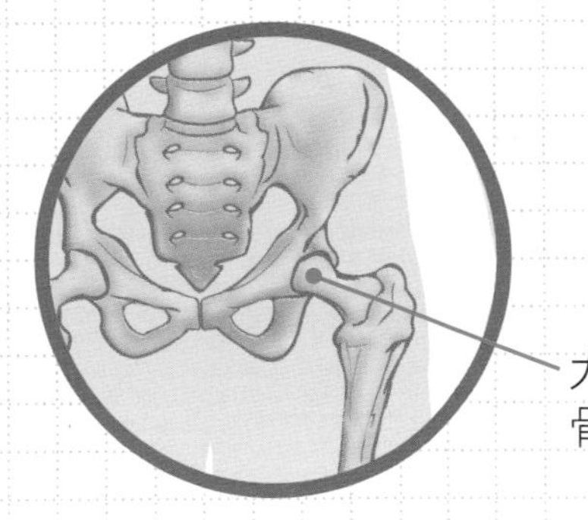

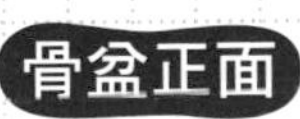

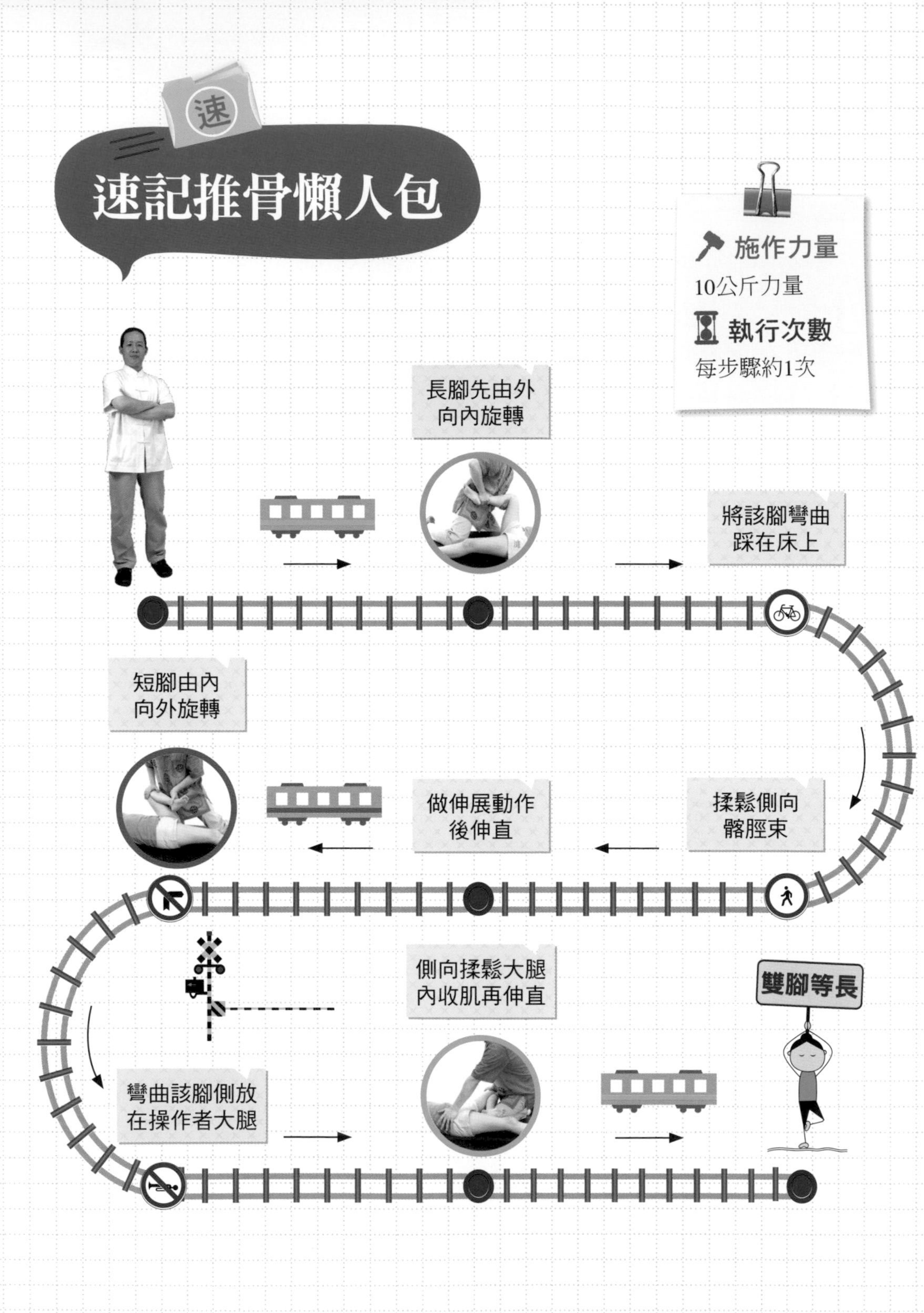
速
速記推骨懶人包
施作力量
10公斤力量
執行次數
每步驟約1次
長腳先由外
向內旋轉
將該腳彎曲
踩在床上
揉鬆側向
髂脛束
做伸展動作
後伸直
短腳由內
向外旋轉
彎曲該腳側放
在操作者大腿
側向揉鬆大腿
內收肌再伸直
雙腳等長

推拿套路W

適應症：
長短腳

1 請患者躺平在床上，將較長的那隻右腳放在操作者的大腿上，彎曲大腿，由外向內旋轉調整。（在此以右腳長示範）

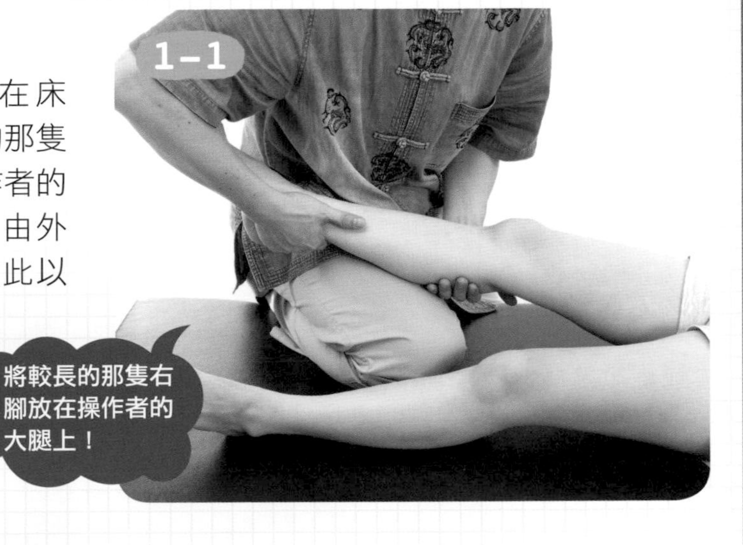

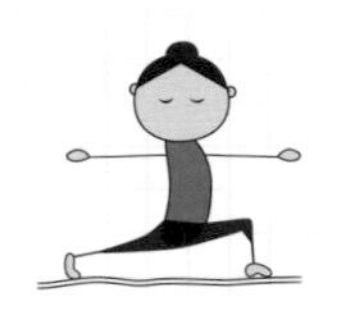

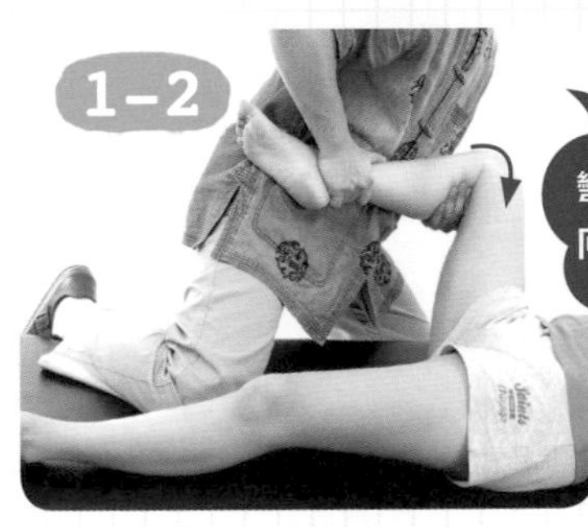

彎曲大腿，由外向內旋轉！

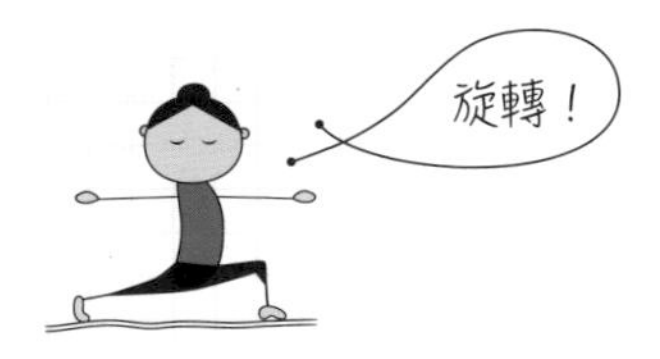

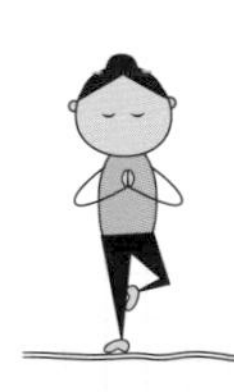

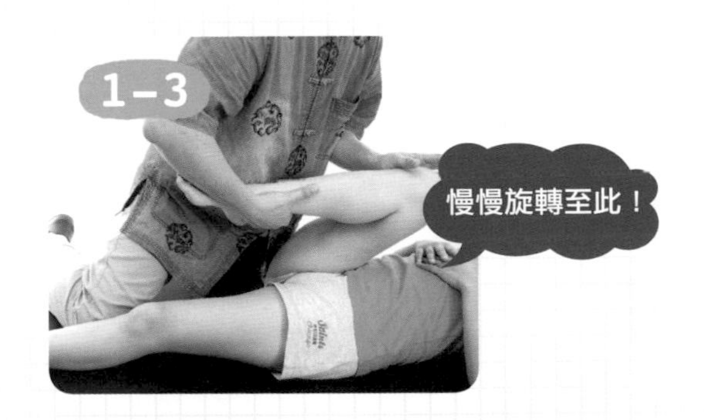

推拿套路W

適應症：長短腳

2 接著請患者彎曲該腳，踩在床上，操作者稍微揉鬆其側向髂脛束，再做伸展動作後伸直即成。

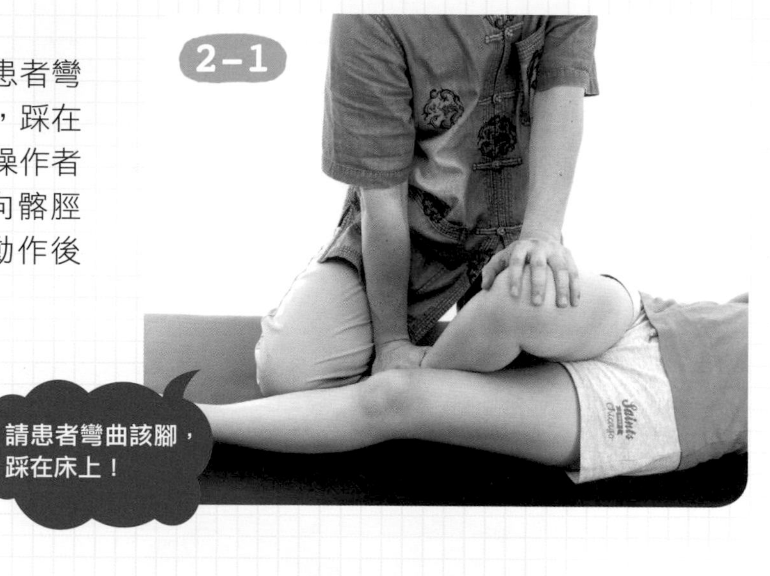

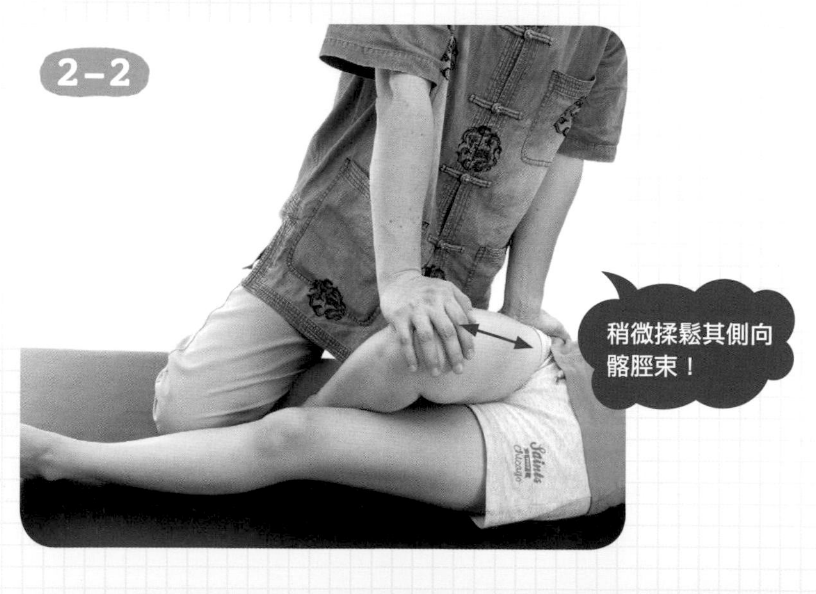

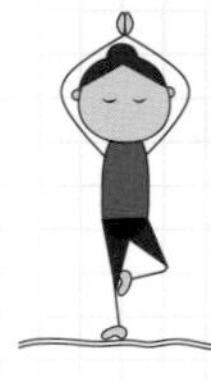

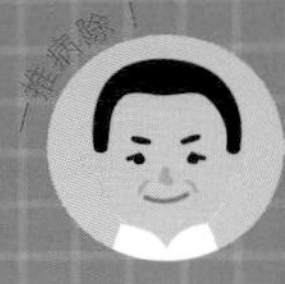

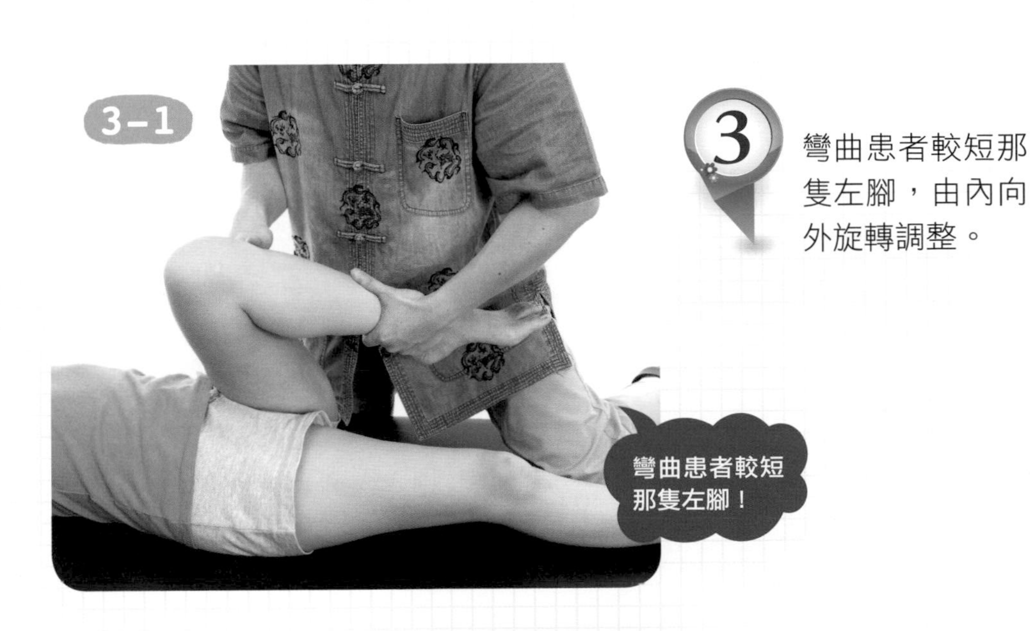

3 彎曲患者較短那隻左腳，由內向外旋轉調整。

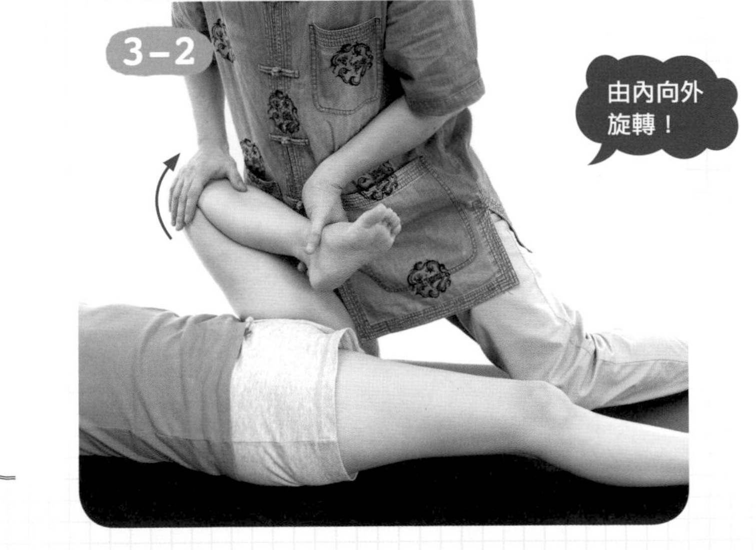

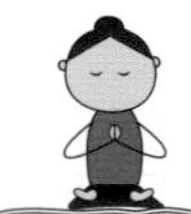

推拿套路W

適應症：
長短腳

4

接著，請患者彎曲該腳側放在操作者腿上，稍微揉鬆大腿側邊內收肌後，再做伸展動作並伸直。

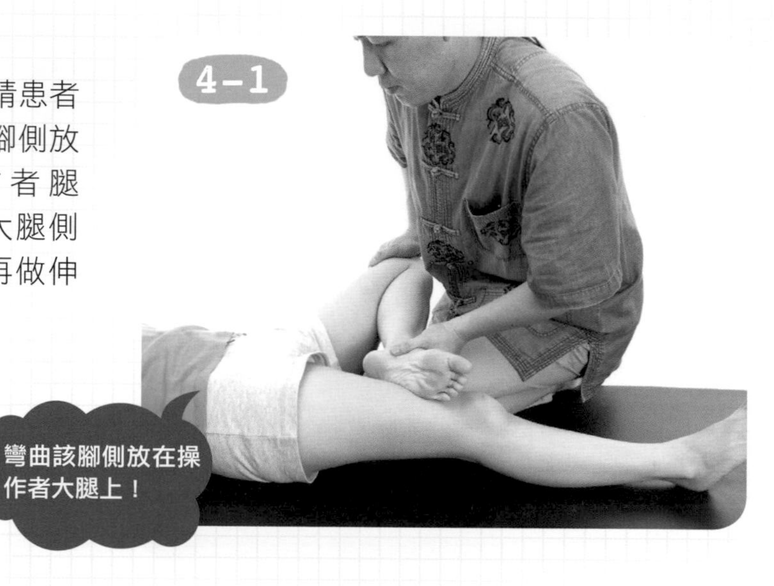

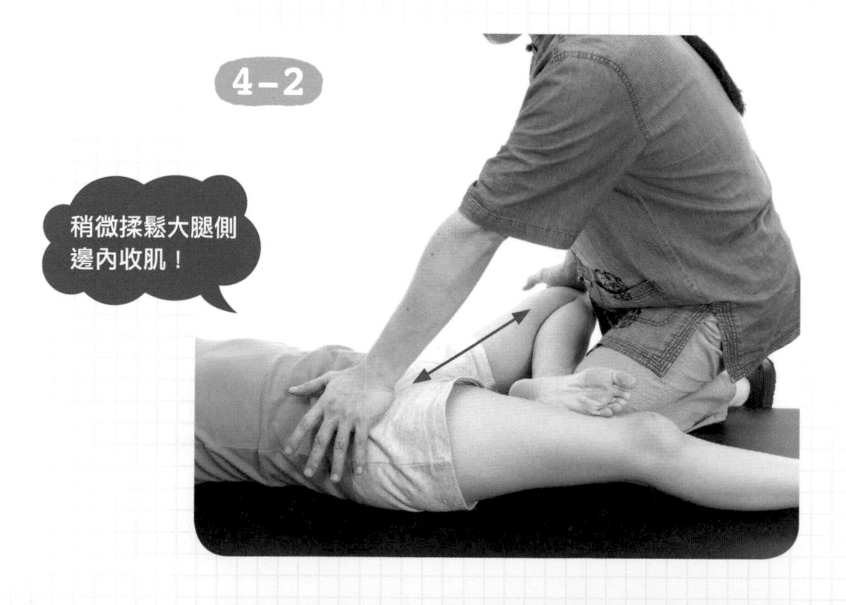

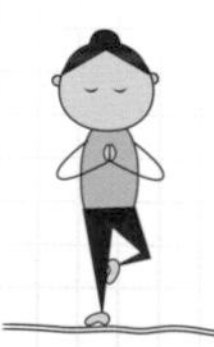

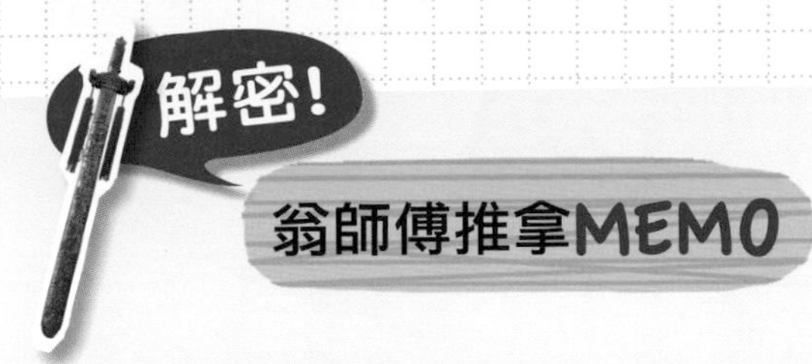

大腿股骨移位所導致的長短腳調整方法，不僅簡單、易懂、好操作，且效果顯著；有時大腿鼠蹊部出現莫名疼痛，只要將患者大腿各向內及向外旋轉一次，即可解決。

除了大腿股骨旋轉之外，骨盆傾斜也會造成長短腳現象，這部分只要用第十六單元〈骨盆傾斜〉中的「推拿套路P」調整好，再依照本單元的「推拿套路W」處理大腿股骨旋轉，長短腳的問題便會自動消失。

不過，臨床上治療的範圍比較大，通常會先以第二十二單元〈腳抽筋〉中的「推拿套路V」拉高脫垂的骨盆，再以第十六單元〈骨盆傾斜〉中的「推拿套路P」調整好骨盆，最後再用本單元的「推拿套路W」調整大腿股骨的旋轉，那麼腰部以下造成長短腳的因素就能全部修正，可穩定腿骨，讓長短腳的問題不會在短時間內復發。

如果是與本單元有相同的斷骨案例，就要特別注意骨骼接正的問題。一般斷裂的骨頭只要斷面兩端正確接合，六週後便能長好癒合，並恢復成原先的功能；六個月後，即能長回原來的骨質狀態；十二個月後，骨質密度甚至會比原本的骨頭多一倍，這也就是練武之人，骨骼經過不斷訓練後，會變壯變硬的原因。

而平時喜歡站三七步或喜歡側睡的人，通常都有長短腳的問題，這對我們來說雖然是舒適的姿勢，但卻是在警告我們「身體已經不平衡了」，且問題正在慢慢惡化，若再不積極改善，就會出現嚴重的長短腳！

除非是骨性結構不對稱，否則只要了解長短腳的形成機制與致病因素，按部就班地一一調整，所有功能便可恢復正常！

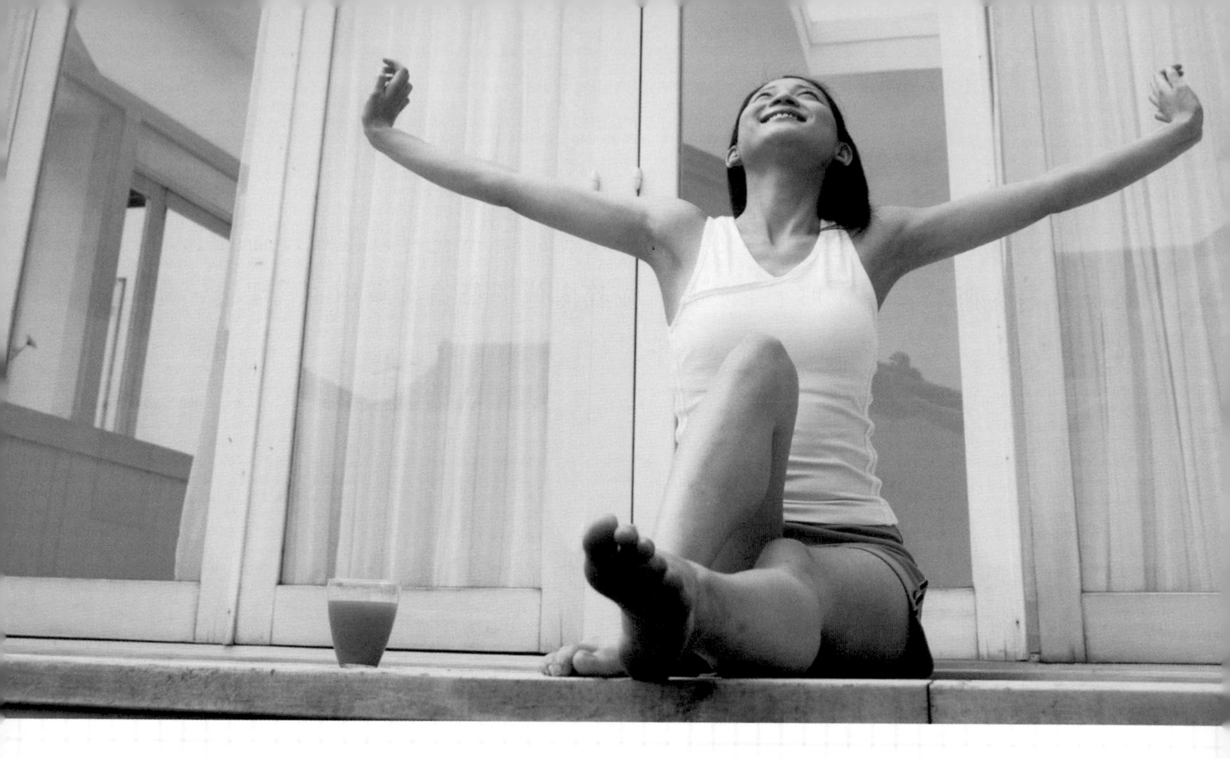

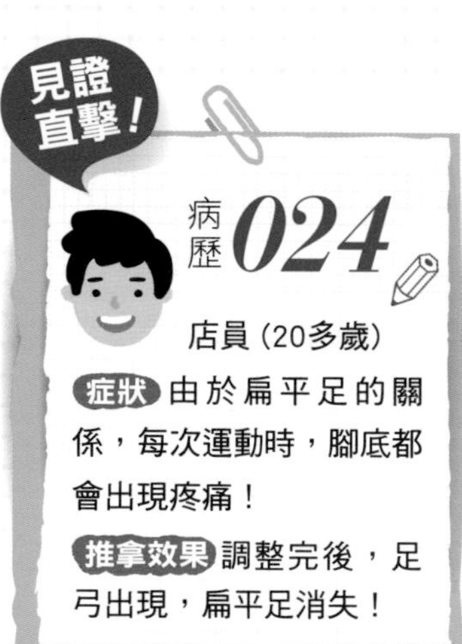

24.扁平足

～扳移舟狀骨，足弓當場現身～

長久以來，人們認為只要疾病來自遺傳，幾乎無藥可醫，所以很多扁平足的族群都以為自己無法治癒，殊不知非病理性的扁平足，其實有法可解，而且十分簡單！

幾年前，我到家裡附近的便利商店購物，在店裡遇到一位打工的學生，因見我服裝特殊，得知我從事推拿工作後，就開始細數自己身上的小病痛，並詢問改善方法，最後又說：「我有扁平足，每次運動沒多久，腳底就會痛，運動鞋也要特別買大號的，真不知道該怎麼辦才好？」

我聽完後笑說：「沒關係，扁平足徒手就能調整好啊！」

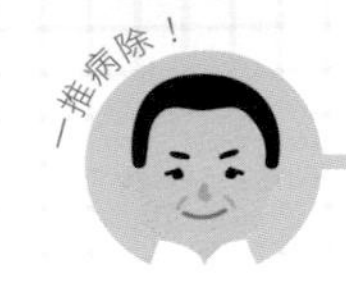

他大吃一驚：「怎麼可能！我從來沒聽說扁平足可以治好，而且我下禮拜就要去服替代役了耶！」於是，在我向他解釋推拿調整的原理後，他便躍躍欲試，馬上跟我相約處理扁平足的時間。

到了當天，我先幫他檢查，請他平躺後將兩隻腳彎曲讓腳掌對合，結果發現腳掌完全平貼，中間幾乎沒有空隙。我使用了本單元的推拿套路X，結果只花一兩分鐘，就將其中一隻腳底的舟狀骨推回正確位置，再將兩隻腳掌對合時，腳掌中間馬上出現約一指半大小的空隙；後來，另一隻腳也以同樣手法調正，再將兩隻腳掌對合，此時中間便出現了三指大小的空隙。

才短短幾分鐘，他不見的足弓居然立刻出現，他驚呼大叫：「天哪！這個扁平足已經跟了我二十幾年，我以為這輩子沒救了，沒想到居然在我當兵前修好！真是太神奇了！」

其實，一般人聽到扁平足都會認為是先天或遺傳的，而他們大多會在鞋子裡加上鞋墊矯正，但成效有限；而希望效果好一點的，則會訂製一雙矯正鞋，但穿起來卻相當不舒服。

以前我曾見過某間國術館，利用暴力來矯正扁平足。他們會利用一隻圓柱狀酒瓶，讓扁平足患者的腳掌內足弓踩在圓柱狀的瓶身上，操作者會用自己的腳掌踩在患者腳背前半段位置，用力將前腳背往腳底方向踩，使舟狀骨因酒瓶的擠壓而往腳背移動，雖然針對某些案例有顯著效果，但通常伴隨嚴重的腫痛，所以需要敷藥消炎。

事實上，扁平足並不是天生絕症，而是能藉由徒手推拿來根治的小毛病，只要精準正確地調好足部舟狀骨，一樣能擁有足弓！

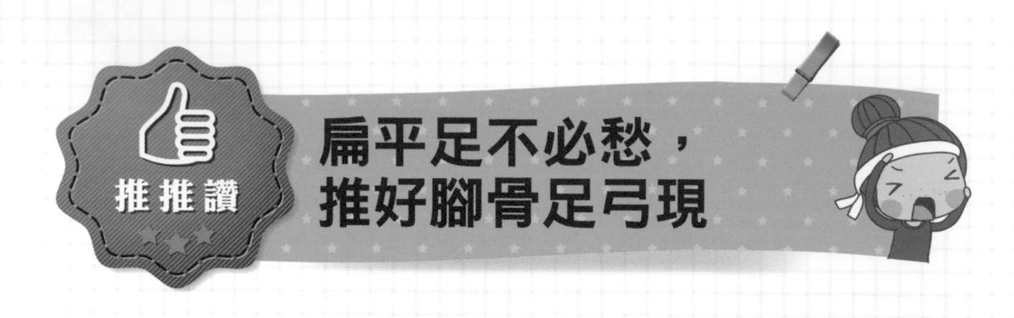

扁平足在閩南語裡俗稱「鴨母蹄」，意指足弓因為先天或後天因素而使足板扁平，因此走路時，整個腳掌就像鴨蹄一樣平貼地面，腳掌也會顯得特別寬大。有扁平足者無法久站、久走或跑步，否則腳底就會開始疼痛，足部內翻和外展活動也會因此受限，故國防部規定足弓彎曲角度大於168度者，可免服義務役。

而知名藝人陳漢典不用服役的原因，其實就是因為扁平足。原本已是替代役體位的他，因國防部後來放寬扁平足役男免役條件，使陳漢典不必當兵。雖然他在節目中能跑能跳，還可騎腳踏車環島，但他無法久站，錄製長時間站立的節目時，還必須找空檔走路，讓腳掌休息，而且騎腳踏車時也容易抽筋，絕無一般人想像的輕鬆。

扁平足如何產生？

正常的腳掌內側會有凹陷（也就是「足弓」），可吸收人體重量及地面的反作用力，可謂是「足底避震器」，藉此減少傷害關節的重力衝擊，且走在崎嶇不平的地面時，也會有緩衝及協調的功效。但扁平足的族群，就是少了這個避震器才會出現一堆困擾，嚴重者甚至還會危及健康與生活，必須謹慎看待。

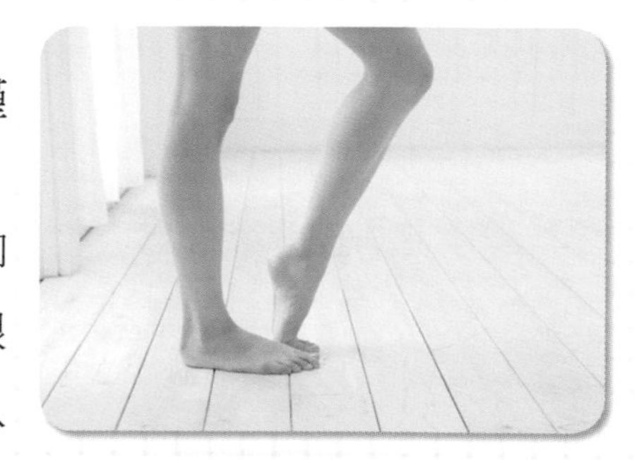

扁平足造成的困擾不計其數，由於腳底扁平會造成施力不均，長期下來，鞋跟內側會比外側磨損得要快，走路會呈內八

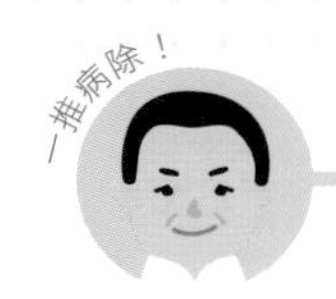

或形成X型腿，而且容易跌倒，走路、跑步的耐力以及運動能力也會相對變差。

此外，腳部容易出現疲勞疼痛，甚至有腳跟外翻、舟狀骨突出、阿基里斯腱縮短或變緊等現象，嚴重者還會一路痛到小腿、膝蓋、腰部，或產生**跑步者膝**（註❶）、脛骨骨折、踝關節變形、拇趾外翻、脊椎側彎、腳底長雞眼、足底筋膜炎、神經瘤等問題。

翁師傅名詞小教室

註❶ **跑步者膝**（runner's knee）：俗稱「髂脛束磨擦症候群」，當膝關節做屈曲與伸直時，髂脛束會在股骨外上髁做前後的滑動，這種重複動作在跑步時會更加明顯，很容易刺激到肌腱，引起發炎。其症狀為膝關節周圍與股骨遠端連接面會隱隱作痛，上下樓、 跪蹲和長時間屈膝時，特別容易出現疼痛。

扁平足有先天與後天之分

一般人都以為扁平足來自遺傳，只要父母一方有此特徵，孩子出現扁平足的機率便相對提高，但其實不然。扁平足可分為「可動性扁平足」與「固定性扁平足」兩大類。

➔可動性扁平足

九成以上的扁平足均屬可動性扁平足，在兒童身上十分常見，成人也大約有15%的比例。但兒童若沒有腳底疼痛或走路姿勢異常等問題，便不需要治療，一旦長大後韌帶變緊，扁平足也會不藥而癒。而成人則可能一生都無明顯症狀，自然也無需治療。

位，便可將壓平的足弓撐上來，扁平足的問題也就輕鬆解決了。

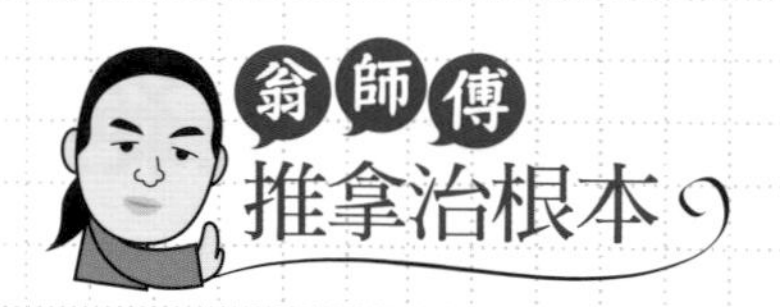

腳底的結構有分內足弓與外足弓，外足弓的彎曲角度不大，因此在短時間內依靠腳刀站立，卻不會出現疼痛；而內足弓依彎曲角度可分為高弓足、正常足、低弓足、扁平足，而高弓足與低弓足多半為穿著不適當的鞋子所造成的足弓角度異常，但扁平足就不是了，主要原因是舟狀骨大幅度地向腳底方向移位，所以調整時要注意舟狀骨的位置與角度。

而扁平足的調整重點在於內足弓的曲度，內足弓的樞紐就是舟狀骨，只要能將舟狀骨往腳背方向調整，腳掌足弓的曲度就能顯現，扁平足自然就會消失！

▶主要推整骨骼透視區◀

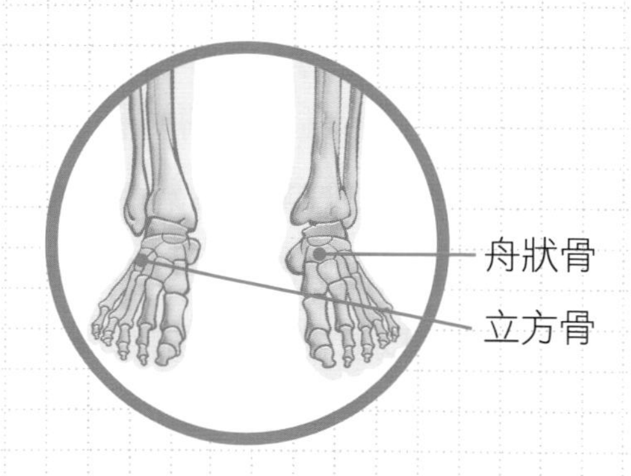

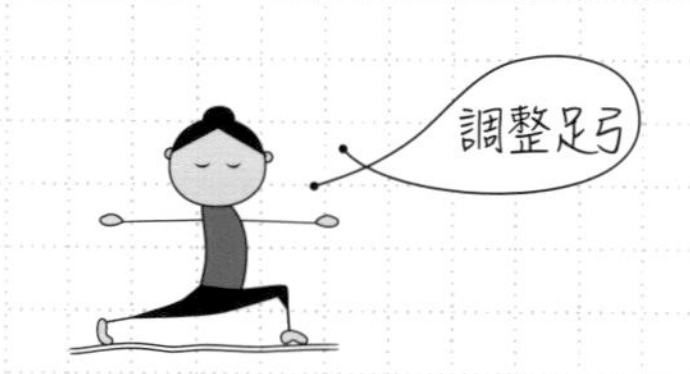

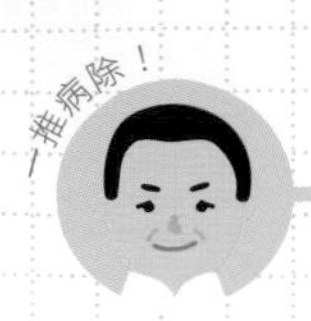

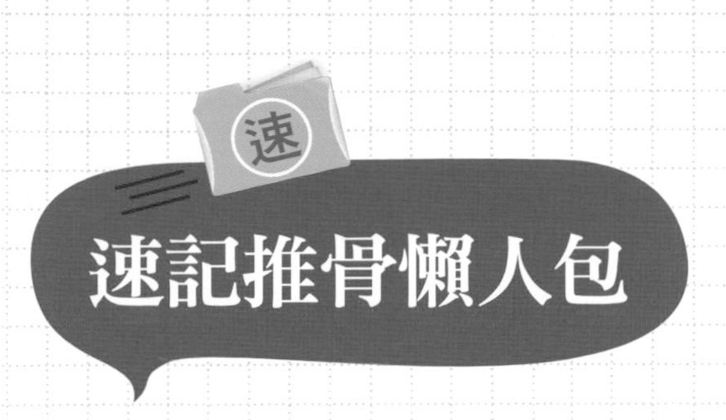

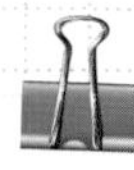

施作力量

5公斤力量

執行次數

每步驟約1次

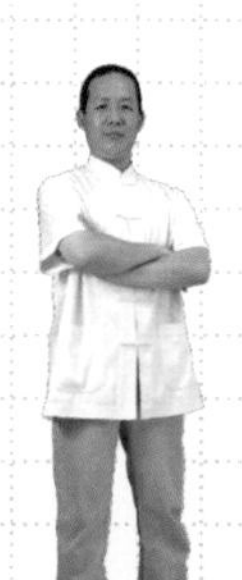

按住患者的足三里穴

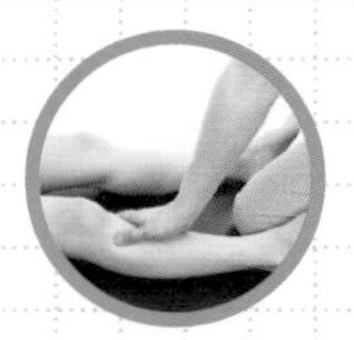

將腳趾一根一根拉長伸展

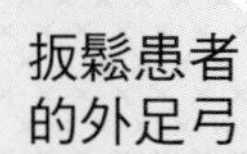

扳鬆患者的外足弓

以相反方向扳鬆各掌趾關節間的拉力

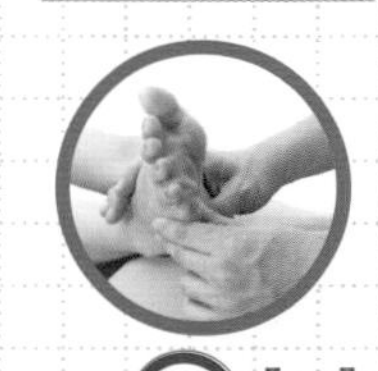

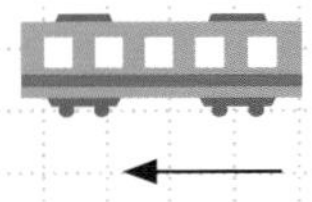

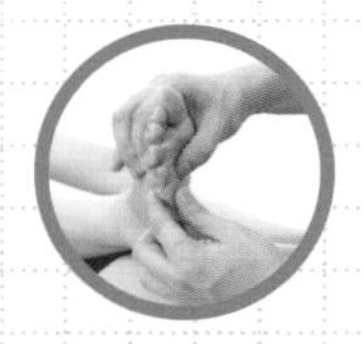

彎曲腳趾與掌趾關節

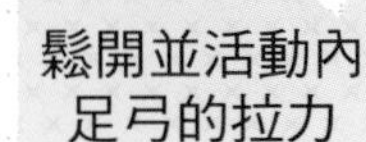

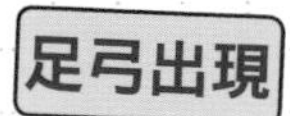

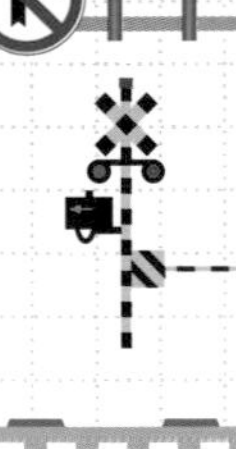

鬆開並活動內足弓的拉力

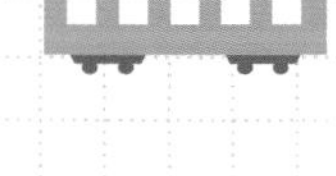

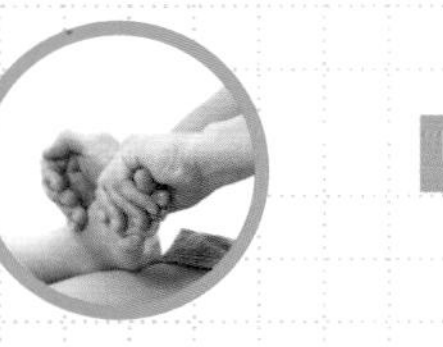

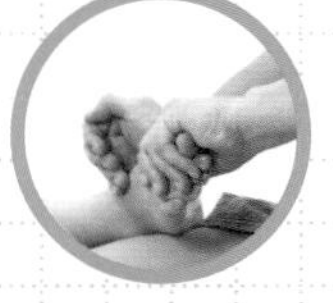

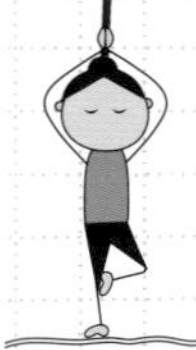

推拿套路X

適應症：扁平足

1 操作者一手按住患者的足三里穴，以增加足部肌肉的伸展性，另一手將腳趾一根一根拉長、伸展開來。

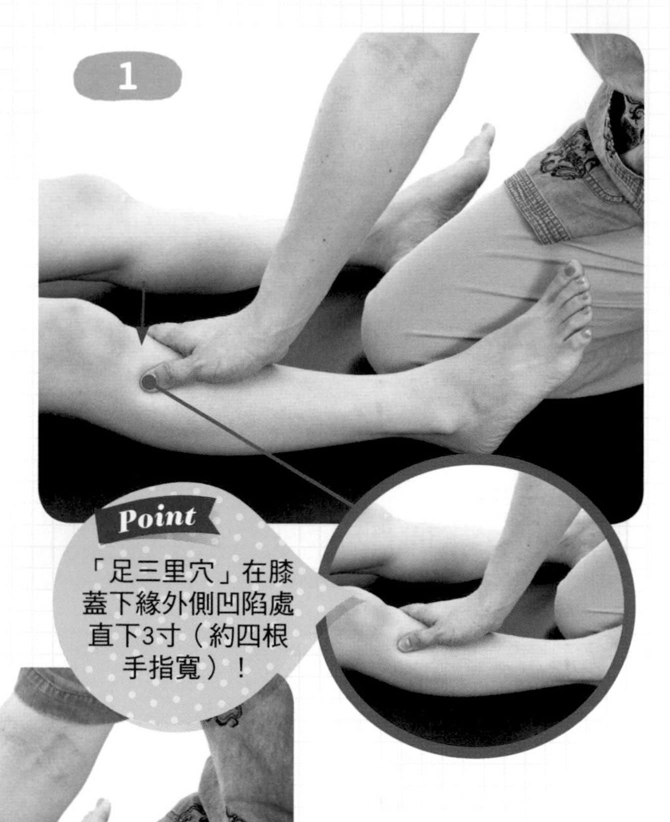

2

下壓，以放鬆患者掌趾關節的拉力！

將患者的腳趾與掌趾關節彎曲，調整放鬆患者掌趾關節的拉力。

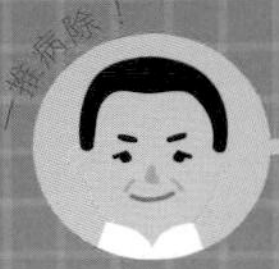

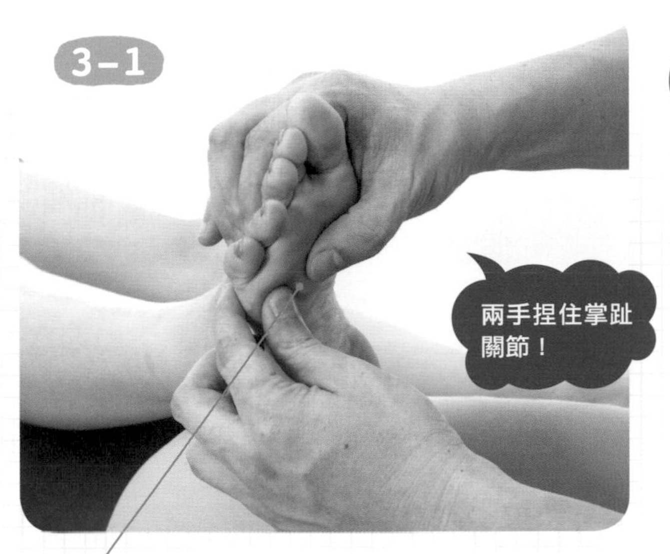

掌趾關節

3 操作者兩手捏住掌趾關節，以相反方向扳鬆各掌趾關節間的拉力。

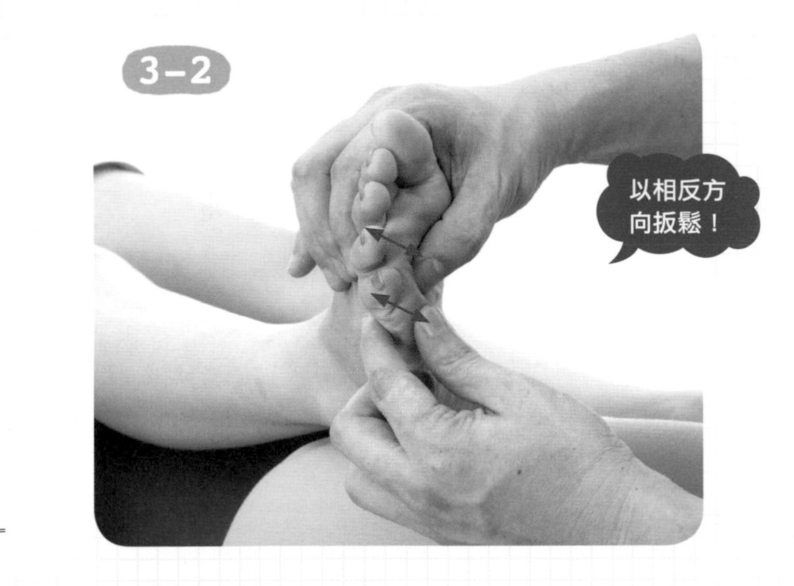

推拿套路 X

適應症：扁平足

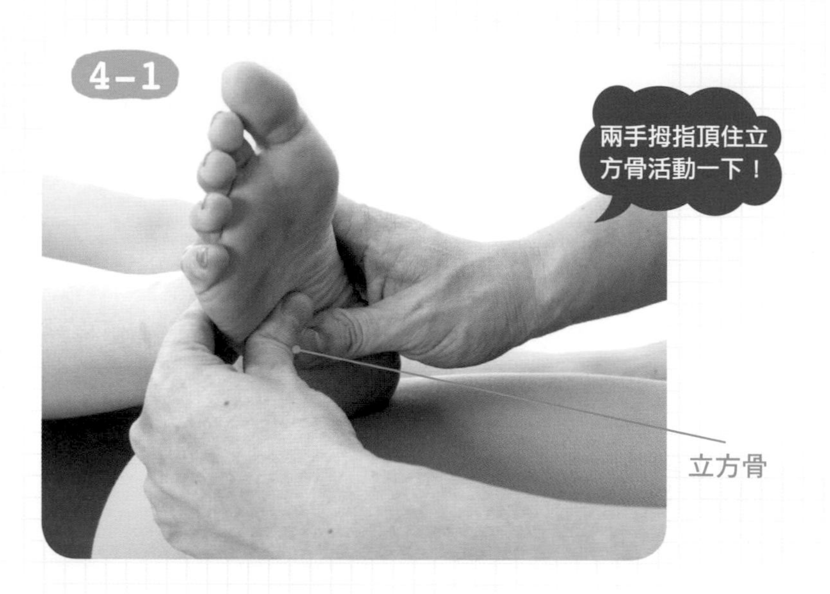

操作者以兩手拇指頂住患者外足弓的立方骨，稍微彎曲活動一下，以扳鬆外足弓；接著，兩手移到內足弓，稍微彎曲扳鬆。

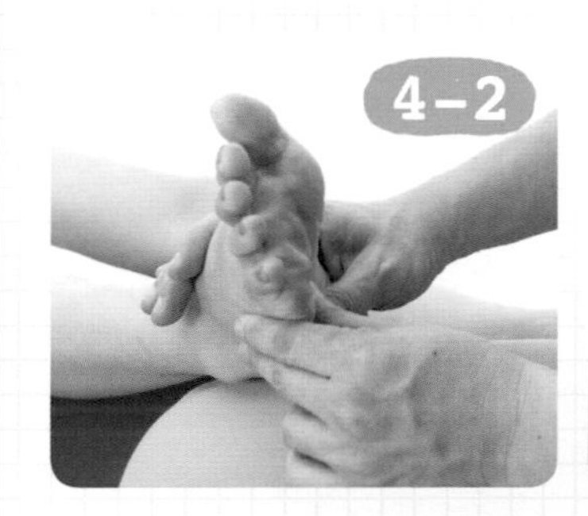

稍微彎曲活動！

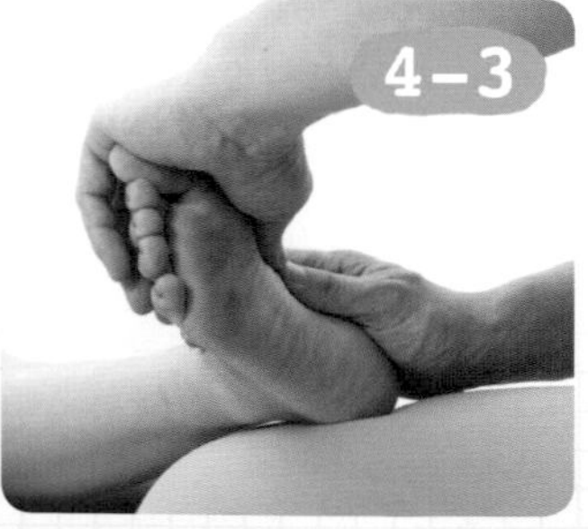

兩手移到內足弓！

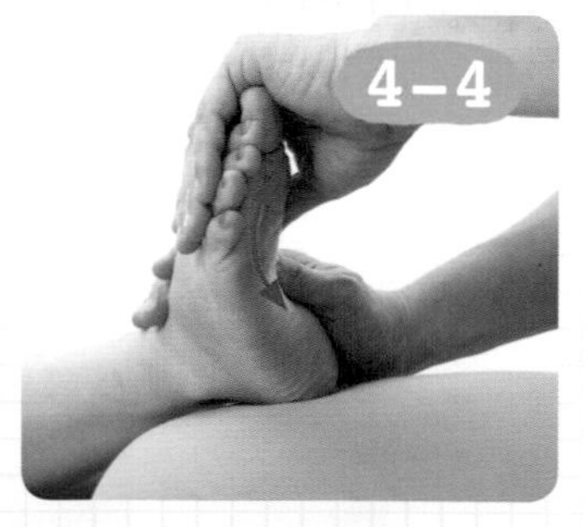

稍微彎曲扳鬆！

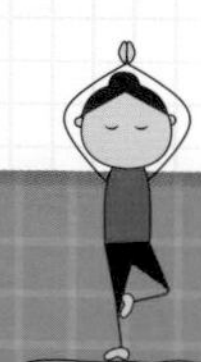

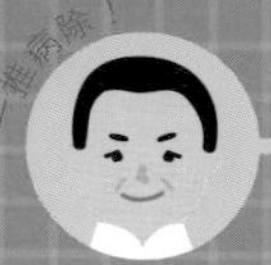

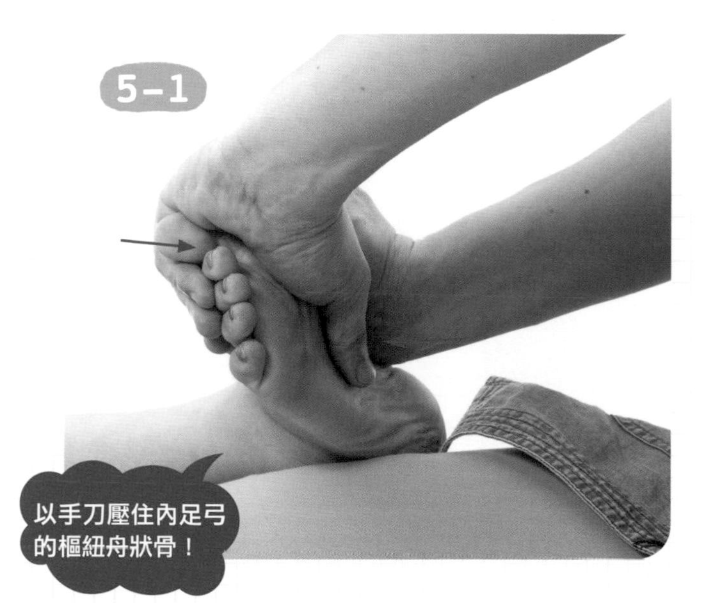

5 操作者一手抓住患者的腳大拇趾掌趾關節部位，另一手以手刀壓住內足弓的樞紐舟狀骨，兩手以相反方向施力，鬆開患者內足弓的拉力。

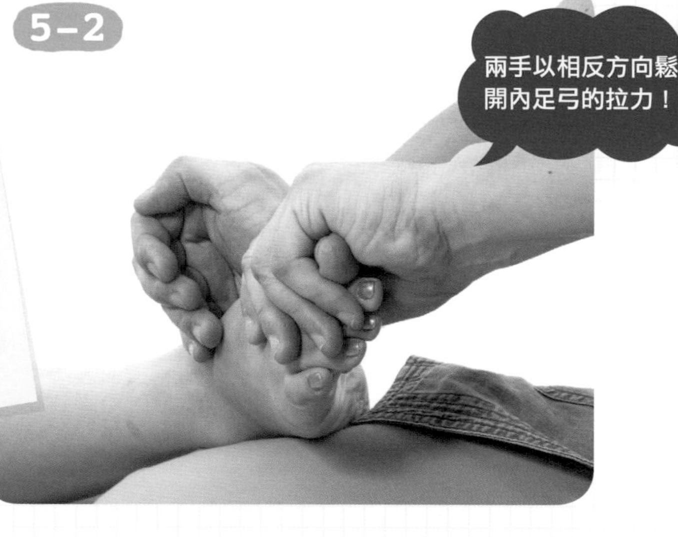

翁師傅推拿NOTE

做最後一個動作時，先背屈患者腳掌到極限角度，手刀也順勢壓住患者的舟狀骨，再向腳底方向彎曲患者的腳掌，同時手刀出力將舟狀骨往腳背推正，即可完成調整。

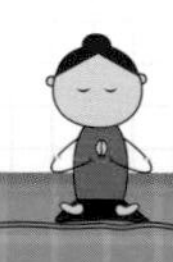

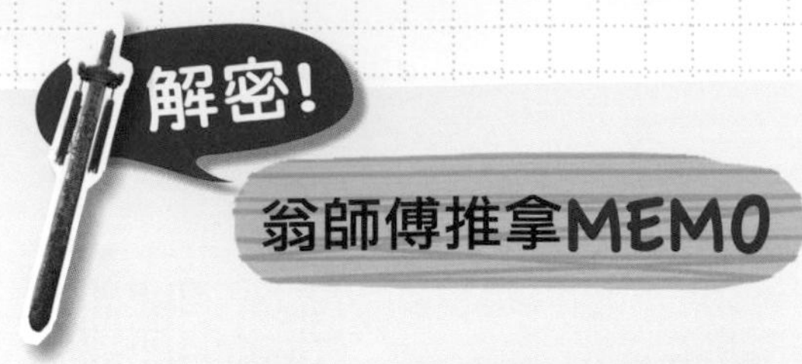

「三里穴」在軟組織的處理上等於是肌肉伸展的開關，只要按住三里穴，肌肉的伸展長度就能增加，在調整上有很大助益。足部有足三里穴可幫助調整腳掌的相關部位，手部則有手三里穴可幫助調整手掌的相關部位，而身體各部位其實都有相關、好用的穴道可搭配進行調整。

若能多增加這方面的資訊，就能出手如有神；這也就是為什麼有人怎麼調都調不動，有人調整起來就如探囊取物了，說穿了就是這江湖一點訣：按住「三里穴」再來調整就對了！

然而，假使被調整的個案有熬夜習慣，其肌肉的伸展性就會大幅下降，即便是按住三里穴也沒有良好的伸展性，其主要原因來自於熬夜造成肝功能下降，使得肌肉與韌帶中的乳酸與胺基酸代謝異常，造成肌腱僵化，其皮膚表面的觸感會像盔甲一樣硬硬的，但只要利用一週的時間，每天好好睡覺，就能解決！

而接下來，只要將腳掌各部位的關節全都調整開來，便能使足弓塌陷的舟狀骨輕鬆歸位。在我目前調整的個案中，年齡最大的患者都已經六十多歲了，但調整效果卻非常好，每次我調整好患者的扁平足之後，都要提醒對方先暫時穿有足弓支撐及鞋帶的鞋子（例如籃球鞋），而且要盡可能地綁緊鞋帶，以增加足弓的穩定度，調整後只要再過三天，足部韌帶就能收縮完成，腳形也就從此固定了！

若要提升效果，就要如同調整腳踝扭傷一樣，必須處理好患者的腰酸問題，如此便可增加腳部神經的支配能力，而肌肉與韌帶的拉力也會跟著變好，調整效果就更上一層樓了。

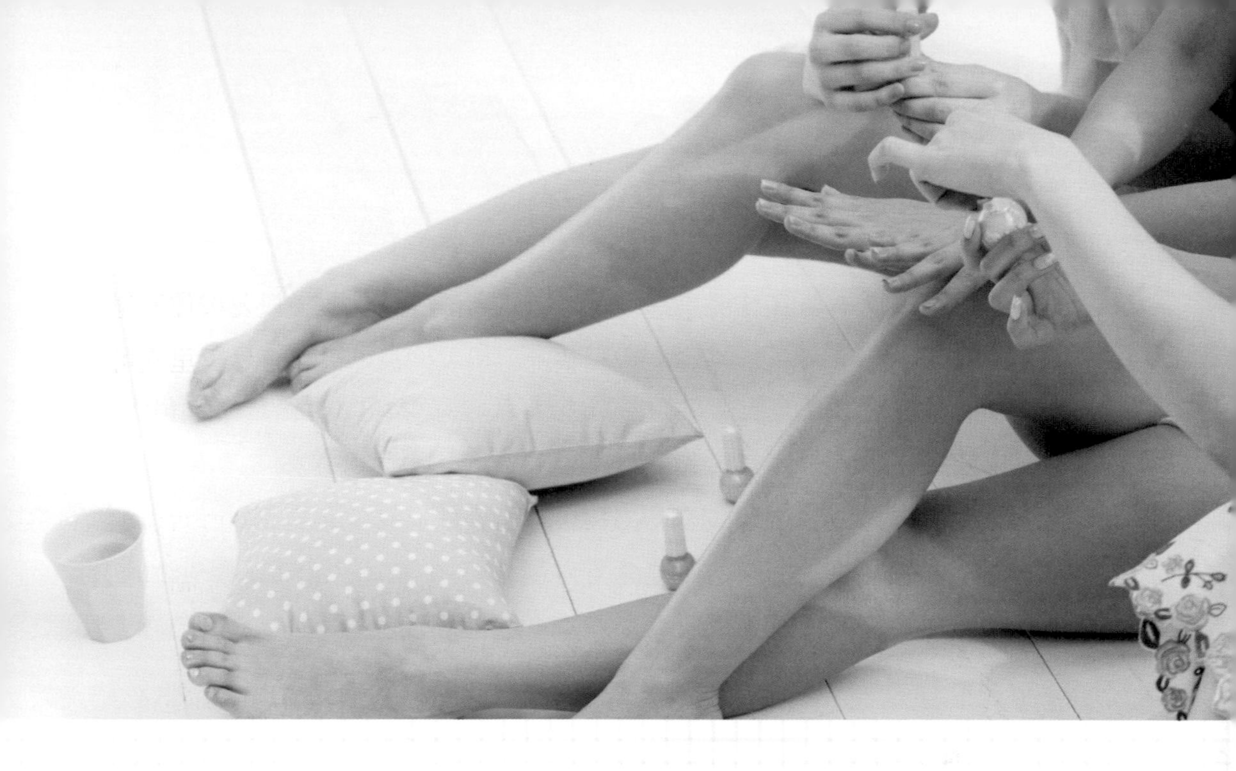

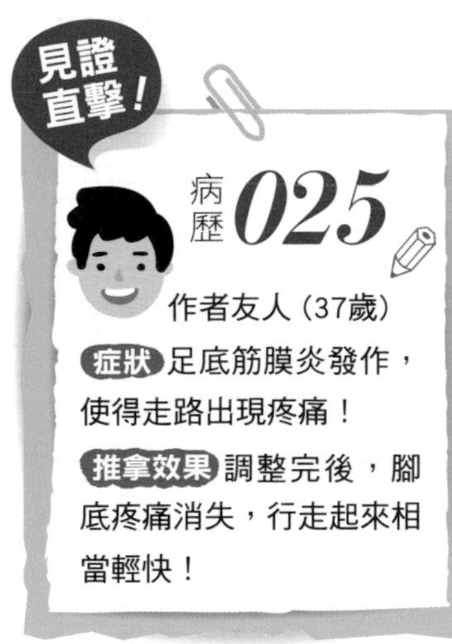

25.足底筋膜炎

～調正腳骨，足底筋膜炎瞬間根治～

記得第一次遇到足底筋膜炎的問題，是我還在中醫診所當實習生的時候，當時最常用的治療方法就是在腳底刮痧，並搭配按摩來減緩疼痛，經過幾次的療程雖可明顯改善，但要花多久時間才能痊癒就因人而異。

實習期間，我也曾受足底筋膜炎所苦，而治療方法也是刮痧和按摩，但腳底卻像不定時炸彈一樣，隨時可能爆發疼痛。直到有一次，我到老師的診所幫忙修理電腦，不巧足底剛好痛起來，而當時老師正在幫病患做治療，無暇理會，我只好趕緊按摩雙腳，試圖舒緩突如其來的劇痛。

老師看完診後，見我不斷按摩腳底，便詢問了原因，我表情痛苦地說是「足底筋膜炎」，老師便立刻檢查，只見他兩三下就徒手解決足底疼痛，當下的我受到極大震撼，沒想到天底下居然還有這一招！老師真是深藏不露啊！

可惜那時候的我，推拿經驗不足，即使親身體驗，也無法立刻學會老師熟練已久的技法，之後大約累積了一年多的學習，我才融會貫通。

學會老師的技法後，每每提到足底筋膜炎，我就會想起一位大學同學。幾年前的一個晚上，難得我沒有安排診療工作，心想可以找他打球放鬆一下，沒想到他卻要去看中醫，一問之下才得知這位老友的腳，已經痛了三個月！

我擔心地問：「到底是怎麼回事？居然這麼嚴重，能痛到三個月！」

「足底筋膜炎啊！」老友的口氣帶著些許無奈。

「足底筋膜炎？這又不是什麼了不起的毛病，怎麼會拖這麼久？」

當時，老友都會定期看中醫傷科，也勤做針灸治療，每天睡前還會進行足浴，豈料三個月來，腳痛雖有減輕，但始終沒有消失，而且經常復發。雖然他知道我從事推拿工作，但因為交情太好，反而不好意思麻煩我，所以遲遲沒讓我知道這件事。

治療起來頗為麻煩的足底筋膜炎，其實只要善用本單元介紹的推拿套路Y，就能在短時間內恢復正常，而且很多患者只推拿過一次，就能迅速舒緩疼痛。為了和老友再續「球緣」，我請他抽空來我的工作室一趟，徹底解決腳底疼痛的困擾！

就在我仔細檢查老友的雙腳後，發現每次只要按壓他腳底中間的肌肉，就會產生劇烈疼痛，而且患部因發炎腫大，所以只能跛行，這些症狀其實都是「足底筋膜炎」的特徵。而他目前接受的針灸雖然有效，但治療時間冗長，療效無法在短時間內彰顯，必須耐心複診，且痊癒後難免有復

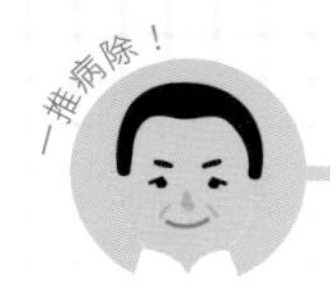

發的可能性。

後來，我調整了他雙腳大拇趾內側的第一蹠骨與內側楔狀骨的跗蹠關節後，腳底的刺痛感馬上消失，老友站起來試著走路，也沒有任何疼痛感，當晚他就踩著輕鬆的步伐，跟我去打撞球了！

兩個月後，我致電問老友的恢復情況，他說自從調整後，就解決了他長久以來的困擾，足底不僅不再疼痛，期間也沒有復發，走路也順暢許多，就連每天睡前的足浴也省了呢！

在臨床上，見過許多腳踝痛卻被誤診為足底筋膜炎的案例，在第二十一單元〈腳跟痛〉的P.315圖片中就有介紹到，第二個痛點的問題是腳踝扭傷造成，這個痛點的位置與足底筋膜炎的痛點很接近，但足底筋膜炎的痛點比較靠近腳底的跟腱連結點，而不是在側面，有時很容易因為個案的描述不清楚而誤診，這時只要輕輕按壓確認，就不會錯把「馮京」當「馬涼」！

足底筋膜炎的案例其實很多，但大部分的人都毫不在意，通常要有一個比較強大的刺激，引發了嚴重疼痛卻又不會馬上消退時，才會注意到問題的嚴重性，因為這已影響到生活，只要走路時間較長就會疼痛，而且會斷斷續續地發作。

或許大家聽過不少足底筋膜炎的處理方法，但效果卻是大同小異，短時間內不會痛，但卻會不定時發作，讓人有種揮之不去的陰影，然而，只要依照本單元介紹的「推拿套路Y」來調整就能根除。

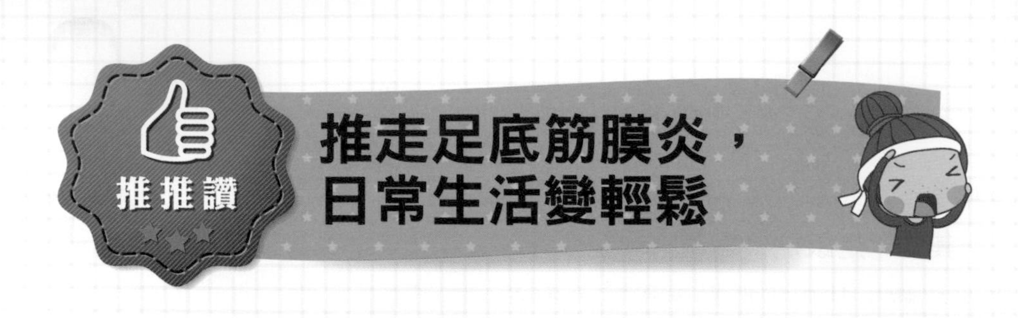

2012年，美國NBA的東區季後賽中，布魯克林籃網和芝加哥公牛隊對戰激烈，但公牛隊的主力中鋒諾亞（Jaokim Noah）因足底筋膜炎發作，必須負傷上陣，無法以最佳狀態應戰；豈料不久之後，布魯克林籃網的主力射手強森（Joe Johnson）也傳出罹患足底筋膜炎，亦間接影響其出賽機會。看來足底筋膜炎不僅有損明星球員的戰績，更造成患者極大的生活困擾，絕不是能等閒視之的毛病。

人體的足底筋膜共有六條，由腳跟呈輻射狀延伸至五個腳趾，最後附著於趾骨之上，主要功能在吸收足部著地時所產生的反作用力，而足底筋膜是腳底足弓最主要的支撐；因此，一旦腳掌活動量變大、過度使用或受到不正常的拉力，雙腳內部的結構便會出現異常、腳部負重增加，進而形成足底筋膜損傷，導致筋膜慢性發炎或退化，造成所謂的「足底筋膜炎」。

初期症狀不明顯，不理後果更嚴重

足底筋膜炎的初期症狀不太明顯，腳底也沒有特殊症狀，頂多是在長時間走路或跑步時，才會感到疼痛。遇到這種狀況，一般人大多以為是自己體力不佳，才會覺得腳痛，休息幾日後，慢慢就會恢復正常，因此初期的足底筋膜炎很容易被患者忽略。

然而，隨著時間過去，足底筋膜炎的典型症狀也會一一浮現，例如：早上一下床踩到地板，腳底立刻會有如觸電般竄起一陣刺痛，雖然過一陣子，疼痛會逐漸減輕，但只要長時間走路或久坐起身，足跟又會馬上感覺

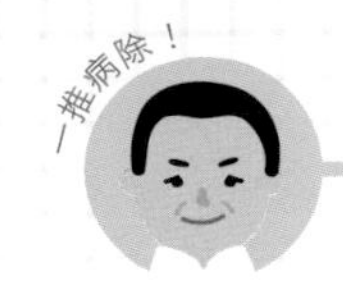

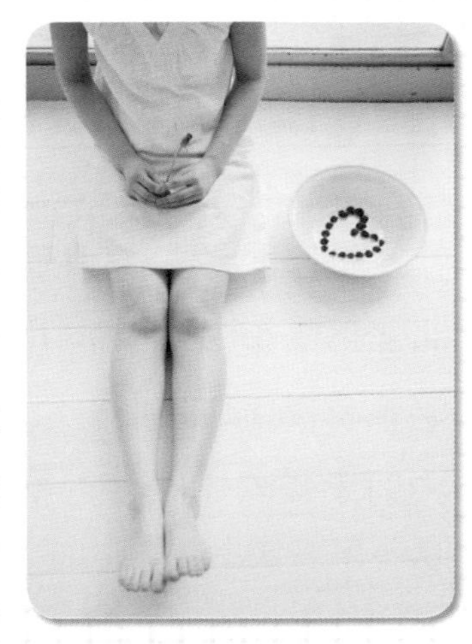

疼痛。

其實，足跟是人體載重的重要部位，與地面直接接觸，其皮下脂肪層緊密而發達，又稱為「足底脂肪墊」。在脂肪墊和跟骨中間存在足底筋膜和滑液囊，而脂肪墊、足底筋膜和滑液囊等結構，主要是足部載重時，負責吸收衝擊力的緩衝工具（與避震器的功能類似），可防止跟骨過度衝擊，產生病變。

若是坐視不理，又過度或不當使用足跟，抑或是老年人因退化使脂肪層萎縮，導致緩衝作用減少，造成跟骨磨擦，使足底筋膜、滑液囊等軟組織產生發炎反應，跟骨就會演變成退化性病變，形成「跟骨骨刺」。

跟骨、滑液囊、足底脂肪墊和足底筋膜皆會受到骨刺的刺激和擠壓，引起發炎疼痛，這些疼痛反應會影響走路姿勢，使腳部著力不當，進一步出現腳踝、膝蓋、髖部和腰部疾病等併發症，可說是後患無窮！

足底筋膜炎的預防之道

一般來說，雙腳都可能發生足底筋膜炎，尤其是經常行走、站立、負重的那隻腳；其中，有九成以上的足底筋膜炎患者，痛點在腳跟，一成左右的患者是痛在腳掌。而患者通常是40歲以上的成年人，由於女性穿高跟鞋的比例高，因此罹患機率又比男性高出兩倍。

扁平足、長短腳、過度肥胖、常打赤腳、長時間站立行走者，如教師、農夫、軍人、業務員、電梯小姐、專櫃小姐、懷孕婦女、生產線作業員、餐飲從業人員、跑步選手、經常爬山健走或走健康步道的人，都是足底筋膜炎的好發族群，應隨時注意自己的雙腳狀況。

為了防止足底筋膜炎上身，以下有幾點建議可供讀者參考：

❶ 工作需要久站者，其鞋跟或高跟鞋的高度，最好不要超過2.5公分，並應適度休息，減少站立行走的時間、少提重物。若是體重過重者，則應減重，以免增加雙腳負擔；平時也要穿著可吸震的專業氣墊鞋，以增加腳部的舒適度。

❷ 喜歡慢跑者，應選擇可減輕足部負擔的氣墊鞋，因足跟的鞋底厚，可減緩著地時的衝擊力道，避免足底筋膜受傷。此外，應盡量避免穿著底部平坦的帆布鞋、包覆性低的拖鞋和涼鞋跑步；有些人喜歡赤腳跑，但沒有鞋子的包覆和氣墊鞋底的緩衝，足部非常容易受傷，如果非要打赤腳，建議大家選擇安全的環境，且慢慢走就好，因走路的衝擊較低，對足部傷害不大。

❸ 運動前應充分暖身，時間、次數和強度都要注意與調整，以減輕腳部負擔，防止因運動傷害而造成足底筋膜拉傷；而在進行跑步之類的運動後，腳部肌肉因處於緊繃狀態，故可在腳跟冰敷，以防足底筋膜疼痛或發炎。

❹ 平常可多做足底筋膜拉伸及強化肌腱肌肉的運動，能防止拉力過大而避免足底筋膜發炎。建議輕踩網球或高爾夫球，並來回滾動按摩腳底，每次3～5分鐘；此外，坐著工作或上網、看電視時，可以一邊動動腳趾，或用手輕扳腳趾，讓腳底感到微微緊繃，維持20～30秒後，再放鬆休息5～10秒，經常做這類運動，可強健腳趾，防止足底筋膜炎找上門！

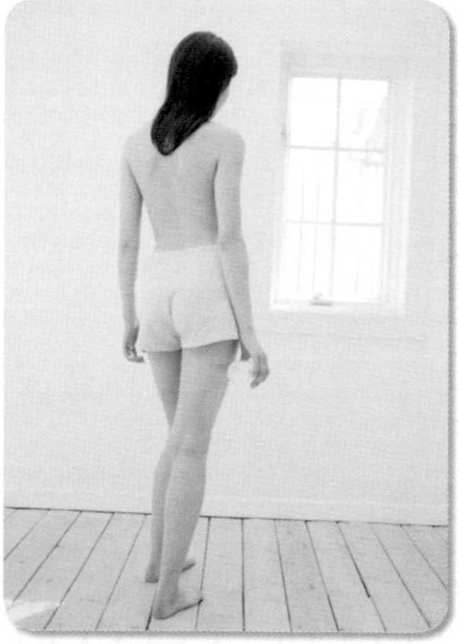

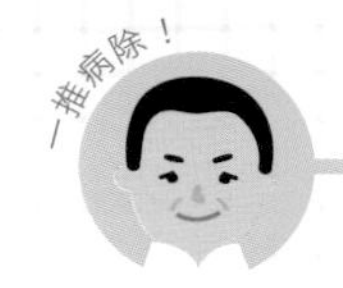

中西醫如何治療足底筋膜炎？

關於足底筋膜炎的治療，中西醫似乎大同小異，只是各自使用的儀器和處方不同。

西醫會以X光或超音波確認病因，然後開立消炎藥、止痛劑，並搭配熱敷、電療、超音波、泡熱水或肌肉伸展運動等物理治療；疼痛較嚴重者，則會注射少許的類固醇或玻尿酸，此法是最快解決疼痛的方式，但療效通常只有幾個月，且效果會一次比一次差，甚至還可能導致骨質疏鬆。

中醫則會開立活血化瘀及鬆筋補腎的藥方，搭配熱敷、針灸、泡足浴、貼藥布來改善疼痛，甚至會請患者勤加練習以恢復筋膜及強化肌腱的運動，例如：

❶ **腳趾抓毛巾**：坐在椅子上彎曲雙膝，並將毛巾平鋪在地板上，接著將自己的腳底扳平，貼於毛巾上，然後試著用腳趾頭抓起毛巾，此重複動作可強化足底筋肉。

❷ **腳底滾長棍**：先將一長棍平放於地板上，然後坐在椅子上彎曲雙膝，腳底輕踩長棍，前後來回慢慢滾動，藉此伸展並按摩足底筋肉。

❸ **腳底伸展訓練**：坐在椅子上，讓足部騰空，此時腳趾要盡量往上牽拉，必要時亦可用手輔助，以恢復患者足底筋肉的柔軟度。

❹ **弓箭步**：雙手先靠牆支撐，兩腳再以弓箭步站立，接著兩腳腳跟平貼地面，身體重心則須盡量往前；腳跟不可離地，方能感受到小腿後側肌肉拉扯的力量，以恢復足底筋肉的柔軟度。

在家時，可多練習上述四種運動，除了能柔軟足底的筋肉，還可協助改善足底筋膜炎等各種症狀。

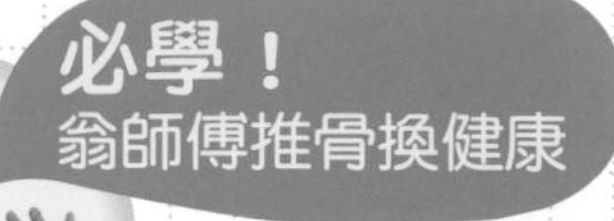

推移第一蹠骨與楔狀骨交接關節，秒殺足底筋膜炎

根據我的臨床經驗統計顯示，有打赤腳習慣的人最容易罹患足底筋膜炎，例如農夫或經常赤腳運動的人；這是因為他們赤裸的腳掌沒有受到保護，經常被撞擊或擠壓，故而容易引起足底筋膜炎。

足底筋膜因為承受了人體全部的重量，一旦運動、勞動過多、擠壓力道過大，腳底就會疼痛。依疼痛部位可分為下列情形：

1. **痛點在腳跟內側**：痛點在足底筋膜的連結點上。大多發生在外翻足的患者。這是因為外翻足使得內側筋膜長期受到拉扯而移位，故患者經常會痛到必須踮腳尖才能走路。
2. **痛點在腳跟中間和外側**：足跟著地時，大部分的腳板外側會先碰到地，導致地面給予足部過大的反作用力而傷害到偏外側的筋膜，這類病患鞋底外側常有磨損情形。
3. **痛點在腳掌和足弓**：常見於高弓足病患，高弓足的足弓減震力較差，無法有效分散來自於身體的重量，導致筋膜一再承受壓力而損傷。

由於足底筋膜是條從足跟底部連結到腳趾底部的韌帶，所以不管是痛在何處，原因都只有一個，那就是足底筋膜承受過多的外力而使腳骨移位，移位的原因除了運動、職業傷害、體重驟然增加，也可能是筋膜負荷過重或拉傷而造成了足底筋膜炎。此症的成因十分單純，解決方法也很簡單，只要按照本單元介紹的推拿套路Y，將移位的骨頭推回原位，便能立即消除疼痛。

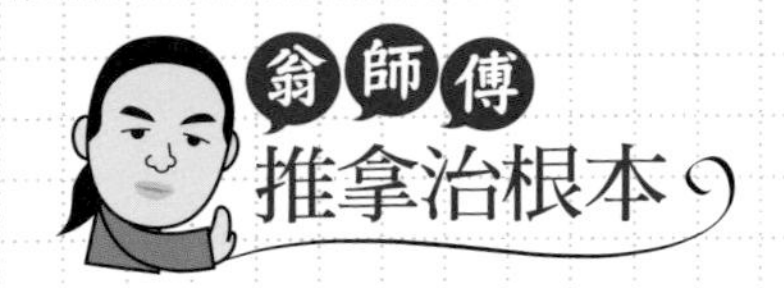

腳底疼痛是來自於足底筋膜拉力異常，而使足弓呈不正常彎曲，所以推拿時，直接調正第一蹠骨與內側楔狀骨交接的跗蹠關節面，讓內足弓恢復正常曲度，疼痛就能馬上得到緩解。

調整時，兩手接觸的位置要從腳背下手，根據大量追蹤統計結果發現，足底筋膜炎的產生都是第一蹠骨往腳背方向移位，內側楔狀骨則會往腳底方向移位，其交錯點就在跗蹠關節，故只要針對這個關節調整就會有很好的效果，一旦跗蹠關節被拉直對正，腳底肌肉的異常拉力便會馬上消失，足底筋膜的疼痛將不再出現！

▶主要推整骨骼透視區◀

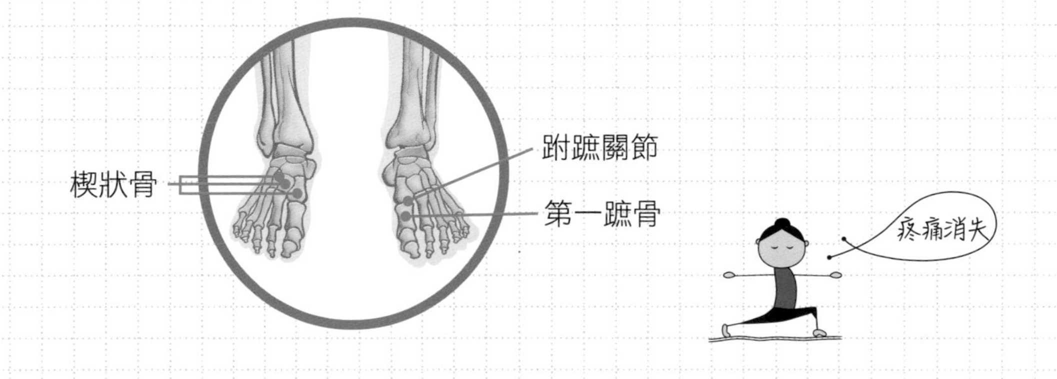

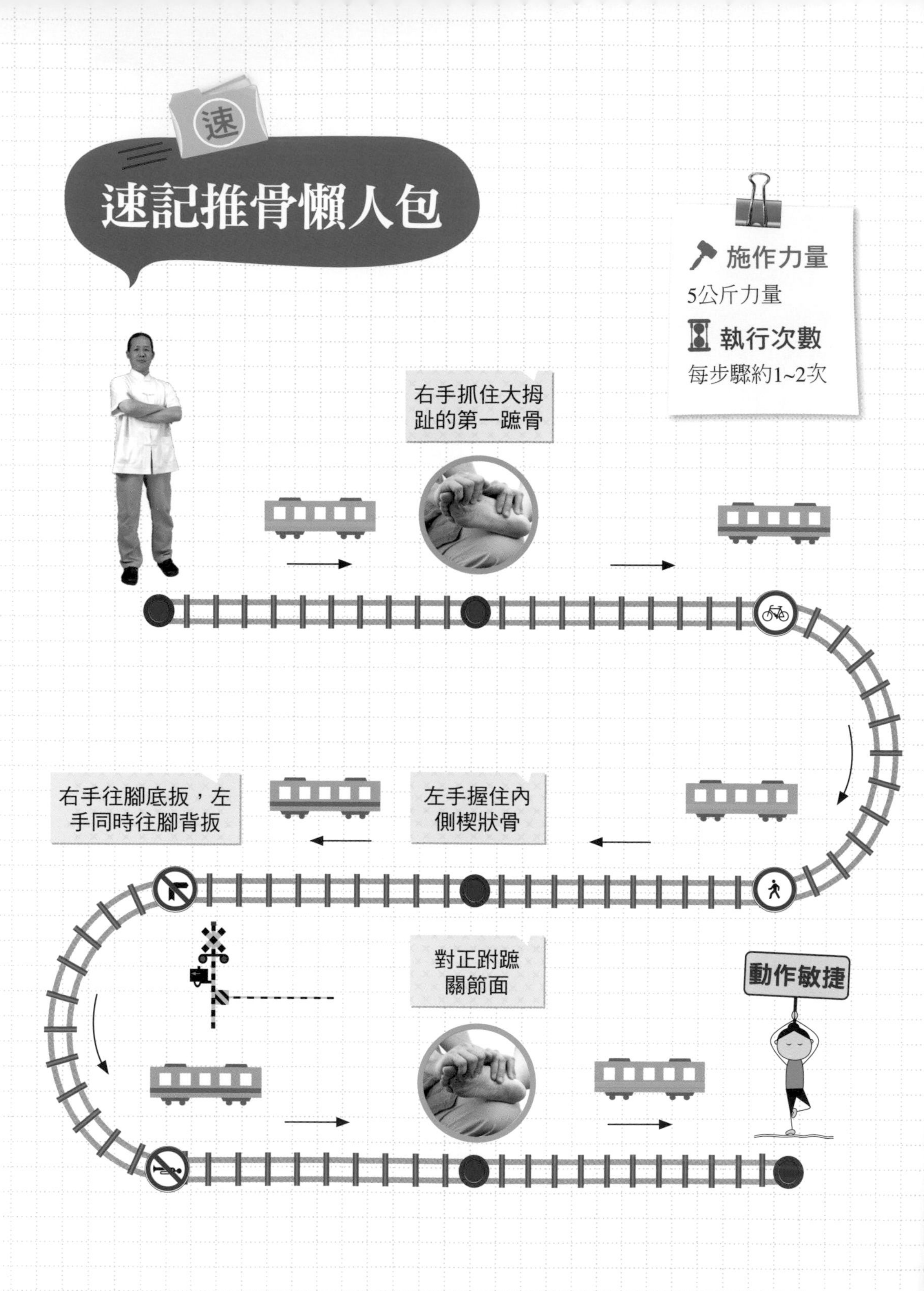
速
速記推骨懶人包
施作力量
5公斤力量
執行次數
每步驟約1~2次
右手抓住大拇趾的第一蹠骨
左手握住內側楔狀骨
右手往腳底扳，左手同時往腳背扳
對正跗蹠關節面
動作敏捷

推拿套路 Y

適應症：足底筋膜炎

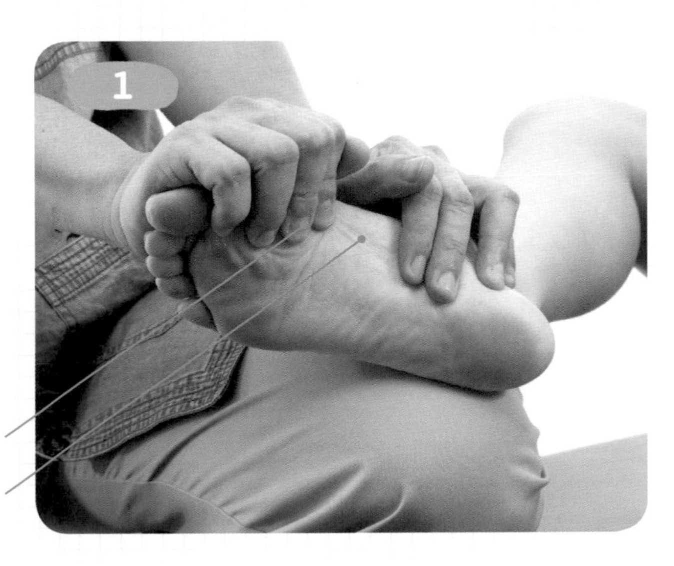

1 右手抓住患者大拇趾的第一蹠骨，左手握住內側楔狀骨。

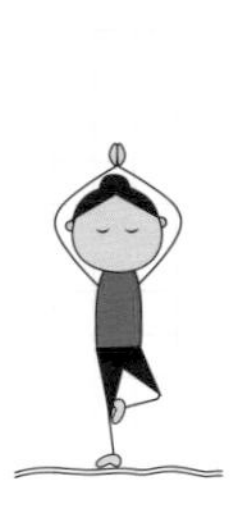

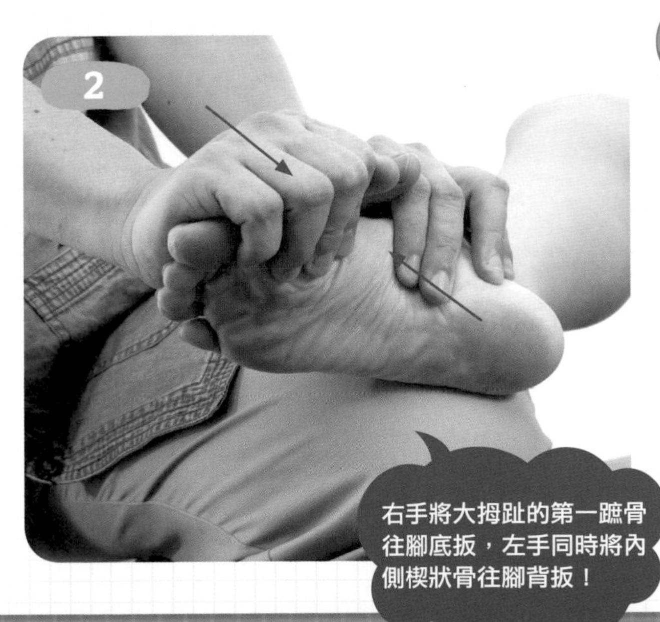

2 右手將大拇趾的第一蹠骨往腳底扳，左手則將內側楔狀骨往腳背扳，只要跗蹠關節面對正，內足弓的拉力就會恢復正常，足底筋膜炎也就不藥而癒。

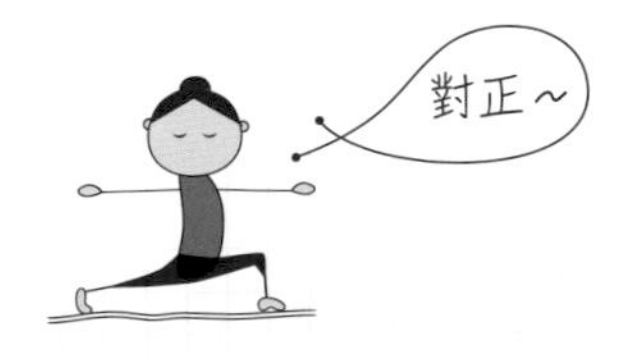

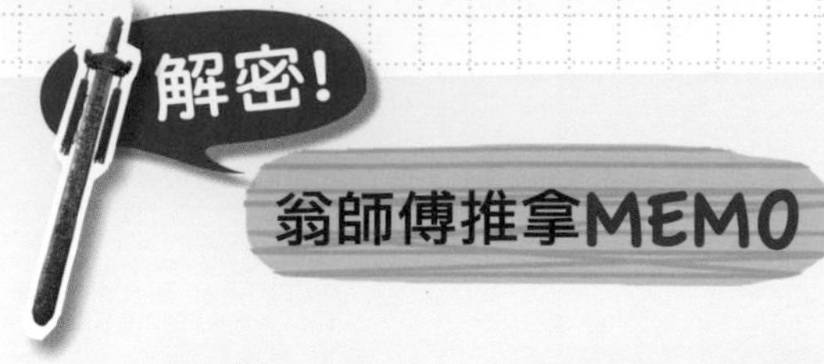

雙腳是由許多小骨頭組成，並由筋膜的牽引來連結腳骨，故拉傷足底筋膜可能會使腳掌中的任何一個骨頭移位。

每隻腳趾都會被分配到支撐人體重量，只是比例不一樣，大拇趾就佔50%，食趾佔20%，其餘三趾各佔10%，所以當內足弓的大拇趾與食趾受傷，就會無法正常走路，而足底筋膜炎大多是因為大拇趾的肌腱拉力異常，使得第一蹠骨向腳背移位，造成整個腳底拉力失衡。

長時間走路或踩踏硬物時，原本腳底就過度緊繃的筋膜，會因為磨擦而發炎，故睡前泡腳能舒緩足底筋膜炎的疼痛，但泡腳並不能根除病症，只能暫時減輕痛楚、促進腳部的血液循環。

本單元所介紹的技法，經過反覆熟練，便能利用雙手找到正確的患部位置，出力推拿便能瞬間解決足底筋膜炎的困擾，並且少有復發的情形。

在臨床上遇過的案例中，有些已經疼痛了好多年，即便持續治療也無法根除足底筋膜炎。不過，這只是因為我們忽略了腳掌骨性結構移位的主因，才會找不到治療的方法，其實只要輕觸腳底內足弓便可發現，除了肌肉緊繃外，還能摸到突出的內側楔狀骨，這就是致病主因。因足底筋膜在腳底呈現波浪狀，使其拉力異常，導致走路時間一久就會發炎。

雖然我不知道推拿套路Y的源頭出處為何，但我本人在經過調整後證實非常有效，而生理結構上的解答亦符合人體工學，只要學會這項技法，就可免除經歷刮痧、捶打、敷藥等不舒服的過程！

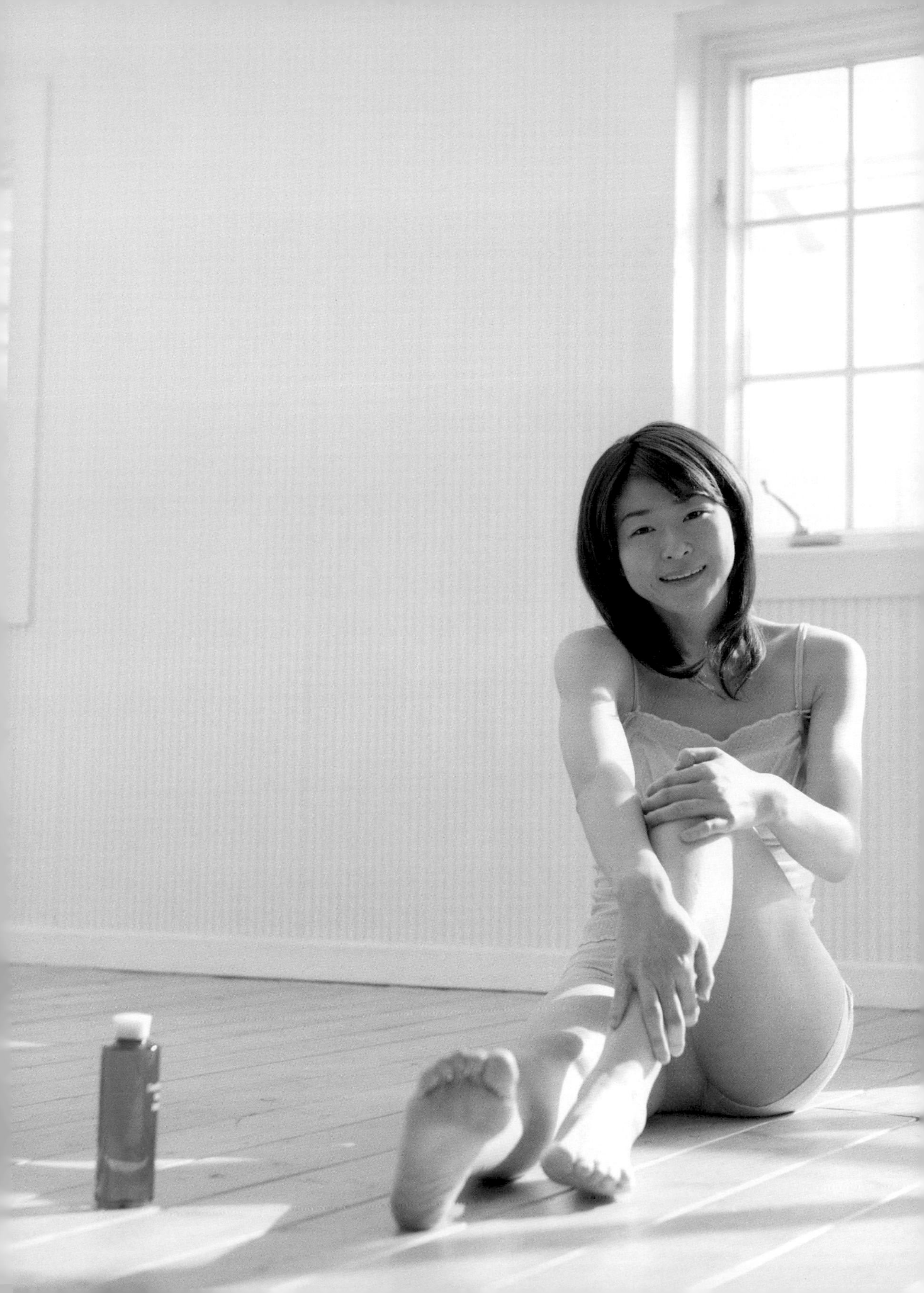

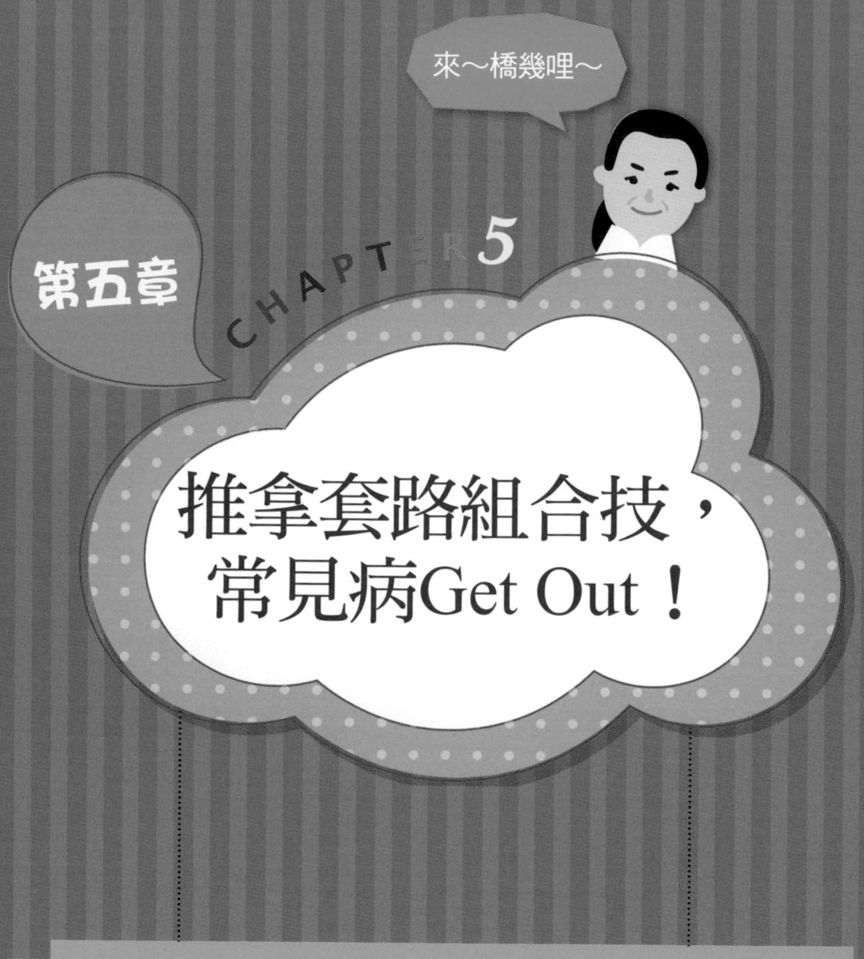

推拿套路組合技，常見病Get Out！

組裝推拿套路，頑強疾病也能一推消散！

從推拿套路A～推拿套路Y，

雖是針對各適應症所衍生出的推拿技法，

但只要互相搭配與操作，

有時解了這病，也同時療了彼患，一舉數得！

翻翻就「推」速查表

適應症	推拿套路組合技	頁碼
脊椎側彎	V→S→T→Q→P→R→O→K→L→D→B	P.385
青蛙腿	O→R→V→S→YX→T→U→Q→P	P.396
高血壓	F→J→L→D→A	P.406
經痛	O→V→P→R	P.417
不孕	O→J→V→P	P.428
變臉	D→A→B→C	P.442

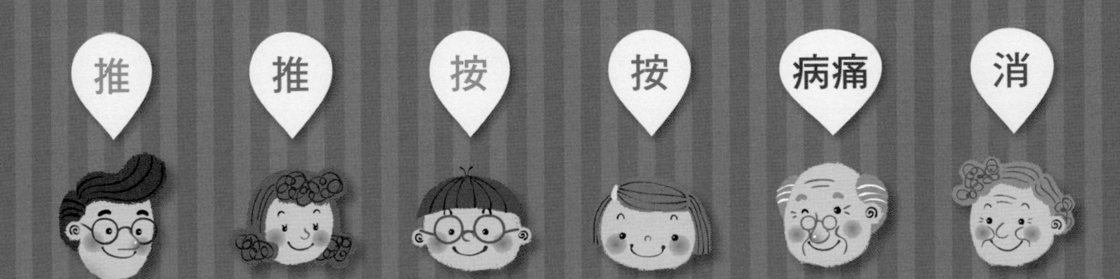

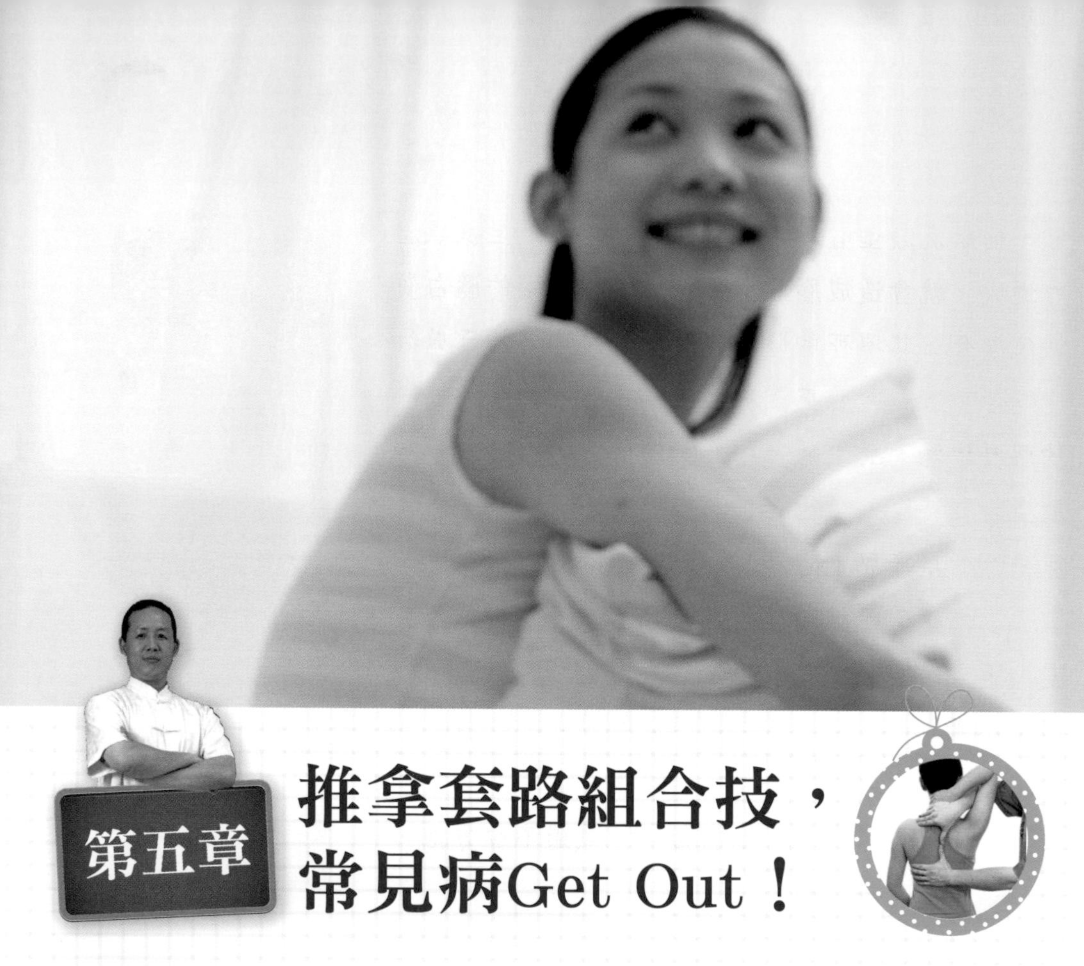

第五章 推拿套路組合技，常見病Get Out！

見證直擊！

病歷 026

曾小妹（13歲）

症狀 骨盆嚴重後傾，雙腳無法正常行走，且長短腳超過5公分。

推拿效果 雙腳幾近等長，走路已不需拐杖。

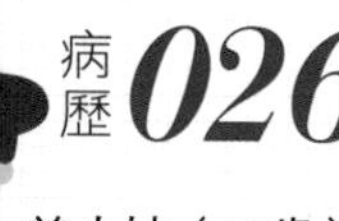

26.脊椎側彎

～調正骨盆，脊椎側彎消弭於無形～

提到脊椎側彎，我印象最深刻的是一位13歲的曾小妹，她的脊椎側彎是先天性疾病所致。曾小妹出生不久便罹患了罕見疾病「周腦室白質軟化症」，此症好發於六個多月大的早產兒。由於腦血管還沒在母體內長好就出生，因此腦血管壁有薄有厚，必須住進保溫箱照

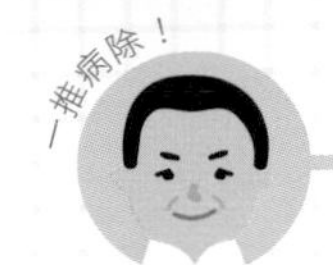

顧，而狀況嚴重者還得靠呼吸器存活，一旦供氧壓力過大，就會造成腦血管破裂，引起遠端的腦白質缺氧壞死，其壞死的腦白質細胞會被體內的巨噬細胞吃掉，腦部因此充滿許多空洞小孔，最後被柔軟的膠質填滿，失去原有的神經功能，因而形成「周腦室白質軟化症」。而案例中的曾小妹，正是六個月出生的早產兒！

因為腦部受損，曾小妹到了小學一年級還不會走路，只能在地上爬，我第一次見到曾小妹時，已經是小學六年級了，平時必須靠拐杖才能走路，不僅速度慢，還因長期使用拐杖出現了「前臂拐症候群」。自從出生後，不斷復健，也試過不少方法，但病情始終沒有起色！

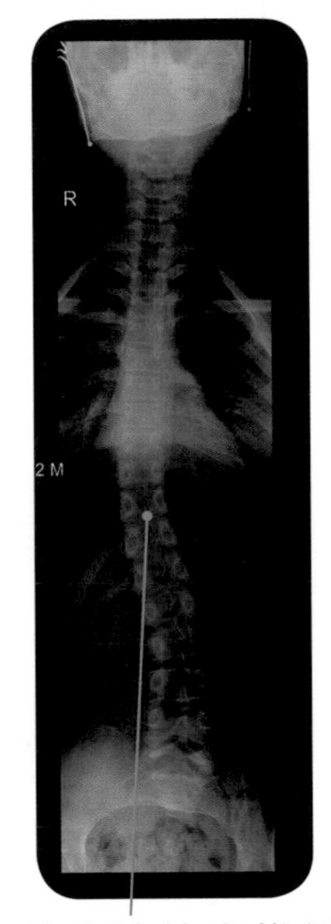

曾小妹的脊椎側彎X光片！

我從曾小妹全身及骨盆的X光片得知，其骨骼的先天條件原本就差，且骨盆嚴重向右後方傾斜，腹部以下的控制能力不好；就連雙腳都無法正常彎曲，兩腳長度足足差了五公分之多。

曾小妹的雙腳曾經做過韌帶放鬆手術，但效果有限，當時就連自己穿鞋都是一大挑戰，想將這種狀況的曾小妹調整成正常人體態，著實是一項浩大的工程！

還記得幫曾小妹進行第一次和第二次的調整，都讓我十分吃力，直到調整到第八次，曾小妹長短腳才縮小到2公分的差距，且行走的穩定性也開始提升，不僅步幅加大，也能轉彎，但僅限於右轉，若勉強左轉很容易跌倒。而調整到第九次時，曾小妹終於能夠左轉，且在床上移動身體的能力已足以應付生活需求，但翻身仍有待加強。

調整到第十一次時，曾小妹的長短腳差距已縮小到0.5公分，右臀向後突出的骨盆傾斜問題亦大幅改善，而且可以繞圈走路，平時也能自己穿鞋，雙手與腳掌的柔軟度也明顯變好。調整到第十五次時，曾小妹已經完全不用拐杖就能行走短程，可以在家或教室周圍活動，但較遠的路程還是需要拐杖，走路速度亦明顯加快，隨著側彎的脊椎逐漸變直，腰部靈活度與控制功能也持續增加。

調整到第二十一次時，曾小妹遲來的經期終於出現，而且沒有經痛及腰酸現象。平時出門不用拄著拐杖走路，雖然仍會一跛一跛地行走，但不靠輔具就是一大進步，只是平衡感還不夠好，需要有人牽著走。而調整到第二十三次時，曾小妹走路已像正常人，站立時兩腳已能伸直，行走時上半身的晃動與雙手擺動幅度都變小。

此外，曾小妹的骨骼生長漸趨正常，各部位的傾斜角度及活動功能都有明顯改善，頭骨與頸椎不再歪斜，胸椎也恢復成正常的左右對稱，腰椎及骨盆的傾斜角度不僅變小，兩腿股骨頭的旋轉現象也有所改善。

第三十四次調整完後，走路時的兩手晃動更少，左手尤其明顯，右臀後突及小腹前傾的症狀持續好轉。第三十五次調整完後，左手只要加個一磅重的沙包，就可以取代拐杖的使用，腰部以上功能完全恢復正常，前臂拐症候群也消失了。第三十八次調整完後，曾小妹兩手平衡感問題明顯改善，小腹不再前傾，後突的右臀也持續內縮。

一直調整到最後一次，曾小妹的生活能力已經無虞，也不需要使用拐杖，唯有走路時還看得出些許異樣。有關曾小妹完整的治療過程影片，已上傳到我的YouTube，可查詢〈翁氏傳統整復推拿 曾X陵〉，有興趣的讀者可上網一閱喔！

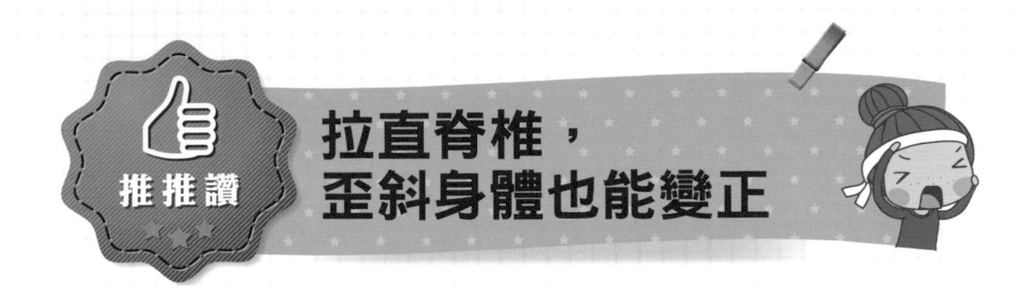

拉直脊椎，歪斜身體也能變正

脊椎俗稱「龍骨」，是形成人體的主幹，由上到下的排列為七節頸椎、十二節胸椎、五節腰椎、一節薦椎及尾椎，基本上應呈一直線，但若是左右不對稱，就會變成「脊椎側彎」。

由於智慧型產品充斥在人們生活中，所以現代人經常會長時間維持固定姿勢使用手機、電腦、iPad等3C用品，因此每個人或多或少都會有脊椎側彎的毛病。而脊椎側彎的出現一開始毫無警訊，既沒有感覺，也沒有特別的併發症，頂多在搬重物時，腰部發出「喀啦」的彈響聲，因此患者經常不以為意而置之不理，導致脊椎側彎越來越嚴重。

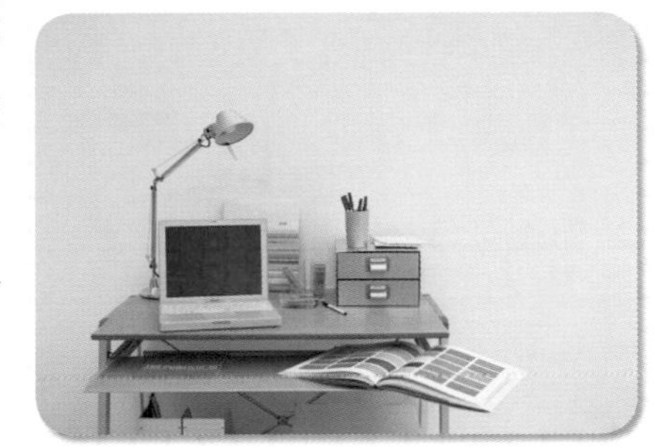

脊椎側彎的三大類型

脊椎側彎的病況人人不一，但可由國內健保局對脊椎側彎的給付標準，分成以下三大類型：

1. **輕度側彎型：**側彎角度在20度以內者，雖無需做任何治療，但患者會因體內循環不良，使得肩、頸、腰部經常酸痛，影響睡眠品質，但只要勤做復健，就能順利矯正。
2. **中度側彎型：**側彎角度在20～40度之間者，健保有部分補助，這種程度的脊椎側彎，已能輕易用肉眼分辨出患者體態的異常，除了全身容易酸痛外，患者也無法躺平睡覺。
3. **重度側彎型：**側彎角度在40度以上者，健保會補助大部分的醫療費用及開刀材料費。

無論是哪一類型的脊椎側彎，都會因為脊柱兩側肌肉長期處於不平衡的狀態而出現脊椎退化性關節炎，使腰背偶爾出現酸痛。此外，頸部、背部、腰部肌肉也會有酸痛僵硬的現象，心肺功能和消化系統亦連帶受到影響，因而出現偏頭痛、胸悶、心悸、呼吸不順、腸胃脹氣、便祕等，就連身體姿態和外觀也有問題，當患者意識到健康遭受威脅時，才會試著找出病因！

歪掉的脊椎其來有自

現代人脊椎側彎的罹患率之高，是由於成因普遍，令人防不勝防，大致可分為五大原因：

1. **意外造成的暴力創傷**：例如不慎摔倒、發生車禍等，都可能不小心傷到脊椎，造成側彎。
2. **人體代謝紊亂**：身體的新陳代謝一旦出了問題常會牽連甚廣，脊椎相關部位也難逃其害，特別是鈣、磷和激素代謝失調，往往容易發生各種脊椎病變。
3. **身體老化所致**：患者若在60歲以上，則可能屬於退化性脊椎側彎，與年齡、姿勢不良、缺乏運動，以及經常搬重物有關。
4. **特殊疾病所致**：若有脊椎感染、脊椎發育異常、脊髓灰白質炎、脊髓空洞、軟骨症、長短腳、腦性麻痺、腫瘤、小兒麻痺、肌肉萎縮症，或神經肌肉病變、退化、感染、腫瘤等病症，都可能直接或間接造成身體姿勢不良，使得脊椎長期受力不均，而逐漸形成側彎。
5. **身體長期姿勢不良**：這也是脊椎側彎最主要的致病原因，種種不良姿勢容易使脊椎長期處於屈曲位或某些特定體位，使得脊椎椎間盤內

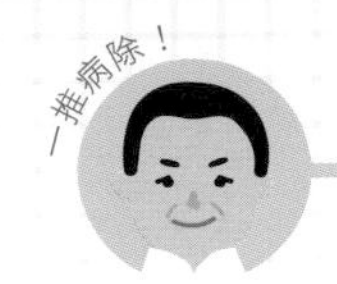

的壓力增高，讓脊椎的肌肉韌帶長時間處於不協調的受力狀態，因而容易發生側彎。其中又以「骨盆位置不正」為主，例如長期以不良姿勢使用3C產品、側躺、趴睡、翹二郎腿、站三七步、歪坐沙發，或習慣將兩腿交叉斜放，都很容易導致骨盆傾斜，而兩腳盤坐的人，則會造成骨盆外擴，使得脊椎側彎。

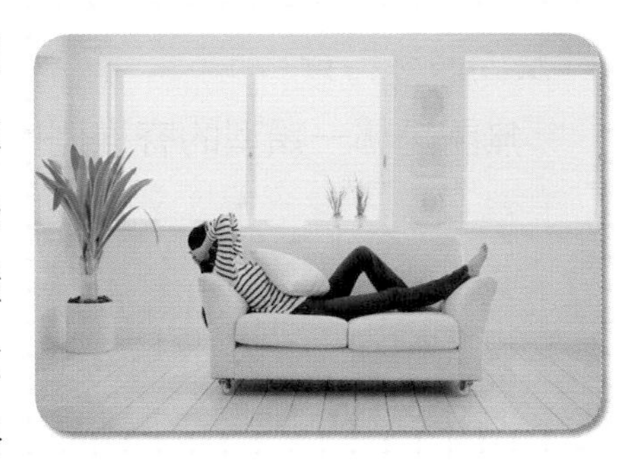

➔脊椎側彎的隱性成因

除了上述脊椎側彎的常見成因外，還有一般醫療人員不易察覺的骨骼錯位原因，若對骨骼的牽引連動不夠了解，就無法針對病源加以治療，只能頭痛醫頭、腳痛醫腳，延長了治療時間，造成患者更大的不適。而脊椎側彎的隱性成因，有以下三種：

❶ **骨盆歪斜**：此處的骨盆歪斜與第十六單元的〈骨盆傾斜〉略有不同，前者是單純的左右傾斜，而這裡指的是髂骨扭轉，複雜程度較高。

❷ **大腿股骨的假性旋轉**：此情況會造成兩腳的假性延長或縮短，影響健康與體態。

❸ **薦椎與髂骨的相對位置錯誤**：我曾經治療過一位脊椎側彎的個案，就是薦椎與髂骨的相對位置錯誤所致。她是46歲的邱小姐，側彎位置在頸椎和腰椎，頸椎出現移位及骨刺增生，而腰椎亦有骨刺增生的情形，因此腰部不僅長年酸痛，也一直有手麻和腳麻的症狀。

在此例中，邱小姐的腰酸是薦椎傾斜所致，手麻與腳麻則是頸椎神經與腰椎神經受到壓迫使然。我先將曲度不正的頸椎調整歸位，消退因頸椎壓迫造成的手麻；接著再將不正的腰椎調整歸位，改善因腰椎壓迫所致的腳麻。而邱小姐的腰部酸痛，則要從薦椎下手，因為她的薦椎傾斜才是腰部酸痛的主因，脊椎側彎只是外顯的現象罷了。

第二次治療完後，邱小姐的手麻已有明顯改善，腰部也不再酸痛；第三次調整完後，腳麻問題已經消失；第四次結束，則已解決了邱小姐的手麻。此後只要在工作或生活上保持正確姿勢，邱小姐的酸痛問題就不再復發。

坊間許多推拿從業人員調整側彎問題之所以無效，是因為只要移位及旋轉的薦椎沒調正，不管腰椎調整得再好，偏位的薦椎還是會把腰椎拉回來，想要徹底解決問題，唯有先調正薦椎，再將側彎的腰椎調整歸位，身體的骨骼才能長治久安。

因此，根除脊椎側彎的關鍵就在於骨盆的調校，只要按照本單元的手法，逐一解決以上三項問題，接著再將腰椎、胸椎對正拉直，脊椎側彎的問題便能消弭於無形。

中西醫如何治療脊椎側彎？

若側彎發生於胸椎，且彎曲角度較大時，可能會使胸廓容量減少，影響心肺功能，在治療上必須考慮發生的原因、年齡、部位等，一般會視側彎程度而有相應的治療方法：

❶ **輕度脊椎側彎：**若遇到輕度脊椎側彎的患者，一般西醫對其治療會較為保守，除了請患者調整生活作息外，還會進行姿勢矯正與復健，以加強患者弱側肌肉的強度，並長期觀察與追蹤，平均每3～6個月檢查一次；若患者疼痛難忍，則會開立消炎藥、止痛劑或肌肉鬆弛劑，以緩和疼痛。症狀較輕者，則可採取臥床休息法，且最好是在硬板床上靜養。

❷ **中度脊椎側彎**：若是中度脊椎側彎，除了以上的基本治療，還要穿戴矯正背架（俗稱「鐵衣」），才能幫助脊椎歸位。

❸ **重度脊椎側彎**：若是重度脊椎側彎，需開刀治療，以重新整理筋膜和肌群，並在脊椎上打入鋼釘，以大幅減少術後併發症所造成的不適，但無法保證脊椎能完全恢復正常曲度。

若是尋求中醫治療，則會開立疏筋活血的藥方，改善筋骨酸痛及內科症狀，再施以針灸、熱敷、推拿等手法，放鬆脊椎附近的肌肉群，並以傷科整復手法將椎體、小關節恢復到正常生理位置及生理曲線，同時教導患者矯正身形的復健運動。

➔脊椎側彎，預防有道

脊椎的保護重在平時的保養，要預防脊椎側彎的發生，有以下七種方式：

❶ **保持正確的身體姿勢**：平時應留意身體姿勢正確與否，錯誤姿勢會增加人體椎間盤的壓力，使得肌肉緊張、關節受損，而長期坐姿、站姿、睡姿不當，都可能導致脊椎側彎，尤其長期蜷曲側睡，對腰椎的傷害相當大。

❷ **選擇適當寢具**：應選擇硬度適中的床墊，要能支撐起腰部及背部，太軟的床墊容易讓腰部陷下去，間接造成脊椎側彎，因此使用良好的寢具十分重要。

❸ **注意脊椎的鍛練和保養**：久坐不動、腰部受寒、鍛練時間過少，都會造成脊椎附近的肌肉勞損。若能養成運動習慣，可提升其功能和協調能力，因此適度的游泳、跑步等，

均可改善肌力與靈活度，但65歲以上的銀髮族或骨質疏鬆症患者，運動前應先諮詢醫師的意見為宜。

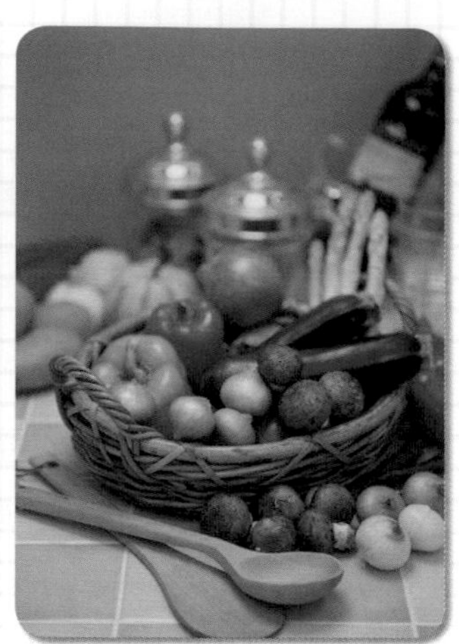

❹ **營養攝取要平衡**：多吃高鈣食物、蔬菜水果等，以補充人體所需的微量元素及礦物質，以強健骨骼。

❺ **保持標準體重**：體重的增加通常是不知不覺的，維持適當體重，才能減少脊椎的壓力。

❻ **拿取重物時切勿彎腰**：拿取重物時，為避免增加脊椎壓力，應將兩腳分開，保持下盤重心穩定。下蹲時，應注意收腹，讓腰椎始終保持良好的排列。

❼ **維持身體柔韌性**：如果人體柔韌性不夠，可練習瑜伽、打太極拳等運動來增強身體柔韌性，藉此緩解腰背部的緊張肌肉。

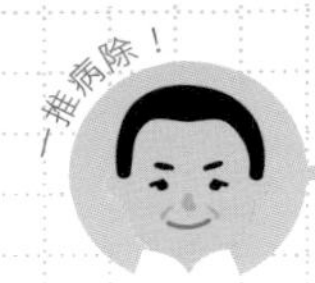

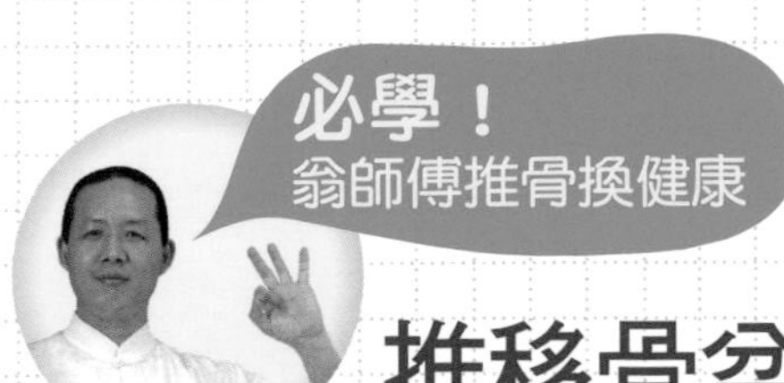

推移骨盆，永絕脊椎側彎後患

由於人體頭部永遠都在正前方位置，一旦骨盆歪斜，身體為了保持對應性的平衡，肩膀就會產生對向的歪斜，其拉力會逐一改變胸椎及腰椎的曲度，最後形成Ｓ型側彎。

所以大部分的脊椎側彎都不只是平面的左右傾斜，而是一種3D旋轉的變形，整個脊椎彷彿成了旋轉梯，而其中又以胸椎和腰椎的側彎情形最多，但無論是以上哪一種側彎，都會造成肋骨移位，甚至會引起駝背、長短腳等現象。

胸椎的側彎多半是因為長期使用單側手的關係，所以右撇子的胸椎多半歪向右邊，因為右邊的前側肌群經常使用，變得十分強壯，使得背後肌肉拉力過鬆，胸椎因而逐漸右彎，造成左肩胛骨內側的豎棘肌拉力過大而產生膏肓穴疼痛。因此，患者若在鏡前觀察自己的體態時，會發現左側腰線是平的，右邊腰線卻是凹進去的。右撇子的人因占九成，故胸椎右彎者非常多；而左撇子歪的方向與疼痛位置則剛好相反！

在臨床上有兩個很簡單的體操動作，可有效阻止胸椎側彎的發生，只要每天下班後，利用短短的時間進行，即可抵銷當天工作所產生的酸痛與疲勞，在此就以占多數的右撇子作示範。其姿勢採站姿或坐姿皆可，但頭部須直視前方，腰部以下要維持不動，只做胸腔與肩部的旋轉活動。

第一個動作：兩手向前平舉、掌心朝下，然後上半身水平向右後方甩手，利用甩手的作用力將右彎的胸椎擠回中間，最好是甩手到極限時順便使力，效果會更好，慢慢重複此動作10回！

第二個動作：兩手從腰側往上甩至頭頂，使身體兩側的肌肉拉力平衡，最好是甩手到頭頂時順便使力會更有效，而此動作一樣只要慢慢重複10回。

只要做完以上兩個動作，背部不僅會馬上感到舒暢，其背部的肌肉拉力也會立刻恢復正常。如果是左撇子，旋轉動作只要改向左即可，而往上甩手的部分則是相同！

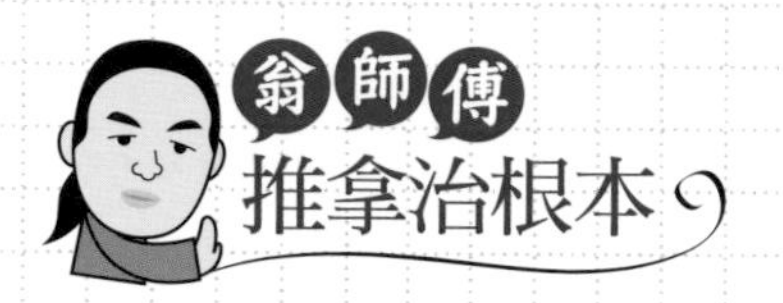

脊椎側彎的疾病很常見，起因大多來自於生活習慣不良及外力創傷，其衍生出的多數問題皆難以根除。而大部分的患者在剛發現脊椎側彎時，都還會試著矯正，例如尋求國術館、中醫診所的調理、復健科的物理運動等，但若治療成效不好，時間一久便失去耐性，一旦放任不管，便會惡化到開刀的地步。

而許多人其實早在學生時期的例行性健康檢查上，便發現脊椎側彎，但因覺得無大礙，就一直丟著問題不管。直到成年出社會後，來找我調整時，才發現脊椎側彎的問題依然存在，目前現行的解決方法中，除了開刀之外，能根除脊椎側彎的療法似乎很少見，但一提到開刀，這也是絕大部分患者較不願接受的方式。

脊椎側彎的源頭在於骨盆傾斜，在礒谷力學的技術中，就不斷強調骨盆平衡的重要性，但偏偏骨盆調整卻又存在著盲區，讓大部分的從業人員一個頭兩個大，在此我將公開臨床上有效的組合技法，讓更多人受惠！

而本單元將結合前述十一種推拿套路來操作，其所需力道，請依前文各單元標示來執行，並完整操作以下推拿套路的各個步驟！

黃金進階版！

推拿套路組合技

適應症：**脊椎側彎**

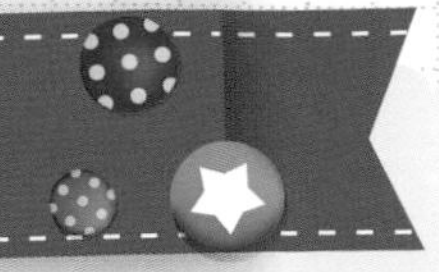

Step 1 調整骨盆

使用套路：第二十二單元〈腳抽筋〉的**推拿套路V** P.330

推拿神效：將脫垂的骨盆拉高，減弱膝關節的拉力！

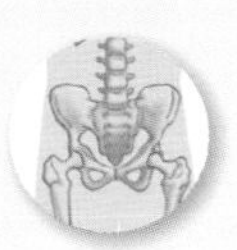

Step 2 對正膝關節

使用套路：第十九單元〈膝關節痛〉的**推拿套路S** P.292

推拿神效：將膝關節功能對正，減少膝關節異常扭轉時，內部所產生的抵制拉力。

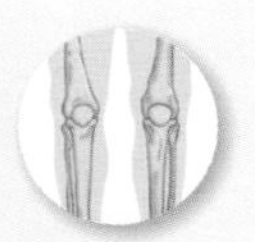

Step 3 調正踝關節

使用套路：第二十單元〈腳踝痛〉的**推拿套路T** P.306

推拿神效：調正腳踝關節，行走時，踩地會較為平穩。

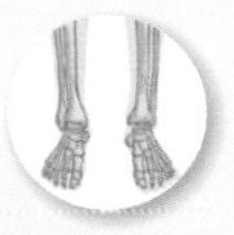

Step 4 對正股骨頭

使用套路：第十七單元〈鼠蹊痛〉的**推拿套路Q** P.264

推拿神效：調正股骨頭，使兩腳對正。

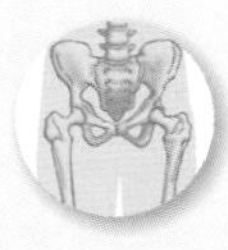

Step 5 矯正骨盆傾斜

使用套路：第十六單元〈骨盆傾斜〉的**推拿套路P** P.250

推拿神效：矯正骨盆傾斜，使兩腳長度相等，如此一來，骨盆以下的問題就能全部搞定！

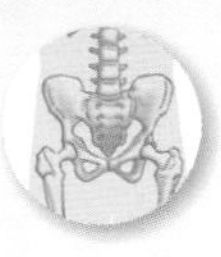

Step 6 歸位薦髂關節

使用套路：第十八單元〈屁股痛〉的**推拿套路R** P.278

推拿神效：調整薦髂關節的移位問題，可使下半身的整復效果及穩定性倍增。

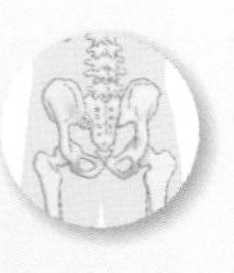

Step 7 拉正腰椎

使用套路：第十五單元〈腰痛〉的**推拿套路O** P.232

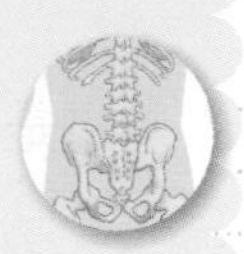

推拿神效：將腰椎拉正，解開腰椎的異常拉力。

Step 8 調整胸椎

使用套路：第十一單元〈背痛〉的**推拿套路K** P.184

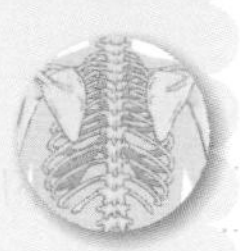

推拿神效：調整胸椎的旋轉問題，以消除胸椎扭轉所帶來的不適。

Step 9 推正胸椎

使用套路：第十二單元〈駝背〉的**推拿套路L** P.197

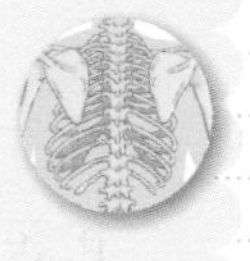

推拿神效：將後彎的胸椎推正、挺直，即可調正全身軀幹。

Step 10 歸位頸椎

使用套路：第四單元〈落枕〉的**推拿套路D** P.81

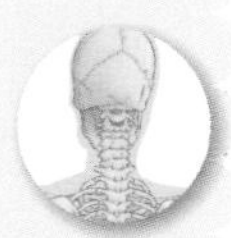

推拿神效：一旦調整好頸椎偏歪不正的問題，脊椎也會因此恢復正常曲度。

Step 11 對正頭骨

使用套路：第二單元〈面癱〉的**推拿套路B** P.51

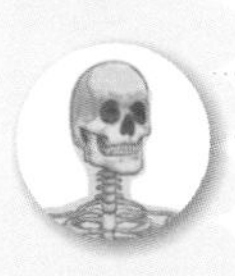

推拿神效：對正頭骨，可矯正好頸椎以上的部位，並消除頭骨不正所造成的歪斜！

超簡單！推拿套路速記口訣

V調骨盆→**S**對正膝關節→**T**調踝關節→**Q**對正股骨頭→**P**矯正骨盆→**R**歸位薦髂關節→**O**拉正腰椎→**K**調胸椎→**L**推正胸椎→**D**調頸椎→**B**對正頭骨

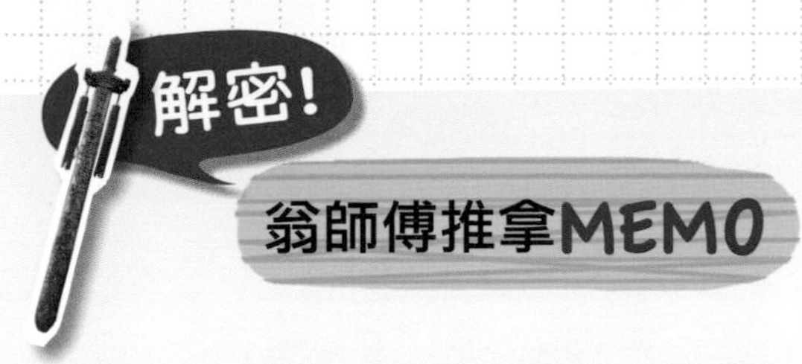

只要依照前述順序調整，就能達到效果，且脊椎側彎的復發率極低！這是因為單次調整的部位相當多，故能將所有影響身體的因素排除，因此身體會在最佳狀態下逐漸恢復，這時調整後的效果便能立即顯現。

若是以臨床經驗來說，平均推拿一次可減少5～10度左右的脊椎側彎，但當脊椎的調整越接近正常值時，成效也會變慢，因此平時要搭配姿勢的矯正與耐心的治療，才能事半功倍。

在進行最後幾個步驟時，千萬要有耐心，不要急躁，確實完成所有調整，效果才能紮實地留下，並要確認好所有的功能角度都恢復正常，才能結束。

並且，患者還要秉持一個重要觀念，就是養成良好的生活作息，例如起居坐臥務必遵循人體工學，切勿斜躺、站三七步、翹二郎腿、倚靠牆壁等，應當坐要坐正、站要站直、躺要躺平，才能維持調整效果。

此外，初學者在徒手調整脊椎側彎時，常會因技巧熟練度不足，致使效果不彰，需特別注意各步驟都要確實做到位，才不會影響到下一個步驟的成效；且要注意調整時，不要為了做出效果而強加力道，否則會因力量過大，導致患者疼痛，甚至出現意外傷害。

既然脊椎側彎是日積月累而來，解決時當然也必須一步一腳印地慢慢調整，只要步驟沒錯，力道不要太大，每次的調整都能確實有效，解決脊椎側彎將只是時間早晚的問題！

見證直擊！
病歷 027
陳醫師（60多歲）
症狀 有先天扁平足、青蛙腿等情形。
推拿效果 扁平足與青蛙腿的問題，已經徹底消失！

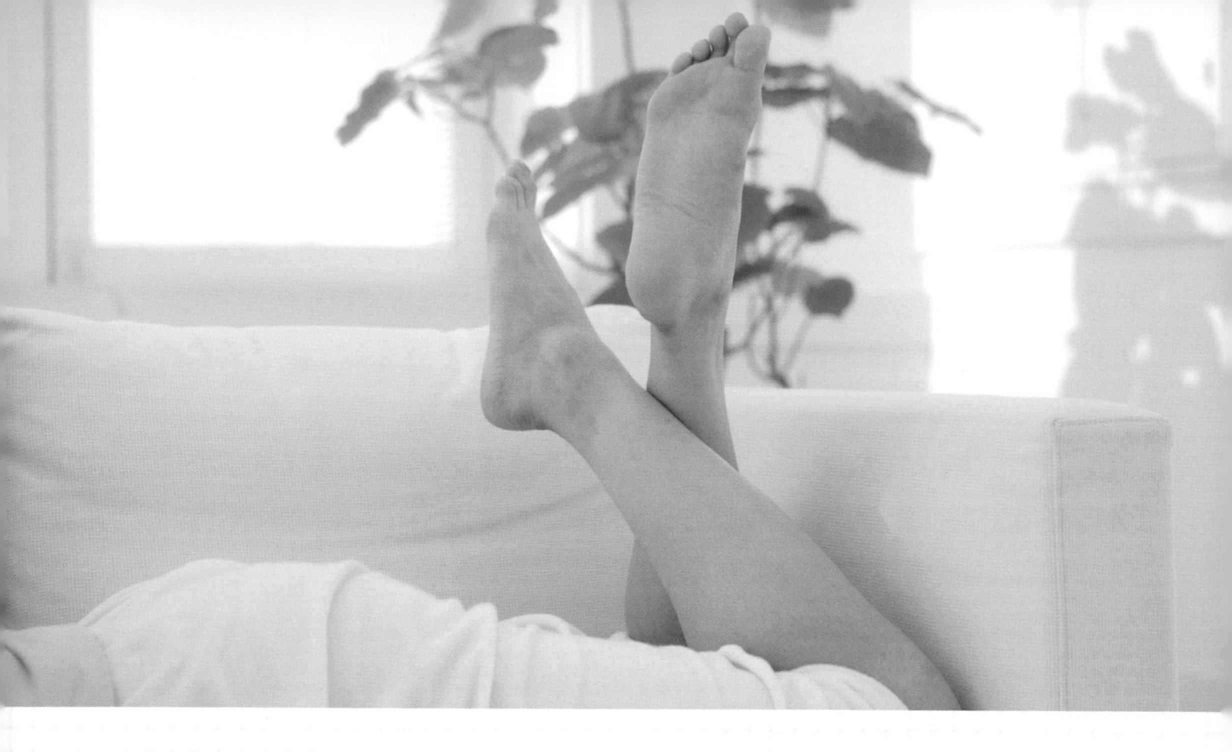

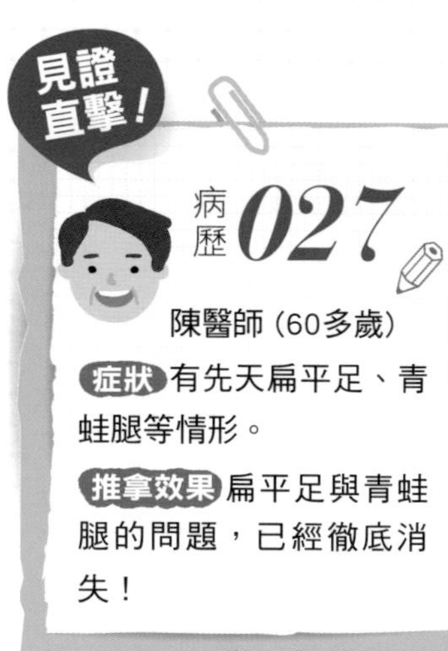

27.青蛙腿

～矯正骨盆，下蹲不再往後倒～

在治療青蛙腿的患者中，印象最深刻的是一位六十多歲的陳先生，他是位即將退休的耳鼻喉科醫師。當初，他來找我時，並非「青蛙腿」的緣故，而是因他的看診工作，常讓右手必須經常高舉各種醫療器具檢查病患，導致頸部和肩膀僵硬酸痛，為了解決不適，他勤做體操、固定晨跑、練太極拳、氣功等，但酸痛依舊纏身。後來，在朋友的介紹下，陳醫師前來找我治療，經過兩三次的調整，肩頸酸痛的問題很快就獲得解決。

還記得在某一次的治療中，陳醫師不經意地提及自己有青蛙腿，且深深認為青蛙腿是無藥可醫的先天疾病，甚至還跟我說：「青蛙腿除了開刀

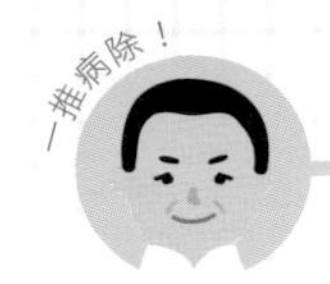

之外，也沒什麼方法可治，但我覺得也沒嚴重到非要開刀的地步，反正我跟青蛙腿和平共處了幾十年，也相安無事啊！」接著，又提到自己還有扁平足，但他依舊認定自己乃天生如此，於是長久以來皆對這兩個問題置之不理。

其實，在我遇到的多數案例中，大部分的人都與陳先生有相同觀念，因在早年醫療環境不發達的年代，大家都認為只要能溫飽、沒有生病就好，而青蛙腿頂多就是走路醜了點，活動機能稍不方便了些，但在生活上並不會造成太大困擾。且再加上當時的治療方法只有開刀一途，所以許多人會盡量避免手術，但實際上，青蛙腿若沒有積極治療，長時間累積下來是會造成彈響髖與股骨頭壞死的！

當然，扁平足的狀況也是一樣，大家都認為這是天生的，能穿矯正鞋調整就穿，否則便放任不管，只要運動量不要太大，基本上也不會造成什麼問題，只有長時間走路或跑步，才會導致腳底痛，但從現代醫學的角度來看，扁平足是後天形成的，只要利用「推拿套路X」就能解決問題。

而陳醫師的觀念就跟多數人一樣，認為是天生使然。但當我告訴他青蛙腿和扁平足均有法可解時，他還半信半疑，於是我便當場證明給他看，也就是利用本單元介紹的組合技法：

首先，我修復他骨盆過窄、脫垂的情形，接著調整他的腳踝、足弓，使其伸曲功能恢復正常，前後共調整了五次，便解決了陳醫師全身上下的所有問題，更顛覆了他長年來對青蛙腿、扁平足「無法醫治」的偏頗看法，給了他一個健康快樂的退休生活！

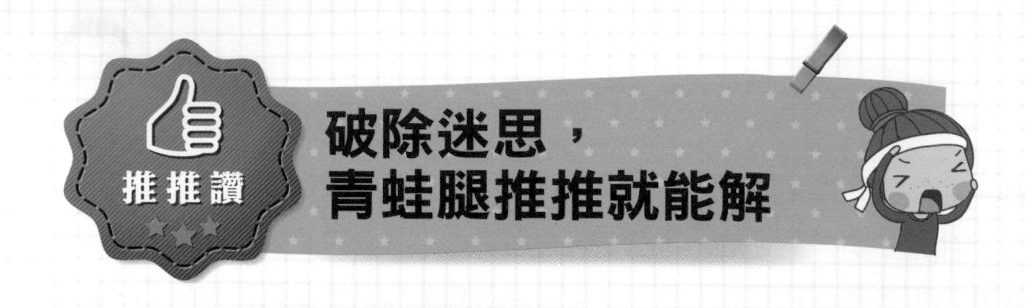

號稱「亞洲舞王」的知名藝人羅志祥，在歌唱、舞蹈、戲劇、綜藝主持等方面都屢創佳績，卻因青蛙腿而免服兵役。曾有人質疑羅志祥既然能成為舞王，為什麼會當不了兵？只因為無法蹲下嗎？那又怎麼樣？其實，青蛙腿造成的問題遠不止於此！

青蛙腿讓生活苦不堪言

從小到大，我遇過非常多患有青蛙腿的人，以前還不懂徒手推拿時，只會覺得他們似乎與我不大相同，但又不知道問題出在哪裡？還在學校讀書時，只要遇到這樣的同學，就會覺得他們很難相處，不僅很少參與團體活動，其氛圍也充滿鬱悶，個性多半陰晴不定。一直到現在才知道，原來他們深為青蛙腿所擾，由於身體不適，心情也開朗不起來，再加上缺乏活動力，無法參加團體活動，使得他們出現避世寡居的行為。

我們俗稱的「青蛙腿」，其實又被稱作「臀大肌攣縮症」，原因可分為先天與後天，其詳述如下：

1. **先天性疾病**：大多數的青蛙腿都是肇因於此，可能是胎兒在子宮內或通過母親產道時受到擠壓所致。
2. **後天臀部注射藥物造成**：少部分青蛙腿患者是兒童時期臀大肌反覆被藥物注射所致，尤其是青黴素等抗生素，使得臀大肌及闊筋膜逐漸纖維化、硬化，導致功能受限，長大後便慢慢形成了青蛙腿！

一旦患有青蛙腿，蹲下時，髖關節和鼠蹊部就會卡住，身體會不自覺地往後仰，所以青蛙腿患者必須雙腳打開才能蹲下，外觀就如同蹲坐的青

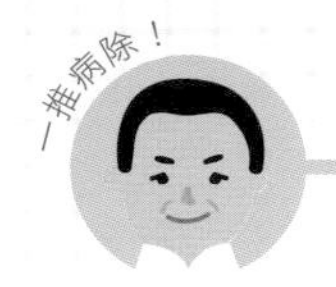

蛙，因此才有「青蛙腿」之稱。

而腳踝及腳背功能也會出現異常，正常人腳背往上折彎能到70度，但青蛙腿患者卻只有大約90度，可明顯看出腳背向上折彎的角度較小，這些情況都會造成身體的異樣。

青蛙腿患者除了腳背折彎角度受限，對於日常生活也會出現諸多不便，其羅列如下：

❶ 走路時，兩腳雖能站直，但卻呈外八。

❷ 兩腳站直併攏且往前彎腰時，手通常只能伸到膝關節高度。

❸ 採坐姿時，無法翹二郎腿、兩膝也不易併攏。

❹ 運動後，背部、臀部和大腿骨都會出現酸痛。

❺ 一旦行走時間太長，雙腳會出現疼痛，且有長期下肢酸痛的問題。

❻ 會造成「彈響髖」，也就是兩腳在彎曲或走路時，髖關節會發出「喀啦喀啦」的聲音，長期下來，相接的股骨頭會磨損或壞死，最後只能開刀換上人工髖關節。

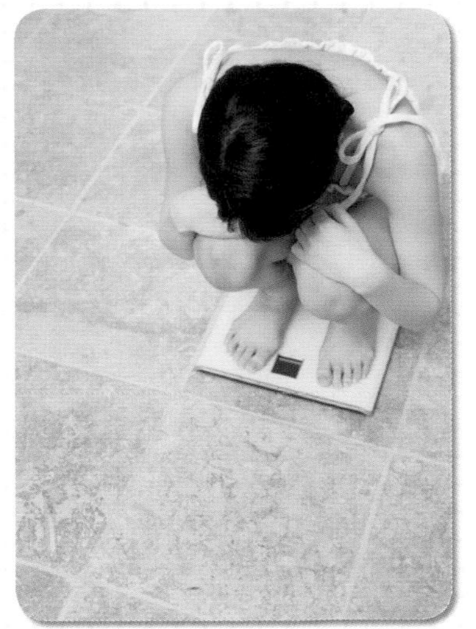

其實，若想了解自己是否有青蛙腿，可透過以下方法測試：

首先，請受測者兩膝併攏、雙腳合起、腳掌平貼地面後蹲下，蹲下時後腳跟不能離地，且必須維持蹲姿一段時間；這時，要觀察受測者的臀部是否能直接坐在小腿肚上，同時身體不會往後仰，只要無法完成一整個動作，很有可能是青蛙腿！

➔兒童多青蛙腿，家長應留意

事實上，許多小朋友有青蛙腿卻不自知，一來是因為年紀小，表達能力不佳，不知如何說明自己的問題；二來是輕忽青蛙腿的症狀，因此家長若沒有特別觀察，容易錯過黃金治療期，一旦未能即時解決，長大後，問題會變得更棘手，使孩子多受罪！

目前大約有一成的兒童罹患青蛙腿，這樣的小朋友，通常不喜歡跑步、也不愛運動，因為膝關節和腳跟會出現疼痛；身體也會特別僵硬，柔軟度及靈活度明顯不足，所以只要家長仔細觀察，便能看出孩子的雙腿是否有異，若能及早發現與治療，孩子就能擁有快樂無憂的人生！

還記得，有一位3歲的王小妹妹在玩耍跑步時，親戚無意間發現她的雙腳都會向外張開，於是便請王小妹妹蹲下測試，這才發現她有青蛙腿。

王小妹妹平時常抓自己的鼠蹊部，蹲下時兩腳一定會打開，若兩腳合併、腳掌平貼地面時蹲下，人就會立刻往後倒，即便使勁維持平穩，也一定會往後倒！

其實，年紀小的青蛙腿患者，只要以本單元介紹的徒手技法調整幾次，就能徹底解決青蛙腿的問題，王小妹妹當然也不例外。在進行第一次的治療後，王小妹妹不但可以蹲著不動，還能雙手抱膝、穩住一段時間。

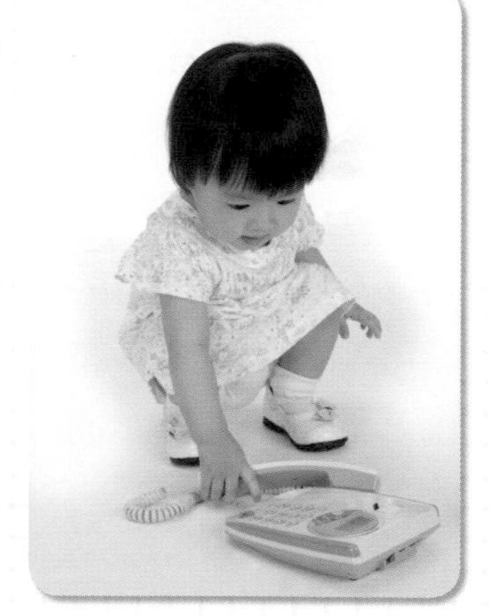

第二次治療完後，王小妹妹的青蛙腿症狀完全消失；跑步時，雙腳不再向外打開，身體靈活度與穩定性也大幅提升，兩手已能平貼大腿蹲下再站起來，甚至「兩手舉高蹲下再起立」的動作，也能輕易做到，讓小妹妹的父母看了欣喜若

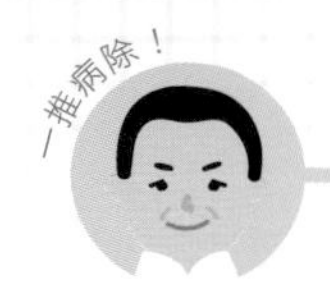

狂！

讀者可在YouTube中，查詢〈翁氏傳統整復推拿 王Ｘ善〉就能看到所有的紀錄影片！其實，只要運用正確的推拿手法，即使再複雜的先天性問題，也有可能在不用藥、不開刀的狀況下恢復正常！

中西醫如何治療青蛙腿？

大部分的人都認為青蛙腿是天生的，既然是遺傳也就只能認命，因此較少患者會積極求醫診治，但其實中西醫都各有療法，至於效果如何則因人而異。

若是輕度或中度青蛙腿患者，西醫會為患者進行背部及臀部的熱敷及拉筋，以加強肌肉的延展性；若是重度青蛙腿患者，則必須開刀做韌帶放鬆術，鬆解患者的腳踝內側韌帶，但效果有限。

或者，施以肌腱延長手術，將阿基里斯腱以Ｚ字型切開再接合，以延長阿基里斯腱的長度。術後，患者可順利蹲下而不後仰，走路時兩腳也不再外開，但行走、跑步的功能則會大幅下降。

而中醫會開立疏筋活血藥方，並以針灸、推拿及傷科理筋的正骨手法治療，但未必能根治青蛙腿，療程也會拖得較久，而至於患者要接受哪一種療法，就視其狀況而定了！

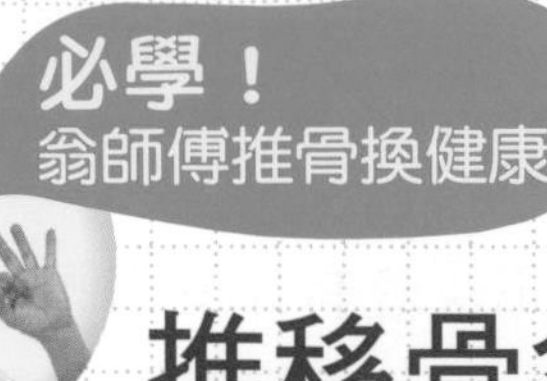

推移骨盆與腳踝，擁有正常雙腳不是夢！

一般人的骨盆多呈現寬扁狀，但有青蛙腿的人，骨盆特別窄而圓，大腿骨與之接合的角度也異於常人，所以會造成骨盆脫垂或內縮，使得大腿骨因此跟著旋轉，而在腿前肌腱拉力變大的情況下，腿後肌腱亦會被拉緊，所以只要一蹲下，肌腱就會沒有伸展的空間，身體自然往後仰，腳便因此容易抽筋。

要解決青蛙腿，關鍵在於骨盆角度的調校，因為青蛙腿患者往往有骨盆脫垂、內縮和傾斜等問題，包括大腿骨旋轉造成的長短腳，也必須一併處理。此外，功能不正常的腳踝也要調整，才能使患者順利蹲下，永除青蛙腿所帶來的困擾。

青蛙腿若能在孩童時期及早發現，便能趁骨骼尚未定型前，及時調整，效果將更快更好；因成人骨骼已固定，甚至有退化變形的現象，所以調整後的效果有限，但仍然可以恢復到九成左右。因此，無論青蛙腿的患者是成人或小孩，都不可輕易放棄治癒的希望！

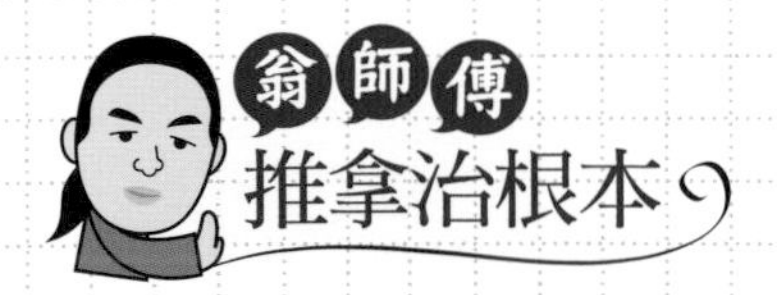

許多疾病只要透過臨床醫學的研究，並於公共場合發表結論後，民眾大多會直接認同，並將之奉為真理，完全不去思索是否還有其他治癒的可能性。但或許是因為我有理工人的背景與思維，習慣挑戰「不可能」，最

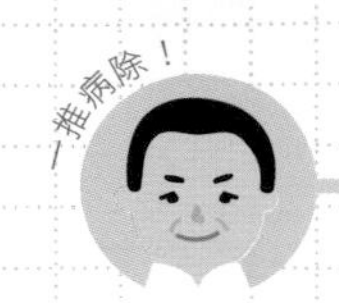

終就能一個一個地拆解出來。

在電子業的長期磨練下，同業們都知道：沒有什麼事物是永遠不變的，以前認為是對的，後來卻又被新的理論推翻；以前覺得不可能的，後來又出現了解答。或許就是這樣的工程師魂，讓我不斷找到不需開刀、不需吃藥，只要調正骨骼，就能幫助患者恢復正常的方法！

而我們解決任何問題都要有靈活的思維，第一個要先弄清楚問題形成的機轉，再找出初始原因，從中發現到可突破的環節後，就能經由徒手技來解答。

例如，青蛙腿的外顯行為是走路外八，由此追蹤源頭就能發現，大腿股骨與骨盆相對位置的異常，從這異常的角度就能查出骨盆相對位置不正，再比對正常人的活動角度，便能發現造成青蛙腿的原因就在於骨盆歪斜！

既然青蛙腿的患者難以蹲下，是否只要調整骨盆，問題就會消失呢？答案是「不」！因我後來又發現，腳踝其實也是有問題的，將其與正常人的腳踝活動角度進行比對，就會知道青蛙腿患者的踝關節活動角度是異常的，依此訊息一路往回推敲就能知道是踝關節出現問題，如此便能找出解答順序。

而青蛙腿的調整順序，可分為三大部分：第一是骨盆(Step1~Step3)，第二是腳踝(Step4~Step7)，第三再回到骨盆(Step8~Step9)。透過以下技法的結合，便能解決這難纏問題！

Step 1

Step 2

Step 3

Step 4

Step 5

解密！翁師傅推拿MEMO

青蛙腿的核心問題在於骨盆變形，雖然骨盆只有三塊骨頭組成，但強大的肌肉拉力卻會讓它穩健又紮實，一旦移位的骨骼落在錯誤的角度上，日常生活自然會受到限制，於是出現無法正常蹲下、走路外八的現象，當股骨頭在不正確的角度下長期磨損，便會逐漸壞死，最後走上開刀並裝上人工髖關節一途。

雖然很多人動過韌帶放鬆手術，可以享有正常生活，但喪失的體能卻是一去不復返。而目前的徒手技法，不必開刀就能徹底解決青蛙腿的問題，唯調整骨盆時，必須忍受無可避免的酸痛，只要過了這一時，便能高枕無憂！

表面上，青蛙腿只是單一問題，但實際上卻牽連廣泛，也因而引發我去研究這樣的情形，如果不進行這麼大範圍的修正，根本無法解決。而我也看過太多小朋友有青蛙腿，卻因大人的忽略，造成他們長大後的遺憾，令我十分不忍。其實，只要在患者年紀還小時就調整，恢復的效果幾乎是百分之百。

一直以來，我最想照顧的兩大族群就是老人與小孩，其中又以小孩為主，我不希望因為父母的疏失，造成孩子在成長過程中無法彌補的遺憾。唯有這兩大族群保持健康的身體，才能減輕社會負擔，使家庭與社會生活更祥和，只要看著他們愉快的笑容，我的內心也會不自覺地快樂起來！

見證
直擊！
病歷 028
魏伯伯（60多歲）
症狀 駝背、高血壓、全身酸痛僵硬與腳麻。
推拿效果 不僅解決上述症狀，血壓也已恢復正常，不必再服藥！

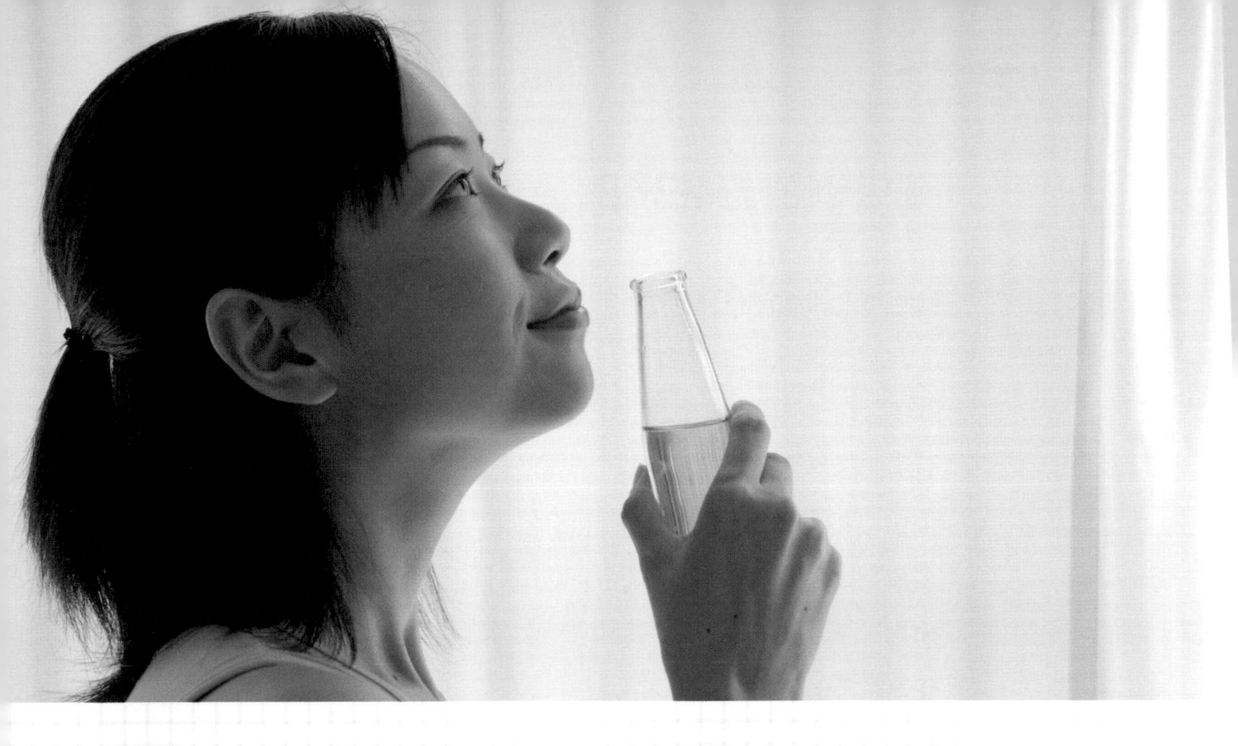

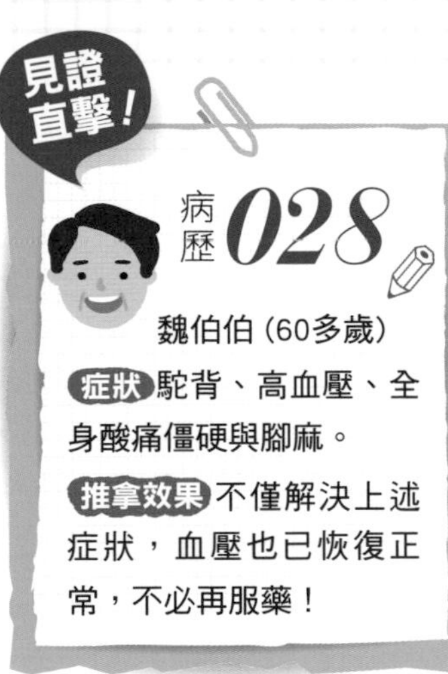

28.高血壓

～胸腔、頸椎、頭骨全調好，高血壓消聲匿跡～

關於徒手調整技法可以解決高血壓問題，我也是無意間發現的！這全要歸功於一位很特別的個案，他是六十多歲的魏伯伯，年輕時曾在台電任技工一職，經常外出修繕電路與設備，有一次因感電事故，意外被幾萬伏特的高壓電電到，電流自右手進入、右腳流出，造成他全身嚴重灼傷！

送醫急救後雖然撿回一條命，但卻從此造成魏伯伯肌肉攣縮緊繃、容易抽筋與麻痺等後遺症；後來魏伯伯自台電退休，又到高爾夫球場當桿弟，幫人撿球揹球桿，使得魏伯伯身上陸續衍生出駝背、高血壓、全身酸痛僵硬、腳麻等症狀！

尤其魏伯伯走路只要超過2分鐘，兩腳就會麻痺，而且是完全失去知覺、無法控制，稍微移動一下就會摔倒；但只要蹲下幾秒鐘或坐著1分鐘，雙腳就會立刻恢復正常。為了這個怪病，魏伯伯遍尋各大名醫診治，對方給的答案不外乎是「年紀大了機能退化」、「高壓電意外的後遺症」等等，但始終無法根治腳麻的怪病。直到親戚的介紹下，才找上了我！

就在我幫他檢查之後，發現魏伯伯腳麻的主因是骨骼不正，雖說多年前高壓電事件所造成的嚴重肌肉拉力使魏伯伯的骨骼有多處移位，但高壓電只經過右側身體，不可能使雙腳麻痺，故判定腳麻與高壓電事件無關，很有可能是長年職業勞動傷害所致。

於是，我逐一幫他鬆開緊繃的肌群，再將移位的骨頭調正，才一次的調整，就讓魏伯伯的疼痛大幅改善，比之前接受的治療效果好很多，增加他康復的信心。我前後共幫魏伯伯調整二十次，才解決他腳麻的毛病，如今魏伯伯成天往外跑，日子過得十分愜意。

但就在調整期間，我發現一個驚人的事實：魏伯伯因為高血壓之故，已經吃了十幾年的降血壓藥。然而，每次調完身體，魏伯伯的血壓值就降低5mmHg，原本收縮壓總在170～180mmHg之間，調到第八次之後，收縮壓已降低至正常範圍，之後便一直維持在130mmHg以下，因而不必再服用降血壓藥。

後來，我回頭研究才發現，原來高血壓和胸腔骨骼、頸椎、駝背、頭骨的不正有很大關係，本是替魏伯伯解決身體不適，但調好這三處的骨骼，卻一併解決了高血壓的問題，著實是令人欣喜的意外收穫呢！

骨頭調正，血壓不再高到破錶

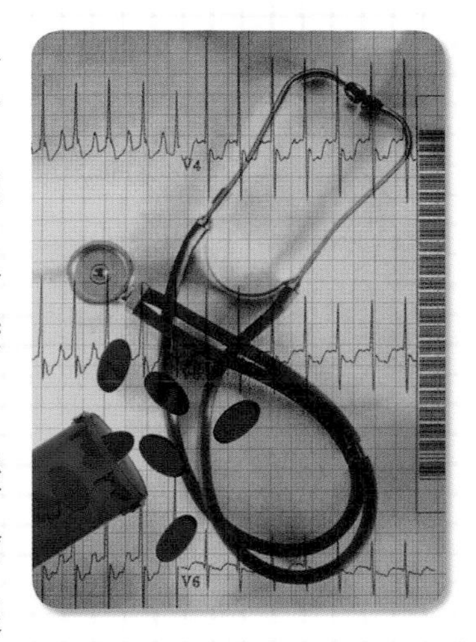

高血壓不僅是國人常見的慢性病，也是心血管疾病的前兆，一個人如果血壓持續過高，會有眼花撩亂、耳鳴、頭痛、肩頸酸痛僵硬、心跳加速、呼吸急促等現象，甚至還容易引起中風、血管瘤、心臟冠狀動脈疾病、腎衰竭、視網膜病變等，使高血壓擠進台灣十大死因之列。

血壓升高猶如身體的一種警訊，提醒我們體內某個部位產生了阻滯，導致血液難以將營養輸送到人體各處，因此人體才會自動升高血壓，促使血液順利流動；其好發於老年人身上的原因在於人一旦年紀增長，動脈管壁就會退化變硬，失去應有的彈性，所以只要血壓太高，血管就容易破裂，進而導致中風，嚴重者還會造成跛行或癱瘓！

高血壓原來不是病？

其實，血壓只是人體自行調節運作時的生理反應，隨著早晚或季節的溫差、天氣的差異、鹽分攝取過高或某些原因，造成動脈內的壓力上升，其數值每天至少變化十幾次，用以維持人體的恆常性，但這並不是一種疾病。

高血壓本身並不可怕，可怕的是它引起的併發症，只要控制得當，即便吃了幾十年的降血壓藥，依然能正常生活。

但當高血壓發生在老年人身上時，則會出現坐著時容易打瞌睡的特殊現象，而到了晚上要入睡時卻又輾轉難眠。這是因為高血壓使得行動不佳，必須經常坐著休息，一旦久坐，血液循環就會變差，而降血壓藥又控制了血液流量，所以容易導致供氧量不足，腦部便會因缺氧而昏昏欲睡；結果白天睡太多、又沒有從事大量活動，所以一到了晚上，血液循環反而變好，身體還很清醒，自然就難以入睡了！

根據最新血壓標準指出，正常人的舒張壓應小於80mmHg，收縮壓則是小於120mmHg，但長期服藥的高血壓患者，收縮壓通常會維持在130mmHg出頭，嚴重者則維持在140mmHg出頭，因此所有的高血壓患者都有一個共同心聲：「三餐可以不吃，但降血壓藥卻不能不吃！」以致於他們無論何時、何地，都必須帶著降血壓藥才能安心！

➔高血壓的外顯表現

高血壓並非老年人的專利，其實年紀輕輕就罹患高血壓的人大有人在，且高血壓患者通常會有以下三種體表特徵，由此不難看出對方是否有高血壓的問題：

1. **駝背**：駝背會造成心臟的血液輸送困難，使得心臟機能下降，進而影響呼吸功能，由於換氣不足，血中的含氧量會因此減少，血壓便會開始不正常。

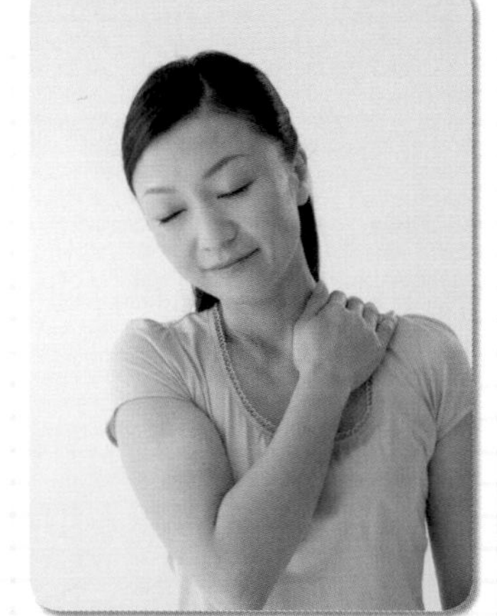

2. **頸部僵硬不靈活**：由於頸部僵硬，導致心臟輸送血液到腦部的管道受到阻礙，血流速度因而減慢，故高血壓患者的頸部大多粗大肥厚，而「臉紅脖子粗」正是高血壓患者的最佳寫照！
3. **腦壓高、經常頭痛**：由於血液輸送腦部及回流心臟的出入管道受到堵塞，導致整個組

織腫脹，出現頭痛，腦壓與眼壓亦愈來愈高，使眼睛出現不適。

高血壓會有以上機轉，原因在於腦細胞的氧氣供應不足。人在一出生時，腦細胞數量就已經固定，由於氧氣消耗量多，所以供應腦部的氧氣必須很快，一旦氧氣供應中斷超過7秒，腦細胞就會死亡，而且無法代謝或更新，所以要降低血壓並改善上述問題，重點就在於調整人體骨骼以解決腦細胞氧氣供應不良的情形。

中西醫如何治療高血壓？

一般人罹患高血壓，通常都會求診於西醫，但其實中西醫均有不同的處方和療法，可視個人需求選擇。

對於高血壓病患，西醫的治療方式是開立降低血壓的藥劑，要求患者按時服藥、定期量血壓。飲食方面則須控制熱量及鹽分的攝取，以減少脂肪和膽固醇的攝入，肥胖患者也必須適度減重，多食用高膳食纖維，以及富含維他命C的新鮮蔬果。

至於中醫並沒有「高血壓」這個病症，對他們來說這只是一種症狀，因此會視病況開立相關的治療藥方，搭配針灸、放血、重點穴位按摩，甚至也會建議患者泡腳、喝藥茶、睡藥枕來降低血壓。

此外，體重過重、感冒、吸菸、鹽分攝取過多、長期睡眠不足、缺乏運動量、壓力過大等，都會造成高血壓，不可不慎。而且降血壓藥只能治標不能治本，少吃高鹽和高膽固醇的食物、不吸菸、少飲酒，再加上均衡的營養、充分的休息、規律的運動、良好的壓力管理，才是遠離高血壓的良方！

黃金進階版！

推拿套路組合技　適應症：高血壓

Step 1 拉開胸腔鎖骨

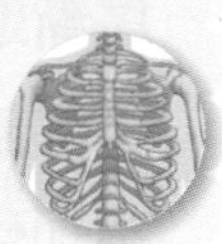

使用套路：第六單元〈肩關節痛〉中的**推拿套路**F 前兩個步驟 P.113

推拿神效：將胸腔鎖骨往兩側拉開，增加呼吸肺活量！

Step 2 調整肋骨

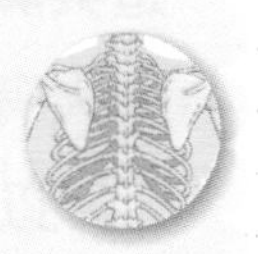

使用套路：第十單元〈胸悶．心悸〉中的**推拿套路**J P.171

推拿神效：恢復肋骨呼吸時擴張與收縮的功能，調整到此，肺活量通常已能提升為原來的兩倍！

Step 3 推正胸椎

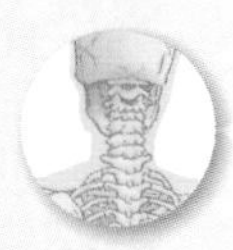

使用套路：第十二單元〈駝背〉中的**推拿套路**L P.197

推拿神效：調整過度彎曲的胸椎，讓胸腔的血液輸送順暢。

Step 4 調正頸椎

使用套路：第四單元〈落枕〉中的**推拿套路**D P.81

推拿神效：調正歪斜頸椎，讓血液能順暢通過頸椎。

Step 5 對正頭骨

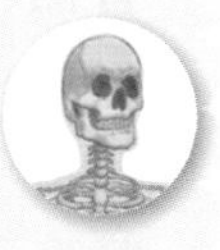

使用套路：第一單元〈頭痛〉中的**推拿套路**A P.32

推拿神效：降低腦壓並加速頭部的血液循環，如此一來，從心臟送到腦部的血流速度，就能達到最大化！

超簡單！推拿套路速記口訣

F拉開鎖骨→**J**調整肋骨→**L**推正胸椎→**D**調正頸椎→**A**對正頭骨

解密！

翁師傅推拿MEMO

台灣每年的健保給付中，以慢性病處方箋的用藥比例最高。隨著現代人飲食精緻化，文明病也越來越多，使得慢性病人口數逐年攀升。而醫藥的發達，讓人產生了「使用藥物可延年益壽」的扭曲觀念，但實際上，長期吃藥會造成身體負擔，以及衍生各種心理疾病！

前文已解釋了高血壓在身體各處的機轉，由於腦細胞不可缺氧超過7秒，所以身體會出現保護機制，其最終結果便是引發高血壓。因此，要解決高血壓的問題，必須讓身體供應充足的氧氣！

前述的骨骼調整重點是先提升呼吸的肺活量，再擴大鼻腔的進氣量，尤其是第一椎的調整，會直接讓鼻腔的進氣量倍增，須特別注意，只要調整的過程順利，頸部皮膚的溫度通常會因心臟高溫的血液快速流過而馬上升高！之後則是加速血液的流動，使效果更好；一旦順序相反，效果便會減半，患者的感受性也就沒那麼明顯，所以高血壓的調整，最好依循本單元的順序，才能手到擒來，輕鬆化高血壓為正常值。

根據臨床統計顯示，每次調整結束後，可降低患者5～10mmHg的血壓，至於每個人需要調整的次數，視個人高血壓嚴重程度而定。

事實上，只要熟練、精準地調整上述這些部位，就沒有解決不了的問題。自我七年多來的統計，所有案例皆無復發紀錄。只要反覆練習本單元的組合技法，不僅能夠增進自己的技術，還可造福為數眾多的高血壓患者，讓您往「神之右手」的境界更上一層樓！

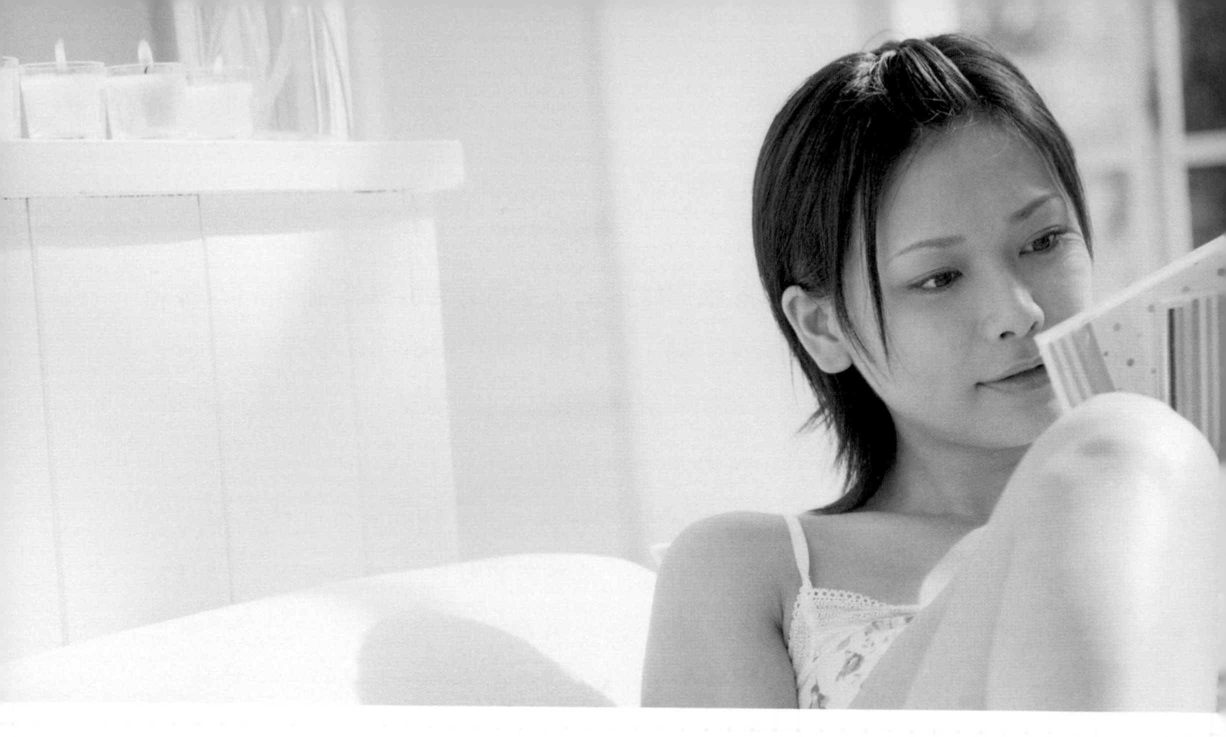

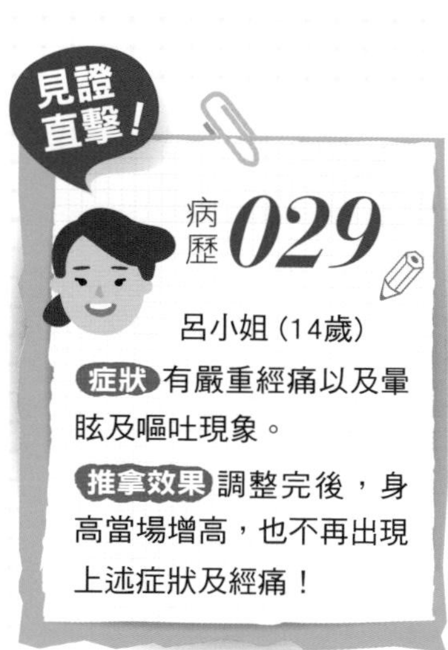

29.經痛

～調正骨盆，經痛成為過眼雲煙～

台灣女性多有嚴重的經痛，雖只占一成多，但換算下來，實際人數卻也高達一、兩百萬人，是個不容小覷的問題！

我就曾遇過那種經期一來，就得在洗手間待上三天的個案，因為她不斷地上吐下瀉，根本離不開馬桶；甚至還有痛到在地上打滾，一滾就是三天的情形，以下這位14歲的呂小妹正是如此！

在生理期尚未出現前，呂小妹並無任何不適，但自從月經來潮後，沒有一次不出現經痛，且都會長達三天，經期甚至比一般人長。為此，呂媽媽帶著呂小妹看遍各大名醫門診，甚至連腦神經外科都去過，經痛嚴重時

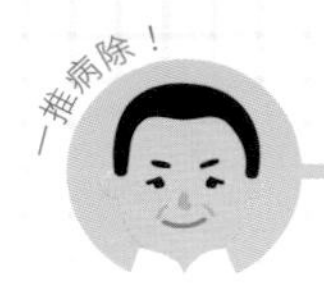

還曾住院治療！

剛開始，醫生都會開止痛藥，服用幾次之後發現無效，便開始做各種檢查，但所有報告均顯示身體正常，最後醫生懷疑是腦部細菌感染，要求家屬簽同意書，打算替呂小妹做腦膜穿刺，呂媽媽覺得這種方式實在太誇張，便轉而尋求中醫及傳統療法，但結果都令人失望！

後來，在某次朋友的聚會上，我認識了呂媽媽和呂小妹，當時只見呂小妹身形單薄、面色蒼白、氣若游絲，走起路來輕飄飄的，就跟電影裡的聶小倩差不多，我一看就覺得不對勁，一問之下，才知道呂小妹有這個苦不堪言的經痛宿疾！

後來，呂媽媽帶著女兒來找我，一經檢查發現，呂小妹不僅腹部及鼠蹊部有嚴重疼痛，還有暈眩及嘔吐現象；甚至，在這炎炎夏日裡，呂小妹的四肢還十分冰冷；當她雙腳直立要彎腰摸地時，手離地面還大約有20公分的距離，左腳比右腳長2公分，骨盆有明顯歪斜移位的問題。

當時，我研判呂小妹的骨盆歪斜應該是多次外力撞擊或摔倒所致，因為她的第五節腰椎整個滑脫凹陷，腰椎與薦椎呈階梯狀轉折，且轉折幅度相當大，使得神經控制機能不良，才會造成經血堵塞，產生劇痛。呂小妹這才想起自己確實曾在學校摔傷過好幾次，應該就是當時所造成的傷害。

就在第一次調整完後，呂小妹的雙手變暖，且身體就像剛做完劇烈運動般疲倦，最驚人的是，身高151公分的她竟當場增高為153公分。

第一次治療完，呂小妹那次的生理期雖仍有腹痛、鼠蹊痛，但程度已大幅減輕，且不再嘔吐，經痛也只持續了一天，隔天就能生龍活虎地上學；就在第二次調整完後，呂小妹月經來時，只感到腹部有點悶，但兩個小時之後就沒事了；第三次治療後，呂小妹月經來時已完全不痛，也沒有任何不適症狀。如今已事隔多年，呂小妹的經痛問題已不再出現！

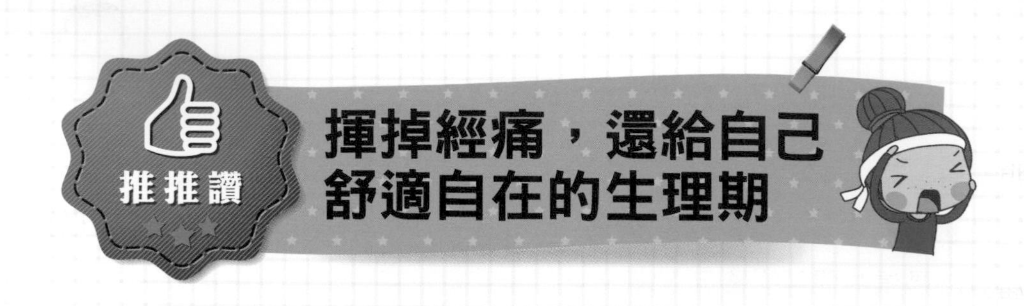

「經痛不是病，痛起來要人命！」根據統計指出，台灣有五到八成的女性都遇過輕重不一的經痛問題，有些人會覺得腹部悶悶的、有些人則會感到隱約脹痛，並伴隨腰酸、腹痛等症狀，甚至不舒服到臉色蒼白、四肢發冷、頭暈頭痛、噁心嘔吐、腹瀉、暈倒……等，並且因為這些症狀而無法正常上班、上學的女性們，更是不在少數！

其實，女性經痛的原因，基本上可分為「原發性經痛」與「續發性經痛」兩大類！

原發性經痛

「原發性經痛」的發生通常是子宮內膜的前列腺素分泌旺盛，使得子宮不規則收縮或缺血所致。但只要改變姿勢、熱敷或按摩下腹部，便可減緩症狀。

原發性經痛其實與腰椎、薦椎移位與骨盆脫垂有很大關係，可採用本單元介紹的綜合技法，調校腰椎、薦椎及骨盆，以輕鬆擺脫經痛之苦！

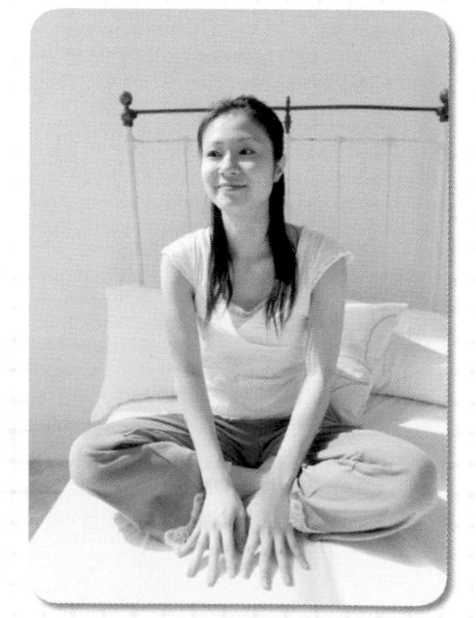

➔產後最易發生骨盆脫垂

其實，很多生過小孩的媽媽或多或少都有骨盆脫垂的問題，在我目前遇過的產婦中，十個就有七個出現骨盆脫垂、或收縮不良造成骨盆外翻的狀況！

由於懷孕時，內分泌與體態都會改變，隨著

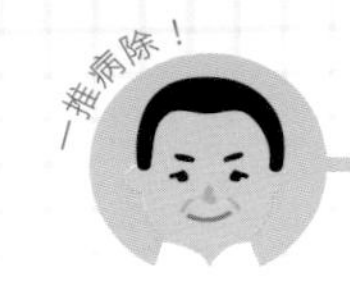

腹部慢慢變大，容易出現腰酸背痛，有些人甚至還必須長期臥床，直至生完為止。而會有這樣的狀況，表示身體在還沒懷孕前就有問題了，「經痛」就是這些問題的警示！

事實上，健康的女性，不該出現經痛，甚至連悶脹感都不應該有。若有各種不適的症狀，代表身體出現了異狀。只是因為太多人有經痛的毛病，再加上坊間販售許多經期服用的飲品或藥物，造成大眾誤以為經痛是理所當然的婦女病！

➔腰椎、骨盆歪，腰酸又背痛

除了經痛之外，很多女性會有腰酸背痛的問題，這也是神經受到壓迫所致，只要以本單元介紹的技法調整相關骨骼，就能解決不適。

以下就是我曾在網路上分享產後骨盆脫垂及外翻所造成的腰酸背痛個案。2008年，劉小姐剛做完第一胎月子就來找我報到了！當時她產後復原得不太好，產前腰圍26吋，產後擴增為30.5吋，產前臀圍37吋，產後則變成40吋，此外，還多了凸肚與腰酸背痛的問題。

經過我仔細檢查後發現，劉小姐的腰酸背痛乃源自於脊椎移位所造成的神經壓迫，其實只要調好脊椎即可；而肚子突出則是因為腰椎過度前曲、骨盆脫垂使然，只要將腰椎往後調整，再把骨盆拉高，肚子自然就會縮小。只是不同人的問題會有相應的調整順序與方法，而劉小姐在經過3個小時的調整，腰酸背痛的情況當場解決，肚子也明顯小了一大半，臀圍亦縮減為39.5吋。

事實上，大部分的人在調整一次之後，臀圍都可縮小0.5～1吋左右，只要多調整幾次，就一定能再度縮減，只是成效因人而異。但剛生完後的媽媽若想恢復成產前身材，調整完後必須每天綁束腹帶，使腹部有外力支撐，腹直肌才會收縮得比較好，再加上適當的運動與飲食，體型便能逐漸恢復，很快就能穿回以前的漂亮衣物！

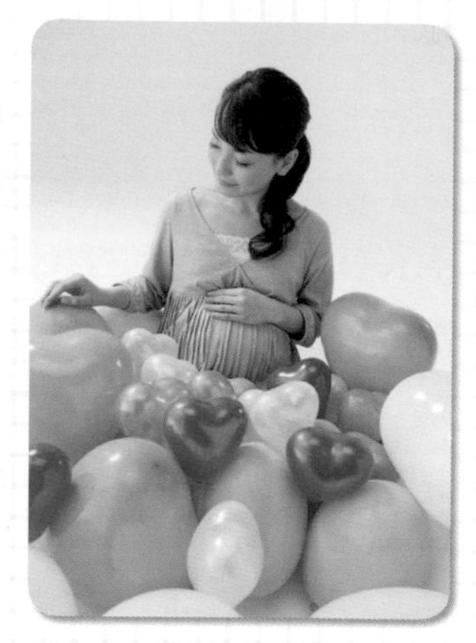

而提到懷孕，就不能忽略「產後調理」的學問，只可惜大部分的人只注重內科調養，卻忽略了因懷孕而改變的骨架也需要整治，所以許多女性都容易在生產後變成西洋梨身材。

若是年紀輕的孕婦，肚皮與骨架自動恢復的速度會比較快；但若是超過35歲，則恢復程度就沒那麼好了，這也是時下女性產後都會去月子中心坐月子順便塑身的主因，只要能恢復苗條體態，再多錢也照樣發狠砸下去！

孕婦除了產後體型改變，也容易有腰酸背痛的問題，這本是懷孕過程中難以避免的症狀，但若產後沒有消失，即便尋醫診治，也鮮少根除，但事實上這只是單純的產後恢復不良，只要經由本單元的技法加以調整，就能擺脫困擾。

我曾治療過一位吳小姐，就是用這個方法治好的！她表示在懷孕七個月時，腰部已開始產生輕微酸疼。到了第八個月時，上腹因逐漸變大而壓迫到胃部，致使腰背酸痛加劇，脊椎也隨之改變了曲度，唯有臥床才能減輕不適。而到了第九個月時，壓迫胃部的情況更常發生，腰背必須挺直，才能讓胃舒服。

就在她生產完並做完月子後，便找我進行全身骨骼大調整，修復因懷孕造成的肥胖體態。在經過數次的調整，吳小姐的肩寬持續縮小，腰背變得更挺直，腰部也不再酸痛，小腹和臀圍也愈來愈小，就連手臂及腿部都明顯變細！

更沒想到的是，吳小姐未懷孕前，體重是56公斤，生產前還胖到64公斤之多，而今生了三個小孩的她，因這幾次的調整，讓她體重降到了比未

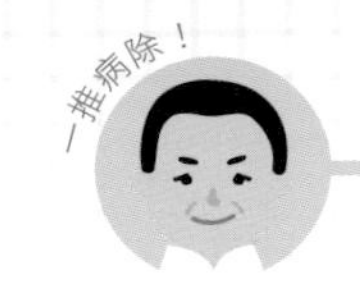

婚前還苗條的48公斤，衣服褲子全都小了一號，讓認識她的女性朋友羨慕不已！

有興趣的讀者可上YouTube查詢〈翁氏傳統整復推拿 吳X雯〉，影片有從懷孕七個月到產後一年三個多月的完整紀錄，有圖有真相，大家看了就知道！

續發性經痛

「續發性經痛」通常是骨盆腔病變造成的疼痛，諸如子宮肌瘤、子宮息肉、子宮頸阻塞、子宮先天性畸形、子宮內膜異位、子宮肌腺症、巧克力囊腫、子宮或卵巢腫瘤、子宮內避孕器裝設不當等問題。

續發性經痛雖屬器官病變，但事實上與女性長期經血代謝受阻有關，錯誤的生活習慣會使子宮收縮不佳，導致經血排不乾淨，使舊有的血塊一直累積在子宮壁，成了細菌病毒滋生的溫床，長期下來，會造成子宮肌瘤、子宮息肉、巧克力囊腫等病變，進而引發劇烈經痛，狀況嚴重者還必須切除子宮！

其實，只要有正確的養生觀念和生活習慣，常保子宮乾淨健康，自然能免除掉惱人的婦科疾病！

中西醫如何治療經痛？

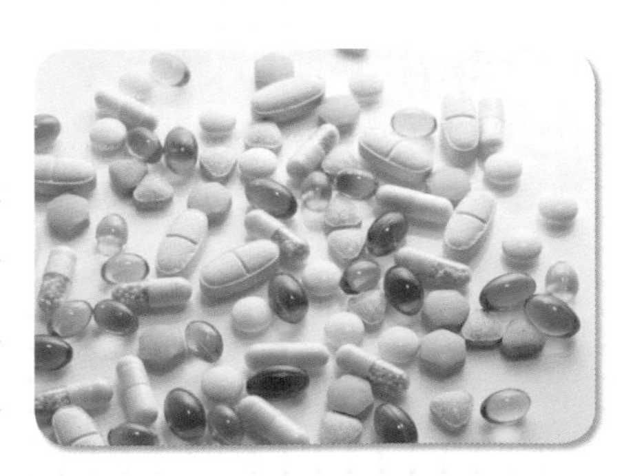

女性經痛對中西醫來說，都是常見的婦女病，若是原發性經痛，一般婦產科醫生會開立調整月經周期的避孕藥、止痛藥、維生素Ｅ來改善子宮肌肉的血液循環。若藥物療效不佳，則必須開刀施以薦

前神經切除手術，方可根除經痛問題。但若是續發性經痛，則要仔細檢查，在確定真正病因後，才能對症下藥。

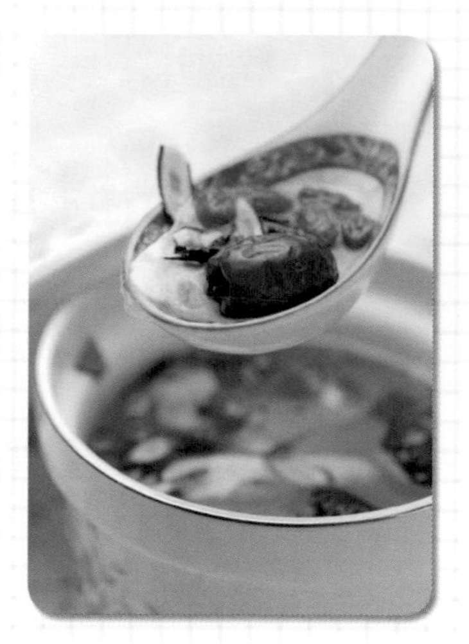

中醫認為，原發性經痛乃血氣不通所致，或平時常吃生冷食物、氣血虛弱所引起，主張疏通經脈、改善體質才是治本良方。因此一般會開立溫經湯或活血化瘀、強肝補血的藥方，藉此改善氣血循環；此外，還會施以熱敷、針灸、按摩穴位來緩解經痛，並請患者注意身體保暖，莫吃生冷食物、多做運動，以幫助通暢血氣，加速子宮內膜的剝落。

至於續發性經痛，中醫會依據臨床症狀，分別給予不同的治療，但時間會比西醫長，故患者必須多點耐心。

以子宮肌瘤為例，中醫會在患者月經週期的不同階段用藥，通常會開立化瘀止血、益氣活血的藥方，以調整體質、化痰散結。

而經期內應避免熬夜、抽菸及攝取咖啡因，且飲食要均衡、睡眠要充足、作息要正常，並多食用富含維生素B群、維生素C、鈣、鉀、鎂等全麥穀類食物，並多走路散步、進行伸展運動或肌力訓練，如此皆有助於經痛的緩解！

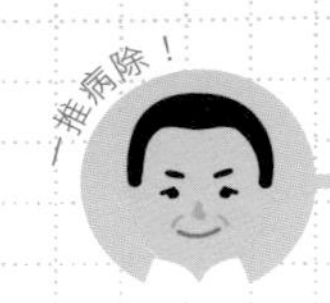

必學！
翁師傅推骨換健康

推移骨盆、腰椎和薦椎，經痛永遠不來擾！

女性經痛的生成原理，就像是台北市周圍的河堤，假使河道窄小，便容易出現淤堵，一旦大雨來襲時還會加重災情，使得溪水暴漲而淹水；因此，為了避免危害發生，政府會拓寬河道、高築河堤，使河道足夠寬闊到能疏通水量，解決溪水暴漲所帶來的災害！

而月經來潮時也是如此，因為血液循環不良，會使體內某些部位開始阻塞而膨脹，一旦壓迫到神經，就會出現腰酸；再加上子宮內若充滿大量血塊與剝落的內膜，膨脹程度更劇，假使身體的代謝速度偏慢，無法及時卸除子宮壓力，便會壓迫到周圍神經，產生劇痛。

由此可知，多數經痛乃是神經受到壓迫使然，尤其是腰椎第五節和薦椎之間的神經，影響最大！除了腰酸之外，患者還會經常扭到腳，但只要依照本單元所介紹的手法及步驟，調整脫垂的骨盆、移位的腰椎及薦椎，周圍的神經支配功能就會恢復正常，任何經痛均可解決！

有關女性生理機能的調理必須從日常生活做起，雖然本書討論的主題都跟骨性結構移位造成的神經壓迫有關，但平時若不注意飲食內容、生活作息與習慣，便會使經痛的問題惡化，甚至衍生出其他併發症。

因此，對於身體出現的任何小警訊，千萬不要忽視，必須立刻解決，等到身體開始出現疼痛時才正視它，都已經太慢了！

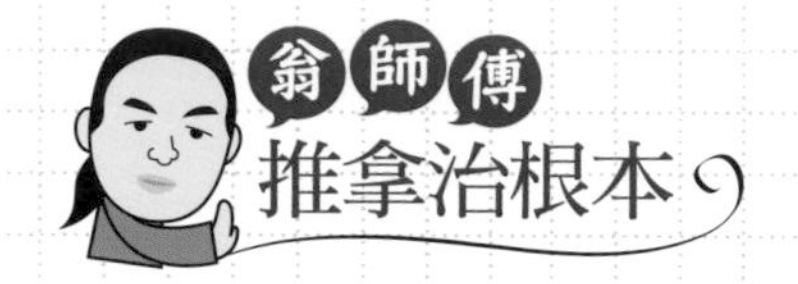

在調整經痛問題時，要特別注意患者腰椎的曲度與薦椎角度！腰椎曲度若不正確，除了會造成腰酸，還會引起大腸的蠕動異常，如果腰椎下段向身體後方突出，最常出現的就是便祕，但也有少數人會腹瀉，以及因經期代謝不良而出現劇烈腹痛。

如果腰椎上段過度內凹或突出，多數人會因神經壓迫而出現小腸蠕動過快的腸躁症及腸鳴現象，這類腸鳴來自於小腸，雖然聲音很大卻不會有飢餓感，與來自胃部且一定會伴隨飢餓感的肚子咕嚕叫不同！

小腸的腸鳴會產生兩個問題，第一是人體會因食物營養吸收不良，造成體型乾瘦，怎麼吃都吃不胖；第二是缺乏體力，造成活動力及體能續航力下降，雖然現代人會覺得吃不胖很好，但其實身體都有一定的平衡機轉，只要一有問題產生，身體便會衍生出相對互補的現象，但這種問題因人而異，當然還是以健康最重要！

除此之外，薦椎角度不正常，影響最大的就是生殖系統，不管是男生或女生都是如此，其所有負責控管生殖器相關功能的副交感神經，都是由薦椎神經的分支延伸出來。

所以，只要薦椎位置錯誤、角度不對，男性就會出現難以勃起、硬度不夠、生殖器過小、早洩、陽萎等各種問題；女性則會有經痛及各種婦女病等現象。而薦椎移位常是因不小心滑倒或外力創傷所致，其移位狀況愈明顯，人體產生的相關病症就會愈嚴重，需多加留意！以下將針對經痛問題，介紹我多年臨床上實用有效的手法！

黃金進階版！

推拿套路組合技

適應症：
經痛

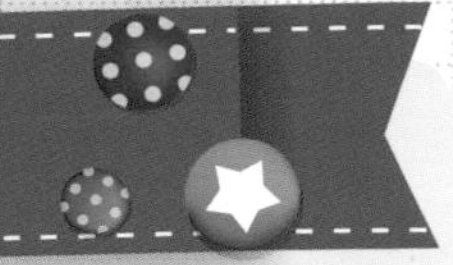

調校腰椎曲度

使用套路：第十五單元〈腰痛〉中的**推拿套路O** P.232

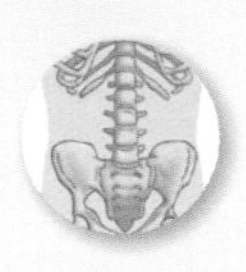

推拿神效：將腰椎曲度調整到正常角度，以去除腰酸及造成下半身疼痛的根源。

拉提骨盆

使用套路：第二十二單元〈腳抽筋〉中的**推拿套路V** P.330

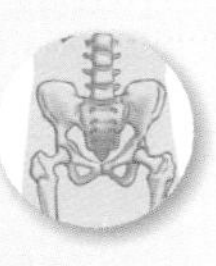

推拿神效：拉高身體前側脫垂的骨盆，不僅能放鬆腿部後面的肌肉拉力，還可讓骨盆內部的拉力恢復平衡。

對正骨盆

使用套路：第十六單元〈骨盆傾斜〉中的**推拿套路P** P.250

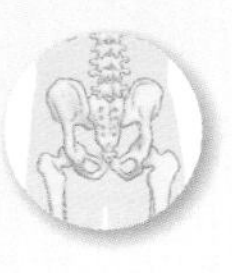

推拿神效：將傾斜的骨盆對正，除了能解決長短腳的現象外，亦能改善身體失去平衡的問題。

Step 4

調校薦椎

使用套路：第十八單元〈屁股痛〉中的**推拿套路R** P.278

推拿神效：只要將薦椎調到正確位置，便能移除腰椎與薦椎受到壓迫而引發的問題，經痛也就跟著解決！

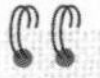

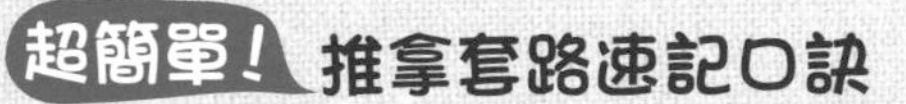

O調校腰椎曲度→V拉提骨盆→P對正骨盆→R調校薦椎

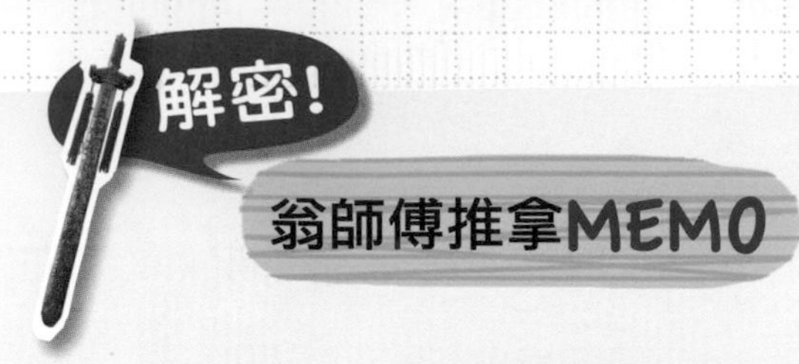

長久以來，經痛都被誤認為是少數人的天生問題，但實際上有很多女性朋友都知道，經痛問題原本是不存在的。有些人就是在某次車禍或外傷之後，才開始有經痛的毛病，這就證明了經痛的產生確實與腰椎、薦椎的移位有關。只要將這兩者的角度調正，經痛問題自然不藥而癒，希望這項技法的公開，能造福更多女性朋友，畢竟她們身負生育的重責大任，豈可再忍受經痛的折磨呢？

尤其在經期到來時，應特別注意儘量不要洗頭，這與產婦坐月子時，長輩們建議她們不要洗頭的道理相同；古時候，因為還沒有西醫的資訊傳入時，中藥裡也沒有特別有效的止血藥，故當懷孕、生產或經期時大量出血，就會用冷水將頭部打溼，此時出血現象便會立刻止住！

如果在經期時一定要洗頭，請務必使用熱水或是薑母水沖洗，在中醫古籍裡記載，薑母水有祛風散寒的作用，洗後還可維持人體一股暖暖的熱氣。其製作薑母水時需打碎很多老薑母來煮水，這也是我親眼見到的老祖宗智慧，不但不怕風寒侵襲，且身體會越來越健康喔！

此外，現今許多專家與醫師，都一致認為經期時吃冰會有阻礙經血流動的影響，容易造成身體代謝異常，日積月累之下，體內過多的垃圾就會成為細菌溫床，然後產生病變，而演變為大家常聽到的子宮肌瘤、巧克力囊腫、肌腺瘤、子宮息肉、經痛等問題。

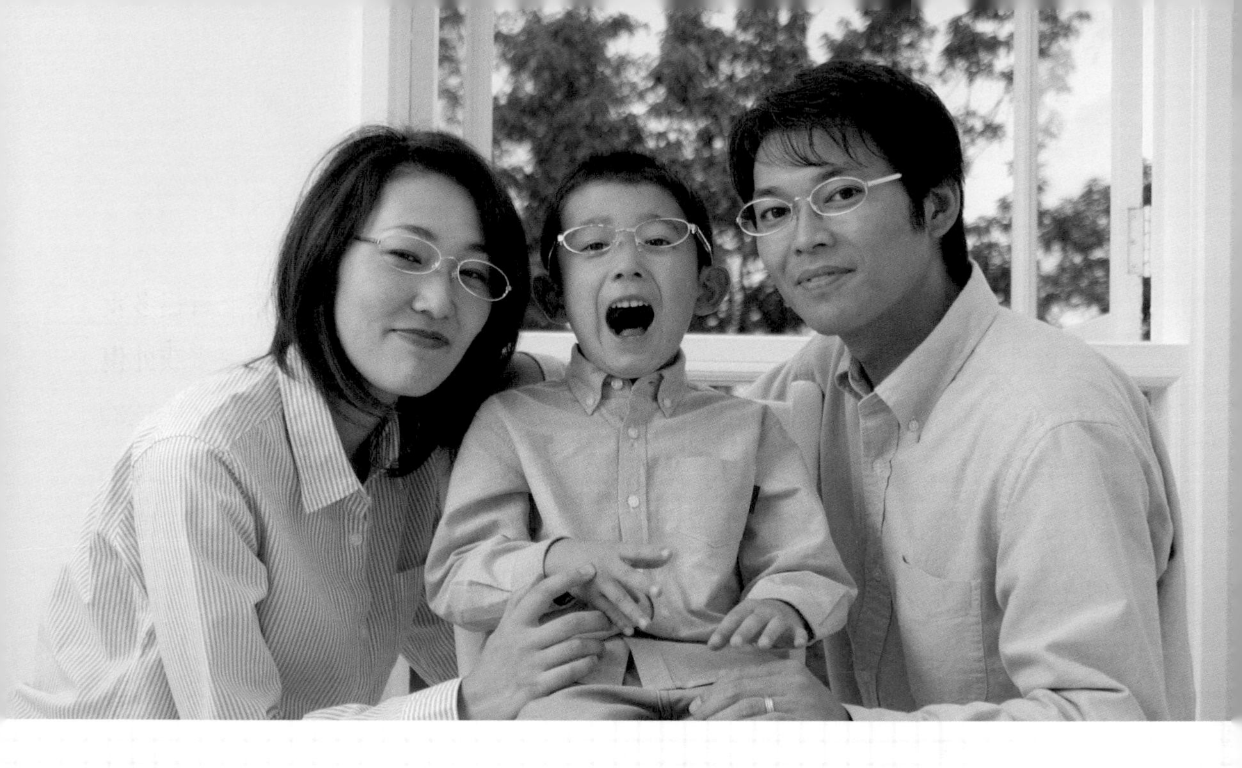

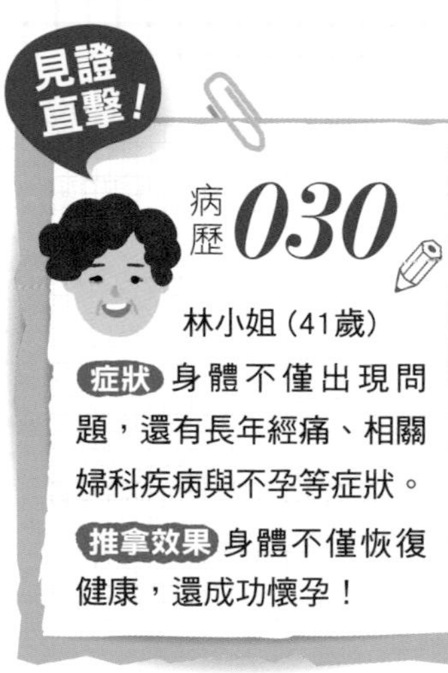

30.不孕

～調正骨盆與腰椎，沒有生不出來的小孩～

曾有一位41歲的林小姐，與男友交往了十年後，終於要論及婚嫁！但皮膚蒼白、骨瘦如柴的她，身體毛病一大堆，讓她急於在婚前搞定健康。在詢問症狀時，她感嘆地說：「我都這麼老了，毛病又一堆，不知道以後還能不能生？」

從未懷孕過的林小姐，求子若渴，因此我除了調整她全身的骨骼結構外，也以本單元的手法修復了骨盆和腰椎，不僅解決了她長年的經痛問題以及相關婦科症狀，就在調整了第五次之後，林小姐順利懷孕了，如今孩子已經1歲多，正在開心地當好媽媽呢！

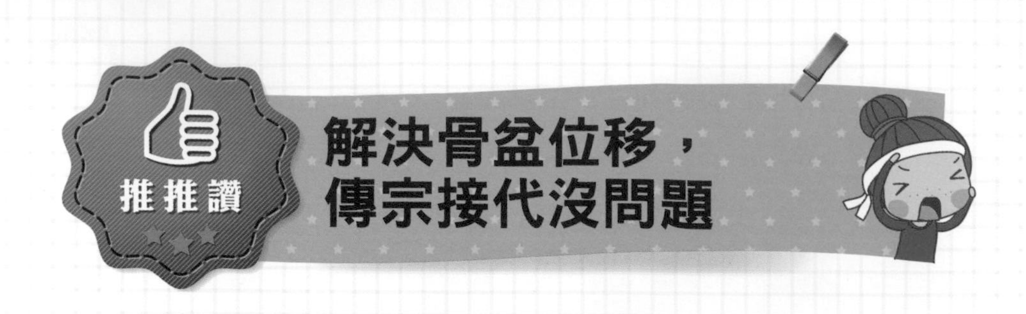

女性不孕的原因很多，包括晚婚導致生育年齡提高、骨盆歪斜、曾進行多次人工流產等，都是讓不孕症比例逐年攀升之故；一般來說，85%的夫妻若沒有避孕，一週行房兩、三次，多能正常懷孕，但若一年後仍無法成功受孕，即可稱為「不孕」！

不孕這件事，男女皆平等

關於不孕症，其實夫妻雙方都有可能是問題主因！例如，男方若有精索靜脈曲張、逆行性射精、荷爾蒙異常、先天性異常、體內鉛濃度過高、自體免疫疾病或其他感染，甚至是服用了影響製造精蟲的糖尿病、高血壓等藥物，皆會讓受孕困難；而女方若有子宮內膜異位症、子宮異常、子宮頸黏液異常、輸卵管異常、排卵異常或其他感染等，也都可能是不孕的根源。

針對不孕症的檢查，男性較為單純，通常會對精液做三方面的功能篩檢：一是精蟲的存活性，須有75%以上是活的；二是精蟲的活動力，須有50%以上屬於a與b級；三是精蟲形態有30%以上為正常外形，只要以上三種數據均在標準範圍內，表示精蟲有受孕能力；同時男性若能正常勃起、無早洩現象，可安全將精蟲送入子宮，那麼男性的不孕原因便已排除。

此外，根據性學專家研究顯示，只要男性有連續性交2分鐘以上的功能，並了解精蟲需50小時才能完全再生的間隔條件，就能提高讓女性受孕的機率。

為什麼女性常會有不孕問題？

由於男性不孕原因較單純，所以責任多半落在女性身上，因此本單元要探討的是女性不孕問題，其成因羅列如下：

1. **經痛問題纏身**：平時生理期就有經痛的女性，表示其受孕環境不良，生育率自然也就降低！
2. **女性年齡過高**：現代女性的不孕成因多半是「年紀太大」，而其他生理問題反倒居於其次。凡是超過34歲懷孕的婦女，都算高齡產婦，但現代人偏偏晚婚，即使結了婚，也不打算馬上生小孩，等到真的想懷孕時，卻已臨近四十，這時恐怕已是心有餘而力不足了！
3. **女性有骨盆脫垂現象**：除了高齡難懷孕外，女性不孕的最大原因便是「骨盆脫垂」所造成的「子宮前傾或後傾」。所有婦產科醫師都知道，如果子宮出現傾斜，女性其實很難受孕。由於子宮就在下腹部恥骨聯合及膀胱後上方，而子宮便是靠恥骨聯合的支撐與腹腔內韌帶的拉力，才得以固定在正確位置上，一旦骨盆脫垂，子宮自然就會傾斜。

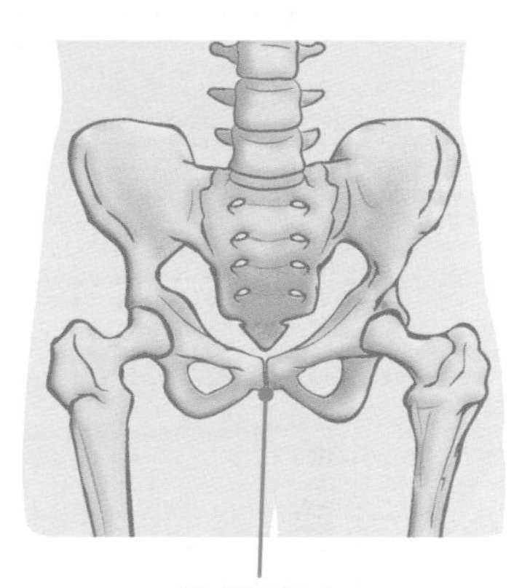

這時，即便精子和卵子能順利結合，受精卵也很健康，但子宮若是呈傾斜狀，受精卵要在此著床、成長，也會變得十分困難。我曾遇過經期正常、無經痛現象的個案，在結婚之後，偶爾有四、五十天月經才來的情形，但這其實不是經期異常，而是當時母體已經受孕，受精卵因子宮位置歪斜無法成功著床，最後導致死亡，於是便在四、五十天後，隨著經血排出，這就是骨盆脫垂所致。

甚至也有婦女常在懷孕數周或數月後小產，這也跟骨盆脫垂有關，因為子宮的血液循環不好，造成腹中胎兒營養不足，一段時間之後沒了心跳，便胎死腹中，這類婦女通常有嚴重的經痛問題，代表其身體循環功能出現障礙。

➔女性骨盆脫垂竟是沙發搞得鬼？

許多婦女會出現骨盆脫垂，主要原因還是來自於坐姿不良，甚至可說是「沙發」所致。市售沙發椅一向過深、過大，人一坐上去，膝蓋彎曲、雙腳靠在椅緣時，臀部其實無法碰到椅背那端，很自然地就會順勢向後躺，腰部因而懸空，骨盆便會被強行往下拉，時間一久，就會拉成脫垂狀了！

與此同時，肋骨也會因不良姿勢受到擠壓，而韌帶也會逐漸鬆弛使得肋骨下方翹起突出。由於肋骨和骨盆乃是透過腹內斜肌和腹外斜肌交叉拉扯支撐著，因此人能彎腰、後仰、挺直，全靠這兩股肌肉的活動，一旦肋骨突出，拉力便會失衡，間接造成骨盆脫垂。而長期坐躺沙發，再加上腰部懸空和肋骨突出，骨盆脫垂的現象便會愈來愈嚴重！

尤其長沙發能伸直雙腳，雖看似舒適無比，但並不符合人體工學。因為人體採坐姿時，腰部和臀部會呈90度角，但膝關節卻是伸直狀，這會增加臀後的異常拉力，致使前後肌肉拉力失衡，因此想伸直雙腳的人，其實都是骨骼出了問題，才會下意識地想找出舒服的姿勢。

還記得曾經有一對高齡夫妻——43歲的程先生和42歲的程太太，雖然已經有了一個10歲的女兒，但仍想再生第二胎，只是十年來一直無法懷孕。

2012年11月，原本程先生因其他身體酸痛問題來找我調整，閒聊之中提及此事，詢問我有何調整方法能幫助懷孕。一直到了12月，夫妻倆便一

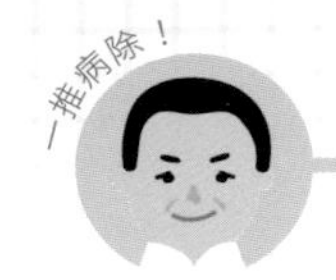

起來找我，但因程先生的身體問題與本單元較無關聯，於此不再贅述。

而程太太其實是因骨盆脫垂導致不孕，肋骨下方也有突起現象，且小腹頗大，於是我以本單元的手法，將她脫垂的骨盆拉正、肋骨也調整到正常位置。就在一個月後，幸運的程太太立刻懷孕，2013年10月底順利產下一名可愛男嬰，一女一子成了個「好」字，過著和樂融融的日子！

另外一位個案則是37歲的黃小姐，和丈夫的年紀相差十歲之多，結婚已有八年之久。因嫁進大家庭，又與長輩同住，能深刻感受到他們想抱孫子的願望，但發現不孕的原因似乎是出在她身上，教她倍感壓力。

黃小姐求助於我時，起先是因為腰背痛、四肢冰冷等問題，在詢問其症狀後，提及自己結婚多年一直無法懷孕，十分困擾，後來我檢查發現，黃小姐果然有骨盆脫垂的情形，我先做一般的全身調整，大幅減輕黃小姐的腰酸背痛，再以本單元的手法，加強她腰椎及骨盆角度的修正，使其恢復正常功能。

結果在第三次調整完後，黃小姐成功懷孕了，並於2013年4月順利產下一子。雖然當時還沒完全解決腰酸背痛的問題，但懷孕生子的喜悅儼然蓋過腰酸背痛之苦！

最後一位個案比較年輕，才二十多歲，雖然結婚三年半仍無法順利懷孕，她一樣是腰椎和骨盆出了問題，我同樣以本單元的手法調整她的患部，沒想到只幫她處理了一次，居然就成功懷孕，真是始料未及！

如今她已產下一子，而她的媽媽也開心地四處宣傳，因此只要有不孕的親朋好友，全會請他們來找我幫忙，這樣的結果實在令人啼笑皆非呢！

由於不孕婦女很多，所以每年我都會接到好多患者，在調整完後我還會進行一年以上的追蹤研究，以確定其成效，而上述三名案例不僅順利懷孕生子，身體狀況也比調整前好很多呢！

挑選適合座椅，遠離骨盆脫垂

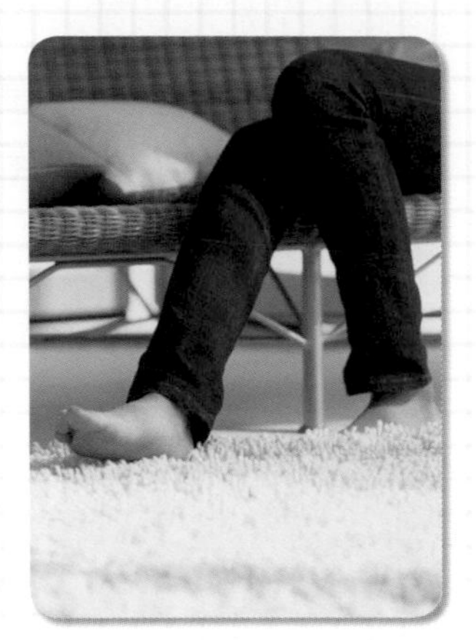

骨骼正常的人在坐正、站直時是最舒服的。所謂「坐正」，就是腰部和臀部應呈90度彎曲、大腿和小腿也要有90度的彎曲，才是正常、舒適的姿勢。而市面上的沙發椅大多不符合人體工學，甚至牙科診所裡能調整不同曲度的治療椅亦然。

所以挑選沙發時，最好找個座椅靠背較淺、坐下時臀部能靠到椅背、膝蓋可彎曲90度的沙發；若座椅過高，可加個小凳子墊腳，但膝蓋高度不可高於臀部。而我比較不建議買沙發，像我家客廳擺的就是一組木椅，保證全家人都能享有正確坐姿，個個體態優美又健康。

說起來，中國的老祖先還挺有智慧的，因為古代多半是木製坐椅，能使人坐直坐正，底部還附有約10公分高的腳踏板，以配合不同腿長的人，調整出適合的高度，使每個人坐在椅子上時，膝關節都能呈90度的彎曲。

另外，椅背也不需要太高，因為人能坐正，是靠自己的脊椎撐起來，而不是椅背出的力。許多號稱董事長椅、總經理椅的辦公椅，椅背總是特別高，可讓人往後躺著抬腳睡覺，雖說能達到短暫的舒適及放鬆，但長久下來，會破壞身體結構，間接造成骨盆脫垂！

因此，選對符合人體工學的正確座椅和沙發，再加上留意自己平時的坐姿，定能大幅降低骨盆脫垂的機率，防止不孕症的困擾！

中西醫如何治療不孕症？

無論是中醫還是西醫，許多不孕夫婦都會非常積極地尋求治療，只為一享當父母的樂趣，當然其療法各有不同。

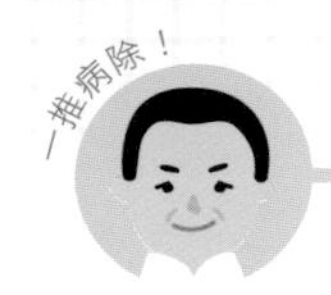

西醫會先針對男女雙方進行精密檢查，確定無病理性原因後，再進一步做不孕症的檢驗：男方須做精液分析，確定精蟲的狀態與數量；女方則須測量基礎體溫，以確認排卵功能是否正常，並進行子宮輸卵管攝影，檢查子宮腔和輸卵管是否通暢，做陰道超音波以測量卵泡大小，藉此推算或控制排卵日。

另外，雙方還要做行房試驗，也就是在就醫前的6~12小時內行房，以檢查子宮頸黏液狀態及其中的精蟲數量、健全性與活動性。

根據以上檢驗結果，再進行泌乳激素測定、腹腔鏡檢查、輸精管攝影、精子不活化抗體、子宮鏡檢查、男女荷爾蒙評估等。確認不孕原因之後，再依症狀選擇服用排卵藥或打排卵針、採人工授精方式，或做試管嬰兒。

而中醫則會認為女性不孕多半是因為腎臟和氣血兩虛使然，會開立相關的內服煎藥，定期幫患者針灸，並請患者測量基礎體溫，配合排卵日行房，通常需要四個月的療程，若是狀況嚴重者，療程甚至會長達六個月。

其實，女性若要懷孕，最好在30歲以前生第一胎，34歲則已是高齡產婦，不僅卵巢功能衰退，卵子也會老化；一過40歲，不孕機率更是直線上升，即使人工受孕或做試管嬰兒，成功率也會逐年降低，因此若有意生育子女者，應及早考慮年齡問題！

在臨床上，我經常這樣勸人：如果要結婚最好早一點，如果要生育最好年輕一點，如果有生育最好有三、四個小孩，這樣家庭才會幸福美滿！或許常有人會說經濟環境不好、養不起小孩，其實真正的經濟問題就來自於生育不足，沒有人口就沒有消費，當然就賺不到錢，所以經濟要好就從生育開始吧！

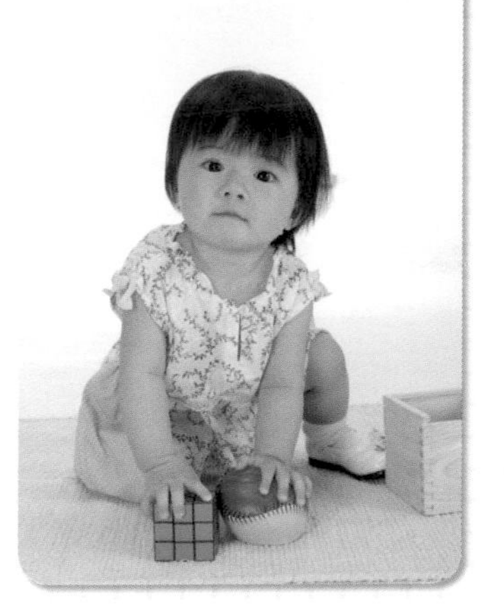

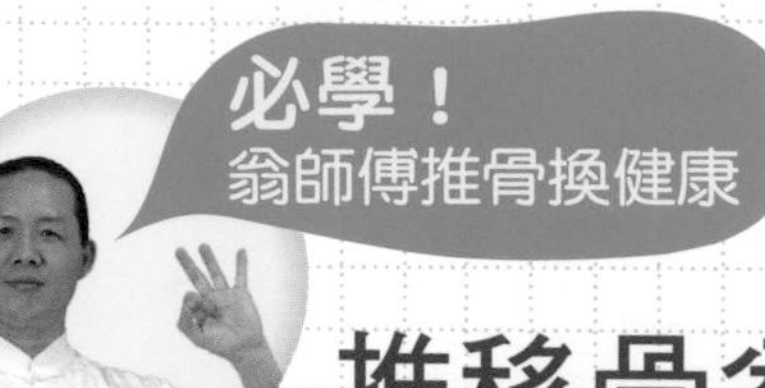

推移骨盆與腰椎，要當媽媽沒問題！

從事徒手推拿工作多年，我最重視「兩個族群和一個問題」——即「老人和小孩」兩個族群，以及「生育」問題。現代人不想生育或是無法順利懷孕，將造成人口減少、社會高齡化，一旦青壯年人口不足，經濟發展便容易停滯不前，生活困苦就更不想生小孩，形成了永無止息的惡性循環！

想要徹底解決人口問題，或許不是我一人之力可為，卻有我可效力之處！我經常鼓勵年輕男女愈早結婚、愈早生育愈好，因為年輕母體產下的嬰兒，通常都很健康、不易生病、很好照顧，若母體年紀太大、條件不良，不僅不易受孕，也容易產下畸形兒或有先天性疾病的嬰孩，造成家庭和社會的負擔。除此之外，我也努力以自己的專業技法，解決不孕症，以提高一小部分的生育率！

而骨盆脫垂其實不同於骨盆傾斜，前者是骨盆往前、往下滑脫，後者是左右骨盆有不同角度的歪斜，兩者造成的病症也各不相同，不孕症就是骨盆脫垂所致，因此骨盆的調整成了我治療不孕的主要手法；其次才是解決腰椎移位的問題，只要按照本單元的手法調正，便可輕鬆解決女性骨盆脫垂而不孕的問題！

目前以我臨床統計追蹤的數據來看，經由徒手調整後成功懷孕的機率其實算高，以往曾告訴我不孕的個案中，追蹤至今成功懷孕的比率超過七成，而且很多都只有調整一兩次就順利懷孕了呢！

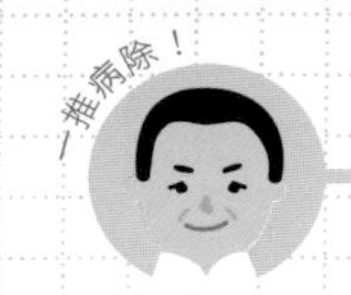

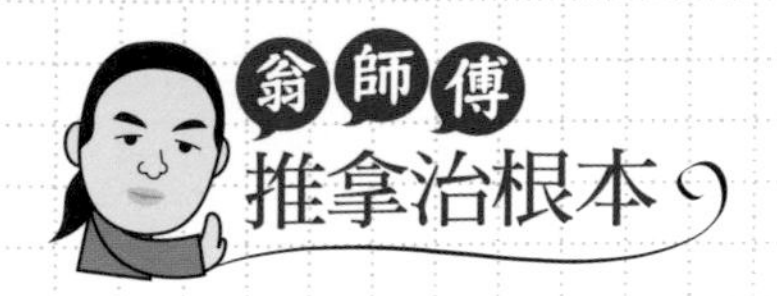

人的體能由青少年時期慢慢增加，一直到25歲時會達到最佳狀態，25歲至30歲則是體能的高原期，一旦超過30歲，就會如溜滑梯般直線下滑。而其體能的衰退速度因人而異，須看平時是否注重健康養生的觀念，若經常熬夜、睡眠不足及生活作息不正常，其健康的衰退幅度是最嚴重的，對於不孕症的人來說也是一大問題。

不孕症對當事者而言，是個難以啟齒的問題！因長輩不斷的關愛眼神、三不五時的噓寒問暖、有意無意的打探消息，對已婚者是種難以言喻的困擾，但有誰是故意不孕的呢？九成以上的已婚不孕者，對這樣的結果都感到很無奈，殊不知問題的真相就在於骨盆！

排除生理上的種種先天條件，本單元要探討的是：在醫院進行常規檢查時，結果都正常，但卻深受不孕症困擾的女性，她們平時經期都很規律，只有偶爾延遲四、五十天才來；但事實上，體內早已有受精卵，只是無法順利在子宮著床，甚至有些人是成功受孕，但卻又遇到小產等問題。

或許有人會好奇，徒手技也能讓不孕的人生小孩嗎？如果不能，本單元也就沒必要寫了。我所鑽研的每個問題，都建構在一個解答前提之下，只要不是病毒感染所造成的疾病，九成以上都可透過徒手技解決，且完全不用任何藥物，也不須開刀，更沒有侵入性及違反法令的問題，就只有最簡單的徒手技。當然，「簡單」也一向是我徒手推拿所堅持的原則！

黃金進階版！

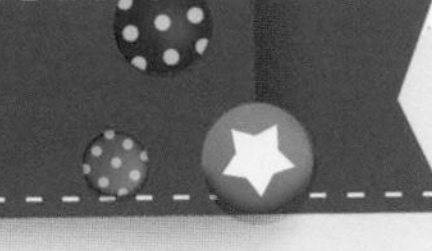

推拿套路組合技　適應症：不孕

調整腰椎曲度

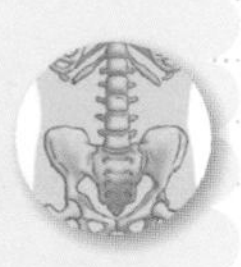

使用套路：第十五單元〈腰痛〉中的**推拿套路O** P.232

推拿神效：將患者的腰椎曲度調整到正常角度後，可增加後續調整時的活動空間！

推正下肋

使用套路：第十單元〈胸悶．心悸〉中的**推拿套路J**前五個步驟 P.171

推拿神效：將突出的下肋調正，以協調腹內斜肌與腹外斜肌的拉力，讓骨盆調整更有效率！

拉高骨盆

使用套路：第二十二單元〈腳抽筋〉中的**推拿套路V** P.330

推拿神效：拉高身體前側脫垂的骨盆，以增加骨盆內部肌肉與韌帶的拉力，將子宮固定在正確的位置上！

對正骨盆

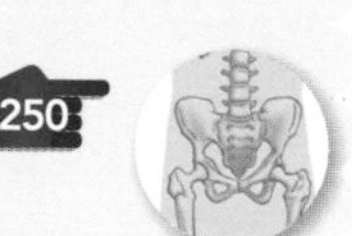

使用套路：第十六單元〈骨盆傾斜〉中的**推拿套路P** P.250

推拿神效：將傾斜的骨盆對正即可！

超簡單！推拿套路速記口訣

O調整腰椎曲度→**J**推正下肋→**V**拉高骨盆→**P**對正骨盆

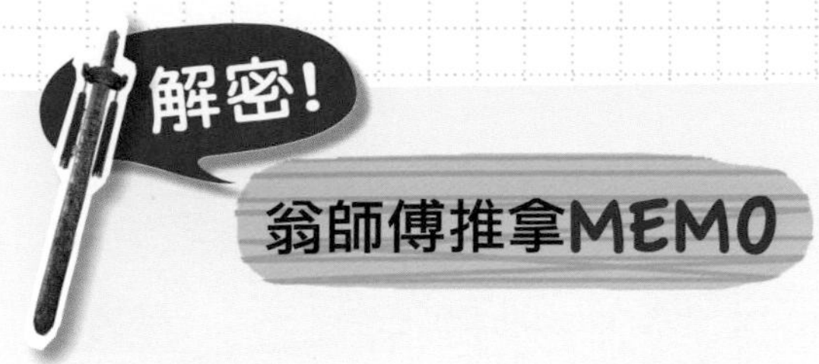

中醫所使用的治病方式有四種：砭、針、灸、藥。以下將逐一介紹其作用！

砭：指的是帶有能量的礦石，經過研磨之後，常會做成刮痧板之類的器材，用來調理身體循環不暢所造成的酸痛，這也是各種徒手技法的始祖。

針：指的是現行所見的扎針，依照經絡穴位的功能循行，加上五行相生相剋的原理，在適當的穴位上扎針，引發身體的自我療癒功能。

灸：指的是艾灸，在中醫診所最常用的材料莫過於艾條，艾草對於身體的陳年舊疾有良好的疏通療癒效果。

藥：指的是水藥，利用各種草藥組合成能解決問題的藥方，經水煎煮後內服可調理治病。

為何中醫的治療順序是如此呢？因其認為絕大部分的病症都可先透過徒手技來解決(也就是上文開頭所指的「砭」)，如果不能，才需要扎針來引發身體的自我療癒功能，若是遇到陳年舊疾，就需要用艾灸以促進代謝，若是到了這個階段，人體仍過於虛弱而無法自行恢復，才需要用藥來調理內科五行，最後便能解決所有問題。

也正因為如此，造就我致力研究徒手技的緣故，這其實全來自於先人的智慧，我只是將各種現成的學問整理成一個系統，再呈現出來罷了，說穿了不過是拾人牙慧！或許有人會說：「可能你比較有天分，才能研究出這些成果。」但事實上，誠如書中所言，各種問題都有特定的解決方法，只要善用不同的技法，就能找出問題的答案，而不同的組合技法，當然也會衍生出不同的答案！

以此對應到骨盆脫垂的調整，一樣是利用四種推拿組合技來解決此項疾病。然而，針對骨盆的調校，究竟要多高才正確呢？其實，只要當人採平躺姿勢時，單腳彎曲向上，大腿能輕鬆靠在胸腔肋骨上，就是最低標準；而彎曲的膝蓋若能抬高到該側腋窩下，則是最高的標準。

調整到這種程度後，可先請患者完全躺平，檢測骨盆是否有調正？首先，用手觸摸其腰部前面皮帶位置的兩塊突出骨頭，也就是髂前上棘的位置，若摸到的骨頭表面是平的，代表一切正常，如果是尖的，就表示骨盆脫垂了！

本文寫到這裡，可能會有一些人說：「不可能！我天生筋骨就很僵硬，兩腳直立彎腰摸地都辦不到了，更何況是彎曲腳靠到肋骨！而要碰到腋窩，那比登天還難！」其實，若真如同大家所說的無法辦到，那這項技法也就不稀罕了，只要能確實照做，一次一次地慢慢調整，骨盆就能回歸到正確高度及角度，而子宮也能回到正確位置，該有的受孕著床功能一旦恢復，懷孕生子當然也就能實現了！以下將介紹兩種性交姿勢，利用地心引力有助於提高受孕機率：

第一種：女下男上傳教士姿勢，男性在深入射精之後，將女性臀部底下墊高20公分，以此姿勢躺半小時。

第二種：女趴跪男背入的狗交式姿勢，男性在深入射精之後，女性維持趴跪的姿勢半小時。

以上兩種性交姿勢，男性要盡量深入底部之後才射精，這可幫助精蟲進入子宮，女性只要維持最後的姿勢半小時，就很容易受孕；其實，性行為只要當事人愛做什麼，就開心去做，該射的要射對位置，該躺該趴的就好好躺、好好趴，生育下一代將是件輕而易舉的事！

也祝福每一位想要懷孕的婦女，都能求子有成，過著幸福美滿的生活，而當我們年老時談論養兒育女的種種，將會是另一番有趣人生的開始！

見證直擊！
病歷031
陳小姐（23歲）
症狀 臉部皮膚狀況差，眼睛浮腫，且有黑眼圈。
推拿效果 雙眼變得炯炯有神，皮膚也因血液循環加快而白裡透紅！

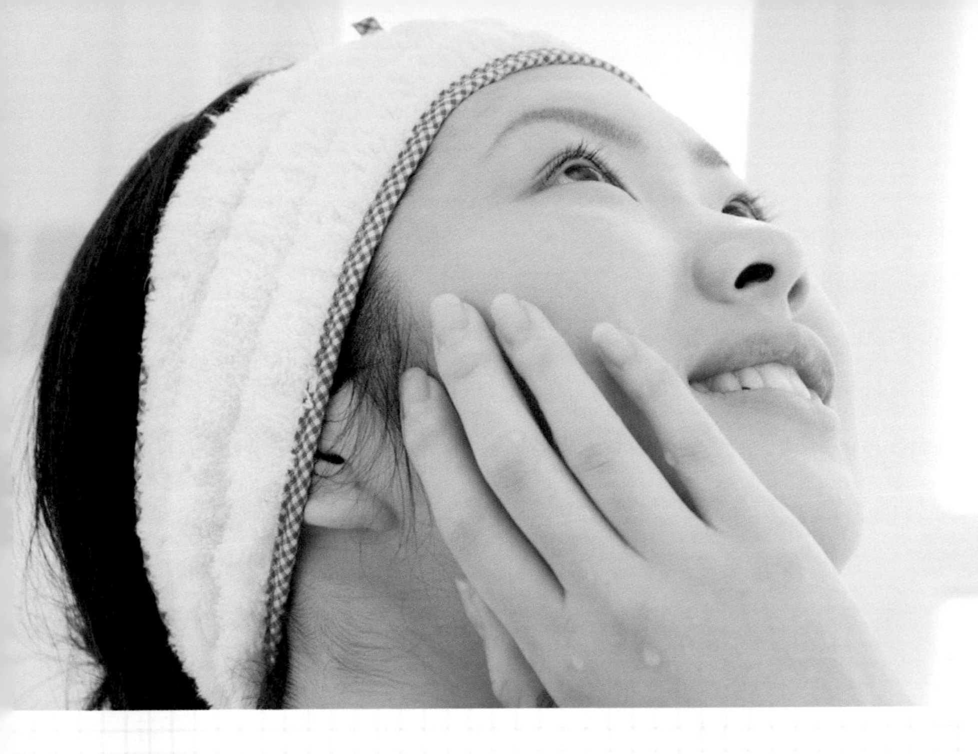

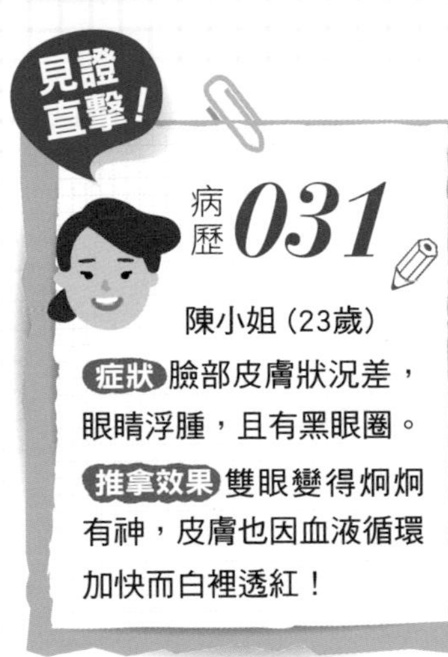

31.變臉

～調正頭骨，免花錢微整型～

23歲的陳小姐因身體循環不良，使得臉部長期浮腫，這則案例在APP軟體中的〈創意生活科技第二冊〉查到的「徒手整形」一文就是此例。有興趣的讀者，可自行下載APP，以瀏覽更詳細的治療過程！

陳小姐原先只是為了長短腳的問題來找我，當時她的骨盆嚴重傾斜，兩腳長度相差5公分之多。在幫她修復之後，我試探性地問她：「陳小姐，妳的臉長這樣實在不是很優耶！我幫妳修一修好不好？」

她聞言大喜：「這也可以修哦？好啊好啊！」

由於陳小姐的頸椎和頭骨都有移位現象，使得腦壓和眼壓升高，再加上頭骨移位，間接影響了陳小姐的睡眠，導致內分泌嚴重失調，臉上因此坑坑疤疤、長滿了青春痘，照片中的她，其實是睡飽清醒的狀態，而且眼睛已經完全睜開了，但如右圖所見，眼睛也才這麼大而已！

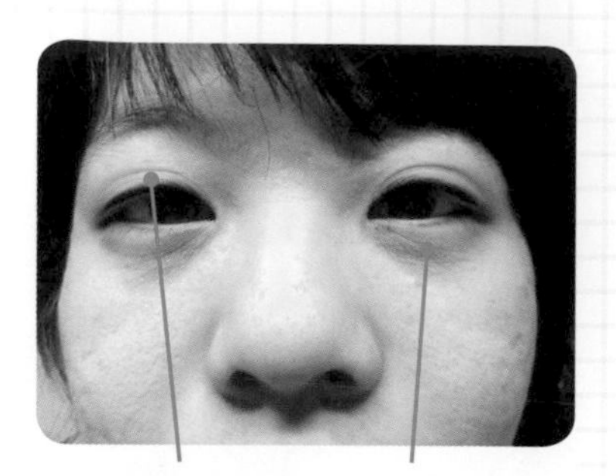

陳小姐不僅雙眼浮腫，且有嚴重的黑眼圈，就像是沒睡醒一樣，所以只好畫上又黑又濃的眼線讓眼睛看起來有神，不過她的眼袋與眼皮卻露了餡，使她多年來深受其擾！

在調整過程中，我完全沒有使用任何藥物、保養品或器材，只是透過自己的雙手來處理。在第一次調整完後，陳小姐的左眼和眼袋消腫許多，鼻子山根也增高不少；第二次調整後，陳小姐左眼的雙眼皮變得十分自然，右眼雙眼皮也開始定型；第三次結束後，陳小姐兩眼有神，且不再需要依靠畫眼線來過日子。

第四次調整後，陳小姐的雙眼慢慢出現水汪汪的感覺；第五次，若不是因為陳小姐右眼眼尾長了顆痘子，雙眼看起來會一樣深邃，鼻子山根的高度更是不可同日而語；第六次調整完後，陳小姐左眼的雙眼皮完全成型，變得十分自然漂亮，鼻子山根飽滿且微突，側臉非常挺拔！

第七次調整完後，陳小姐五官變得十分立體，雙眸也愈來愈深邃有神；第八次後，陳小姐的眼袋逐漸消失，眼周的血液循環變得更好，雙眼也因此清澈明亮，臉部皮膚的彈性也正逐漸改善；第十次調整完後，陳小姐的雙眼皮更為明顯，眼睛炯炯有神，皮膚因血液循環加快而呈現自然的蘋果紅，如同換了一張新臉，相較於未調整前的她，簡直是判若兩人！

如今右頁圖中的她，相較於左頁未調整前的照片，您還認得出是同一

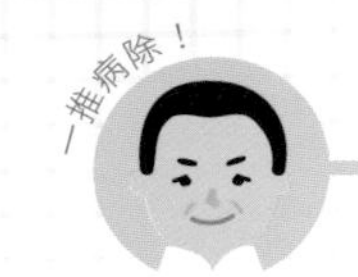

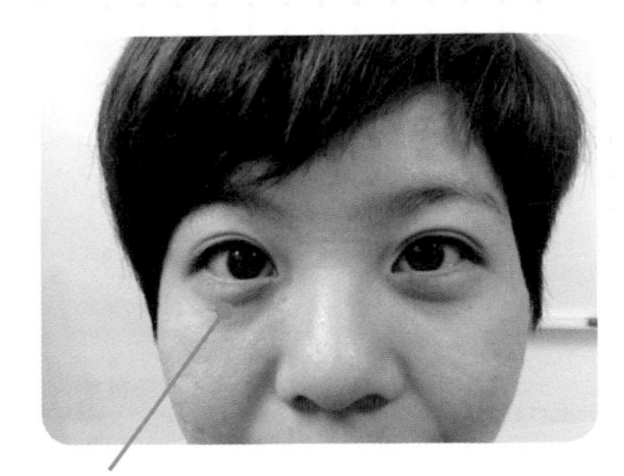
眼睛炯炯有神、清澈明亮

位嗎？現在只要是跟陳小姐一起拍照的人，都會覺得很吃虧，因為整張照片的焦點都在她臉上——那雙充滿靈性的眼睛實在是太大了！

這次的變臉奇蹟，不僅讓陳小姐的人生從黑白變彩色，社交生活也因此擴大。原本陳小姐因長短腳引起的走路障礙，再加上滿臉爛痘痘，讓人退避三舍。但在經過這十次的調整之後，整個人因為血液循環變好、新陳代謝加快，使痘痘逐漸消退，臉部的皮膚狀況變得更為水嫩透亮。

而原先陳小姐單調的私生活，也因為外表的改變而增加她的自信與人緣，使生活過得更加豐富，假日總是與三五好友四處旅遊，與異性間的社交活動也開始增加，日子可說是多采多姿！

雖然大家總認為，人的面貌美醜並不是很重要，心地善良就好！但現實狀況中，面貌姣好的人確實在工作與生活上都佔有優勢，這是個不爭的事實。儘管社會認知如此，我們也不應過度仰賴外貌，只要適度調整自己的體態與面相，提升內涵，將會散發出專屬自己的個人魅力！

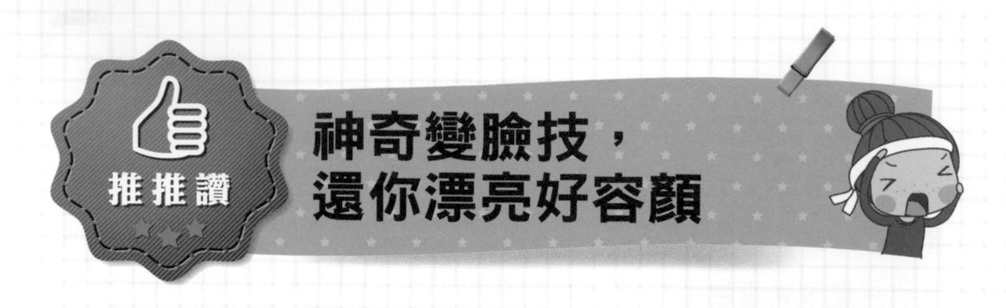

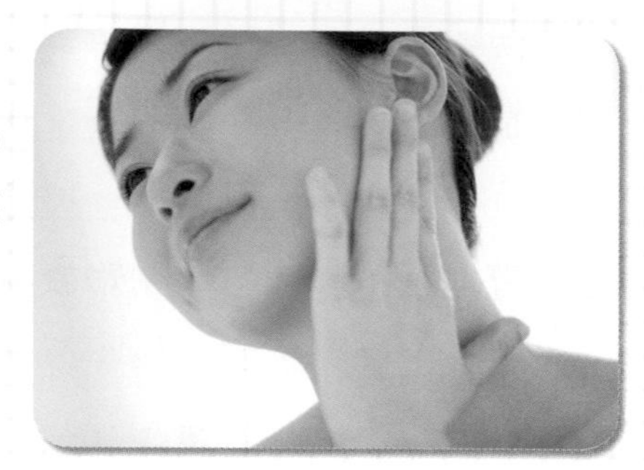

「變臉技法」應該是本書中最勁爆、最令人好奇的手法了！雖說很多人會對此不以為然，認為要變臉直接找醫美診所整形就好，為何還要如此麻煩地徒手調整？況且徒手技又能做什麼呢？

事實上，徒手技能做的可多了！不過，我研究變臉技法的初衷並不是幫人美容整形，而是為了解決患者臉部的問題！

臉型也能徒手變

有人因為中風、顏面神經癱瘓，導致臉部變形；或因外力創傷，造成臉部扭曲、凹陷等；甚至有人並沒有什麼特別病症，但臉型就是很奇怪，甚至到了其貌不揚的地步，例如下巴歪斜、頭骨不正等等，這些都會影響當事人的生活及心理，自然不能等閒視之！以下將介紹我調整過的變臉案例，除了能美化容顏，還有改善身體機能的作用喔！

案例1 意外傷及臉部，徒手恢復原貌

有關變臉的技法，在此我以一位因意外而導致臉部癱瘓的個案進行說明。她是四十多歲的高小姐，有一個上小學的獨子。當時她買了時下最流行的蛇板給兒子玩，且經常在一邊陪著他。有一天，兒子一時興起，央求媽媽也一起玩，拗不過孩子的要求，高小姐想也沒想地就站上去，結果滑

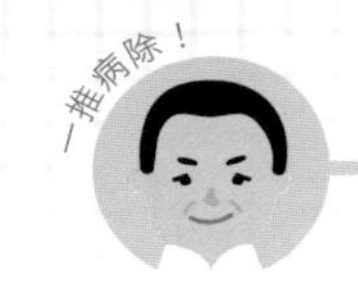

沒兩下就摔倒在地！

這一摔非同小可，因為高小姐的右臉竟直接著地，由於撞擊力道太大，導致眉骨、顴骨全部移位，右臉當場平掉！她立刻到國術館診治，當時師傅認為：「還好，只是臉腫起來而已，消腫以後就沒事了。」隨即幫她調整了身上其他的扭挫傷，並於患部敷上膏藥就結束了！

沒想到一連過了好幾天，高小姐摔傷的臉不僅沒有消腫，熱脹疼痛感也未曾消減，後來患部開始發麻，高小姐右半邊的臉也因此癱掉。受傷一週後，決定到醫院的骨科照X光片，這才發現她的右臉已經骨折，不僅顴骨弓斷裂，部分頭骨也因此凹陷！

醫生無奈地說：「妳的狀況只能開刀，先把骨頭拉開，再打上鋼釘固定，此外別無他法。」這個答案把高小姐嚇壞了，讓她猶豫許久，不知道是否該冒這個險！

幸運的是，高小姐的一位親戚曾是我的患者，而且還是危及性命的重症病患，後來被我救回了一命，還打了一面金牌來感謝我。聽說高小姐受傷的事後，立刻要她找我幫忙，從她受傷到找我調整的這段期間，相隔不到兩個禮拜，所幸還在黃金治療期！

在第一次見到高小姐時，她的右臉依然腫脹疼痛，經檢查後發現，她臉部的骨折很嚴重，由於顴骨弓斷裂、凹陷，整個側臉才會平掉，而顴骨弓旁邊正是**三叉神經**（註❶）的分支點，所以才會造成側臉麻痺癱瘓！

翁師傅名詞小教室

註❶ **三叉神經**：為一混合神經，是第五對腦神經，也是面部最粗大的神經。支配臉部、口腔、鼻腔的感覺和咀嚼肌的運動，並將頭部的感覺訊息傳送至大腦。三叉神經由眼支、上頜支和下頜支匯合而成，分別支配眼部以上、眼部和口部之間、口部以下的感覺和咀嚼肌的收縮。

既然高小姐的臉都摔壞了，頸部自然無法倖免，其移位頸椎也造成血液循環不良，使得高小姐臉部腫脹的情形更加嚴重。於是，我以本單元介紹的手法，先將高小姐的頸部調正，再幫她降低腦壓，接著調正頭骨，再針對受傷部位逐一調正斷裂移位的骨頭。在整個過程中，我使用的力道都十分輕巧，且很有技巧性地避開高小姐的痛點，這也是無痛變臉的特性之一！

第一次調整完後，高小姐腫脹的右臉立刻消了一大半，疼痛也大幅減輕，讓她十分欣慰。我先請她休息三、五天，待所有腫脹消退，骨頭和肌肉都適應了先前的調整後，再進行第二次的治療。

第二回，我針對高小姐臉麻的部位加以調整，結束後，幾乎已經完全不痛。我前後共幫她調整了五次，高小姐的面癱問題便悉數消失，不僅恢復成原先面貌，臉部的所有功能亦完全與常人無異，這讓她欣喜莫名，也因此免除了「開刀」的恐懼！

案例2 拉出頭骨，身體機能也變正常

有一個車禍受傷的王先生，當時車身遭到側撞，身為駕駛人的他，頭部受到強烈撞擊，以致於右邊頭骨凹了進去，不僅造成他長年頭痛，且右邊太陽穴一直呈凹陷狀，變成明顯外傷。王先生雖然求醫多年，但上述症狀始終無法解除，直到找我治療後，才有了起色。

我的做法很簡單，只是把王先生凹陷的骨頭拉出來，再將不正的頭骨一一調整歸位，使其頭部循環及腦壓恢復正

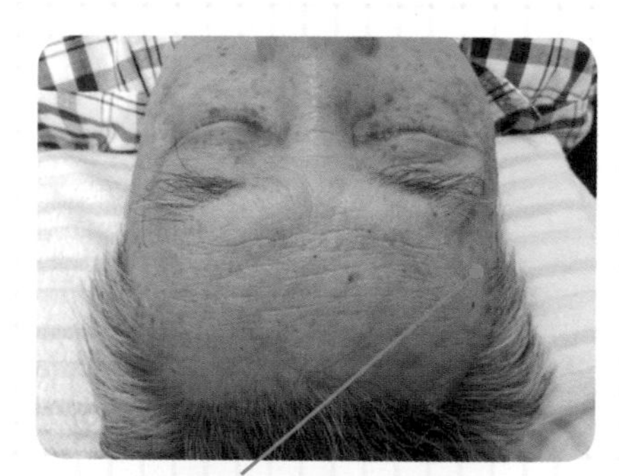
右邊太陽穴凹陷

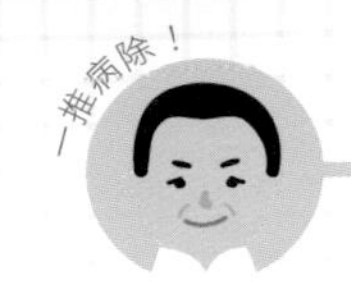

常，頭痛很快就消失了。此技法的重點在恢復人體各部位功能，而外觀的美化只是意外衍生出來的附加作用！

案例3 頭骨歸位，眼睛不畏光

在我所有變臉的案例中，年紀最大的一位是85歲的蕭婆婆，她有嚴重的青光眼及散光，且一出生，右後腦就如同被刀子削掉一邊似的，使得蕭婆婆平躺時，頭部一定會自動向右偏45度。

蕭婆婆找我診治時，我發現她因長期睡姿不良，造成頸椎偏歪及腦壓升高，眼睛畏光到白天不敢出門，家中只能點盞小夜燈，對日常生活產生嚴重影響！

我以本單元介紹的手法，處理了蕭婆婆的所有症狀，沒想到幾次調整下來，蕭婆婆的骨骼不但如數歸正，且能夜夜好睡，甚至連散光也完全復原，就連其中一只青光眼也不見了，這是因為腦壓降低，使得眼壓也同時下降！

從此以後，蕭婆婆不僅可以白天出門四處走，頭部外觀也恢復成正常圓形，這對一個頭部扁了幾十年的人來說，簡直就是不可思議的奇蹟，猶如車子進了四輪定位中心，出來之後又是一部新車，功能樣樣完善，一個都不缺，讓蕭婆婆重獲新生，歡喜不已！

案例4 鼻樑加高，不用動手術

一名就讀大學的陳同學，因近視千度以上，平時必須配戴眼鏡，但是鼻樑奇塌的他，眼鏡經常不斷下滑，造成他生活上極大困擾；又因為眼睛比較小，要戴隱形眼鏡也很費工夫，所以常須耗費半小時到一小時才能戴上，讓他天天都為了視力發愁，直到找上了我，才解決這些煩惱！

我以本單元的手法，先調整他的頭骨，讓他扁塌的鼻樑挺出來，使其能穩穩架住眼鏡而不輕易下滑，之後又幫他調整了眼眶骨，擴大他的眼睛，從此配戴隱形眼鏡容易許多，相較於以往，如今大概只要花幾分鐘就能戴好，大大節省他的時間與便利性！

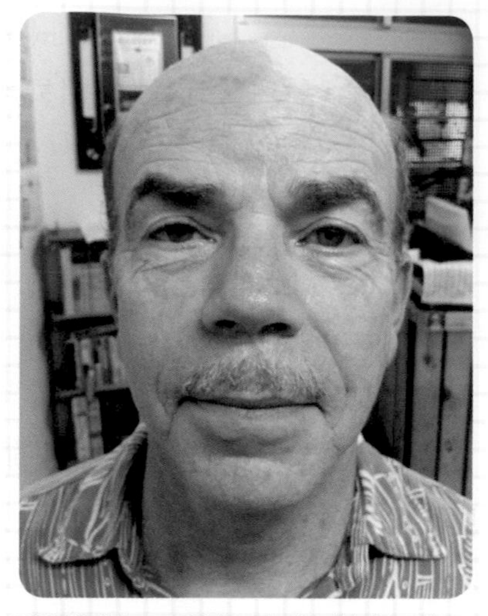

調整前，看起來無精打采！

案例5 徒手變臉，立顯神采飛揚

他是來自美國的TOM，其胸悶及心悸的問題造成他呼吸不順，再加上彎腰駝背及骨盆傾斜，使得他一直都無精打采，即使精神很好，看起來也是一臉想睡的模樣。

但經過我徒手變臉之後，眼睛馬上變大，而且兩眼炯炯有神，臉上的法令紋及抬頭紋也減少很多，前後差異之大，讓人對這技術嘆為觀止，調整後詢問本人的感受得到以下結果：

「原本昏昏的腦袋，現在卻有種清醒的感覺；而原先睜不太開的眼睛，現在睜眼非常容易，且調整之後，血液循環變好，所以身體感覺相當輕鬆、心情也變得愉快！」

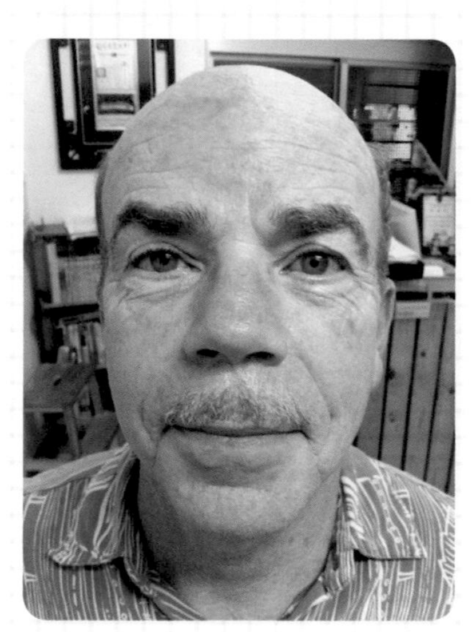

調整後，細紋變少，看起來神采飛揚！

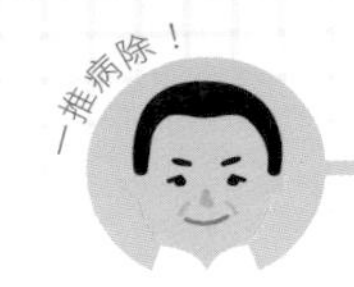

上述五名案例不僅在臉型上變得更完美，健康與體能也獲得大幅改善，我也希望藉由變臉的技法能幫助這些失意的人，展開他們自信的新生活，並將這項技法發揚光大，那麼世界上的快樂人口肯定會逐漸增加！

西醫如何治療臉部變形？

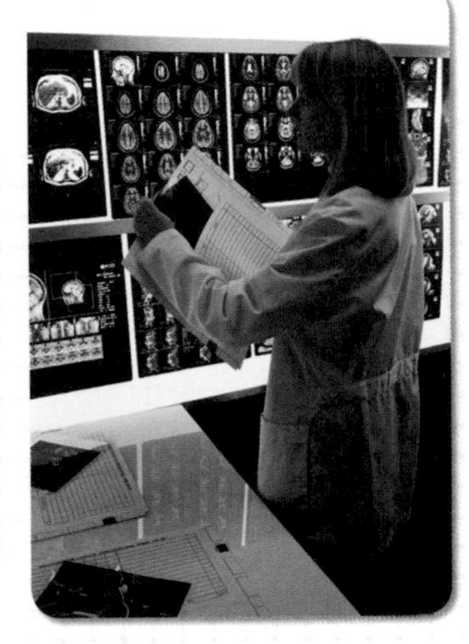

無論是天生使然，或後天造成的臉型歪斜，一般只要是骨頭移位，患者都會找西醫診治，而院方通常會先安排患者照X光，檢查臉部是否有骨折或確定骨折處後，再開刀將凹陷的骨頭拉出，或接合斷裂的骨頭，打上鋼釘固定，以防出血和發炎；同時開立消炎藥、止痛劑，以緩和患者的腫脹疼痛。但其實開過刀後，也很難完全恢復患者原有的相貌及神經功能。

若是已經造成容貌方面的問題，一般人多半會找醫美診所整形，如削骨、割縫、墊矽膠、打玻尿酸等，殊不知有些問題其實只要徒手技便可解決，甚至眼睛太小都可以拉大、鼻子太塌都可以弄挺，根本不必花這些整形的冤枉錢。

至於中醫就較無這方面的研究，患者若沒有明顯的疼痛或障礙，中醫一般無從下手治療，所以在整形美容這個領域，中醫可說是完全空白，並無任何具體療法！

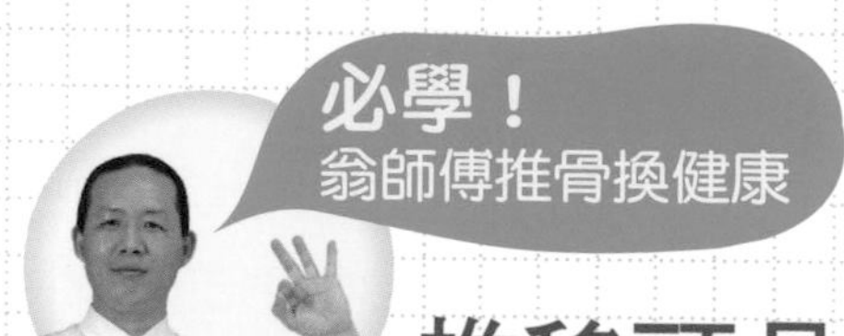

推移頭骨，變出一堆帥哥美女

許多人因為外貌缺陷，造成不少困擾，如同上述鼻樑嚴重塌陷的個案，使近視千度以上的他，根本戴不住眼鏡，更因鼻樑太低造成鼻腔孔徑較小，使得呼吸時的通氣量變少，進而影響呼吸；還有人因眼睛太小，使得睜眼的面積有限，因而難以戴上隱形眼鏡，以致於連「看清楚」這種基本生活需求都無法滿足，讓他們十分痛苦！

變臉是徒手推拿技巧中極為罕見的應用，而「理論」與「技巧」是來自於三套不同技術的融合。一是來自聯合國核准的國際醫科交流大學的整脊徒手技，二是來自德國的生物動力頭薦骨療法，三是來自傳統整復推拿的手法，其目的就是解決人們上述的困擾，只是後來此法演變地愈來愈出神入化，想改哪裡就改哪裡，完全不用動刀上藥，才開始有整形美容之說，甚至有人認為這根本就是周星馳電影「唐伯虎點秋香」中的「還我漂漂拳」，是不是很有趣呢！

在第一單元就提到，人的頭骨共有22塊骨頭組成，所以只要針對這些細微的頭骨間距做調整，便能改善患部的循環與功能。對於頭骨能否移動，醫學上一直都有相對立的論述，而本單元介紹的變臉技法，乃是主張頭骨可動的原理而衍生的，只要經過此技法推拿調整，不需花錢整形，也能讓人無痛變臉，煥然一新。

本單元的技法與第二單元〈面癱〉的調整技法相去不遠，至於遇到特殊狀況時要如何調校，就憑個人的臨床經驗了！

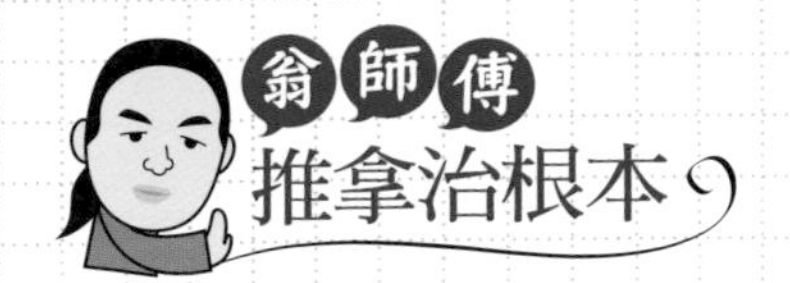

曾有不少人問過我同樣的問題：「徒手技法可以把我的臉調整成像林志玲或金城武那麼帥嗎？」我必須告訴大家一個很殘酷的答案：「不能！」那徒手變臉可以做什麼呢？

就如同前文所說，這技術主要是在修復人體功能的障礙，以及美化有缺陷的外貌，但變美、變帥只是附帶的好處，並不是想變成哪個明星就能隨心所欲，這部分跟基因還是有很大關聯，而且藝人的魅力與帥氣都是經過不斷的訓練及各種表演所散發出來的，甚至很大一部分都與個人特質及內涵有關，若只單純依靠徒手技閉門造車，是無法打造出相同質感，而所謂的「相由心生」就是這個道理。

因此，我會建議因骨骼移位而影響外表的人，應先經由徒手技來修正，接著就是多做善事，因人善心也善，心善則相善，美麗是由內而外自然散發，如此便會擁有獨一無二的美感！

本文中的案例都是為了改善臉部功能而做的徒手調整，因外貌會在骨骼修復後變得更好，臉部線條也會因此更柔和、鮮明，整個人彷彿是脫胎換骨。雖說一個人的自信多少都會受到外貌影響，但在不動刀的前提下，目前只有這項方法能讓人無痛變臉，這些技術是來自於幾本已經絕版的古籍，如今有幸能公開這項技術給更多需要的人，希望能因此發揚光大！

推拿套路組合技

適應症：變臉

Step 1

對正頸椎

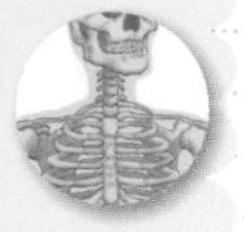

使用套路：第四單元〈落枕〉中的**推拿套路D** P.81

推拿神效：先將偏歪的頸椎對正，以免頸椎拉力異常而影響到頭骨的調整！

Step 2

放鬆頭部肌肉

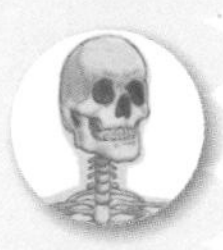

使用套路：第一單元〈頭痛〉中的**推拿套路A** P.32

推拿神效：將腦壓降低，並放鬆頭部相關的肌肉拉力，以增加頭骨調整時的活動空間！

Step 3

調整頭骨

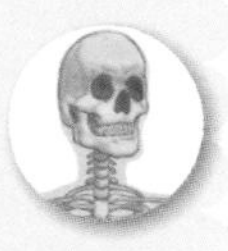

使用套路：第二單元〈面癱〉中的**推拿套路B** P.51

推拿神效：配合吸氣動作依序將頭骨各部位調整好，只要順序正確，效果就會非常明顯！

Step 4

對正下顎骨

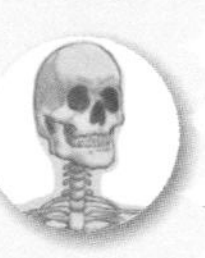

使用套路：第三單元〈下巴脫臼〉中的**推拿套路C** P.66

推拿神效：先將頭部兩側的顳骨旋轉對正，下頷窩與下頷骨的髁狀突才能完全對準，接著再調正下頷骨，就能完成整張臉的徒手整形了！

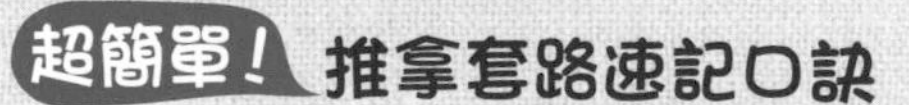

D對正頸椎→A放鬆頭部肌肉→B調整頭骨→C對正下頷骨

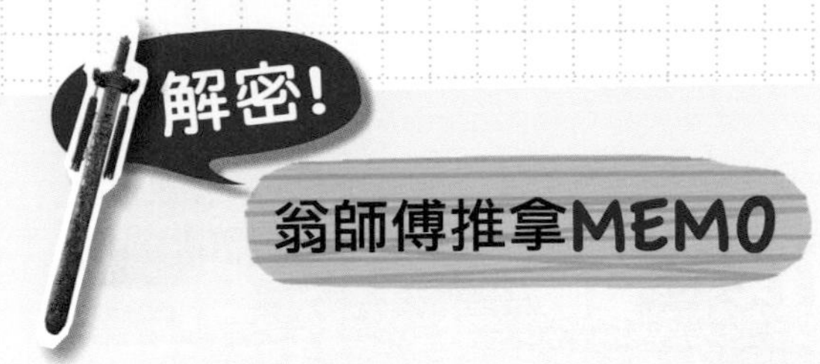

徒手技的多變與其實用性，就屬這部分最讓人嘖嘖稱奇，即便是再鐵齒的人也不得不信服，只要雙手健全，依照書中的順序，一步一步照著做，就會出現相對應的結果，其不動刀的美容功效，肯定讓你得償所願！

或許有些人做的變臉成果較小，會覺得我可能私藏撇步！其實並非如此，我本人親自調整，與別人慢慢學會調整的最大差別，只在於熟練度的不同罷了，畢竟我已經使用這些技術調整過上萬人，效果當然與初學者不一樣，並且這項技術仍在持續演進改版中，相信未來的技術版本一定是更有效也更快速！

徒手技的演變雖然千變萬化，但都不離開一個中心理念，意即對人的善意照顧與改善不良的生活因素。不管是什麼年齡層、性別、問題，都要發自善的用心，無所不用其極地找出方法，如此便能讓許多疑難雜症獲得解答。

有時，病患的一個病痛，就可以讓我想半天，若找不出解答，就會上網查資料，而我最喜歡上「國家圖書館全球資訊網」查詢，因網站裡有很多臺灣博碩士論文能免費閱讀，尤其是醫學論文可讓我了解許多罕見疾病的生理機轉，再加上我對骨骼與神經系統的了解，就能組合出一套新的徒手技來解決問題，隨著一套又一套的全新徒手技產生，慢慢地便能經由全身運動機能的串聯來修正調整流程，使得技巧的純熟度越來越高！

其實，只要有心學習、樂於助人，加上勤練本書技巧，人人都能達到出神入化的境界，而有任何疼痛與疑難雜症的人更不必擔心了，因為處處都有「神之右手」的存在！

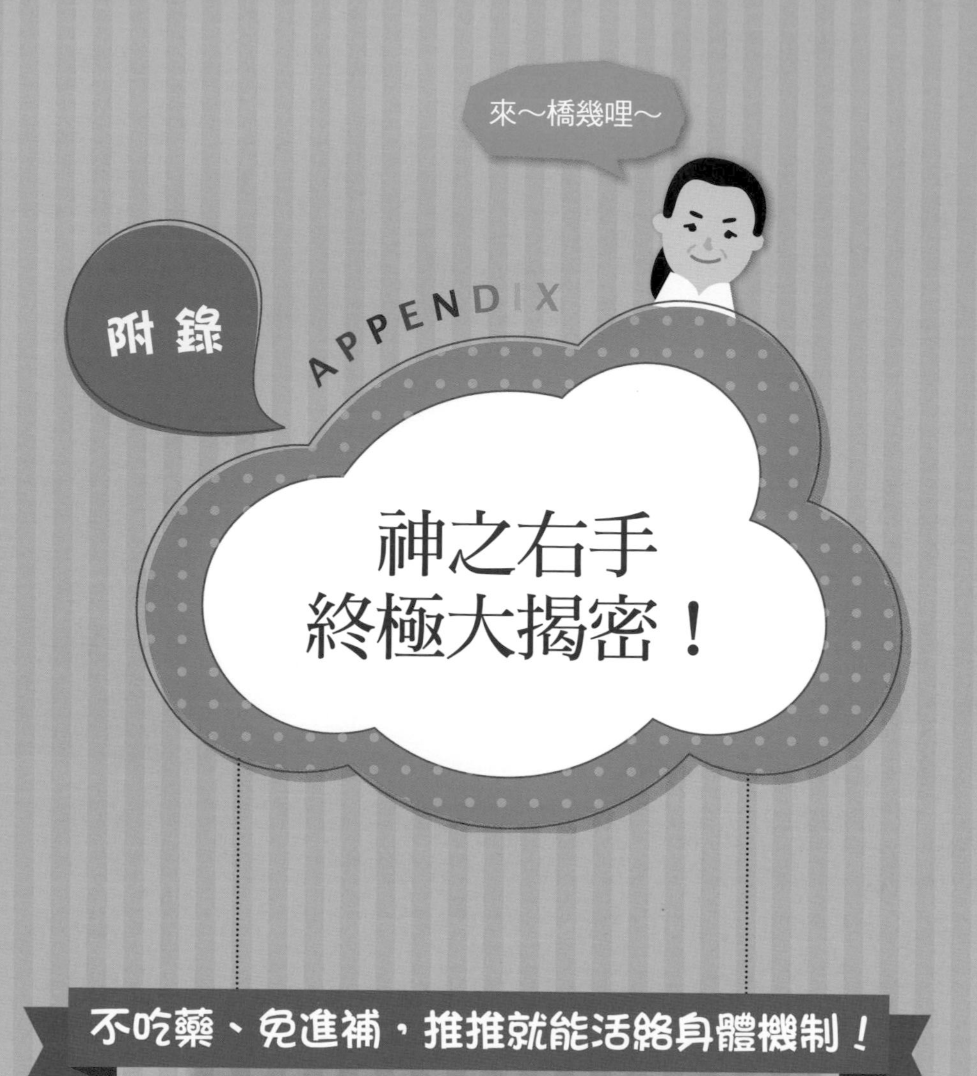

神之右手
終極大揭密！

不吃藥、免進補，推推就能活絡身體機制！

多數人身體無大礙，但總有些小疾患來打擾！
這種情況被稱作是「亞健康」！
但只要學會本附錄的「全身調整」，
利用小工具，橋到正確位置，
不用狂吃保健食品與求醫，也能免費換取一身健康！

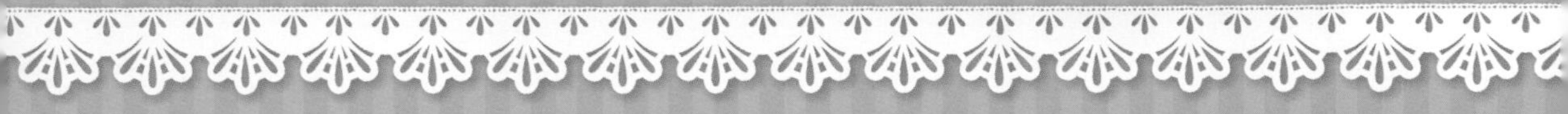

隱藏版
推拿祕訣

* 學會全身調整技巧，醫生拿你也沒轍！
* 推拿小物！輔助道具，效果倍增！

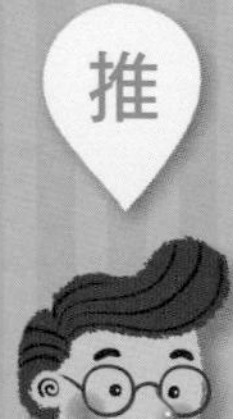
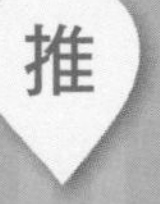
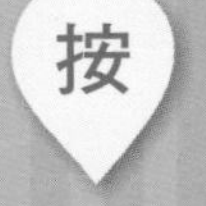
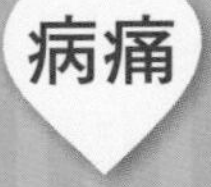
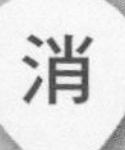

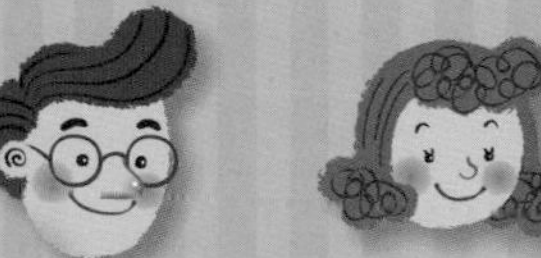
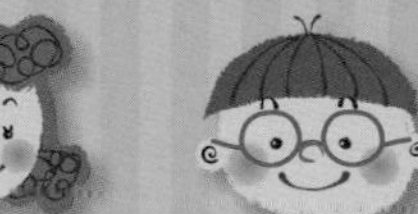
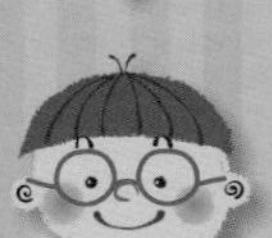
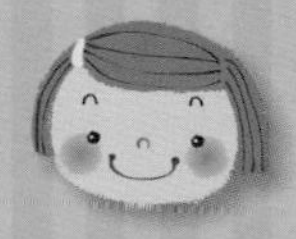
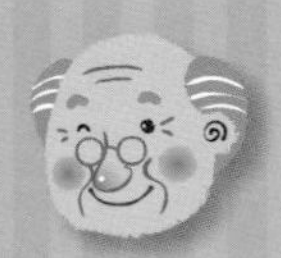
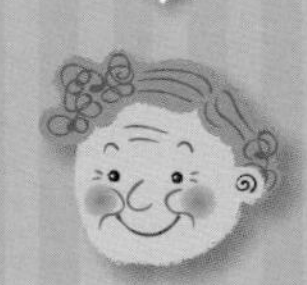

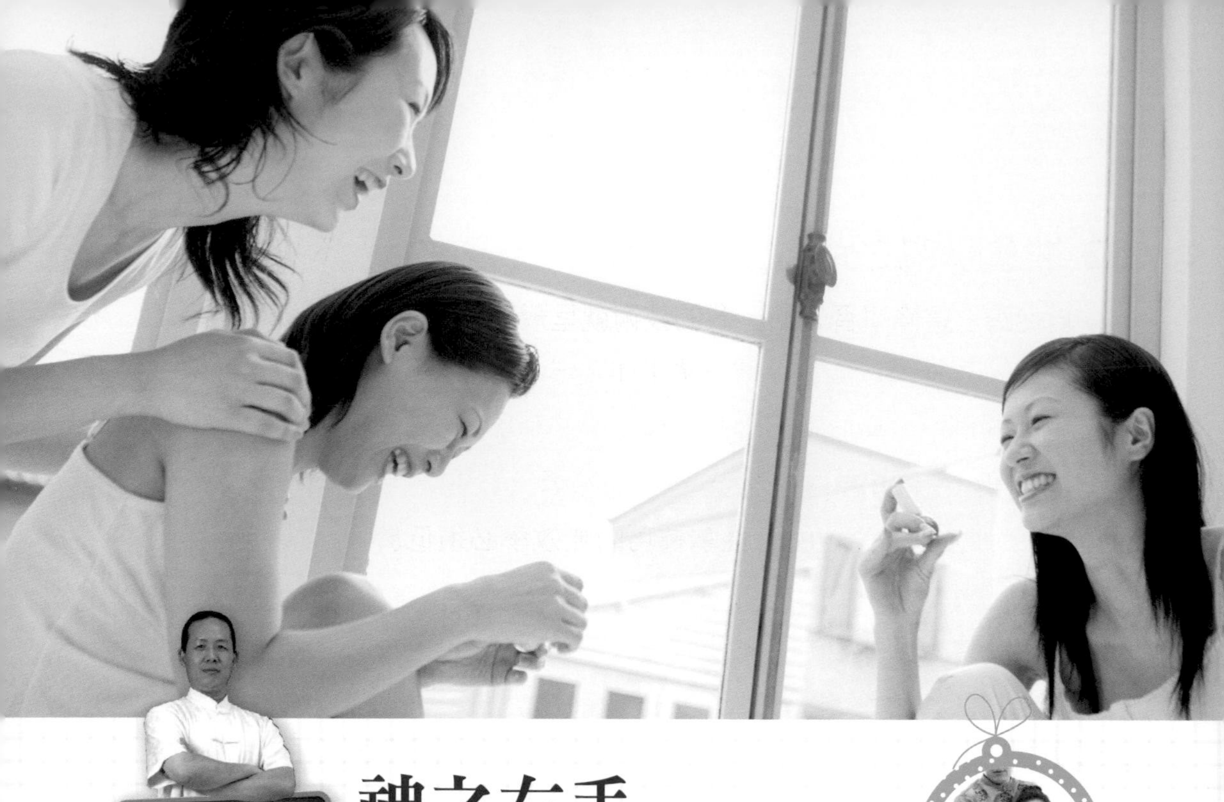

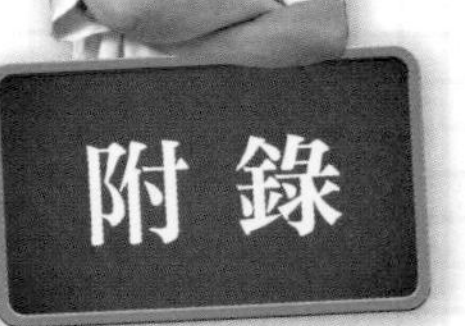

附錄 神之右手 終極大揭密！

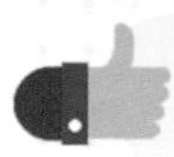～學會全身調整技巧，醫生拿你也沒轍！～

民國九十七年，我離開電子公司，決定轉進徒手推拿領域時，許多人都好奇：一個有家累的人，怎麼會毅然決然放棄熟悉的工作，選擇完全與家世背景毫無關聯的「推拿」，並深信自己能走出一條與眾不同的道路？

其實，我與一般人無異，並沒有特別的膽識敢闖盪不確定性的未來，加上年過三十又有家庭，選擇這麼做實在很冒險，但我只有一個單純的理由——築夢，築一個「讓下一代與我有相同機會，可以在鄉下無汙染、無干擾、無太多誘惑的環境下長大，並且有機會選擇如何形塑自己未來」的夢想！為了回到農村生活，我必須強迫改造自己，鑽研特殊專長——徒手推拿技術，讓自己在農村也有足夠的謀生能力！

推拿學習之路，永不停歇

自從踏上這條學習之路，我的技術就呈飛快成長，或許是現代社會的需求使然，再加上以前我在電子業工作八年半的魔鬼訓練，對於解決電子產品問題的標準，異於常人地高，究竟業界標準有多高？答案是：產品不良率必須低於3000PPM，也就是0.3%。因此我在徒手推拿技術的研究上，也特別吹毛求疵，所有推拿技巧的無效率必須低於0.3%，這就等於是幾乎招招有效！

以前我曾聽過竹科工程師向披薩店抱怨：「你們的9吋披薩不足尺寸，有偷工減料的嫌疑喔！平常我們在摸的九吋晶圓，都比較大，老闆應該要退費才對。」這話乍聽之下，似乎有點為難對方，但仔細一想，他們的工作標準很高，會開這種玩笑也不足為奇！

回想當時在電子業任職時，對於要求工作效率的嚴格精神，如今也傳承到對徒手推拿的堅持。我本身是雙E背景出身的人，對於處理事情的態度一向十分嚴謹，相信能讓我接受的標準，也能為他人所認同！

加上自己過去受傷時被治療的慘痛經驗，實在無法忍受，於是當我有機會學習這些技術時，便立志解決患者的所有問題！後來，我又發展出「治療時不用任何藥物輔助」的高段技巧，諸如中醫診所的藥膏、藥布等皆不使用，最後更龜毛到「希望患者在接受治療時，完全不能感到疼痛」！

運用全身調整技巧，才能根治疾病

剛開始學習初階的推拿相關技術時，還一度天真以為：「只要上完這些課，我就能打遍天下無敵手！」豈料課才上到一半，就發現事情完全不如預料中的容易，原來後面還有一堆課程等著研習呢！

而每年的推拿專業進修，讓我習得更多相關知識與技巧，對各類病痛的解析能力也愈來愈強，甚至還因此發現，當我開始擴大處理患部以外的盲區，調整相關部位來解決病痛時，各項技法逐漸連接成一個有機體，於是每次遇到無法徹底根治的問題，就會從患部向外擴大處理範圍，調整更多相關部位，以治癒病痛。我想，這就是對「一勞永逸地解決疾病」的執著，才讓我的「全身調整技巧」如此自然熟成。

針對患者不同的症狀，我逐漸研究出解決各種問題的獨立推拿套路，經過長期追蹤後續的療效，我發現：「唯有調整全身骨骼，才能展現最大的治療效果！」爾後我研發出的全身調整技巧，慢慢演變成數種類型，本單元要介紹的就是「可有效解決大部分問題的全身調整流程」。而以下兩則案例就是解決局部疼痛以外，透過全身調整而延伸出的良好效果！

案例1 學會全身調整技，懷孕不怕身材走樣

只要有生育過的婦女都知道，從婀娜多姿的少女到大腹便便的身形，其變化之大，要在產後完全恢復大不容易，但我們只要將撐大的骨骼再調回原位，便能恢復成原先樣貌！

而懷孕會讓女性身體的脂肪量增加，使肚皮足夠大到能容納胎兒成長的空間。雖然生產後，肚皮會像消氣的皮球，整個鬆弛、下垂，但體脂肪短時間內並不會消失，最快也要兩、三個月才能恢復，但事實上有高達九成的婦女都無法順利瘦身。

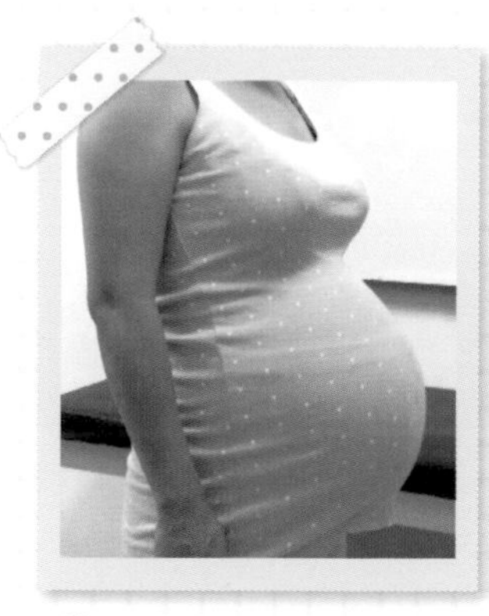

懷孕時的肉肉身形！

但左圖這名案例在經過我全身調整後，過了一年又三個多月，不僅身材恢復，甚至比懷孕之前更瘦，體重從懷孕前的56公斤變成48公斤！

因此，想要懷孕生小孩卻又擔心身材走樣的女

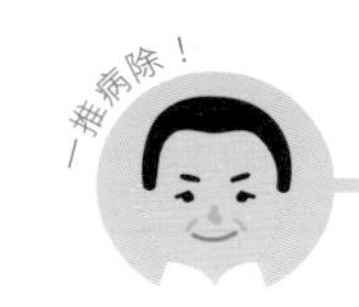

性朋友不用擔心，這些都能透過徒手技調整回來，甚至還可以整形瘦身，在幾次調整的過程中，能慢慢修正原先不滿意的部位，大家能想像嗎？右圖這位女性已經是三個小孩的媽！

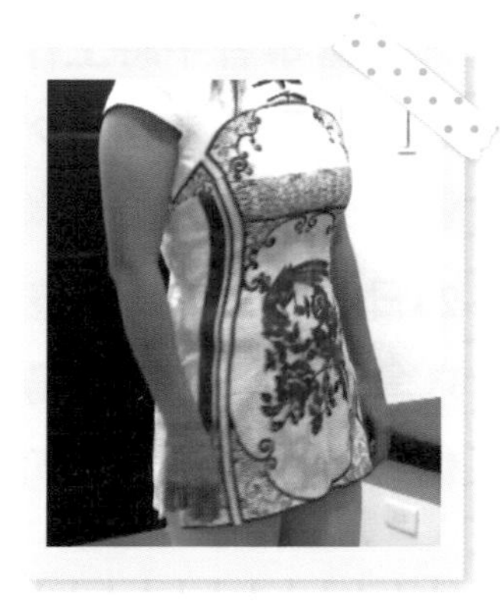

經過調整後，體重大幅下降！

案例2 學會全身調整技，亞健康換大健康

很多人都有以下問題，身體沒有任何疾病，但卻容易這邊酸那邊痛，且會不斷發生。在我的觀念裡，身體機能至少需要符合三個原則才不會影響生活品質：「不痛」、「不麻」、「沒有功能障礙」。

但偏偏高達九成的人屬於亞健康，雖有毛病在身卻不嚴重，假使沒有特別明顯的疾病、骨骼斷裂、器官損壞或功能障礙，即便四處遍訪名醫，但結果都是一樣——徒勞無功又一身酸痛。

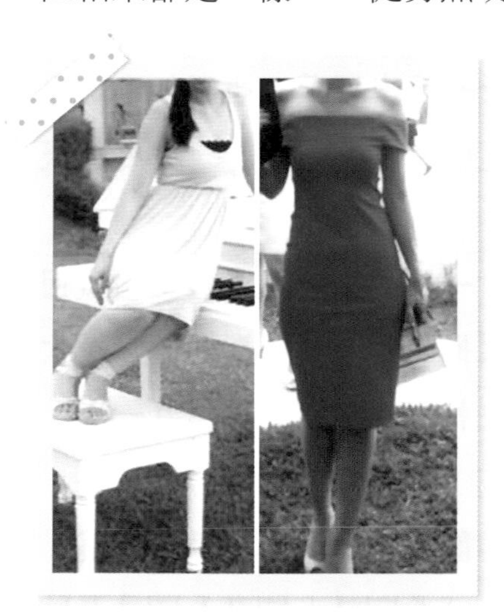

[左] 調整前，身形稍微臃腫！
[右] 調整後，身材令人稱羨！

左圖案例就是屬於這種問題，這位楊小姐生活機能正常但偶爾會有小毛病，問題怎麼處理都不乾不淨，尤其下肢水腫特別嚴重又四肢冰冷，卻始終不得其門而入。二十年來找不到有效的解決方法，直到看見好友的臉書分享才找到我這裡來。雖然有時她要間隔好幾個月才能調整一次，但結果就如左圖的對比，從左邊到右邊只經過我徒手調整全身9次，成果就相當驚人！

楊小姐不只解決了身體各種疼痛問題，身形也因循環代謝轉好而變得更美麗動

Step 24 請患者仰躺，兩手舉高放在頭上，先測量一下骨盆寬度，包含髂前上棘骨頭厚度是否符合10吋的標準。

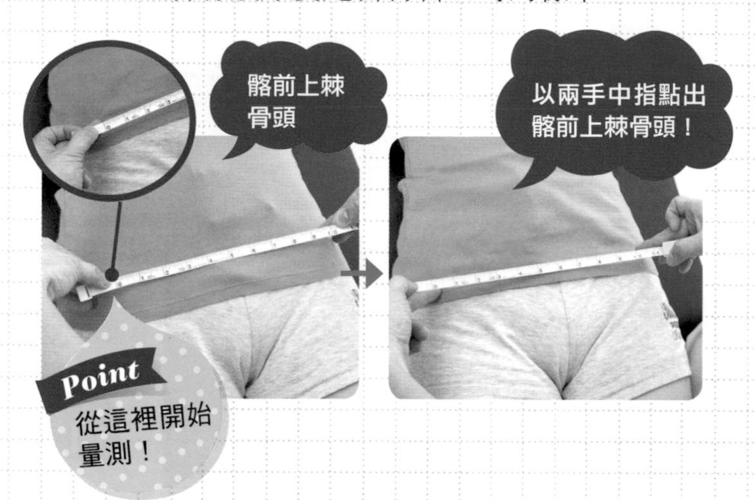

翁師傅推拿NOTE

只要不是10吋，都會產生相對應的問題。超過10吋會有骨盆傾斜及長短腳的情形；小於10吋則會有下肢嚴重水腫與運動後酸痛時間較長的現象；特別是只有9吋者，運動後的酸痛時間會長達7天之久！

Step 25 利用第二十二單元〈腳抽筋〉中的**推拿套路V** P.330，拉高患者脫垂的骨盆，而胸腔下肋的突出與此調整高度有關，只要調整正確，下肋就不會突出；此外，還能解決膝關節緊繃和異常拉力的情形！

翁師傅推拿NOTE

步驟25～34是兩腳同部位輪流做，一腳做完換另一腳，同一步驟完成後，再進行下一步驟。

Step 26 利用第十六單元〈骨盆傾斜〉中的**推拿套路P** P.250 調整患者骨盆，小於10吋就要向外拉，大於10吋就要向內扳，務必要逐次調整到10吋，才會完全正常。

Step 27 利用第十九單元〈膝關節痛〉中的**推拿套路S** P.292，可對正患者的膝關節，這技巧甚至能解決膝關節無法彎曲的膕窩囊腫，使患者蹲下功能恢復正常。

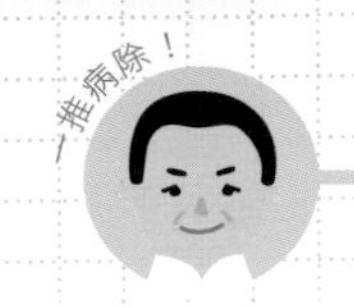

Step 28 利用第二十四單元〈扁平足〉中的**推拿套路X** P.354 步驟一及二，將患者的腳趾功能修復。

Step 29 利用第二十五單元〈足底筋膜炎〉中的**推拿套路Y** P.369，將患者的前腳掌骨功能逐一修復完整。

Step 30 再利用第二十四單元〈扁平足〉中的**推拿套路X** P.355 步驟三至五，修復患者的足弓功能。

Step 31 請患者兩手拉住頭頂的床鋪，使其腳得以伸直，操作者兩手掌交疊於患者腳踝與腳背上，往腳底方向頓拉，以鬆開腳掌前縫關節。腳掌不靈活與此調整的高度有關，肉肉的腳掌可透過此調整後消腫並恢復正常。

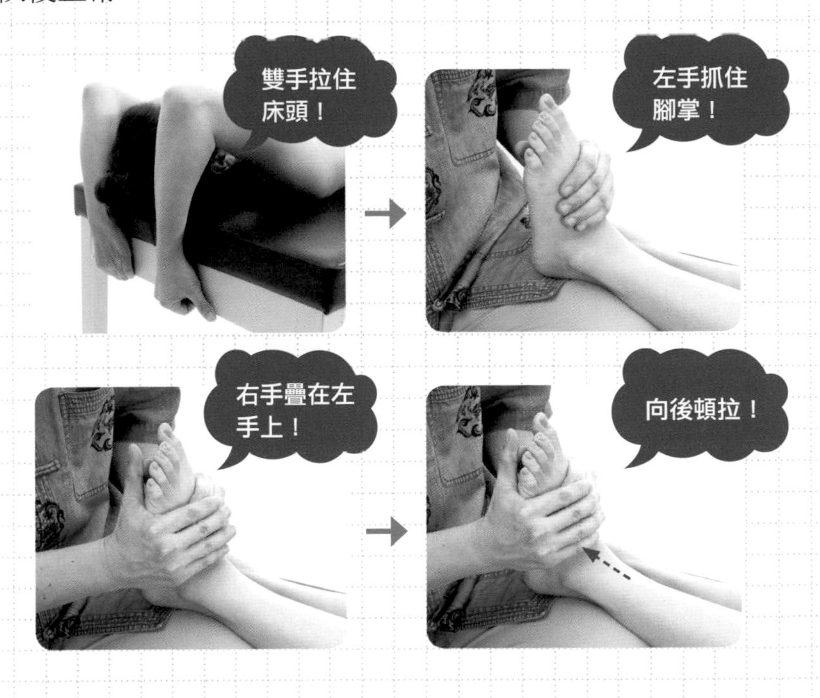

Step 32 利用第二十單元〈腳踝痛〉中的**推拿套路T** P.306，將患者的腳踝功能對正。這個技法可以順便調整歪斜的腳跟骨，去除難纏的腳跟痛。如果不能，就要利用第二十一單元〈腳跟痛〉中的**推拿套路U** P.317 來解決。

Step 33 利用第十七單元〈鼠蹊痛〉中的**推拿套路Q** P.264，修正患者的大腿股骨頭功能，調整後患者的臀圍會變小。

翁師傅推拿NOTE

老人家無法爬樓梯或跨門檻，都是這裡出了問題，只要調整正確，年紀再大也能健步如飛。

Step 34 再次利用第十六單元〈骨盆傾斜〉中的**推拿套路P** P.250，調整患者骨盆傾斜的問題。

翁師傅推拿神效 調整到這裡，患者腰部以下的功能已完全正常。只要骨盆尺寸調整到10吋，腿部水腫會因為下半身循環變好而消退，尤其是只有9吋的人，其小腿圍最多可立即減少2～3公分！

Step 35 接著請患者側坐在床緣，兩腳垂下，操作者單腳跪在患者背後，左手扶著患者右肩，右手扶著患者右手前臂，旋轉活動肩關節；然後，將患者右手臂向身體前側拉直，再彎曲患者手肘，使其右手掌搭到自己左肩的位置，操作者兩手掌扶著患者右手肘，並用腹肌頂住患者右肩，將彎曲的手肘往肩關節頓拉。

翁師傅推拿NOTE

第35至第37步驟要先針對一個肩關節做完一個循環後，再換另一個肩關節做同樣的調整。

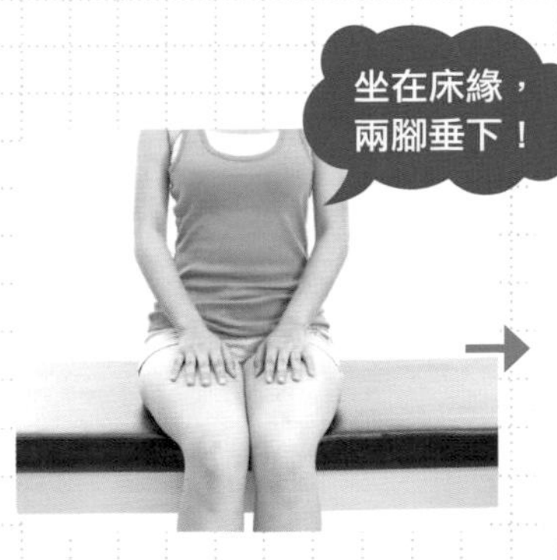
坐在床緣，
兩腳垂下！

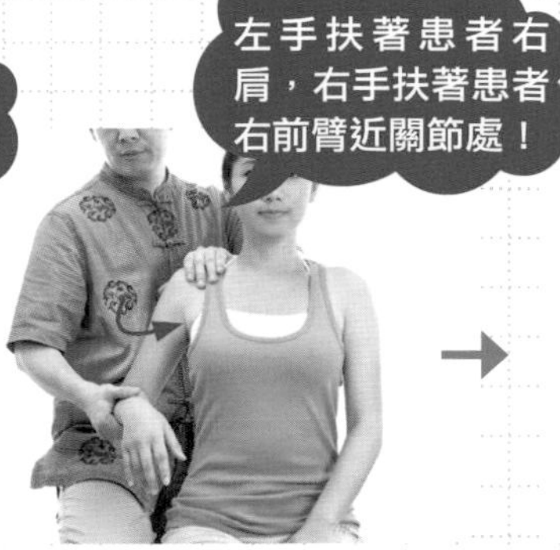
左手扶著患者右
肩，右手扶著患者
右前臂近關節處！

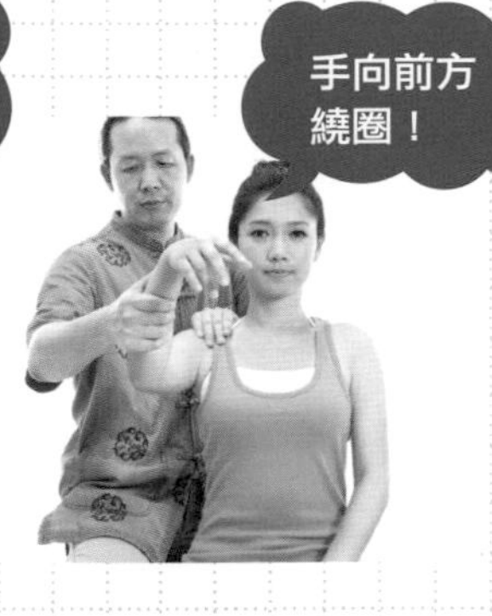
手向前方
繞圈！

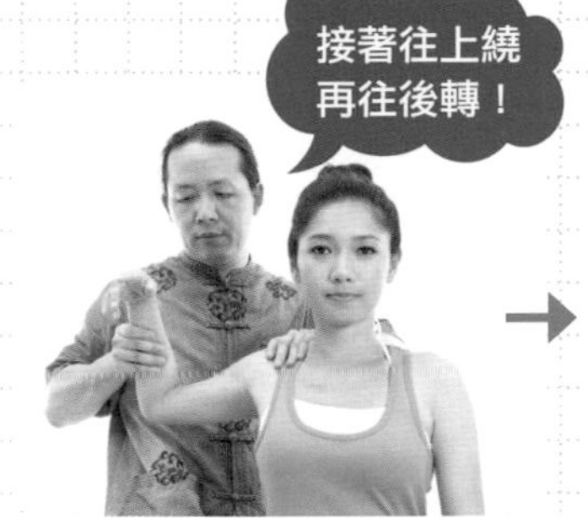
接著往上繞
再往後轉！

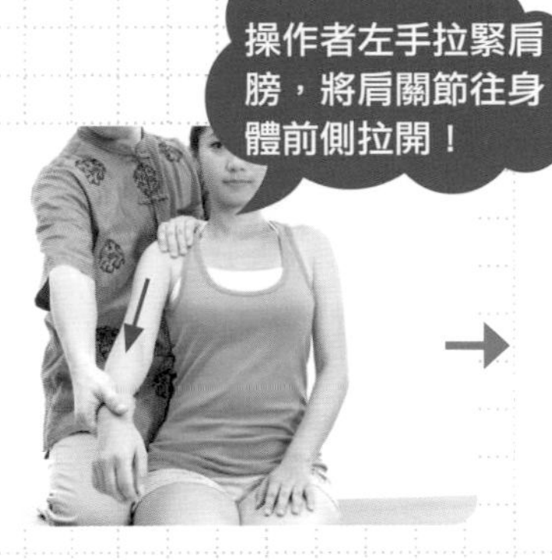
操作者左手拉緊肩
膀，將肩關節往身
體前側拉開！

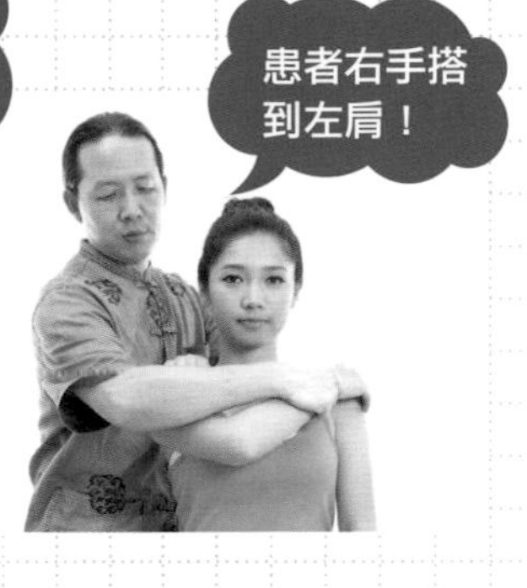
患者右手搭
到左肩！

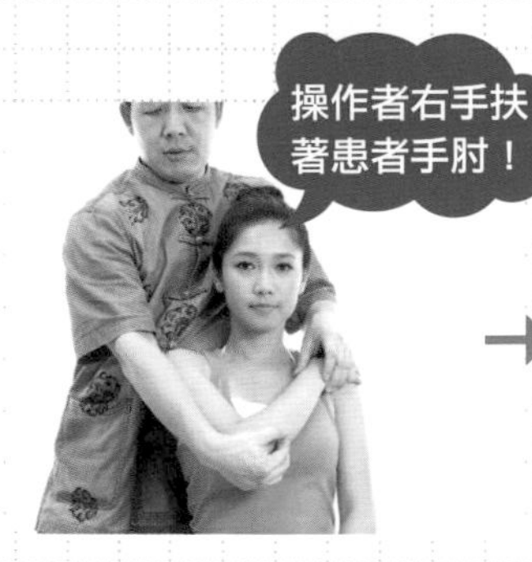
操作者右手扶
著患者手肘！

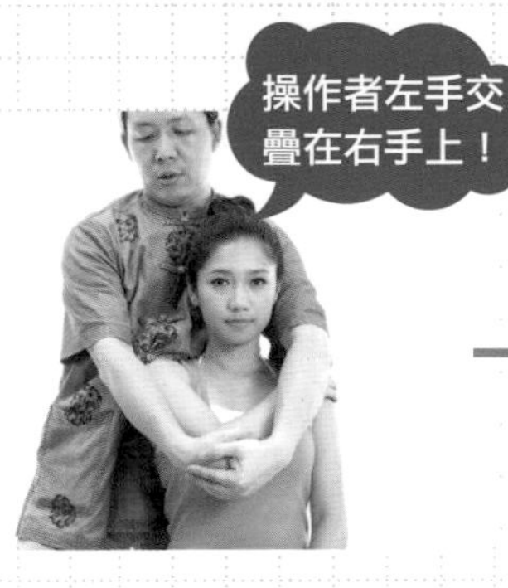
操作者左手交
疊在右手上！

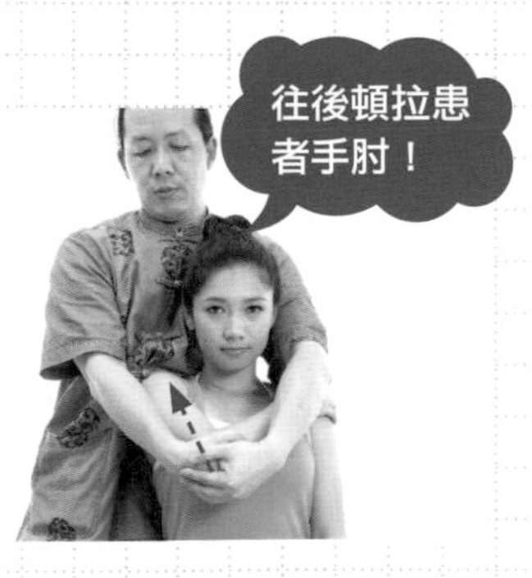
往後頓拉患
者手肘！

Step 36 接著，將患者右手掌搭到自己的右肩，再次將患者彎曲的手肘往右肩關節頓拉。

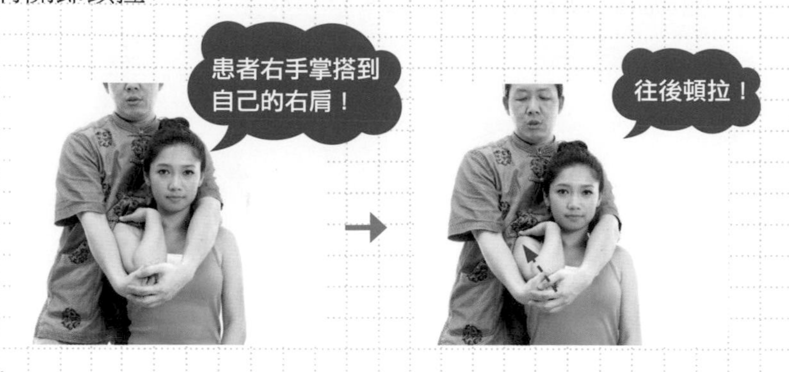

Step 37 將患者右手往上往後繞兩圈，再讓患者手肘彎曲到背後，在此角度將手臂往肩關節頓壓，左手也以同樣方法調整好左肩關節。

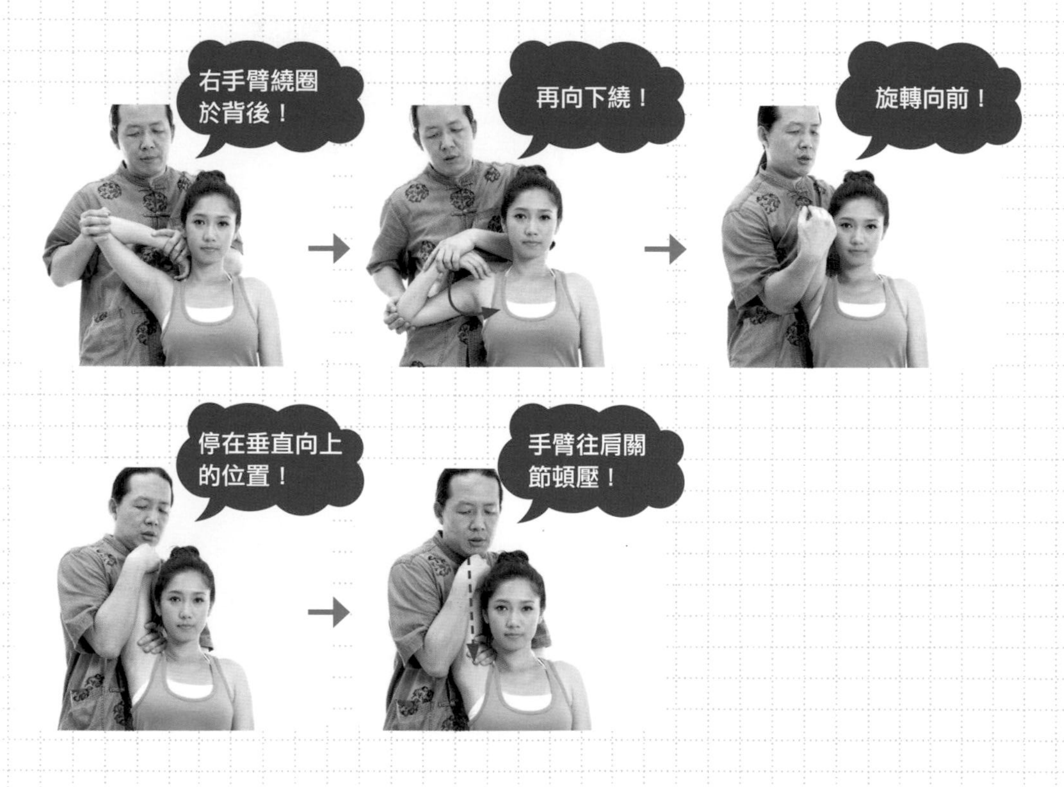

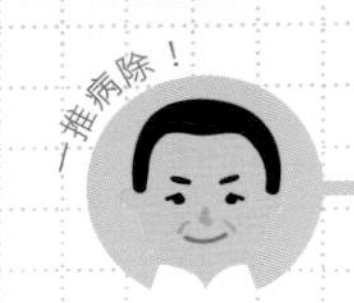

Step 38 利用第七單元〈手肘痛〉中的**推拿套路G** P.127，將患者的手肘功能對正。

翁師傅推拿NOTE

步驟38～40要先針對一手做完一個循環後，再換另一隻手做同樣調整。

Step 39 利用第九單元〈手指痛〉中的**推拿套路I** P.156，恢復患者的手指活動機能。

Step 40 利用第八單元〈手腕痛〉中的**推拿套路H** P.142，對正患者的手腕功能，可解決跌倒所造成的手腕痛及媽媽手等問題。

Step 41 利用第五單元〈肩頸酸痛〉中的**推拿套路E** P.98 步驟一至五，修正患者頸椎與胸椎的相對位置，可調整好低頭族的頸椎痛及水牛肩，而恢復關鍵就在此階段！

Step 42 再次使用第十一單元〈背痛〉中的**推拿套路K** P.184，以減少患者的胸椎側彎曲度。

Step 43 利用第十單元〈胸悶．心悸〉中的**推拿套路J** P.174 步驟六至八，以減少患者胸腔的彎曲度。

Step 44 最後請患者兩腳跨坐在整復床尾，用兩腳勾住床腳，兩手交叉抱胸，右手掌搭到自己的左肩上，左手掌則扶住自己的右側腰身。

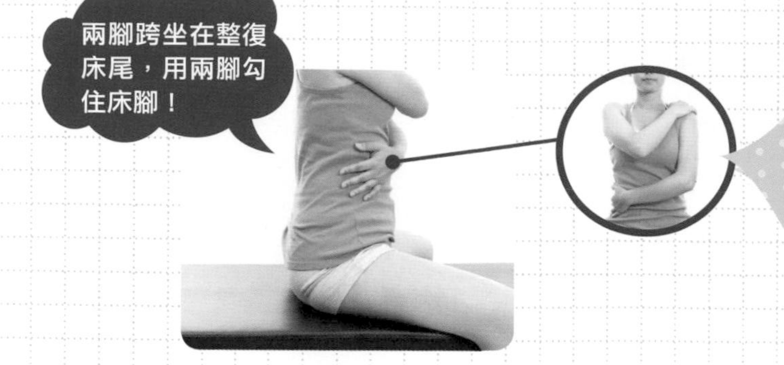

Step 45 操作者以左肩窩頂住患者左肩，左手掌搭在患者右肩，右手掌根推住其後突腰椎，將患者以逆時針向右旋轉時，右手順勢將腰椎推正；換邊也做一次相同的調整。

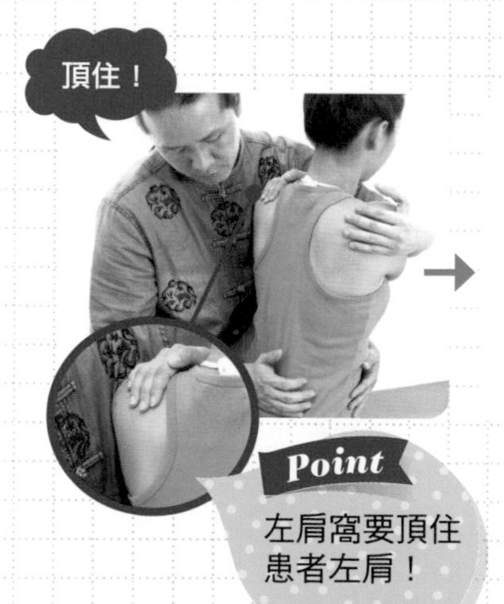

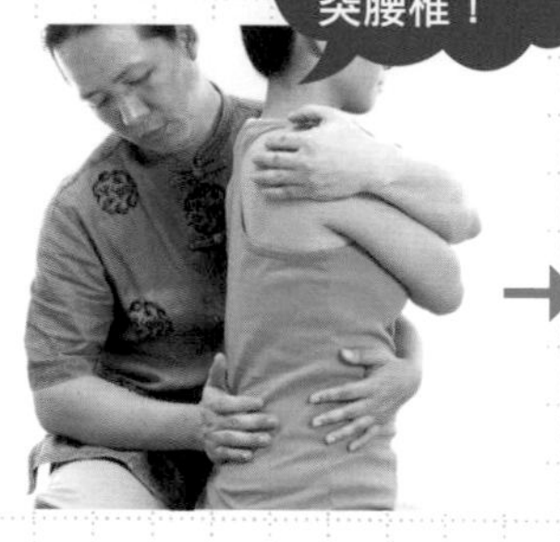

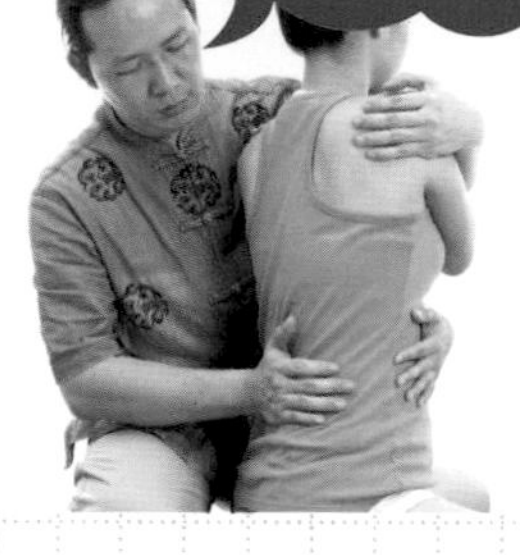

翁師傅推拿NOTE

此步驟最主要的功能在調正腰椎曲度，也是最後鎖上拉緊韌帶，固定全身調整效果的關鍵，很多從業人員就是因為少了這個步驟，才會使調整效果很快消失！

解密！
翁師傅推拿MEMO

全身骨骼調整共45個步驟，整個過程使用了以下四個輔助器材：溫溼型遠紅外線熱墊、抽氣拔罐杯、AMCT脊髓活化槍、捲成圓筒狀的被子(在推拿套路J使用)。但是否一定要有這些器材呢？如果說徒手調整的效果是一倍的話，一旦增加了這些器材的輔助，單次全身的調整效果，可提升到四倍之多；另外，我在操作全身調整時，手掌的溫度會特別熱，那是因為我會同時操作量子觸療的技巧來提升效果。

通常在全身調整後，患者的體態會有很大的轉變，人的身形不僅會挺直拉正，駝背也會大幅消失，許多人因此突然變高，各關節的靈活度都會跟著改善，走起路來也會較為輕盈，許多個案的穿衣尺寸還會瞬間小了一號呢！

調整結束後，患者應先在當天洗澡前喝杯溫開水補充體內水分，再好好泡澡，讓身體大量出汗，以排除疼痛，只要洗熱一點、久一點（半小時以上），隔天便能減少一半以上因代謝酸痛所產生的不適感。

若家中沒有浴缸泡澡，也可用淋浴的方式，若是進蒸氣室或烤箱，讓自己靜態出汗會更好，當然泡溫泉或岩盤浴也行，身體的酸痛約在三天後就會完全消失；至於拔罐造成的瘀傷，在正常情況下，一週後也會完全恢復，只要三天內不要有過度勞動或運動，效果就能維持地很好且長久！

如果調整完後，沒讓身體大量出汗，隔天便容易出現酸痛，嚴重者還可能會變成「鐵人」而動彈不得，完全下不了床。所幸酸痛的程度因人而異，身體問題如果愈嚴重、累積得愈久，調整後的乳酸代謝就會愈多，反之則愈少。一般來說，身體的疼痛只要多拖四年，調整後的酸痛就會多一天；所以只要多喝水，再加上充足的睡眠，身體的酸痛便會很快消失，完全不需服用任何藥物，便能擁有健康的身體喔！

推拿小物！輔助道具，效果倍增！

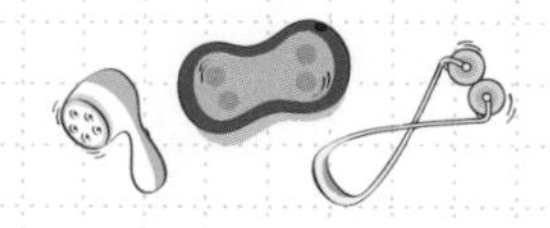

利用這些工具可幫忙提升整套徒手技的調整效果，如有疑問請上〈翁氏傳統整復推拿〉臉書粉絲團留言詢問！

名稱	數量	功用	哪裡買？
AMCT脊髓活化槍	1支	彈鬆韌帶	購買處：翁氏傳統整復推拿股份有限公司 地　址：台北市文山區木新路三段171號2樓 電　話：0929-082589
溫溼型遠紅外線熱墊	2片	可放鬆肌肉及韌帶拉力深達人體10公分的深度	購買處：家樂美健康事業有限公司 地　址：台北市承德路三段59號 電　話：(02)2595-2890
木製三角枕	1對	矯正股骨頭	購買處：家樂美健康事業有限公司 地　址：台北市承德路三段59號 電　話：(02)2595-2890
一號拔罐杯	9個	放鬆韌帶與肌肉拉力	購買處：家樂美健康事業有限公司 地　址：台北市承德路三段59號 電　話：(02)2595-2890
抽氣筒	1支	配合拔罐杯使用	購買處：家樂美健康事業有限公司 地　址：台北市承德路三段59號 電　話：(02)2595-2890
礒谷綁腳帶	1條	調整骨盆	購買處：正義出版社 地　址：新北市新店區中正路554號5樓 電　話：(02)2218-8503
捲成圓筒狀的被子	1條	調整肋骨時，可用來支撐脊椎	各大寢具用品店皆有販賣！

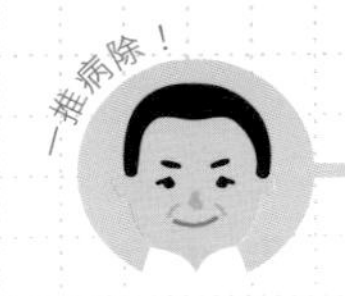

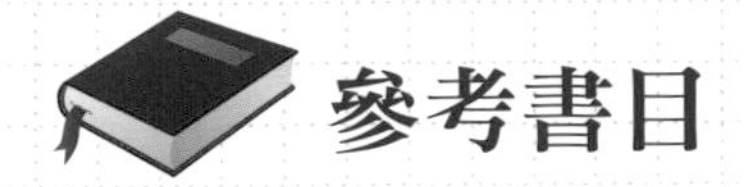

參考書目

1. David G. Simons、Janet G. Travell、Lois S. Simons（2004）／肌筋膜疼痛與機能障礙：肌痛點手冊／台北：合記／ISBN：986-126-113-3
2. David J. Magee（2002）／Magee骨科物理治療評估／台北：合記／ISBN：978-957-666-886-9
3. Frank H. Netter（2011）／Netter's人體解剖圖譜／台北：台灣愛思唯爾／ISBN：978-986-6538-98-8
4. James M. Clay、David M. Pounds（2004）／基礎臨床按摩治療學／台北：易利／ISBN：957-28261-6-6
5. Leslie Kaminoff（2009）／瑜伽解剖書／台北：大家出版／ISBN：978-986-85088-2-8
6. Richard Gordon（2008）／量子觸療好簡單！／台北：橡實文化／ISBN：978-986-83880-5-5
7. 日本整形外科復健學會（2012）整形外科運動治療　上肢／台北：三悅文化／ISBN：978-986-6180-94-1
8. 日本整形外科復健學會（2012）／整形外科運動治療　下肢・軀幹／台北：三悅文化／ISBN：978-986-6180-93-4
9. 王明良（1999）／推拿按摩治病法／台北：五洲／ ISBN：957-601-170-1
10. 李先樑、陳學忠（2001）／實用推拿治療／台北：國家／ ISBN：957-36-0711-5
11. 李江川（2002）／傳統整復精華／台北：中醫研所消合社／ ISBN：957-97335-0-3
12. 李鴻江（2006）／推拿按摩治療常見病／台北：知音／ ISBN：978-986-7825-56-8
13. 吳志忠（2005）／推拿復健一學就通／台北：智林文化／ ISBN：986-7792-16-5
14. 荀亞博（1998）／整復醫學／台北：大方廣

《推推按按病痛消》免費推拿大抽獎

獎項：免費徒手全身推拿名額一位（市價7000元）

參加辦法：

1. 在臉書「翁氏傳統整復推拿」及「活泉書坊」粉絲團按讚！
2. 剪下回函並填妥個人資料後寄回參加抽獎！
3. 抽獎截止日期：2015年8月8日（郵戳為憑）
4. 公佈日：2015年8月17日公佈於「翁氏傳統整復推拿」與「活泉書坊」臉書粉絲團！

個人資料：

1. 臉書帳號名稱（確認抽獎資格用）：________________________

2. 姓名：____________________ 3. 手機：____________________

4. 最想解決的問題：________________________________

希望母娘能眷顧每一位有緣人，
祝　您獲得這唯一的免費大獎！

好康再加碼：

除了2015年8月17日抽出的超級幸運兒外，寄回抽獎函的讀者都可參加連續抽獎，只要本書每再版一次就會再抽一次「免費徒手全身推拿」，而抽獎時間將在「翁氏傳統整復推拿」與「活泉書坊」粉絲團公告喔！

影印無效！
得獎者名額不得轉讓，轉讓無效！

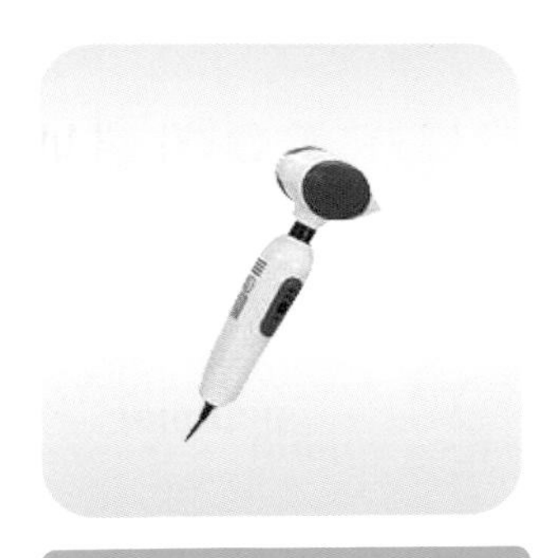

1 GR-3D按摩棒

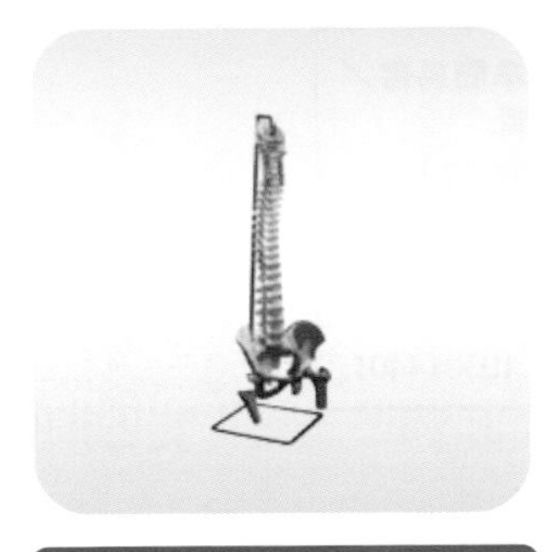

2 A58 / 3骨骼模型

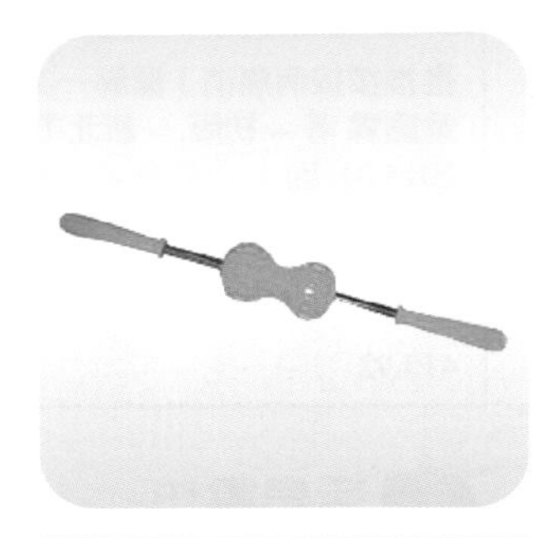

3 養生如意棒

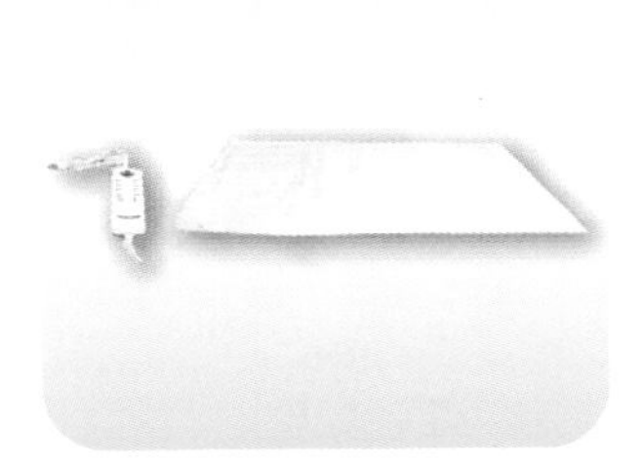

4 8040醫療用電毯

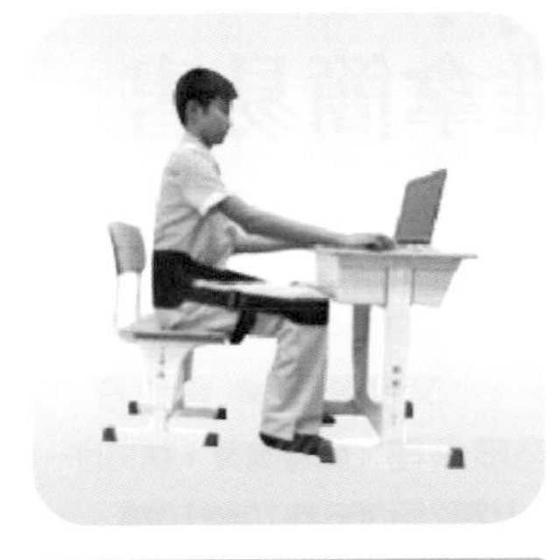

5 YS-189正姿帶

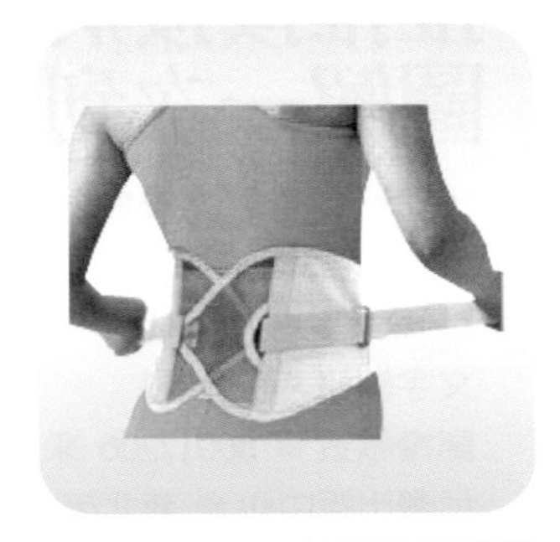

6 #922腰護固定帶

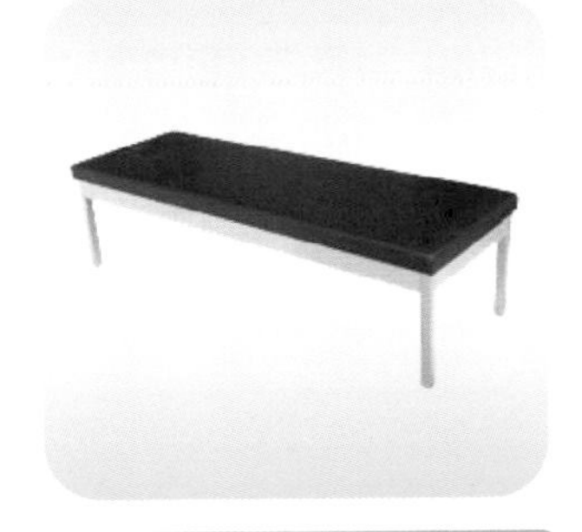

7 整復床

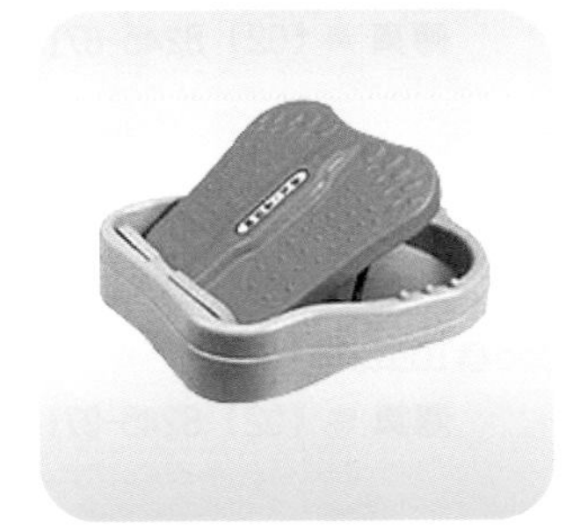

8 YS-319拉筋板

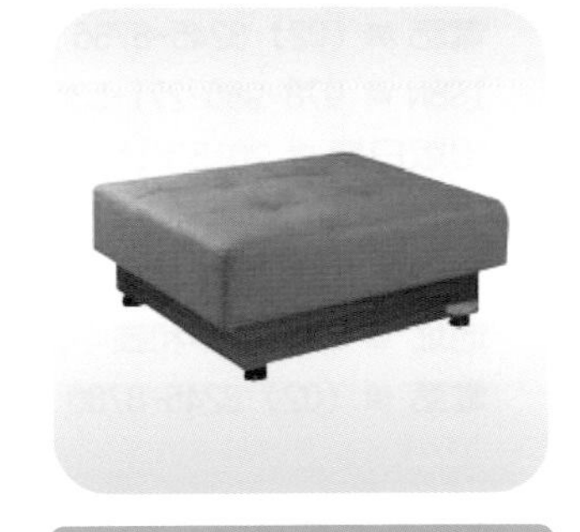

9 VF-1000健身沙發

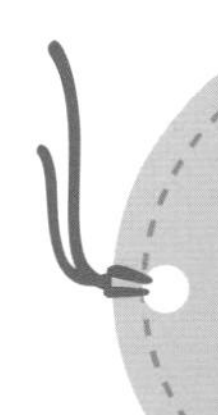

分享多年合作優質專業器材廠商資訊，
如需優惠價格購買產品，
可至臉書”翁氏傳統整復推拿”粉絲團留下私訊，
只要提供產品型號與價格，
即可代為優惠價格訂購！

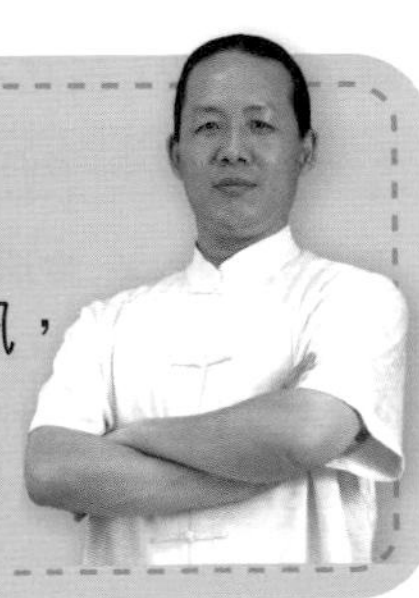

家樂美健康事業有限公司

台北市承德路三段59號　TEL：02-25952890　FAX：02-25953108